JN136044

オンコロジークリニカルガイド

肺癌化学療法

改訂2版

日本医科大学 学長 弦間 昭彦
兵庫県立がんセンター 副院長 里内美弥子
編

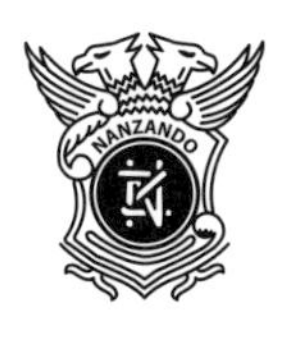

南山堂

編著者
弦間昭彦 日本医科大学 学長
里内美弥子 兵庫県立がんセンター 副院長

執筆者
各務 博 埼玉医科大学国際医療センター呼吸器内科 診療部長・教授
大原克仁 北海道大学大学院医学研究院腫瘍内科学教室 特任助教
木下一郎 北海道大学大学院医学研究院腫瘍内科学教室 准教授
秋田弘俊 北海道大学大学院医学研究院腫瘍内科学教室 教授
野上尚之 四国がんセンター呼吸器内科 外来部長
髙田健二 四国がんセンター呼吸器内科
前門戸 任 岩手医科大学呼吸器・アレルギー・膠原病内科分野 教授
平野邦夫 岩手医科大学呼吸器・アレルギー・膠原病内科分野
大泉聡史 北海道がんセンター呼吸器内科 内科系診療部長
服部剛弘 兵庫県立がんセンター呼吸器内科 部長
堀池 篤 昭和大学医学部内科学講座腫瘍内科学部門 准教授
寺岡俊輔 和歌山県立医科大学呼吸器内科・腫瘍内科 助教
山本信之 和歌山県立医科大学呼吸器内科・腫瘍内科 教授
今西直子 産業医科大学医学部第2外科 助教
田中文啓 産業医科大学医学部第2外科 教授
村上晴泰 静岡がんセンター化学療法センター 部長／呼吸器内科 医長
宮脇太一 静岡がんセンター呼吸器内科 チーフレジデント
三浦奈央子 九州がんセンター呼吸器腫瘍科
瀬戸貴司 九州がんセンター呼吸器腫瘍科
原田英幸 静岡がんセンター放射線・陽子線治療センター放射線治療科 部長
槇本 剛 岡山大学病院呼吸器・アレルギー内科
堀田勝幸 岡山大学病院新医療研究開発センター 教授
善家義貴 国立がん研究センター東病院呼吸器内科
大森美和子 日本医科大学大学院医学研究科呼吸器内科学分野
久保田 馨 日本医科大学大学院医学研究科呼吸器内科学分野 教授
武田晃司 西日本がん研究機構
大倉直子 京都府立医科大学大学院医学研究科呼吸器内科学
髙山浩一 京都府立医科大学大学院医学研究科呼吸器内科学 教授
清水淳市 愛知県がんセンター呼吸器内科 医長

樋田豊明　愛知県がんセンター 副院長 兼 呼吸器内科 部長
森　俊太　四国がんセンター呼吸器内科
上月稔幸　四国がんセンター呼吸器内科 臨床試験支援室長
水谷英明　埼玉県立がんセンター呼吸器内科 助教
岩間映二　九州大学病院がんセンター外来化学療法室 助教
三浦　理　新潟県立がんセンター新潟病院内科 内科部長
佐々木治一郎　北里大学医学部附属新世紀医療開発センター臨床腫瘍学 教授
市川靖子　帝京大学医学部附属病院腫瘍内科 講師
関　順彦　帝京大学医学部附属病院腫瘍内科 病院教授
秦　明登　神戸低侵襲がん医療センター呼吸器腫瘍内科 部長
川村卓久　静岡がんセンター呼吸器内科 副医長
釼持広知　静岡がんセンター呼吸器内科 医長
竹安優貴　国立がん研究センター中央病院呼吸器内科
後藤　悌　国立がん研究センター中央病院呼吸器内科
加藤泰裕　がん・感染症センター都立駒込病院呼吸器内科
細見幸生　がん・感染症センター都立駒込病院呼吸器内科 医長
仁保誠治　国立がん研究センター東病院呼吸器内科 病棟医長
赤松弘朗　和歌山県立医科大学附属病院呼吸器内科・腫瘍内科 講師
西條敦郎　徳島大学大学院医歯薬学研究部呼吸器・膠原病内科学
軒原　浩　徳島大学大学院医歯薬学研究部呼吸器・膠原病内科学 准教授
栁谷典子　がん研究会有明病院呼吸器内科 医長
太田登博　国立がん研究センター東病院呼吸器内科
葉　清隆　国立がん研究センター東病院呼吸器内科 医長
中村　敦　仙台厚生病院呼吸器内科 医長
武田真幸　近畿大学医学部内科学腫瘍内科部門 講師
石川　仁　筑波大学医学医療系放射線腫瘍学 教授
大西かよ子　筑波大学医学医療系放射線腫瘍学 講師
駄賀晴子　大阪市立総合医療センター腫瘍内科 部長
藤本大智　神戸市立医療センター中央市民病院呼吸器内科 副医長
中谷　綾　関西医科大学内科学第一講座 診療講師
倉田宝保　関西医科大学内科学第一講座 診療教授
野崎　要　九州がんセンター呼吸器腫瘍科
恩田直美　日本医科大学多摩永山病院呼吸器・腫瘍内科
酒井　洋　埼玉県立がんセンター呼吸器内科 科長 兼 部長

大熊裕介　がん・感染症センター都立駒込病院呼吸器内科/国立がん研究センター中央病院呼吸器内科
金田俊彦　関西医科大学内科学第一講座 診療講師
吉岡弘鎮　関西医科大学内科学第一講座 准教授
三角祐生　横浜市立市民病院呼吸器内科 副医長
下川恒生　横浜市立市民病院呼吸器内科 担当部長
滝口裕一　千葉大学医学部附属病院腫瘍内科 教授
新井誠人　千葉大学医学部附属病院腫瘍内科 准教授
曽根　崇　金沢大学附属病院呼吸器内科 特任准教授
水柿秀紀　北海道大学大学院医学研究院医学院呼吸器内科学教室 助教
高　遼　順天堂大学医学部附属順天堂医院呼吸器内科 助教
廣瀬　敬　日本医科大学多摩永山病院呼吸器・腫瘍内科 教授
内堀　健　がん研究会有明病院呼吸器センター呼吸器内科 副医長
田中彩子　大阪はびきの医療センター肺腫瘍内科 診療主任
平島智徳　大阪はびきの医療センター肺腫瘍内科 主任部長
鈴木慎一郎　近畿大学医学部内科学腫瘍内科 助教
林　秀敏　近畿大学医学部内科学腫瘍内科 講師
清家正博　日本医科大学大学院医学研究科呼吸器内科学分野 教授
峯岸裕司　日本医科大学大学院医学研究科呼吸器内科学分野化学療法科 医長
西野和美　大阪国際がんセンター呼吸器内科 副部長
井上　彰　東北大学大学院医学系研究科緩和医療学分野 教授
須田健一　近畿大学医学部外科学教室呼吸器外科 講師
光冨徹哉　近畿大学医学部外科学教室呼吸器外科 主任教授

（執筆順）

第2版の序

「オンコロジー・クリニカルガイド 肺癌薬物療法」第1版が刊行されて5年余が過ぎました．多くの皆様のご好評をいただき，お陰さまで，大幅な改訂を行い，第2版を出版することとなりました．

この5年の間に，肺癌治療の分野では，分子標的治療と免疫チェックポイント治療などの進歩により大きな変化が見られました．現在，その変化は速度をあげており，日本肺癌学会発行の「肺癌診療ガイドライン」は，ネット環境で毎年改訂されている状況です．また「肺癌診療ガイドライン」は，エビデンスだけでは現場の問題を網羅的に対応しきれない状況であり，コンセンサスベースでの作成以外選択肢はありません．しかし，その状況だからこそ，基となるエビデンスの正しい解釈の積み上げは，大切になっています．

第1版では，肺癌化学療法の領域が，殺細胞性薬剤による従来型の治療から，個別化治療への移行まで，無数のエビデンスが積み上げられてきた分野であり，これら多くのエビデンスがしっかりと意味付けられ整理された「字引き」を必要とする分野と考え，「肺癌化学療法に関するエビデンスの字引き」を意識した編集をしました．

一方で， 情報化社会で問題となる情報の信頼度，特に，情報の源である肺癌化学療法のエビデンスを正確に評価解釈することを必要と考え，他に類をみない特徴的な項目立てを試みました．肺癌化学療法に関する「無作為化比較試験の解釈 ― 得られているエビデンスの限界と問題点」を明らかにすることを第一の特徴としました．また，わが国発のエビデンスが大きな役割を果たしている分野である利点を生かし焦点を当てました．

「肺癌化学療法に関するエビデンスの字引き」の続編

この第2版は，第1版を意識し臨床試験を意識したかたちで，免疫チェックポイント治療による進歩を加えた編集をしました．「肺癌化学療法に関するエビデンスの字引き」の続編です．

一方で，5年以上前のエビデンスへのアプローチは，やや絞った編集となるため，「鋭くエビデンスを斬り，ガイドラインでは作成し得ない大胆な構造化抄録」であった第1版をお持ちの方は，「第1版」を引き続き手元に置いていただくのも一法かと思います．

第1版，第2版とも，肺癌治療の現場でご活用いただき，皆様の「専門医診療の実践」のお役に立てていただければ幸いです．

また，幅広い医療従事者の皆様にとっても診療を理解するのに役立つと考えます．そして是非，皆様が治療効果を適切に引き出す一助となることを願います．

2019年初夏

日本医科大学 学長
弦間　昭彦

兵庫県立がんセンター 副院長
里内美弥子

初版の序

癌治療の分野では，近年，分子生物学，製剤技術，医用工学などの進歩により，大きな進展がみられています．特に，肺癌治療の進歩は，ここ数年，その速度をあげ，日本肺癌学会発行の「肺癌診療ガイドライン」は，紙ベースの発行が現実的でなくなり，ネット環境で毎年改訂されている状況です．大きな変化は，なんといっても，薬物治療の分野で起こっており，生存期間の延長がもたらされています．

肺癌化学療法に関するエビデンスの字引き

肺癌化学療法の領域では，殺細胞性薬剤による従来型の治療から個別化治療への移行まで，無数のエビデンスが積み上げられてきた分野であります．したがって，これら多くのエビデンスがしっかりと意味付けられ整理された「字引き」を必要とする分野といえます．

無作為化比較試験の解釈―得られているエビデンスの限界と問題点

情報化社会では，情報の信頼度が常に問題となっています．特に，情報量の多い肺癌化学療法の領域では，情報の源である肺癌化学療法のエビデンスを正確に評価解釈することを必要とします．そのために，他に類をみない特徴的な項目立てを試みています．本書の第一の特徴は，このような肺癌化学療法の領域において，肺癌化学療法に関する無作為化比較試験の情報を気鋭のオピニオンリーダーに入念に検討し解釈していただくことで，現在得られているエビデンスの限界と問題点を明らかにしている点です．そして，わが国発のエビデンスが大きな役割を果たしている分野である利点を生かし，必要に応じ，その検討に対する研究者の意見をコラムとして加えました．研究者同士の解釈の違いを鮮明にすることも，また，意味のあることとなるでしょう．

これは，「学会などのガイドラインでは作成し得ない大胆な構造化抄録」といえるかもしれません．

本書は肺癌治療の現場で「専門医診療の実践」に役に立つ一冊になったと確信しております．正直なところ，想像をはるかに越えた内容の深さに，執筆者の方々には，ただただ感謝するばかりです．また本書は，専門医に限らず，肺癌診療に携わるすべての医療スタッフの皆様にとっても診療の理解を深める糸口になると考えます．本書が治療効果を適切に引き出す一助となれば幸いです．

2014年秋

日本医科大学大学院医学研究科呼吸器内科学分野 主任教授
弦間 昭彦

兵庫県立がんセンター呼吸器内科 部長
里内美弥子

Contents

第Ⅰ章　肺癌薬物療法のための肺癌腫瘍学

1 癌薬物療法の基礎理論　2

2 創薬の新時代－抗体医薬と核酸医薬－　9

3 肺癌の免疫治療概説　13

4 肺癌のバイオマーカーの現状と展望　18

第Ⅱ章　肺癌化学療法における併用療法

1 プラチナ併用療法　26

2 プラチナ製剤＋血管新生阻害薬　32

3 *EGFR*遺伝子変異陽性NSCLCにおける併用療法　36

4 プラチナ製剤＋免疫チェックポイント阻害薬　44

5 免疫チェックポイント阻害薬＋免疫チェックポイント阻害薬　49

第Ⅲ章　現在進行中の大規模無作為化比較試験

1 現在進行中の進行NSCLCの大規模無作為化比較試験　54

2 現在進行中の術後補助化学療法の大規模無作為化比較試験　59

第Ⅳ章　非小細胞肺癌術後化学療法

1 NSCLC術後の治療戦略　66

2 標準治療にかかわる大規模無作為化比較試験　70

JLCRG試験／IALT試験／JBR.10試験／ANITA試験

第Ⅴ章　Ⅲ期非小細胞肺癌

1 Ⅲ期NSCLCの治療戦略　78

2 わが国での標準治療にかかわる大規模無作為化比較試験　82

FURUSE試験／WJTOG0105試験／OLCSG0007試験／JCOG0301試験

3 海外での標準治療にかかわる大規模無作為化比較試験　92

RTOG8808/ECOG4588試験／RTOG9410試験／HOG-LUN 01-24試験

4 PACIFIC試験と今後の展望　99

第Ⅵ章　*EGFR*変異および*ALK*変異陰性のⅣ期非小細胞肺癌一次治療

1 *EGFR*変異および*ALK*変異陰性のⅣ期NSCLCの治療戦略　106

2 わが国での標準治療にかかわる大規模無作為化比較試験－1　109

TAX-JP-301試験／FACS試験

3 わが国での標準治療にかかわる大規模無作為化比較試験－2　114

LETS試験／ CATS試験／ WJOG5208L試験

4 海外での標準治療にかかわる大規模無作為化比較試験　120

ECOG1594試験／ ECOG4599試験／ JMDB試験／ PARAMOUNT試験／ PointBreak試験

5 免疫チェックポイント阻害薬単剤療法　125

CheckMate026試験／ CheckMate227試験／ KEYNOTE-024試験／ KEYNOTE-042試験／ BIRCH試験／ B-FAST試験／ MYSTIC試験

6 免疫チェックポイント阻害薬併用療法　131

KEYNOTE-189試験／ KEYNOTE-407試験／ IMpower150試験／ CheckMate227試験

第Ⅶ章　Ⅳ期非小細胞肺癌二次治療

1 二次治療の治療戦略　148

2 海外での標準治療にかかわる大規模無作為化比較試験（ICI以外）　155

TAX317試験／ TAX320試験／ JMEI試験／ BR21試験／ TAILOR試験／ REVEL試験／ AvaALL試験

3 免疫チェックポイント阻害薬による治療　160

CheckMate017/CheckMate057試験／ KEYNOTE-010試験／ OAK試験／ POPLAR試験

第Ⅷ章　高齢者Ⅳ期非小細胞肺癌

1 高齢者の治療戦略－問題点と今後の方向性－　168

2 標準治療にかかわる大規模無作為化比較試験　176

ELVIS試験／ MILES試験／ SICOG試験／ WJTOG9904試験／ IFCT0501試験／ Alliance試験／ JCOG0207試験／ JCOG0803/WJOG4307L試験 など

3 PS不良　182

第Ⅸ章　ドライバー遺伝子異常を有するⅣ期非小細胞肺癌

1 *EGFR*変異を有するⅣ期NSCLCの治療戦略　186

2 第1・2世代EGFR-TKIによる標準治療にかかわる大規模無作為化比較試験　192

IPASS試験／NEJ002試験／WJTOG3405試験／NEJ001試験／OPTIMAL試験／EURTAC試験／LUX-Lung 3,6試験

3 第3世代EGFR-TKIによる治療にかかわる比較試験　202

AURA試験／AURA延長試験／AURA2試験／AURA3試験／FLAURA試験

4 EGFR-TKI同士の比較にかかわる比較試験　208

WJOG5108L試験／LUX-Lung 7試験／ARCHER-1050試験

5 *ALK*変異を有するⅣ期NSCLCの治療戦略にかかわる比較試験　211

PROFILE1007試験／PROFILE1014試験／J-ALEX試験／ALEX試験／ASCEND-4試験／ASCEND-5試験

6 ALK-TKIによる一次治療にかかわる比較試験　215

PROFILE1014試験／ASCEND-4試験／J-ALEX試験／ALEX試験／AF-001JP試験／ALTA-1L試験／NCT03052608試験

7 ALK-TKI耐性時の治療にかかわる比較試験　218

ASCEND-1試験／ASCEND-2試験／ASCEND-5試験／JP28927試験／AF002JG試験／ALTA試験／ASCEND-9試験／EXP3B

8 その他の治療にかかわる比較試験　225

PROFILE1001試験／OO12-01試験／BRF113928試験／KEYNOTE-022試験／LURET試験／ALL-RET試験／LIBRETTO-001試験／VISON試験

第Ⅹ章　限局型小細胞肺癌

1 LD-SCLCの治療戦略　230

2 わが国での標準治療にかかわる大規模無作為化比較試験 235
JCOG9104試験／ JCOG0202試験

3 海外での標準治療にかかわる大規模無作為化比較試験 238
CALGB8083試験／ Intergroup0096試験／ NCCTG89-20-52試験

第XI章 進展型小細胞肺癌

1 ED-SCLCの治療戦略 244

2 わが国での標準治療にかかわる大規模無作為化比較試験 248
JCOG9511試験／ JCOG9702試験／ JCOG0509試験

3 海外での標準治療にかかわる大規模無作為化比較試験 256
JCOG9511試験／ JCOG9702試験／ NJLCG0901試験／ SWOG0124試験／ CALGB30504試験／ CA184-156二重盲検試験／ KEYNOTE-028試験／ CheckMate032試験／ CheckMate451試験／ IMpower133試験

4 再発SCLC 262
JCOG0901試験／ JCOG0605試験／ NJLCG0402試験

5 今後の治療の展望 266

第XII章 肺癌化学療法のKey Drugs

1 プラチナ製剤 270

2 タキサン 278

3 トポイソメラーゼⅠ阻害薬 286

4 アムルビシン 290

5 ビンカアルカロイド－ビノレルビン－ 293

6 ゲムシタビン 297

7 ペメトレキセド 301

8 DIF 307

9 EGFR阻害薬 311

10 ALK阻害薬 319

11 血管新生阻害薬 327

12 免疫チェックポイント阻害薬 333

第XIII章 副作用予測・対策とビックデータ

1 免疫チェックポイント阻害薬の副作用とその対策 342

2 TKIの副作用とその対策 349

第XIV章 肺癌患者の緩和医療とその技術 356

第XV章 肺癌治療の個別化の現状と将来 362

略語一覧 367

索　引 371

第Ⅰ章

肺癌薬物療法のための肺癌腫瘍学

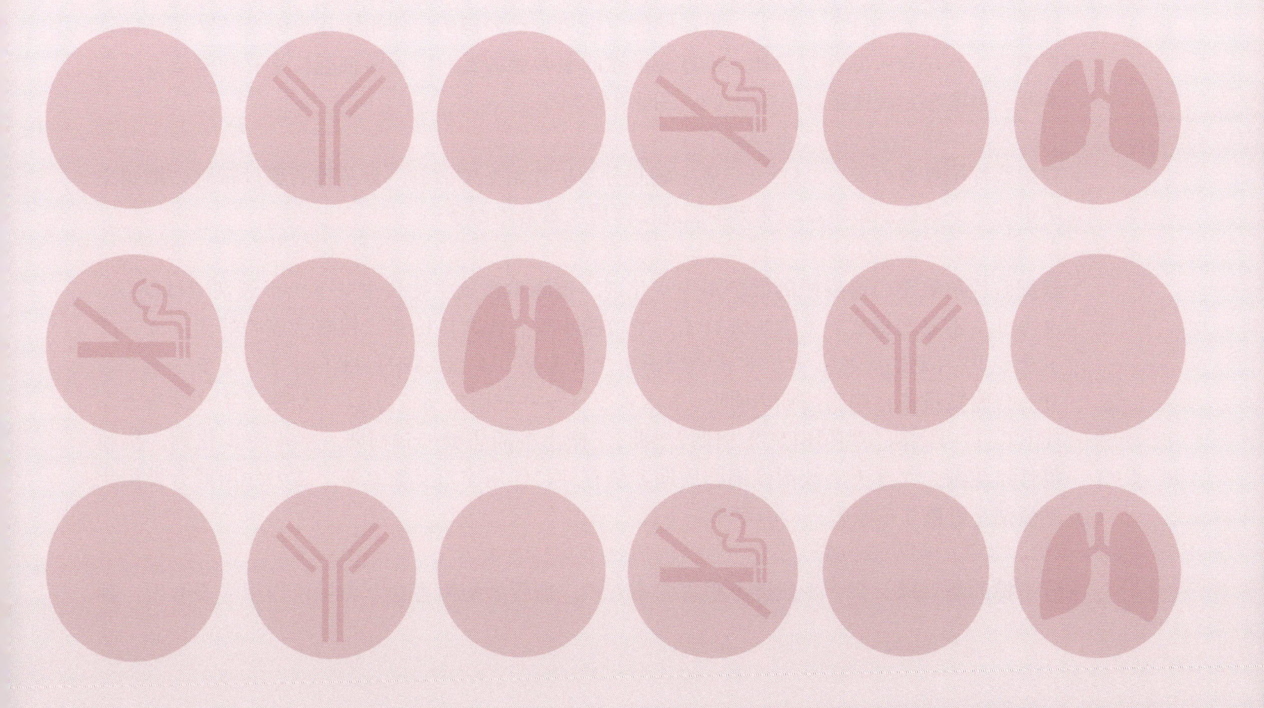

1 癌薬物療法の基礎理論

▶癌薬物療法は殺細胞性抗癌薬，分子標的薬，ホルモン療法，そして最近，肺癌領域での開発が大きく進んでいる免疫チェックポイント阻害薬の総称であるが，本項では肺癌治療に用いられる殺細胞性抗癌薬，分子標的薬，免疫チェックポイント阻害薬について述べることとする．

▶分子生物学と遺伝子解析の目覚ましい進歩とともに分子標的治療が導入され，多くの標的分子が同定され，開発が盛んになっており，殺細胞性抗癌薬も含め抗腫瘍効果や薬物耐性の機序の解明も進んできている．また，治療ターゲットが明確な分子標的治療の広がりに伴い肺癌は個別化治療が進んできている．このような変化によって，標準治療開発のための臨床試験にも変化が生じつつある．

▶本項では癌化学療法の理解に必要な基本理論と治療開発のための臨床試験について概説するが，細かい理論の詳細は成書を確認いただくこととして，本書の導入として理解に役立つよう，現状での注意点・問題点も含めて簡単に記載する．

殺細胞性抗癌薬と分子標的薬

▶殺細胞性抗癌薬はヒト癌細胞株に細胞障害・アポトーシスを起こす物質をランダムスクリーニングで同定して創薬していたが，分子標的薬はまず癌細胞に特徴的な治療標的を定めて，その標的に作用する薬剤を同定して創薬してくものとされていた．しかし，最近は殺細胞性抗癌薬に分類されるものも，先に標的を定めてその標的に作用するものをスクリーニングするようになってきており，一方分子標的薬の標的として正常細胞にも存在するものもあり，厳密な定義は難しくなっている印象がある．

▶殺細胞性抗癌薬の多くはDNA合成・細胞分裂に作用しており，分子標的薬は細胞の増殖やアポトーシスにかかわるシグナル伝達に作用するものが多い．

▶殺細胞性抗癌薬の治療標的はアルキル化剤，抗腫瘍性抗生物質やプラチナ製剤ではDNA，タキサン系薬剤やビンカアルカロイドでは微小管，代謝拮抗薬は核酸合成の酵素，カンプトテシン（CPT）・エトポシド（VP-16）・アムルビシン（AMR）はトポイソメラーゼであり，代謝拮抗薬は細胞周期のS期，トポイソメラーゼ阻害薬ではS-G2/M期〔イリノテカン（CPT-11）はS期，VP-16はG2/M期とS期〕，微小管阻害薬ではM期，アルキル化剤，抗腫瘍性抗生剤，プラチナ製剤は細胞周期非依存性に作用するとされる．この作用期も併用化学療法を考慮する際の一つのポイントになる．

▶分子標的薬にはシグナル伝達を阻害するもの，血管増殖阻害など環境に作用するもの，細胞周期調整系に作用するものなど多数の標的があり，肺癌で現在用いられているものはシグナル伝達阻害薬と血管増殖阻害作用を有する薬剤である．前者は癌細胞が治療標的をもっていることを確認して用いられ，時に劇的な効果をもたらすが，環境に作用する分子標的薬は明らかなバイオマーカーをもたないことが多く，患者選択が行われずに使われている．また抗体薬など大分子のものと，小分子化合物があり，小分子化合物では細胞のシグナル伝達に中心的役割をもつチロシンキナーゼの阻害薬がその中心的存在である．

▶環境因子でなく癌細胞そのものに作用する分子標的薬は，標的をもつ症例に劇的な効果をもち，それ以外では効果を発揮しないことが多く，また標的をもつ限られた症例での治療開発にもなるため，今までの治療開発の手法とは異なった臨床開発を行う必要性がでてきている．

癌細胞の増殖モデルと治療理論

▶癌細胞の増殖や殺細胞性抗癌薬の効果に関してはいくつかのモデル・仮説が提唱され，それを理論的根拠に殺細胞性抗癌薬の治療開発が行われてきた．以下，簡単に解説する．

▶**Skipperモデル**[1)]：Skipperらはマウス白血病細胞1210を用いて検討し「ほぼすべての癌細胞が増殖期にあり癌細胞の増殖は腫瘍量にかかわらず一定で，抗癌薬による殺細胞効果は腫瘍量にかかわらず一定で指数関数的である」とした．この仮説は白血病のような腫瘍塊を作らず抗癌薬感受性の高い腫瘍には比較的当てはまる理論である．

▶**Gompertzianモデル**[2,3)]：固形腫瘍では上記と異なる増殖形態となり，腫瘍が増大するにつれて，増殖期にある腫瘍細胞の割合が減少する．腫瘍が増大するに従い，腫瘍への栄養供給が減少して増殖期の細胞が減少し，増殖スピードが低下する．固形癌では検出限界以下の腫瘍の場合は増大速度が速く，増大するにつれて増殖速度が遅くなる．

▶**Norton-Simon仮説**[2～4)]：Gompertzianモデルでは腫瘍が小さいほど増殖スピードが大きく，腫瘍の増大に伴い増殖速度は遅くなる．抗癌薬の殺細胞効果も腫瘍細胞の大きさに依存する．すなわち腫瘍が小さければその効果は大きく，増大するにつれて効果が小さくなる．進行期の肺癌を含む固形癌では抗癌薬の効果が小さく，根治に導けないとされるのに，検出限界以下の微小転移癌では効果が大きいと考えられ，周術期の補助化学療法の理論的根拠になっている．

▶**Goldie-Coldman仮説**[5)]：GoldieとColdmanは，癌細胞は一定の頻度で経時的に耐性を生じていることを仮定しモデルを提唱した．耐性細胞の出現率はその頻度と，腫瘍の大きさに依存しており，この耐性が根治を妨げているとした．この耐性を克服するためには，作用の違う抗癌薬を複数併用することが必要であり多剤併用療法を必要とした．また，交差耐性のない薬物療法を交代で行う交代療法の有用性を提唱した．交代療法はリンパ腫や骨肉腫では行われており，小細胞肺癌（SCLC）でも評価されたが効果が上がらず，現在，肺癌の領域では推奨されていない．

▶ **Norton-Simon仮説とdose dense療法**[2～4)]

・NortonとSimonはまた，Gompertzianモデルをもとに，抗癌薬治療による腫瘍縮小効果は腫瘍の増殖効果と抗癌薬のdose density（単位時間あたりに投与される抗癌薬の量）に比例するという仮説を提唱した．腫瘍細胞が小さい時期には増殖期の細胞が多く，腫瘍縮小効果は大きいが，さらに小さくなった腫瘍の増殖スピードが大きいために，根治できなければ最終的には腫瘍が大きくなってからの治療と効果に大きな差は生じない．

・抗癌薬の効果はdose intensityに依存しており，dose intensityを高めるには，1回あたりの投与量をあげるdose escalationか投与間隔を縮めるdose denseが必要である．dose dense治療は腫瘍増殖スピードが速い腫瘍に対して，再増殖前に抗癌薬治療を繰り返すことで，高い効果を得ようとするものである．このようなdose dense治療は乳癌などでは効果の報告はなされているが，肺癌においてはG-CSFや自家造血幹細胞移植（PBSCT）を行ってdose dense な治療を行う試みが小細胞肺癌（SCLC）で行われたが，現在までのところ効果は示されていない．

併用化学療法

▶下記理論に基づき併用化学療法が行われている．

① 各々の抗癌薬の相互作用で抗腫瘍効果の増強を期待する　（1つの薬剤が他の薬剤の代謝・排泄に影響を及ぼして毒性が強くなったり，薬剤の相互作用で拮抗的にはたらいたりする可能性についても，十分考慮・評価すべきである）．

② 交差耐性のない薬を併用することにより耐性出現を遅延させる．

③ 毒性の重ならない抗癌薬を用いることで個々の薬剤が最大限の効果を得られるようにする．

④ 各々の抗癌薬を，できるだけ至適な投与スケジュールで投与する．

▶肺癌においては，殺細胞性抗癌薬の3剤以上の併用では全生存期間（OS）の延長効果は得られていないのが現状である．

癌薬物療法の役割

▶肺癌の化学療法では下記に示す役割で化学療法が行われている．

▶ **周術期補助化学療法：**

・手術での完全切除が行われる予定，もしくは行われた患者で再発リスクが比較的高いとされる場合に治癒率の向上を目的に行われるものである．進行癌では治癒が望めない抗癌薬治療で治癒率を高めることを目的とするのは，切除しても残存が考えられる微小転移では抗癌薬の効果が大きいとする前述のNorton-Simon仮説に基づく考え方になる．微小転移においては増殖期の細胞が多いこと，血流が保たれること，低酸素状態の細胞が少ないことが抗癌薬治療の効果を高めると考えられる．

・非小細胞肺癌（NSCLC）において術前補助化学療法（Adjuvant Chemotherapy）と術後補助化学療法（Neoadjuvant Chemotherapy）のどちらが優れるかについて，直接対決での結論は出ていない．しかし，最近では切除標本で，病理組織診断，バイオマーカーが評価できる利点もあり，術後補助化学療法が主体に検討され，実地臨床でも行われている印象がある．

・術前補助化学療法の利点としては，①より早期に微小転移の治療が行える，②down-stagingによる完全切除率の向上，③全身状態がよいので抗癌薬のコンプライアンスがよい，④抗腫瘍効果が確認できること，欠点としては，①治療効果がなかった場合の腫瘍進行のリスク，②化学療法による副作用後の外科手術であることから合併症などのリスク増加の可能性があげられ，術後補助化学療法の利点としては，①正確な病期，組織診断が可能，②切除組織でのバイオマーカーで適切な薬物療法が選択できる可能性があげられる．

▶**局所進行癌に対する化学放射線治療**：局所進行癌に局所治療として放射線治療を行うのに加え，抗癌薬治療を追加することで，局所に対してradiosensitizerとしてはたらき，局所制御率を向上させるとともに，照射野以外の微小な病巣，微小転移巣のコントロールをもたらそうとするものである．微小病巣の効果については術後補助化学療法と同様の根拠による．肺癌ではより早い時期に微小転移にはたらき，放射線増感効果も期待できる同時併用療法が，放射線治療前または後に抗癌薬治療を行う逐次併用よりも効果が優れるとされている．抗癌薬の併用に際しては放射線食道炎，放射線肺炎の増加，重篤化に注意が必要である．縦隔リンパ節転移を有するⅢ期肺癌において，化学放射線治療後に外科手術を上乗せすることでの生存率の向上は大規模試験で証明されていないが，外科切除上乗せ例では片肺全摘例で予後が悪く，リンパ節転移部の病理学的完全奏効が得られた症例で予後が良いとの報告[6]があり，症例を選んで術前化学放射線治療が行われることもある．

▶**進行癌に対する抗癌薬治療**：前述の通り，進行肺癌に対する抗癌薬治療では現在のところは治癒には導けず，治療目標はOSの向上，症状緩和・QOLの向上である．そのため，副作用によるQOLの低下や重篤な副作用のリスクを十分考慮に入れて，リスク・ベネフィットを検討の上施行することになる．

▶**免疫チェックポイント阻害薬との併用における抗癌薬治療**：2018年末より，免疫チェックポイント阻害薬と殺細胞性抗癌薬との併用療法が標準治療の一つとなっている．この場合併用される殺細胞性抗癌薬は上述の元々の作用に加え，その作用で腫瘍細胞が障害される際に腫瘍細胞のimmunogenic cell death（ICD）が起こる（calreticulinなどが細胞表面に露出する，HMGB1が細胞外に放出されるなどで免疫応答を惹起しやすくなる）可能性などが示唆されており，免疫チェックポイント阻害薬の効果増強作用を期待されている．実際にそのようなことが起こっているのがどうか，どの抗癌薬治療がICDを起こしやすいのか，どのように評価できるのかが重要な今後の検討課題となる．

分子標的薬の作用の特徴と臨床開発

▶分子標的薬は，癌の増殖・浸潤・転移の機序が明らかとなり，その生物学的特性に関連した遺伝子やタンパク質などの生物学的分子を明確に標的として創薬された薬剤である．

▶分子標的薬の標的としては，①癌表面抗原，②増殖因子受容体，③シグナル伝達経路，④DNA修復，転写制御因子，⑤セルサイクル調節，⑥血管新生，など多数あり，複数の標的に作用するマルチターゲット阻害薬も開発されている．

▶血管新生阻害薬は，癌の周囲環境に作用するもので，今までのところ明確な効果予測因子は示されていない．一方，1ないし少数の遺伝子異常に依存（oncogene addiction）している癌細胞では，それを狙った分子標的薬の投与で劇的な抗腫瘍に効果を示すが，そのような標的を有さない腫瘍には効果を示さないものと考えられ，バイオマーカーの同定とそれによる患者選択がきわめて重要である．

▶細胞のDNAなどに作用し，細胞分裂を障害する殺細胞性抗癌薬と異なり，受容体やシグナル伝達などを阻害する分子標的薬は，長期間の投薬が必要とされかつそれが可能なため，実際に肺癌で用いられているEGFR阻害薬，ALK阻害薬，BRAF阻害薬，MEK阻害薬，NTRK阻害薬，血管新生阻害薬などはすべて効果が認められる間は毒性が許容範囲内であれば継続投与が行われている．これらの薬剤によって癌細胞はアポトーシスに陥り腫瘍は縮小することが認められており，これら薬剤の開発初期に一部でいわれていたcytostaticという見方は誤りであると考えられる．しかし，前臨床において，*in vitro*・*in vivo*で，分子標的薬の中断での腫瘍の再増殖が確認されており，イマチニブで長期に細胞遺伝学的完全緩解を得ている慢性骨髄性白血病（CML）において，イマチニブ中断により比較的急速にCML細胞の再増殖が起こることなど臨床例での報告[7]もあわせ，分子標的薬で腫瘍を根絶・完治に導くことは困難であることも示唆されている．

▶また，術後補助化学療法における根治率上昇の理論的根拠（①微小転移においては増殖期の細胞が多く抗癌薬の分裂細胞への効果がより大きく作用すること，②血流が保たれること，③低酸素状態の細胞が少ないことが抗癌薬治療の効果を高めること）は，分子標的薬，特に血管新生阻害薬には当てはまらないことも示唆されている．進行大腸癌では，標準的化学療法への追加によりそのOSの延長に寄与しているBEVは，術後補助化学療法においてFOLFOX療法への追加効果を示せなかったが[8]，このことは血管新生阻害薬が新生血管の関与が乏しく，抗癌薬の浸透が問題とならない微小転移には追加効果を示さないことを示している可能性もある．これらの薬剤の術後補助化学療法における臨床的な評価については現在まだ検証が続いているところではあるが，臨床試験の作成や結果の検討については，このような理論的背景も考慮して論議していく必要がある．

▶*EGFR*遺伝子変異や*ALK*融合遺伝子など，その癌の増殖や生存に大きく寄与しているdriver oncogeneが同定され[9~11]，そこにhitする分子標的薬が大きな効果を有することが示され[12,13]，逆にEGFR阻害薬の開発過程で経験されたように，分子標的薬をその標的分子による選択なしに開発すれば，標的をもたない患者にはまったく効果をもたらさないことからその開発が失敗に終わることが多いことも明らかになっている[14]．肺癌においてはdriver oncogeneとなり得る標的が次々に報告され，その阻害薬の開発のスピードもきわめて速くなっているが，分子標的薬の開発過程ではproof of principle（POP）試験（抗癌薬が*in vivo*でその標的分子に作用することにより抗腫瘍活性を示していることの証明，臨床効果と標的分子に対する効果の相関をみる研究）がきわめて重要とされており，近年は，その開発の早期からバイオマーカーを同定して，臨床導入までにコンパニオン診断を確立することが求められるようになっている．しかし，同一の治療標的を狙って複数の薬剤が開発される際に，その開発時に用いられたバイオマーカー検査（診断薬）が薬剤ごとに異なっており，それぞれのコンパニオン診断薬として承認申請されるようなことがしばしば起こるようになり問題となっている．治療標的である遺伝子・分子異常を高精度に検出できる検査が複数あって，それぞれがvalidationされ確立されたものであった場合でも，すでに治療標的陽性と診断されて治療が行われている患者に同一標的の別の薬剤を用いる際に，再度別のコンパニオン診断薬で診断しなければいけないという状況も一部で生じている．このような状況は医療経済的に問題であるのみでなく，検体採取が困難な進行肺癌においては患者に体力的負担を強いたり，治療機会をのがす事態を招いたりする可能性も考えられ大きな問題となってきている．肺癌では2019年7月時点で*EGFR*，*ALK*，*ROS1*，*BRAF*の4つの遺伝子異常に対する治療薬が承認されており，*MET*，*RET*，*HER2*，*NTRK*など複数の遺伝子異常に対する治療薬が開発中である．一方，複数の遺伝子変化（数十から数百遺伝子）を一気に測定することが可能な次世代シークエンサー（NGS）が開発され，その処理能力・精度の向上とコストダウンが急速に進むとともに，一部承認され，臨床導入されてくる見通しになり，今後どのように実臨床で臨床検体から複数の遺伝子変化を診断し，治療薬につなげていくのかが今後の個別化治療の進展の鍵を握っていると考えられる．既存のコンパニオン診断とNGSでの網羅的診断の位置付けがどうなっていくのか，どうすべきかにも議論がなされていくものと考えられる．

▶Driver oncogeneに作用する分子標的薬はその標的の二次変異（耐性変異）やbypass pathwayの活性化などで耐性化することが知られ，その耐性変異に対する創薬も速いスピードで進んでおり，EGFR阻害薬，ALK阻害薬では，複数の第2世代，第3世代の薬剤が上市されている．耐性のメカニズムによってどの薬剤が効果的かについての基礎および臨床の報告も数多くなされるとともに，前述のNGSで個々の症例での耐性メカニズムをある程度確認することも可能になってきつつある．

▶また，肺癌では耐性化してからの再生検が困難なことが問題となっているが，腫瘍細胞から血中に漏れ出たcell free DNA（cfDNA）を用いた血漿検査（liquid biopsy）でのNGSの感度や陽性的中率もかなり向上してきており，臨床試験や実臨床（2019年7月現在自費診療ではあるが）でも施行可能となってきている．血漿検査が可能になれば，耐性化したタイミングでの検査により，殺細胞性抗癌薬を使うのか，別の分子標的薬を使うのか，どの分子標的薬を使うのかの指標になる可能性も高く，さらに個別化治療が進んでいくことも期待される．

▶また，肺癌で実臨床に入ってきたdriver oncogeneの*ROS1*融合遺伝子や*BRAF*遺伝子変異を有する症例はNSCLCの1～2％以下の希少フラクションであり[15]，今後はさらに希少フラクションに対する分子標的薬の開発が行われていくことになると思われる．Driver oncogeneにhitする分子標的薬では，そのバイオマーカーで効果が期待される症例に限った開発が行われてきているが，このような希少癌に対する分子標的薬は，どれくらいの規模の前向き試験を行って，どの程度の効果の裏付けが得られれば承認につながるのか，その開発方法自体にも大きな関心が寄せられ議論になっている．また，希少な遺伝子変異においては共通の遺伝子変化を有する複数の癌での治験も行われるようになってきている．分子標的薬に対する開発治験のあり方はどんどん変化してきており，今後どのようになるのか他癌腫での開発も含めて分子標的治療の開発手法について興味がもたれるところである．

免疫チェックポイント阻害薬

▶腫瘍に対する免疫応答を増強して腫瘍を治療しようとする種々の免疫療法が行われていたが，少なくとも肺癌では明らかな効果を示すものがなかった．しかし，PD-1やCTLA-4の発見があり，免疫チェックポイント分子（免疫の恒常性を保つため，免疫反応を活性化するか抑制するかを決定するのにかかわる分子）が注目され，抗PD-1/抗PD-L1抗体と抗CTLA-4抗体が一部の癌に効果を示すことが示され，臨床導入されてきた．癌の微小環境に対する理解も進んできており，癌に対する免疫のブレーキを解除など，免疫環境にはたらきかける薬が今までにないdurable responseと称される長い効果を示すことが肺癌でも示され，これらの薬剤の開発，既存の薬剤との併用療法が，速いスピードで進んできている．現時点で肺癌治療においては抗PD-1抗体，抗PD-L1抗体がすでに承認され臨床現場で効果を発揮しており，抗CTLA-4抗体も臨床導入に向け主に併用療法での治療開発が行われており，肺癌治療に大きな変化をもたらせつつある．これらの薬剤の基礎理論については次項を参照されたい．

まとめ

- 本書は，まず，第2章で肺癌におけるKey Drugとされる薬剤についての解説があり，第3章で主要な併用療法についての解説，4章以降は，わが国，海外での治療開発の経緯を代表的な臨床試験の解説を中心にして記載していくスタイルになっている．臨床試験が行われた時代背景・対象症例のpopulationや症例集積能力，その時代での診断・治療の状況もあり，その試験ごとにその意義，重要性，問題点があり，その解釈も必ずしも一致するものではない．しかし，その積み重ねが現在の標準治療を形成しており，実地臨床に反映され，また次の臨床試験の礎になっている．本項では「癌薬物療法の基礎理論」として，薬剤の作用とともに，分子標的薬と殺細胞性抗癌薬の効果の違いや，臨床開発の問題点や今後の変化の可能性などの基礎的な部分を主に概説した．免疫チェックポイント阻害薬の登場，そして既存の薬物療法との併用が進んできている状況下で，殺細胞性抗癌薬をはじめとした既存の癌薬物療法の役割，意味づけも変化してくる可能性もあり，どんどん複雑化していくことも考えられる．本項が本書の各項の理解に少しでも役立てば幸いである．

（里内美弥子）

参考文献

1）Skipper HE: Kinetics of mammary tumor cell growth and implications for therapy. Cancer, 28:1479-1499, 1971.
2）Norton L: A Gompertzian model of human breast cancer growth. Cancer Res, 48: 7067-7071, 1988.
3）Norton L: Conceptual and practical implications of breast tissue geometry: toward a more effective, less toxic therapy. Oncologist, 10:370-381, 2005.
4）Norton L: Theoretical concepts and the emerging role of taxanes in adjuvant therapy. Oncologist, 6 Suppl 3:30-35, 2001.
5）Goldie JH, et al: A mathematic model for relating the drug sensitivity of tumors to their spontaneous mutation rate. Cancer Treat Rep , 63:1727-1733, 1979.
6）Albain KS, et al: Radiotherapy plus chemotherapy with or without surgical resection for stage Ⅲ non-small-cell lung cancer: a phase Ⅲ randomised controlled trial. Lancet (London, England), 374(9687): 379-386, 2009.
7）Michor F, et al: Dynamics of chronic myeloid leukaemia. Nature, 435:1267-1270, 2005.
8）Allegra CJ, et al: Phase Ⅲ trial assessing bevacizumab in stages Ⅱ and Ⅲ carcinoma of the colon: results of NSABP protocol C-08. J Clin Oncol, 29:11-16, 2011.
9）Lynch TJ, et al: Activating mutations in the epidermal growth factor receptor underlying responsiveness of non-small-cell lung cancer to gefitinib. N Engl J Med, 350:2129-2139, 2004.
10）Paez JG, et al: EGFR mutations in lung cancer: correlation with clinical response to gefitinib therapy. Science, 304:1497-1500, 2004.
11）Soda M, et al: Identification of the transforming EML4-ALK fusion gene in non-small-cell lung cancer. Nature, 448:561-566, 2007.
12）Kwak EL, et al: Anaplastic lymphoma kinase inhibition in non-small-cell lung cancer. N Engl J Med, 363:1693-1703, 2010.
13）Mok TS, et al: Gefitinib or carboplatin-paclitaxel in pulmonary adenocarcinoma. N Engl J Med, 361:947-957, 2009.
14）Thatcher N, et al: Gefitinib plus best supportive care in previously treated patients with refractory advanced non-small-cell lung cancer: results from a randomised, placebo-controlled, multicentre study (Iressa Survival Evaluation in Lung Cancer). Lancet, 366:1527-1537, 2005.
15）Pao W, et al: Chipping away at the lung cancer genome. Nat Med, 18:349-351, 2012.

2 創薬の新時代－抗体医薬と核酸医薬－

▶ゲノム創薬の進展の中で，近年，低分子化合物が開発対象の中心となってきた．最近では，抗体医薬を中心としたタンパク質医薬，核酸医薬，細胞医薬の研究が盛んに進められている．抗体医薬は，治療効果の高さから，現時点で実績のある領域といえるが，標的の枯渇や高価にならざるを得ない状況など多くの問題が存在する．しかし，ターゲットバリデーションによる標的の新たな単離，情報科学の利用，精緻な戦略的つくり込みなど，新たな進化の時代を迎えつつある．核酸医薬は，標的の枯渇が危惧される低分子化合物や抗体医薬と異なるモダリティとして注目されている．核酸医薬は，10～数10塩基連結したオリゴ核酸で構成された物質で，遺伝子発現調節を介さず直接的に作用する医薬品であり，化学合成により製造される．遺伝子発現調節を介する遺伝子治療やmRNA医薬とは異なる．生体内の安定性や効果の課題が指摘されてきたが，修飾技術などの進歩で有望な候補物質が開発されている．一方で，高い効果と価格で注目されているCAR-T 療法に代表する人工遺伝子を患者細胞に導入して用いる治療開発も現実化している．

抗体医薬開発

▶抗体は，drug delivery のモダリティとして強力であり，直接標的治療への利用が期待されている．その作用として，疾患関連タンパク質の中和，シグナルの阻害，シグナルのアゴニスト効果，抗体のエフェクターとしての細胞除去などがあげられる．まず，細胞融合法が開発され，その後，ヒト化抗体，組換えタンパク質の発現技術などの進歩があり，ヒュミラ（アダリムマブ），ハーセプチン（トラスツズマブ），リツキサン（リツキシマブ）などの開発に繋がった．現在では，血液，固形腫瘍の分子標的や血管新生因子，免疫チェックポイント因子に対する腫瘍領域，IgE，IL-5などに対するアレルギー領域，TNF α，IL-6R，IL-12，IL-23，IL-17Aなどに対する免疫関連疾患，RANKLに対する骨疾患など多くの領域の標的治療に大きな進歩をもたらしている．

▶また，腫瘍に対するantibody drug conjugation（ADC）の開発が注目されている．ADCは，抗体に薬物を結合した医薬であり，そのdelivery 機能により，効果を十分に発揮し副作用を軽減する．アドセトリス®（ブレンツキシマブベドチン）は，抗CD30抗体＋アウリスタチン誘導体であり，ホジキンリンパ腫と未分化大細胞リンパ腫に認められている．カドサイラ®（トラスツズマブエムタンシン）は，抗HER2抗体＋メイタンシノイドで，乳癌に承認されている．マイロターグ®（ゲンツズマブオゾガマイシン）は，抗CD33抗体＋カリケアマイシン（オゾガマイシン）で，急性骨髄性白血病に承認されている．ベスポンサ®（イノツズマブオゾガマイシン）は，抗CD22抗体＋カリケアマイシン（オゾガマイシン）で，急性リンパ急性白血病にFDAで認可されている．しかし，結合薬剤の副作用がそれなりにみられており，効果も期待に添わない場合もある．薬物リンカーの血中不安定性による遊離物質が副作用を生み，抗体への結合物質制限により効果の限界が生まれている．よりADC技術の進歩が望まれているが，現在，drug conjugation ，物性改良，機能の付加などの技術の進歩が著しい．薬剤結合技術，結合分子の安定性に関する技術，抗体への薬剤結合量の増加技術などの進歩により，次世代抗体医薬開発の動きは活発となっている．

▶ ADCの効果は結合する薬剤の抗腫瘍効果に当然依存するため，チュブリン阻害などの強い作用の薬剤を結合薬剤として開発が進められてきた．現在，開発中のDS-8201a は，TopoI阻害薬を用い，抗HER2抗体と結合し，癌細胞内リソソーム酵素によってリンカーが切断される設計で，しかも，結合薬剤数増加による物性の悪化も認めない抗体医薬で，まさに次世代ADCといえる．

▶ すでに，肺癌の領域では多くの症例が適応となっている免疫チェックポイント阻害薬は，抗体医薬の一翼を担う．メラノーマ，肺癌，腎癌，尿路上皮癌，ホジキンリンパ腫，胃癌，頭頚部癌，メルケル細胞癌など，多くの領域の腫瘍に適応が認められ，今後もその適応は広がると想定されている．また，多くの薬剤との併用療法の開発が進んでおり，すでに，CTLA-4阻害薬との併用療法がメラノーマで高い評価を受けている．既存治療との併用でも高い効果を示す報告が多く行われている．今後は，その効果予測が進み，その理解により，T細胞機能を自在に変更できる治療も生まれるかもしれない．

▶ 1つの抗体が異なる抗原を認識するバイスペシフィック抗体には，新しい機能を有する期待が寄せられる．多種類の抗体が生成される中，高度な精製技術を開発し生まれたのが，血友病A治療薬ヘムライブラ®（エミシズマブ）である．認識する2つの凝固因子を近づけることにより活性化を促し，血液凝固を正常化する画期的な抗体療法である．

▶ 今後に結びつく新たな技術開発も進められている．例えば，疾患特異的抗体スクリーニング法の開発が進められ，結果として，糖鎖修飾変化を同定できる抗体が得られる場合も報告されている．細胞外分子や細胞表面分子の標的治療において，糖鎖修飾への対応は，大きな課題である．標的の精密な分析（ターゲットバリデーション）を可能にする研究も進み，標的のより微細な違いの分析を解決し，抗原の異なる部分の認識から架橋を可能にしたり，前述のバイスペシフィック抗体の作製にも影響し，より効率的，有効な抗体医薬が生まれてくると考えられる．現在，進んでいるIT技術の進歩とビックデータ解析時代の進展の状況の中で，合成分子設計が大きく変わりつつある．抗体構造データによる動態力学解析とディープラーニングの相互作用で分子設計領域が進んでいくと考えられている．特に，タンパク質相互作用阻害などの分野が注目される．

核酸医薬開発

▶ 核酸医薬の代表は，アンチセンスとsiRNAである．この医薬の長所として，標的をRNAレベルで制御できるためタンパク局在に制限を受けず，原因分子をノックダウンできることがあげられる．また，スプライシングを変化させ新たな機能をもつタンパク質の生成も可能となる．また，非コードRNAも標的となることは，タンパクレベルで標的枯渇が問題となっている現在，大きな長所といえる．もう一つ，薬理作用が過剰な場合，中和が容易であるのも長所といえる．しかし一方で，全身投与した場合，集積しやすい肝臓や腎臓での開発がより進んでおり，今後コンジュゲート技術などの進歩により，臓器の拡大が進められると考えられる.

▶もっとも上市されている核酸医薬は，アンチセンスである．アンチセンス核酸は，14-merから30-merくらいのDNA鎖である．アンチセンス医薬の標的は，pre-mRNA，mRNA，miRNAであり，狙った位置に二重鎖を形成することにより，RNAの機能阻害，切断誘導，pre-mRNAのエクソンスキッピングやエクソンインクルージョンなど，スプライシング制御を行える．

▶スピンラザ®（ヌシネルセン）は，脊髄性筋萎縮症で日本でも承認されている薬剤である．*SMN1*遺伝子変異のある患者に対し，*SMN2*のエクソン7をインクルージョンさせ，SMN1機能をもたせる．髄腔内投与である．Kynamro（ミポメルセンナトリウム）は，ホモ接合型家族性高コレステロール血症の治療薬でApoB-100タンパクのmRNAを標的とし，タンパクを合成阻害し，LDL コレステロール値を下げる．Exondys 51（eteplirsen）は，デュシェンヌ型筋ジストロフィーの治療薬で，ジストロフィンpre-mRNAのエクソン51をスキップさせることで，変異によりストップする患者のジストロフィンを機能させる医薬である．しかし，患者の変異位置はさまざまで，期待できる患者は少ないといわれている．Tegsedi（inotersen）は，トランスサイレチン型家族性（hATTR）アミロイドーシスを対象とし，*TTR*遺伝子異常で生じる疾患の*TTR*発現阻害を目的としている．その他，AIDS患者のサイトメガロウイルス性網膜炎に対するVitravene（fomivirsen）がある．これらは，FDAで承認されている薬剤である．

▶SiRNA医薬は，標的遺伝子の発現を強く抑制するが2本鎖であり，細胞内取り込み効率，ヌクレアーゼ分解に対する安定性や免疫回避などの問題が存在するが，核酸の修飾やデリバリー方法の進歩により，道が開きつつある．Onpattro（patisiran）は，トランスサイレチン型家族性（hATTR）アミロイドーシスを対象とし，変異型*TTR*遺伝子タンパクの産生を阻害する．デリバリーとして，lipid nanoparticle を用いている．現在，新薬承認申請中であるが，前述のアンチセンス医薬との比較などが問題となってくる．現在，癌を含め多くの薬剤開発が進められているが，肝臓を標的とする薬剤が特に進んでいる．

▶その他，開発されている核酸医薬として，アプタマーやCpGオリゴデオキシヌクレオチドがあげられる．

▶アプタマーは，標的分子（タンパク質など）に特異的に結合する分子であり，SELEX法により取得される．あらゆる標的に対する製剤が可能である核酸医薬の特性を有し，基本的にタンパク質を標的とする．ペプチドと核酸の素材があるが，承認されたマクジェン®（ペガプタニブナトリウム）は，RNAアダプターである．マクジェン®は，滲出性加齢黄斑変性症治療薬であり，VEGFを標的とする．続く薬剤開発も活発に進められているが，これらの物質には，基本的に分解耐性の付加や薬物体内動態の改善などの工夫が必要である．

▶CpGオリゴデオキシヌクレオチドは，Toll-like receptor（TLR）の合成リガンドであり，自然免疫を活性化するため，ワクチンのアジュバントとして機能する．CpGオリゴデオキシヌクレオチドは，4つのグループに分けられており，IL-6 の産生を強く誘導するK型を中心に薬剤開発が進んでいる．HEPLISAV-B（HBsAg protein with CpG1018 adjuvant）が，B

型肝炎の予防薬としてFDAで承認され，今後，ワクチンアジュバント，抗腫瘍医薬やアレルギー医薬として，幅広く薬剤開発が進められている．

まとめ

- 現在，抗体医薬を中心としたタンパク質医薬，核酸医薬，細胞医薬の研究が盛んに進められ，それらの医薬品が承認され始めている．肺癌治療で大きな存在となった免疫チェックポイント阻害薬は，メインプレイヤーのひとつと位置づけられるかもしれない．新たな薬剤開発の道が大きく開かれていくと考える．

（弦間昭彦）

3 肺癌の免疫治療概説

癌細胞とT細胞免疫

▶癌細胞は，遺伝子変異の結果，多細胞生物としての生存ルールから逸脱した生存増殖態度を示すようになった自己細胞群といえる．T細胞免疫は，自己ゲノムとは異なった遺伝子変異産物をもち有害な振る舞いをする細胞を非自己と捉え，駆逐していると考えられる．一方で，数多くの自己抗原を共有する自己細胞として免疫寛容を誘導しT細胞免疫から逃避する力も，癌細胞はもっている．

癌免疫編集

▶癌免疫編集は，癌細胞が発生してから臨床的な癌として振る舞うようになるまでの免疫との関わりを時系列で説明する理論である．この理論の帰結として，抗腫瘍T細胞免疫は癌が発生した当初にもっとも強力であり，臨床的な癌に進展するまでに減弱していると考えられている[1]．この間，癌細胞はT細胞免疫により細胞数と免疫原性を編集されている．

▶**排除相**：体細胞が遺伝子変異集積の結果，癌細胞にトランスフォームしたきわめて早期にT細胞免疫により駆逐されている状態を排除相と呼ぶ．

▶**平衡相**：平衡相は，臨床的に捉えることができない少数癌細胞が存在を続けながら，同時にT細胞免疫により増殖できないように制御されている状態をいう．

▶**逃避相**：逃避相は，T細胞免疫が減弱し，癌細胞の増殖を許すようになった状態を指す．臨床で癌と診断される状態はすべて逃避相にあると考えられる．

癌免疫サイクル

▶癌免疫サイクルは，癌抗原により駆動されたT細胞免疫が癌細胞を死滅させるまでに必要なメカニズムを示している．癌抗原によりT細胞がプライミングされるまでのプライミング相と，エフェクターT細胞が癌組織に遊走して癌細胞を駆逐するエフェクター相に大きく分けることができる[2]．

1. プライミング相

▶**抗原提示細胞とプライミング相**：プライミング相における主役は抗原提示細胞である．体細胞上に提示されている抗原は，自らが作っているタンパク質断片ペプチドに限られる．一方，抗原提示細胞は，他の細胞と異なり外から取り入れた抗原を提示する能力を有している．抗原刺激，共刺激分子や共抑制分子，サイトカインなどによりナイーブT細胞をエフェクター T細胞へとプライミングし，必要に応じた数までクローン増殖させている．

2. エフェクター相

▶ **License to kill model**：癌細胞に対して直接の殺細胞機能を有しているのは主にCD8⁺ T細胞であるが，CD4⁺ T細胞によるサイトカイン産生，局所抗原提示細胞の活性化と標的抗原の提示が，CD8⁺ T細胞の“殺しのライセンス”獲得に必要であると考えられている[3,4]．このCD8・CD4 T細胞，抗原提示細胞の細胞間相互作用もPD-1/PD-L1などの免疫チェックポイント分子による制御を受けている．

抗腫瘍T細胞免疫

1. 癌抗原のソース

▶ 初期に発見された癌抗原の多くは，Cancer-testis抗原と呼ばれ，癌細胞と精巣細胞に発現する正常タンパク質の断片であった[5]．また，癌細胞が感染しているウイルス抗原も癌抗原として認識されることが知られている．一方，近年の研究により癌細胞が有している遺伝子変異に由来するneoepitopeが，癌抗原として重要と考えられている[6,7]．

2. 抗腫瘍免疫を担うT細胞サブセット

▶ James P. Allisonらは，メラノーマに浸潤していたリンパ球を解析した結果，T細胞疲弊型CD8⁺ T細胞とTh1様ICOS⁺CD4⁺ T細胞が重要と報告している[8]．興味深いことに，抗CTLA-4抗体はCD8⁺，CD4⁺ T細胞クラスターをともに増加させたが，抗PD-1抗体ではCD8⁺ T細胞のみが増加していた．阻害する免疫チェックポイント分子により影響を与えることができる抗腫瘍T細胞クラスターが異なる可能性が示唆される．

抗腫瘍免疫を減弱させるメカニズム

1. 癌抗原喪失

▶ MHC class Iの構成要素であるβ_2ミクログロブリンや，MHC class Iそのものを失って癌抗原提示を喪失し免疫チェックポイント阻害薬に耐性化することが知られている[9]．また，肺癌では約40%でMHC class IのLOHが生じ，結合できる癌抗原ペプチドの多様性を減少させていると報告されている[10]．ニボルマブ奏効メラノーマでは，遺伝子変異量の少ない癌細胞が生存選択されていることが報告されている．

2. 免疫抑制性細胞

▶ T細胞免疫を抑制する細胞として，制御性T細胞，骨髄由来抑制性細胞（MDSC），M2マクロファージなどが知られている．

3. T細胞疲弊

▶エフェクター T細胞として高い機能を有するようになっても，標的抗原が大量，長期に存在し，CD4^{+} T細胞からのヘルプがない，などの要因により機能を減弱し，最終的には細胞死にいたる．これをT細胞疲弊と呼ぶ[11]．

▶**T細胞疲弊とPD-1**：T細胞疲弊でT細胞機能を抑制する分子メカニズムとしてもっとも重要なのがPD-1である[12]．PD-1により阻害されているシグナルとしては，T細胞レセプターとCD28が報告されている[13]．抗PD-1/PD-L1抗体による治療は，このT細胞疲弊からT細胞を救い，再び抗腫瘍T細胞機能を復活することを主な目的としている．

PD-1阻害薬によりもたらされる臨床効果

1. Ⅳ期肺癌への効果

▶**長期生存効果：Tail plateau effect**：PD-1阻害薬治療を受けた既治療進行期肺癌では，5年以上という長期の無増悪生存効果を得る症例が10～20%程度みられる．また，治療を中止してもこの効果が持続し得ることが報告された[14]．この現象は，生存曲線がある時点から横一直線となり低下しなくなることから，Tail plateau効果と呼ばれている．いったんT細胞免疫システムが癌細胞を非自己と強く再認識し，排除相・平衡相の頃の機能を取り戻せば，追加の治療が不必要になるものと理解される．

▶**一次無効**：まったく効果が得られず，早期病勢増悪する一群が存在する．PD-1阻害薬は，エフェクター T細胞の機能を回復させることを主な作用機序としている．したがって，エフェクター T細胞がすでに失われているか，PD-1/PD-L1メカニズム以外で機能抑制されている場合には効果を得ることが難しい．

▶**二次無効**：PRまたは長期のSDという抗腫瘍効果を得た症例の中から，治療を継続しながら病勢増悪する一群が存在する．メラノーマにおける二次無効の機序には，腫瘍細胞のβ_2ミクログロブリン喪失，MHC class I 喪失，JAK1, 2などのIFNγシグナル伝達に必要な分子の喪失など，腫瘍細胞の付加的遺伝子変異が報告されている[15]．一方，T細胞免疫側に生じる獲得耐性メカニズムは明らかではない．

▶**Pseudoprogression**：免疫チェックポイント阻害薬を使用した症例で，いったん腫瘍が増大した後縮小に転じるという現象が報告された[16]．これは，腫瘍内にT細胞を中心とした免疫担当細胞が浸潤し腫瘍組織の増大を来す一方，腫瘍細胞そのものは駆逐されるため，後に縮小にいたる現象と理解されている．肺癌においてPD-1阻害薬を用いた場合，このpseudoprogressionは約3～10%程度にみられると報告されている[17]．

▶**Hyper-progressive disease**：PD-1阻害薬を使った後に，腫瘍増大が加速する症例が報告されており，hyper-progressive diseaseと呼ばれている[18]．しかし，正確な定義が存在しないこと，腫瘍細胞増殖が加速されるメカニズムが明らかでないこと，などからその存在を含めて今後の検討が待たれる．M2マクロファージが多い肺癌症例では，IgG4抗体である

PD-1阻害薬のFc部分がM2マクロファージに結合することで，免疫抑制が生じるのではないかと報告されている[19].

2. 局所進行肺癌への効果

▶抗PD-L1抗体であるデュルバルマブを用いた手術不能局所進行肺癌の化学放射線治療後地固め療法は，良好な無増悪生存期間（PFS），全生存期間（OS）改善効果を示した[20,21]．Ⅳ期に比べて腫瘍量が少ないⅢ期では比較的T細胞免疫が健常であること，放射線による免疫原性癌細胞死が生じたことなどが影響していると考えられる．

3. 手術可能肺癌への効果

▶手術側においても，免疫チェックポイント阻害薬の効果が検討されている．抗PD-1抗体であるニボルマブをネオアジュバント治療として2投した肺癌症例では，約40%でmajor pathological response（MPR）と呼ばれる残存癌細胞が10%未満となる効果が得られていた[22].

抗癌薬・放射線治療とT細胞免疫

▶**免疫原性癌細胞死**：ある種の抗癌薬や放射線治療により免疫原性癌細胞死と呼ばれる細胞死が誘導される．このタイプの細胞死はdamage-associated molecular patterns（DAMPs）産生を伴うことにより，癌抗原を取り込んだ抗原提示細胞を活性化することができると考えられている[23].

▶**Abscopal効果**：放射線治療を受けた場合に，照射野内の腫瘍のみならず照射野外の腫瘍までも縮小する効果をabscopal効果と呼ぶ．この効果は，放射線治療で生じた免疫原性癌細胞死により活性化した抗原提示細胞が抗腫瘍エフェクターT細胞のプライミングを生むことによると考えられている[24].

irAEと抗腫瘍免疫

▶免疫チェックポイント阻害薬により治療を受けた患者に，自己免疫疾患様の病態を生じることがあり，免疫関連有害事象（irAE）と呼ばれる．自己抗原に対するエフェクターT細胞を活性化することでirAEを来していると考えられる．また，抗腫瘍効果とirAEが関連するという報告が多数あり，癌と正常細胞の共有抗原に対する免疫現象である可能性が示唆されている．

臨床効果を予測するバイオマーカー

1. PD-L1

▶エフェクターT細胞が発現したPD-1に結合するリガンドとしてPD-L1とPD-L2が知られている．PD-L1は，ほぼすべての体細胞が発現能力を有しており，IFNγなどにより誘導される．肺癌において腫瘍PD-L1発現は，抗PD-1抗体ペムブロリズマブのバイオマーカーとしてわが国で保険承認されている[25]．一方，近年癌細胞からPD-L1をノックアウトしても宿主側の細胞がPD-L1を発現する能力を残していれば，PD-1阻害薬が有効であるという研究結果が報告されている[26,27]．

2. TMB

▶腫瘍遺伝子変異量（TMB）は，癌細胞の遺伝子変異量を推定することで，"癌抗原"の量を推定しようとする試みである．TMBが高い肺癌でPD-1抗体の効果が得られやすいことが報告されている[28]．しかし，遺伝子変異産物の断片すべてが"癌抗原"として認識されるわけではない．MHCへの結合力や元となったペプチド配列からの変化度，すべての癌細胞に共通するものかどうか，などの性質により免疫原性が左右されている[7,29]．

（各務　博）

参考文献

1) Mittal D, et al: New insights into cancer immunoediting and its three component phases--elimination, equilibrium and escape. Curr Opin Immunol, 27: 16-25, 2014.
2) Chen DS, et al: Elements of cancer immunity and the cancer-immune set point. Nature, 541: 321-330, 2017.
3) Melief CJ: "License to kill" reflects joint action of CD4 and CD8 T cells. Clin Cancer Res, 19: 4295-4296, 2013.
4) Borst J, et al: CD4(+) T cell help in cancer immunology and immunotherapy. Nat Rev Immunol, 18: 635-647, 2018.
5) Boon T, et al: Tumor antigens recognized by T lymphocytes. Annu Rev Immunol, 12: 337-365, 1994.
6) Rizvi NA, et al: Cancer immunology. Mutational landscape determines sensitivity to PD-1 blockade in non-small cell lung cancer. Science, 348: 124-128, 2015.
7) McGranahan N, et al: Clonal neoantigens elicit T cell immunoreactivity and sensitivity to immune checkpoint blockade. Science, 351: 1463-1469, 2016.
8) Wei SC, et al: Distinct Cellular Mechanisms Underlie Anti-CTLA-4 and Anti-PD-1 Checkpoint Blockade. Cell, 170: 1120-1133, e1117, 2017.
9) Sade-Feldman M, et al: Resistance to checkpoint blockade therapy through inactivation of antigen presentation. Nat Commun, 8: 1136, 2017.
10) McGranahan N, et al: Allele-Specific HLA Loss and Immune Escape in Lung Cancer Evolution. Cell, 171: 1259-1271, e1211, 2017.
11) Wherry EJ: T cell exhaustion. Nat Immunol, 12: 492-499, 2011.
12) Yokosuka T, et al: Programmed cell death 1 forms negative costimulatory microclusters that directly inhibit T cell receptor signaling by recruiting phosphatase SHP2. J Exp Med, 209: 1201-1217, 2012.
13) Hui E, et al: T cell costimulatory receptor CD28 is a primary target for PD-1-mediated inhibition. Science, 355: 1428-1433, 2017.
14) Gettinger S, et al: Five-Year Follow-Up of Nivolumab in Previously Treated Advanced Non-Small-Cell Lung Cancer: Results From the CA209-003 Study. J Clin Oncol, JCO2017770412, 2018.
15) Zaretsky JM, et al: Mutations Associated with Acquired Resistance to PD-1 Blockade in Melanoma. N Engl J Med, 375: 819-829, 2016.
16) Katz SI, et al: Radiologic Pseudoprogression during Anti-PD-1 Therapy for Advanced Non-Small Cell Lung Cancer. J Thorac Oncol, 13: 978-986, 2018.
17) Fujimoto D, et al: Pseudoprogression in Previously Treated Patients with Non-Small Cell Lung Cancer Who Received Nivolumab Monotherapy. J Thorac Oncol, 14: 468-474, 2019.
18) Ferrara R, et al: Hyperprogressive Disease in Patients With Advanced Non-Small Cell Lung Cancer Treated With PD-1/PD-L1 Inhibitors or With Single-Agent Chemotherapy. JAMA Oncol, 4: 1543-1552, 2018.
19) Lo Russo G, et al: Antibody-Fc/FcR Interaction on Macrophages as a Mechanism for Hyperprogressive Disease in Non-Small Cell Lung Cancer Subsequent to PD-1/PD-L1 Blockade. Clin Cancer Res, 2018.
20) Antonia SJ, et al: Durvalumab after Chemoradiotherapy in Stage Ⅲ Non-Small-Cell Lung Cancer. N Engl J Med, 377: 1919-1929, 2017.
21) Durvalumab Extends OS in NSCLC. Cancer Discov, 2018.
22) Forde, PM, et al: Neoadjuvant PD-1 Blockade in Resectable Lung Cancer. N Engl J Med, 378: 1976-1986, 2018.
23) Apetoh L, et al: Toll-like receptor 4-dependent contribution of the immune system to anticancer chemotherapy and radiotherapy. Nat Med, 13: 1050-1059, 2007.
24) Ngwa W, et al: Using immunotherapy to boost the abscopal effect. Nat Rev Cancer, 18: 313-322, 2018.
25) Reck M, et al: Pembrolizumab versus Chemotherapy for PD-L1-Positive Non-Small-Cell Lung Cancer. N Engl J Med, 375: 1823-1833, 2016.
26) Lin H, et al: Host expression of PD-L1 determines efficacy of PD-L1 pathway blockade-mediated tumor regression. J Clin Invest, 128: 805-815, 2018.
27) Tang H, et al: PD-L1 on host cells is essential for PD-L1 blockade-mediated tumor regression. J Clin Invest, 128: 580-588, 2018.
28) Yarchoan M, et al: Tumor Mutational Burden and Response Rate to PD-1 Inhibition. N Engl J Med, 377: 2500-2501, 2017.
29) Luksza M, et al: A neoantigen fitness model predicts tumour response to checkpoint blockade immunotherapy. Nature, 551: 517-520, 2017.

4 肺癌のバイオマーカーの現状と展望

- バイオマーカーは，予後予測因子，治療効果予測因子，副作用予測因子の3つに大別されるが，本項では，治療効果予測因子としてのバイオマーカーについて記載する．

- 現在の非小細胞肺癌（NSCLC）診療では，治療方針を決定するためのバイオマーカーとして，*EGFR*遺伝子変異，*ALK*融合遺伝子，*ROS1*融合遺伝子，*BRAF*遺伝子変異，PD-L1タンパク質免疫組織化学検査が用いられている（**表1**）．

- 米国では，肺癌をはじめとした固形癌診療において，次世代シークエンス解析法を用いた癌関連遺伝子・マルチプレックス遺伝子検査が行われており，わが国でも2019年度より保険診療として使用可能となった．

*EGFR*遺伝子変異検査

- *EGFR*はHERファミリーに属する膜貫通型チロシンキナーゼレセプターをコードする遺伝子で，肺腺癌をはじめとする多くの固形癌において過剰発現しており，癌の増殖シグナルの起点となっている．

- *EGFR*遺伝子変異は日本人を含む東アジア人の肺腺癌患者の40～50%に認められ，*EGFR*遺伝子変異検査はNSCLCのEGFRチロシンキナーゼ阻害薬（TKI）治療の適応を決めるために行われる．

- *EGFR*遺伝子変異検査は，高感度法にて行うように勧められており，検出感度1～5%程度の検査が実地診療で用いられている[1]．現在，体外診断薬（in vitro diagnostics：IVD）としてわが国で薬事承認されているのはScorpion-ARMS法を用いたリアルタイムPCR法（therascreen®*EGFR*変異検出キット；キアゲン社），およびTaqman probe法を用いたリアルタイムPCR法（コバス®*EGFR*変異検出キットv2.0；ロシュ・ダイアグノスティックス社）である．

- EGFR-TKI治療後に増悪した*EGFR*遺伝子変異陽性NSCLC症例の場合，オシメルチニブ治療の適応を決めるため，T790M変異の有無を検討する必要がある．オシメルチニブは，*EGFR*活性型変異および *EGFR* T790M変異に対して選択的かつ不可逆的に作用するEGFR-TKIである．わが国では，オシメルチニブの適応に対するコンパニオン診断薬として，コバス®*EGFR*変異検出キットv2.0（ロシュ・ダイアグノスティックス社）がコンパニオン診断薬（CDx）として承認されている．

- コバス®*EGFR*変異検出キットv2.0による血漿を用いた二次的T790M変異の検出法が2016年

表1 非小細胞肺癌におけるバイオマーカーとコンパニオン診断薬

対象遺伝子・バイオマーカー		CDx	検査会社	対象分子	検査法	適応薬剤
EGFR	初回検査	therascreen® *EGFR* 変異検出キット	キアゲン	DNA	リアルタイムPCR	ゲフィチニブ エルロチニブ アファチニブ ダコミチニブ
		コバス® *EGFR* 変異検出キットv2.0	ロシュ・ダイアグノスティックス	DNA	リアルタイムPCR	ゲフィチニブ エルロチニブ アファチニブ オシメルチニブ
	T790M 変異検出	コバス® *EGFR* 変異検出キットv2.0	ロシュ・ダイアグノスティックス	DNA	リアルタイムPCR	オシメルチニブ
ALK		Vysis® ALK Break Apart FISH プローブキット	アボット ジャパン	DNA	FISH	クリゾチニブ アレクチニブ
		ヒストファインALK iAEP®キット	ニチレイバイオサイエンス	タンパク質	IHC	クリゾチニブ アレクチニブ
		ベンタナ OptiView ALK (D5F3)	ロシュ・ダイアグノスティックス	タンパク質	IHC	クリゾチニブ アレクチニブ セリチニブ
ROS1		Oncoguide® - AmoyDx® *ROS1* 融合遺伝子検出キット	理研ジェネシス	RNA	RT-PCR	クリゾチニブ
BRAF		Oncomine™ Dx Target Test	ライフテクノロジーズジャパン	DNA	NGS	ダブラフェニブ+トラメチニブ併用療法
PD-L1		PD-L1 IHC 22C3 pharmDx 「ダコ」	アジレント・テクノロジー	タンパク質	IHC	ペムブロリズマブ

12月にわが国でも承認されているが，これまでの研究結果では腫瘍組織T790M陽性症例において血漿検査でT790M変異が検出できる割合は50～60%程度である．そのため，腫瘍組織再生検が困難で血漿検査で二次的T790M変異の有無を検査する場合，常に再生検の可能性について検討し，病勢の進行などによって組織採取が可能になった時点においては，組織検体を用いてT790M変異の有無を検査，確認することが推奨される．

▶また，コバス®*EGFR*変異検出キットv2.0によるゲフィチニブ，エルロチニブ（ERL），アファチニブに対する EGFR-TKI投与前の初回検査は，2017年8月に承認され，2018年1月より保険適用されているが，2018年7月からはオシメルチニブのEGFR-TKI投与前の初回検査に対しても薬事承認・保険適用されている．

*ALK*融合遺伝子検査

▶*EML4-ALK*融合遺伝子は，2007年に一部のNSCLCの疾患原因になることが同定された．*EML4*遺伝子と*ALK*遺伝子は2番染色体短腕に位置し，比較的小さい領域の染色体逆位による融合遺伝子を形成する．

▶現在までにさまざまなタイプの*ALK*融合遺伝子が報告され，肺腺癌の約5%程度と報告されている．*ALK*融合遺伝子を有する肺癌症例では，ALK阻害薬が奏効することが証明されており，*ALK*融合遺伝子検査は，治療選択を決定する際に必須のバイオマーカーである．

▶ *ALK*融合遺伝子検査法としては，蛍光*in situ*ハイブリダイゼーション（fluorescence in situ hybridization：FISH）法，免疫組織化学（immunohistochemistry：IHC）法，RT-PCR（reverse transcription polymerase chain reaction：RT-PCR）法の3つの方法があり，このうち2つ以上の方法により*ALK*融合遺伝子の存在を診断，確認することが推奨されている[2,3]．

▶ FISH法はもっとも確立された検査法で，これまでの臨床試験においても*ALK*遺伝子陽性症例の診断根拠として用いられており，標準検査と考えられる．しかし一方で高価な検査法であり，かつ感度・特異度，検査結果が得られるまでの所要時間の面でスクリーニング検査としては不適という指摘もある．わが国では，クリゾチニブとアレクチニブのCDxとして，Vysis® ALK Break Apart FISH プローブキット（アボット ジャパン）が保険適用となっている．

▶ IHC法はスクリーニング検査に適しており，高感度IHC法によりスクリーニングを行い，FISH法により確認を行うことが勧められるが，現時点ではFISH法とIHC法の結果に0.3～4.0％の頻度で不一致があることが報告されている．わが国でALK検査の薬事承認されているIHC法は，ヒストファインALK iAEP®キット（ニチレイバイオサイエンス）とベンタナOptiView ALK（D5F3）（ロッシュ・ダイアグノスティックス）の2つである．ヒストファインALK iAEP®キットはクリゾチニブとアレクチニブのCDx，ベンタナOptiView ALK（D5F3）はクリゾチニブ，セリチニブの他，2018年8月にアレクチニブに対してもCDxとして承認され，保険適用となっており，FISH法なし，IHC法のみによる診断も可能となっている．

▶ RT-PCR法は既知の*ALK*融合遺伝子の確認としては確実な方法であるが，未知の融合遺伝子は検出できないこと，また高品質のRNAが必要なため，通常のホルマリン固定パラフィン包埋標本での解析は困難で，検体採取時点であらかじめRNA用の検体処理を施す必要があることから，現時点では推奨度は低いが，組織採取が困難で気管支洗浄液や胸水，心嚢液などの細胞診検体しか得られない症例では有用となる可能性がある．わが国において現時点では（2019年5月時点），PT-PCR法はいずれのALK阻害薬においてもCDxにはなっていない．

*ROS1*融合遺伝子検査

▶ *ROS1*融合遺伝子は，インスリンレセプターファミリーに属するレセプター型チロシンキナーゼをコードする遺伝子で，*ROS1*融合遺伝子陽性の頻度はNSCLCの約1～2％であり，そのほとんどは肺腺癌である．ROS1融合遺伝子陽性の肺癌に対して，チロシンキナーゼ阻害薬であるクリゾチニブが高い治療効果を示すことが報告されている[4]．この結果に基づき，2016年3月に米国，次いで8月に欧州，さらに2017年5月にわが国でクリゾチニブのROS1融合遺伝子陽性切除不能進行・再発NSCLCへの適応拡大が承認されている．

▶ *ROS1*融合遺伝子の検出には，RT-PCR法，IHC法，FISH法，次世代シーケンス解析を用いたDNA/RNAシーケンス法（next generation sequencing：NGS）の4種類の方法がある[5]．米国では，今後のコンパニオン診断薬の開発を前提として，*ROS1*融合遺伝子陽性肺癌に対するクリゾチニブの適応拡大が承認されたため，現在のところROS1肺癌に対するクリゾチニブのコンパニオン診断薬は存在しない．一方，わが国においては，*ROS1*融合遺伝子陽性肺癌に対するクリゾチニブのCDxとして，RT-PCR法（Oncoguide® - AmoyDx® *ROS1*融合遺伝子検出キット）が薬事承認されている．

▶Oncoguide® - AmoyDx® *ROS1*融合遺伝子検出キットは，逆転写反応，および蛍光標識加水分解プローブ法を用いたリアルタイムPCRを連続して行うツーステップRT-PCRを原理としホルマリン固定パラフィン包埋（FFPE）組織，新鮮凍結組織，細胞診検体から抽出したRNAを用いて，14種類の*ROS1*融合遺伝子を検出することが可能である．解析試料であるRNAは分解されやすいため，取扱いや保存に細心の注意が必要である．また，あらかじめ目的とする遺伝子領域にプライマーを設定する必要があるため，既知の*ROS1*融合遺伝子の確認としては確実な方法であるが，未知の融合遺伝子は検出できない．

*BRAF*遺伝子変異検査

▶*BRAF*遺伝子は，MAPK経路にあるセリン/スレオニンキナーゼBRAFタンパク質をコードする遺伝子で，RASのすぐ下流に位置する標的分子であり，*BRAF* V600E変異の頻度はNSCLCの1～3%と希少である．*BRAF*遺伝子変異は肺癌のみならず，悪性黒色腫や大腸癌などさまざまな悪性腫瘍で起こることが知られており，*BRAF*遺伝子のコドン600に変異（V600変異）を有する悪性黒色腫にはすでに分子標的薬が承認されている．肺癌においても，BRAF V600E陽性例に対して，BRAF阻害薬ダブラフェニブとMEK阻害薬トラメチニブ併用療法の高い治療効果が報告され，この結果に基づいて，2017年4月に欧州で，同6月に米国でこの併用療法が承認されて，2018年3月にわが国でも承認された．

▶*BRAF* V600E変異の検出方法は，主に，リアルタイムPCR法，遺伝子パネルを用いた次世代シークエンス法（NGS），ダイレクトシークエンス法の3種類である[6]．これらの検査は，FFPE，新鮮凍結組織，細胞診検体などを用いて行われる．

▶米国FDAは，*BRAF* V600E陽性肺癌に対するダブラフェニブ/トラメチニブ併用療法の承認に合わせて，2017年6月に，遺伝子パネルを用いたアンプリコンシークエンス法である「Oncomine™ Dx Target Test」が承認された．わが国でも，2018年12月に「オンコマイン™ Dx Target Test マルチ CDxシステム」（ライフテクノロジーズジャパン）がダブラフェニブ/トラメチニブ併用療法のCDxとしては唯一，薬事承認された．また，2019年6月，*EGFR*，*ALK*，*ROS1*のCDxとして追加承認された．

▶PCR法は，目的とするDNA領域に設定したプライマーを用いてDNAを増幅する方法であり，手技が比較的容易で汎用性が高い．悪性黒色腫では，ロシュ・ダイアグノスティックス社の「コバス® BRAF V600変異検出キット」が，BRAF阻害薬ベムラフェニブのCDxとして承認され，シスメックス・ビオメリュー社の「THxID® BRAFキット」がダブラフェニブ/トラメチニブのCDxとして承認されている．PCR法はBRAF V600E変異診断において有用な手法であるといえるが，現在のところ，これらのキットの適応は悪性黒色腫のみであり，肺癌における*BRAF*遺伝子検査法としては承認されていない．

- ダイレクトシークエンス法は，PCR法で増幅したDNAを鋳型として，クローニングを経ずに直接配列決定する手法である．解析波形から遺伝子変異の有無を直接目視できることが利点であるが，高感度化されたPCR法などと比較すると変異の検出感度が劣ること，NGSと比較して大量の塩基配列解読には時間を要すことから，近年ではあまり使用されなくなっている．

PD-L1タンパク質免疫組織化学検査

- 免疫チェックポイント阻害薬（肺癌においては抗PD-1抗体薬，抗PD-L1抗体薬）による腫瘍免疫応答の抑制からの解除が，高い治療効果を示すことが臨床試験で示されている．PD-L1陽性腫瘍細胞割合（tumor proportion score：TPS）を測定するPD-L1 IHC 22C3 pharmDx「ダコ」はペムブロリズマブのコンパニオン診断薬として薬事承認されている[7]．一次治療ではTPS ≧ 50% かつEGFR/ALK陰性・Ⅳ期非扁平上皮癌に対し，また，二次治療以降ではTPS ≧ 1%でペムブロリズマブ単剤療法が推奨されている．

- 一方，NSCLCの二次治療以降で用いられるニボルマブについては，PD-L1 IHC 28-8 pharmDx「ダコ」がニボルマブのIVDと明記されて薬事承認されているが，ニボルマブの添付文書上PD-L1 28-8免疫染色による患者選択は必要とされていないので，米国のコンプレメンタリー診断薬（効果予測のための補助的な検査）に相当する位置付けとなっている．ニボルマブの投与の可否の判定基準は，添付文書上は規定されておらず，あくまで非扁平上皮癌における効果予測の参考として用いられる．

- 「ベンタナ OptiView PD-L1（SP142）」（ロシュ・ダイアグノスティックス）は，PD-L1阻害薬であるアテゾリズマブのIVDとして2018年2月に薬事承認された．扁平上皮NSCLCに対して，アテゾリズマブの適切な投与を行うための判定補助を目的に使用される．

- 「ベンタナ OptiView PD-L1（SP263）」（ロシュ・ダイアグノスティックス）は，PD-L1阻害薬であるデュルバルマブのIVDとして2019年3月に薬事承認された．切除不能な局所進行NSCLCに対して，デュルバルマブの適切な投与を行う際の判定補助を目的に使用される．

次世代シークエンス解析法（NGS）

- NSCLCにおいては，複数のドライバー遺伝子変異が原則，相互排他的に存在し，個々のドライバー遺伝子変異に対して分子標的薬が存在する状況に鑑みて，複数のドライバー遺伝子変異を同一の検査プラットフォームで同時に検査できるマルチプレックス遺伝子検査に期待が高まっている．取り分け，次世代シークエンス解析法を用いたがん関連遺伝子検査への期待が大きい．ALK, ROS1, RET, BRAF, MET, HER2, NTRK，PIK3CA, FGFRsなどのドライバー遺伝子変異を有する低頻度の癌，いわゆる希少フラクションに対する遺伝子診断として期待されている．

- 経気管支生検で採取された微小な腫瘍検体を検査材料とすることが多い肺癌診療において，マルチプレックス遺伝子検査によって検査試料の浪費を回避してドライバー遺伝子検査が可能となり，その結果に基づいて分子標的治療薬を選択できることはきわめて意義深い．

表2　国内の遺伝子パネル検査

	オンコマイン™ Dx Target test	OncoGuide™ NCC オンコパネル	FoundationOne® CDx
方法	Amplicon シークエンス	Hybrid capture シークエンス	Hybrid capture シークエンス
保険適用区分	体細胞遺伝子変異解析プログラム〔抗悪性腫瘍薬適応判定用（CDx）〕	遺伝子変異解析セット（がん遺伝子プロファイル検査用）	体細胞遺伝子変異解析プログラム（抗悪性腫瘍薬適応判定用）遺伝子変異解析セット（がん遺伝子プロファイル検査用）
測定検体	肺癌組織から抽出したDNA，RNA	FFPEおよび全血から抽出したDNA	固形癌から抽出したDNA
対象遺伝子数	46	114	324
融合遺伝子数	21	12	36
コンパニオンDx（CDx）	肺癌：EGFR, ALK, ROSI, BRAF	なし	肺癌：EGFR, ALK 悪性黒色腫：BRAF V600E, K 乳癌：HER2増幅 大腸癌：RAS
その他	TMB：×/MSI-high：×	TMB：○/MSI-high：×	TMB：○/MSI-high：○
施設基準	なし	がんゲノム医療 関連病院	がんゲノム医療 関連病院

また，検査申込みから治療薬決定・治療開始までの時間の短縮（時間浪費回避）の観点から従来のCDxと遺伝子パネル検査CDxの使い分けや組み合わせにはいくつかのパターンが考えられるが，今後の課題である．わが国の保険診療では，従来のCDxと遺伝子パネル検査CDxの同時算定は認められていない．

▶がん遺伝子パネル検査は，CDx部分とがん遺伝子プロファイル検査部分で構成されている．CDxは，特定の薬剤の効果がより期待される患者を特定するための体外診断薬と定義される．がん遺伝子プロファイル検査は，がんの原因となり得る複数の遺伝子変異を同時に調べる検査で，治療対象となる遺伝子変異か検討し，適切な薬剤選択を行うために用いられる．がん遺伝子プロファイル検査では，遺伝子変異に紐づく薬剤がリストアップされるため，必ずしも治療効果について十分なエビデンスのある薬剤を選定できるとは限らない．

▶わが国では，2019年12月に網羅的がん遺伝子パネル検査として，シスメックス株式会社より「OncoGuide™ NCCオンコパネルシステム（以下，NCCオンコパネル）」，中外製薬より「FoundationOne® CDxがんゲノムプロファイル（以下，FoundationOne）」が薬事承認された．NCCオンコパネルは114遺伝子を調べることができ，正常細胞検体（非腫瘍組織検体）として末梢血液検体も採取することから，生殖細胞遺伝子変異も検出することが可能である（**表2**）．CDxを有さず，遺伝子プロファイリング機能のみを有する．FoundationOneは324遺伝子を調べることができ，遺伝子プロファイリング機能に加えて肺癌領域では，EGFRチロシンキナーゼ阻害薬（ゲフィチニブ，ERL，アファチニブ，オシメルチニブ）およびALK阻害薬（クリゾチニブ，アレクチニブ，セリチニブ）において，CDxに利用することが可能となる．両遺伝子パネル検査とも，2019年6月に保険収載された[8]．厚生労働省の疑義照会回答では，「遺伝子プロファイル検査部分で遺伝子異常が発見され，エキスパートパネルで検討確認された場合は，改めてCDx検査をする必要がない」と記載されている[9]．

▶「オンコマイン™ Dx Target Test マルチ CDxシステム」は「BRAF遺伝子変異検査」の中でも述べた通り，EGFRチロシンキナーゼ阻害薬（ゲフィチニブ，ERL，アファチニブ，オシメルチニブ），ALK阻害薬（クリゾチニブ，アレクチニブ），ROS1阻害薬（クリゾチニブ），BRAF阻害薬（ダブラフェニブ/トラメチニブ併用療法）のCDxとして2019年6月に適応拡大されている[8)]．合計46遺伝子のパネル検査であるが，遺伝子プロファイリング検査については，わが国では承認されていない．

（大原克仁／木下一郎／秋田弘俊）

参考文献

1）肺癌患者におけるEGFR遺伝子変異検査の手引き　第4.0版．2018年11月21日．
2）肺癌患者におけるALK融合遺伝子検査の手引き　第2.1版．2015年7月29日．
3）肺癌におけるALK免疫染色プラクティカルガイド　第1.2版．2016年12月2日．
4）Shaw AT, et al: Crizotinib in ROS1-rearranged non-small-cell lung cancer. N Engl J Med, 371:1963-1971, 2014.
5）肺癌患者におけるROS1融合遺伝子検査の手引き　第1.0版．2017年4月6日．
6）肺癌患者におけるBRAF遺伝子変異検査の手引き　第1.0版．2018年4月5日．
7）肺癌患者におけるPD-L1検査の手引き　第1.0版．2017年3月27日．
8）厚生労働省 中央社会保険医療協議会 総会（第415回）．https://www.mhlw.go.jp/stf/shingi2/0000212500_00026.html
9）厚生労働省 診療報酬の疑義解釈関係 疑義解釈資料の送付について（その15）．https://kouseikyoku.mhlw.go.jp/tohoku/shido_kansa/000100344.pdf

第Ⅱ章

肺癌化学療法における併用療法

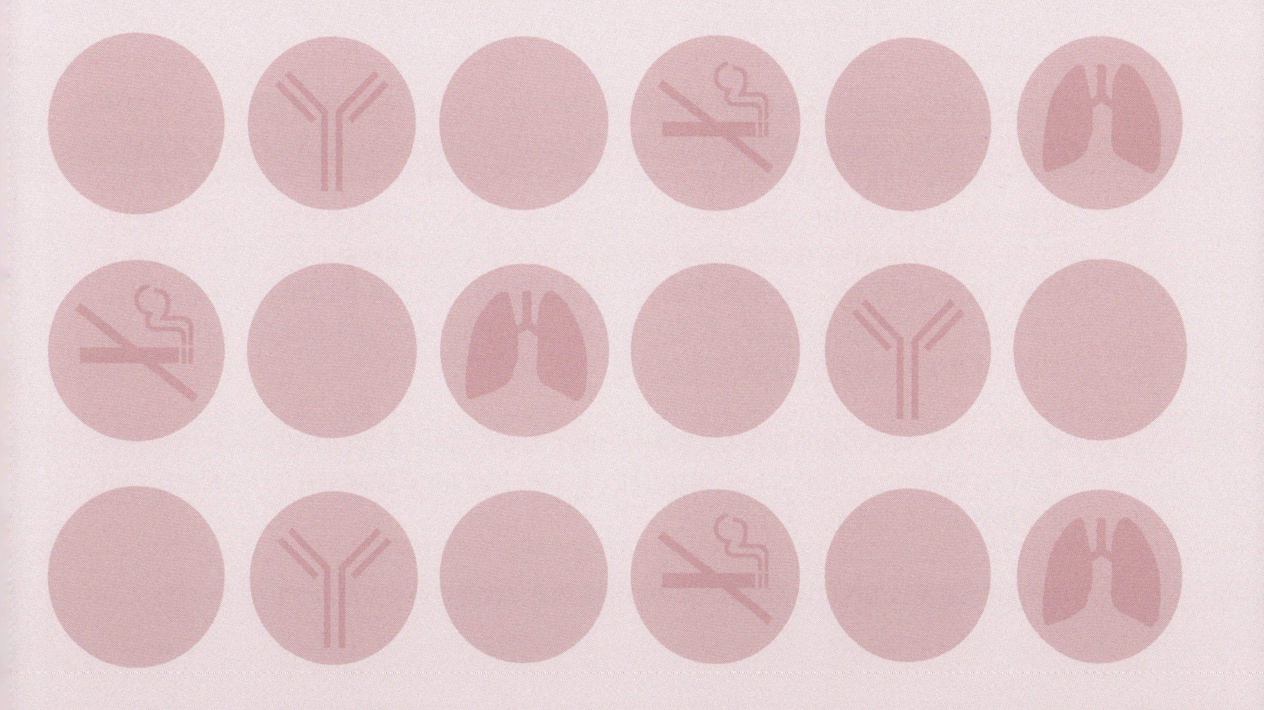

1 プラチナ併用療法

▶肺癌に対する薬物治療は近年大きく進歩しており，*EGFR*遺伝子，*ALK*遺伝子，*ROS1*遺伝子，*BRAF*遺伝子に対する分子標的薬の登場と免疫チェックポイント阻害薬の適応により，プラチナ併用療法が進行肺癌における一次治療として選択されない場面も増えてきた．

▶しかしこれらの治療が一次治療の適応とならない患者も多く，プラチナ併用療法は肺癌治療における重要な治療であることに変わりはない．本項では肺癌に対するプラチナ併用療法の適応に関して述べる．

非小細胞肺癌におけるプラチナ併用療法

1. 治療の変遷

▶1995年にプラチナ製剤であるシスプラチン（CDDP）を含む併用療法が支持療法に比べて予後を改善することが報告[1]されてから，さらなる効果を期待して多くの併用療法の比較試験が行われた．

▶第2世代抗癌薬であるエトポシド（VP-16），ビンデシン（VDS），イホスファミド（IFM），マイトマイシン（MMC）などとプラチナ製剤の併用療法と第3世代抗癌薬であるパクリタキセル（PTX），ドセタキセル（DTX），ゲムシタビン（GEM），ビノレルビン（VNR），イリノテカン（CPT-11）とプラチナ製剤の併用療法を比較したメタアナリシスで第3世代併用群が全奏効率と1年生存率で勝ると報告された[2]．

▶またECOG1594試験では進行非小細胞肺癌（NSCLC）に対するCDDP/PTXをコントロールとしてCDDP/GEM，CDDP/DTX，カルボプラチン（CBDCA）/PTXと比較して各群において奏効率（RR）と全生存期間（OS）に有意差を認めず[3]，わが国で施行されたFACS試験においてもCDDP/CPT-11をコントロールとして，CBDCA/PTX，CDDP/GEM，CDDP/VNRの非劣性を確認する試験が行われ，結果として非劣性を示すことはできなかったが，RRでは差を認めなかった（図1）[4]．有害事象としてはCDDP/CPT-11で下痢・悪心，CBDCA/PTXで末梢神経障害・脱毛・筋肉痛，CDDP/GEM で血小板減少，CDDP/VNRで白血球減少・注射部位反応を多く認めた．

▶経口剤であるS-1との併用療法も試験が行われており，CBDCA/S-1とCBDCA/PTXを比較したLETS試験[5]とCDDP/S-1とCDDP/DTXを比較したCATS[6]試験があり，それぞれでS-1の併用療法の非劣性が示されている．

▶第3世代抗癌薬は毒性には差があるものの治療効果には明らかな差は示されておらず，これ

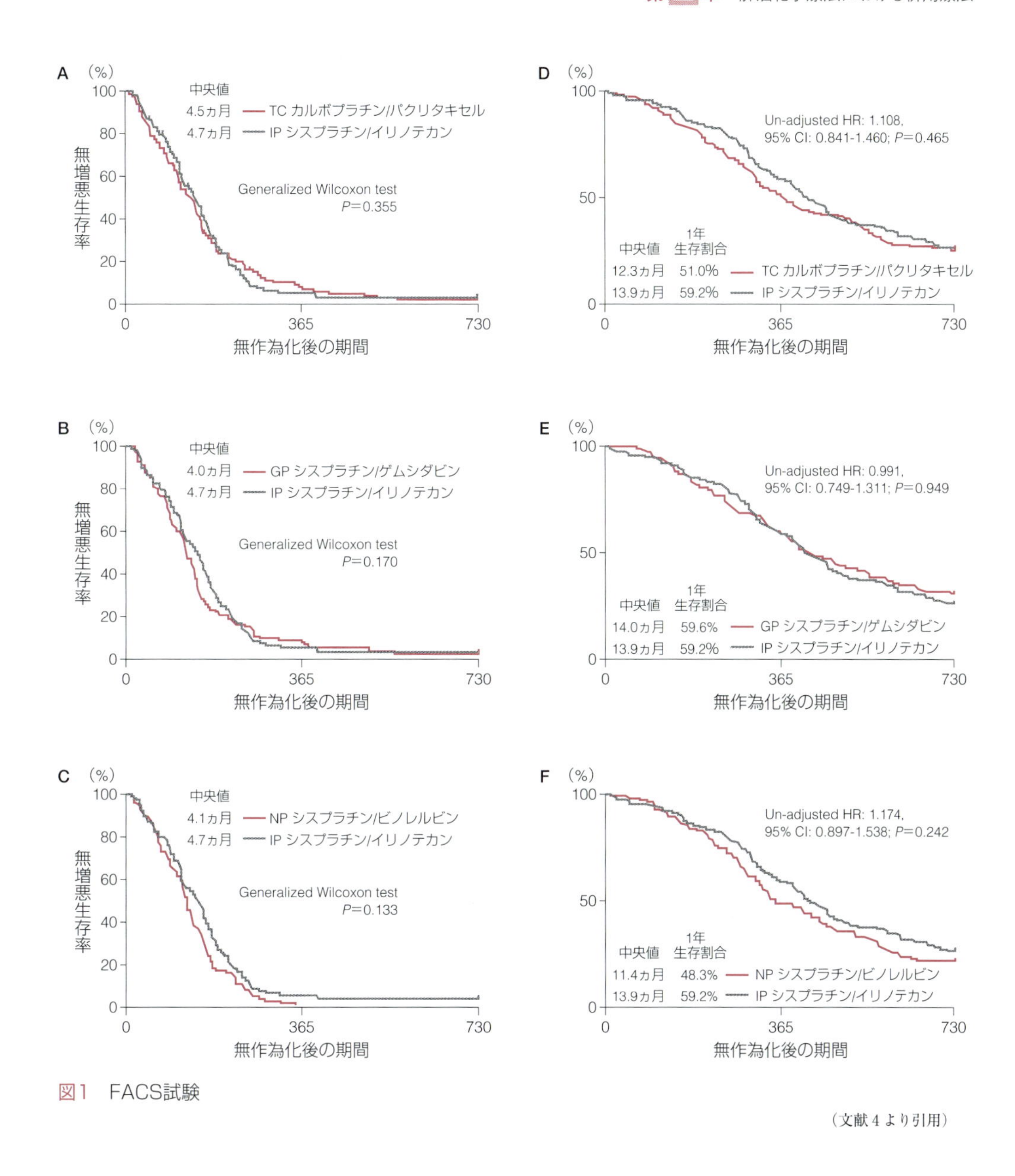

図1 FACS試験

（文献4より引用）

らの結果を受けて現在のNSCLCに対するプラチナ併用療法はCDDPもしくはCBDCAといずれかの第3世代抗癌薬との併用が標準と考えられるようになった．

2. ガイドライン上でのプラチナ併用療法の位置づけ

▶「肺癌診療ガイドライン（2018年版）」において，プラチナ併用療法が一次治療として推奨されるのは75歳未満，PS 0-1，*EGFR*遺伝子陰性，*ALK*遺伝子転座陰性，*ROS1*遺伝子転座陰性，もしくは不明でPD-L1＜50％未満の症例で，前途のようにプラチナ製剤と第3世代抗癌薬の併用が勧められている．また，プラチナ併用療法の際に免疫チェックポイント阻害薬であるPD-1/PD-L1阻害薬の上乗せをすることの有効性も示されており，PS 0-1，*EGFR*遺伝子陰性，

*ALK*遺伝子転座陰性，*ROS1*遺伝子転座陰性の症例で併用が推奨されている．高齢者に関しては安全性はまだ示されていないとされているが，有効である傾向は認めており，近い将来書き加えられると思われる．

▶遺伝子変異陽性やPD-L1＞50％以上の症例であっても，プラチナ併用療法を始めとした殺細胞性抗癌薬は有効と考えられている．*EGFR*遺伝子陽性で一次治療の分子標的薬に耐性出現後のT790M変異陽性にはオシメルチニブ，*ALK*遺伝子転座陽性で一次治療にクリゾチニブ投与で耐性出現後にはアレクチニブ，セリチニブの使用がそれぞれ推奨されているが，二次治療以降においてはプラチナ製剤と第3世代抗癌薬の併用も推奨されている．

3. 組織型による治療の選択

▶第3世代抗癌薬であるペメトレキセド（PEM）を対象にした試験でCDDP/PEMとCDDP/GEMを比較した第Ⅲ相試験があり，この試験において非扁平上皮癌においてCDDP/PEMがOSでCDDP/GEMを上回っていたが扁平上皮癌では劣っているという結果であった[7]．そのためガイドラインでは非扁平上皮癌に対してPEMを使用しないように推奨されている．

▶またプラチナ併用療法に血管新生阻害薬であるベバシズマブ（BEV）を加えることでOSの延長が報告されているが[8] 重要な副作用として喀血がある．リスク因子として病変の空洞化や大血管に隣接する病変などがあり，組織型が扁平上皮癌であることもリスクと考えられている．そのためBEVの適応は非扁平上皮癌となっている．

▶扁平上皮癌に対してはネダプラチン/DTXとCDDP/DTXを比較した第Ⅲ相試験がわが国で行われており，好中球減少・血小板減少の頻度は多いがネダプラチン/DTXでOSが有意に延長されたと報告されており[9]，その有効性が期待されている．

4. シスプラチンとカルボプラチンの比較

▶CDDPとCBDCAの効果に差があるかは意見の分かれるところであり，いくつかのメタアナリシス[10, 11] ではCDDPでRRやOSが延長する傾向があると報告されている．しかしCDDPでは嘔気・悪心の毒性が強く出現することが知られており，毒性を懸念してCBDCAの使用を検討してもよいと考えられる．

▶高齢者に対するプラチナ併用療法に関してはJCOG803/WJOG4307L試験でDTXとCDDP/DTXの比較が行われたがCDDP追加による治療効果の上乗せは認めず中止となっており[12]，またIFCT0501試験においてCBDCA/weekly PTXが従来のVNRやGEMに比較してOSが延長したと報告された[13]．

▶上記の結果を受けてガイドラインでは75歳以上のNSCLCではCDDPの使用は言及されてはいないが，CBDCA併用療法に関しては考慮してもよいとされている．

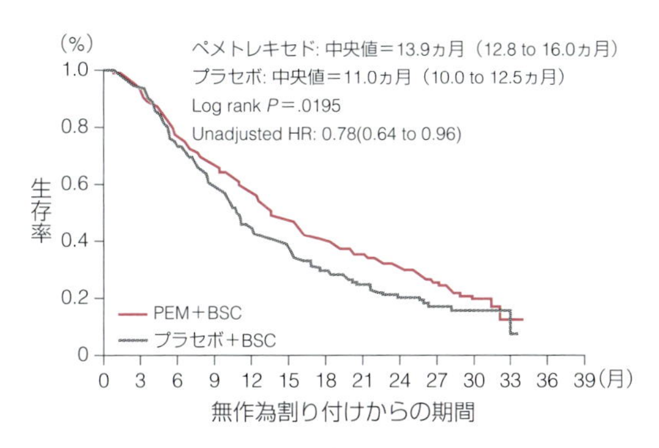

図2 PARAMOUNT試験

（文献16より引用）

5. 投与回数

▶CBDCA/VNRを3コース投与と6コース投与を比較した試験と，CDDP/PTX or DTX or GEMを4コース投与と6コース投与を比較した試験があり，どの試験でもOSに差はなく，6コース投与で毒性が強いという結果[14, 15]になっており，プラチナ併用療法は6コース以内にするように推奨されている．

6. 維持療法

▶PARAMOUNT試験でCDDP/PEM4コース投与して腫瘍増大を認めない患者に対してプラセボとPEM単剤の維持療法を比較し，維持療法でOSの延長を認めたことからPEMによる維持療法は推奨されている（図2）[16]．

▶PEMに加えてBEVを追加することで無増悪生存期間（PFS）の延長を認めており，2剤による維持療法も治療の選択肢にあがる．

小細胞肺癌におけるプラチナ併用療法

1. 治療の変遷

▶1969年に進展型小細胞肺癌（ED-SCLC）に対するシクロホスファミド（CPA）と支持療法の比較が行われ，CPA群でOSの延長を認めた[17]．

▶多剤併用療法でのOS延長も示され，1980年代にはCDDP/ETP療法（PE療法）がドキソルビシン（ADM）/CPA/ETP療法と比較して効果に差がないことが示され，その後行われたメタアナリシスではCDDPを含む治療でRRが高く，治療関連死の増加もないことが示されて[18]からPE療法が世界的にはSCLCの標準療法と考えられるようになった．

2. ガイドライン上でのプラチナ併用療法の位置づけ

▶「肺癌診療ガイドライン（2018年版）」では，限局型小細胞肺癌（LD-SCLC，病変が同側胸郭内で対側縦隔・鎖骨上窩リンパ節に限られ，悪性胸水・心嚢水を認めないもの）は，I-ⅡA期で手術可能であれば外科治療＋薬物療法，手術不能かI-ⅡA期以外であれば化学放射線量療法が推奨されており，プラチナ併用療法が推奨されているのはED-SCLCの一次治療である．

▶前述のようにSCLCの標準治療は世界的にはPE療法と考えられているが，わが国で行われたJCOG9511試験ではPE療法とCDDP/CPT-11（PI療法）の比較が行われ，PI療法が有意にOSを延長すると報告された[19]．

▶海外で行われたPE療法とPI療法の比較試験ではOS延長を示すことはできなかったが[20, 21]，わが国ではJCOG9511試験の結果を受けて70歳以下のPS 0-2の患者にはPI療法が推奨されている．71歳以上の患者にはPE療法が勧められ，またCPT-11は下痢，間質性肺炎が副作用として知られており，これらの毒性が懸念される場合にもPE療法が推奨される．

▶PS 3の患者でも治療によりPSの改善を期待できる場合があり，ガイドラインでもプラチナ併用療法を行うことが提案されている．推奨されている治療はCBDCA/ETP，もしくはPE療法でCDDPを3日間に分けて投与を行うレジメンである．

3. 投与回数

▶多くの臨床試験で4コース治療が行われており，初回治療は4コース行うことが推奨されている．初回治療後の維持療法もOSを延長しないと報告されており[22]，推奨されていない．

今後の展望に関して

▶免疫チェックポイント阻害薬や分子標的薬の登場により，肺癌における治療の進歩は目覚ましいものがある．これらの薬剤とプラチナ併用療法を組み合わせることで，さらなる治療効果が期待されており，詳細は他項に委ねるが，NSCLCにおけるKEYNOTE-189試験やIMpower150試験の結果からガイドラインで免疫チェックポイント阻害薬の併用が推奨され，NEJ009試験の結果からEGFRチロシンキナーゼ阻害薬との併用も提案されている．また，SCLCにおけるIMpower133試験でも，免疫チェックポイント阻害薬の追加による有効性が示されている．現在も多くの薬剤の組み合わせが研究されており，さらなる治療効果を示す併用療法の発見が期待され，プラチナ併用療法を上手に使いこなすことは，今後とも肺癌治療において依然として重要なポイントとなるものと思われる．

（野上尚之／髙田健二）

参考文献

1) Non-small Cell Lung Cancer Collaborative Group: Chemotherapy in non-small cell lung cancer: a meta-analysis using updated data on individual patients from 52 randomized clinical trials. BMJ, 311: 899-909, 1995.
2) Baggstrom MQ, et al: Third-generation chemotherapy agents in the treatment of advanced non-small cell lung cancer: a meta-analysis. J Thorac Oncol, 2(9):845-853, 2007.
3) Schiller JH, et al: Comparison of Four Chemotherapy Regimens for Advanced Non–Small-Cell Lung Cancer. N Engl J Med, 346: 92-98, 2002.
4) Ohe Y, et al: Randomized phase III study of cisplatin plus irinotecan versus carboplatin plus paclitaxel, cisplatin plus gemcitabine, and cisplatin plus vinorelbine for advanced non-small-cell lung cancer: Four-Arm Cooperative Study in Japan. Ann Oncol, 18: 317-323, 2007.
5) Okamoto I, et al: Phase III Trial Comparing Oral S-1 plus Carboplatin With Paclitaxel Plus Carboplatin in Chemotherapy-Naïve Patients With Advanced Non–Small-Cell Lung Cancer: Results of a West Japan Oncology Group Study. J Clin Oncol, 28(36): 5240-5246, 2010.
6) Kubota K, et al: A randomized phase III trial of oral S-1 plus cisplatin versus docetaxel plus cisplatin in Japanese patients with advanced non-small-cell lung cancer: TCOG0701 CATS trial. Ann Oncol, 26(7): 1401-1408, 2015.
7) Scagliotti GV et al: Phase III study comparing cisplatin plus gemcitabine with cisplatin plus pemetrexed in chemotherapy-naive patients with advanced-stage non-small-cell lung cancer. Journal of Clinical Oncology, 26(21): 3543-3551, 2008.
8) Sandler A et al: Paclitaxel-carboplatin alone or with bevacizumab for non-small-cell lung cancer. N Engl J Med, 355(24): 2542-2550, 2006.
9) Shukuya T et al: Nedaplatin plus docetaxel versus cisplatin plus docetaxel for advanced or relapsed squamous cell carcinoma of the lung (WJOG5208L): a randomised, open-label, phase 3 trial. Lancet Oncol, 16(16): 1630-1638, 2015.
10) Hotta K et al: Meta-Analysis of Randomized Clinical Trials Comparing Cisplatin to Carboplatin in Patients With Advanced on–Small-Cell Lung Cancer. J Clin Oncol, 22(19): 3852-3859, 2004.
11) Ardizzoni A et al: Cisplatin- Versus Carboplatin-Based Chemotherapy in First-Line Treatment of Advanced Non–Small-Cell Lung Cancer: An Individual Patient Data Meta-analysis. J Natl Cancer Inst, 99(11): 847-857, 2007.
12) Abe T et al: Randomized phase III trial comparing weekly docetaxel plus cisplatin versus docetaxel monotherapy every 3 weeks in elderly patients with advanced non-small-cell lung cancer: the intergroup trial JCOG0803/WJOG4307L. J Clin Oncol, 33(6): 575-581, 2015.
13) Quoix E et al: Carboplatin and weekly paclitaxel doublet chemotherapy compared with monotherapy in elderly patients with advanced non-small-cell lung cancer: IFCT-0501 randomised, phase 3 trial. Lancet, 378(9796): 1079-1088, 2011.
14) von Plessen C et al: Palliative chemotherapy beyond three courses conveys no survival or consistent quality-of-life benefits in advanced non-small-cell lung cancer. Br J Cancer, 95(8): 966-973, 2006.
15) Park JO et al: Phase III trial of two versus four additional cycles in patients who are nonprogressive after two cycles of platinum-based chemotherapy in non small-cell lung cancer. J Clin Oncol, 25(33): 5233-5239, 2007.
16) Paz-Ares LG et al: PARAMOUNT: Final overall survival results of the phase III study of maintenance pemetrexed versus placebo immediately after induction treatment with pemetrexed plus cisplatin for advanced nonsquamous non-small-cell lung cancer. J Clin Oncol, 31(23): 2895-2902, 2013.
17) Green RA et al: Alkylating agents in bronchogenic carcinoma. Am J Med, 46(4): 516-525, 1969.
18) Pujol JL et al: Is there a case for cisplatin in the treatment of small-cell lung cancer? A meta-analysis of randomized trials of a cisplatin-containing regimen versus a regimen without this alkylating agent. Br J Cancer, 83(1): 8-15, 2000.
19) Noda K et al: Irinotecan plus cisplatin compared with etoposide plus cisplatin for extensive small-cell lung cancer. N Engl J Med, 346(2): 85-91, 2002.
20) Zatloukal P et al: A multicenter international randomized phase III study comparing cisplatin in combination with irinotecan or etoposide in previously untreated small-cell lung cancer patients with extensive disease. Ann Oncol, 21(9): 1810-1816, 2010.
21) Hanna N et al: Randomized phase III trial comparing irinotecan/cisplatin with etoposide/cisplatin in patients with previously untreated extensive-stage disease small-cell lung cancer. J Clin Oncol, 24(13): 2038-2043, 2006.
22) Han JY et al: Randomized phase II study of maintenance irinotecan therapy versus observation following induction chemotherapy with irinotecan and cisplatin in extensive disease small cell lung cancer. J Thorac Oncol, 3(9): 1039-1045, 2008.

2 プラチナ製剤＋血管新生阻害薬

併用根拠

▶進行期非扁平上皮非小細胞肺に対する一次化学療法において，従来のプラチナ製剤併用療法にベバシズマブ（BEV）を追加することで，複数の比較試験で無増悪生存期間の延長が示され，生存期間（PES）についても延長が認められた報告がある．

▶「肺癌診療ガイドライン 2018年版」[1]では，BEVの適応となる75歳未満，PS 0-1症例に対してプラチナ製剤併用療法を用いる際にはBEVを追加することが勧められている（2A）．

▶BEVは血管内皮増殖因子（VEGF）の抗体で，VEGFが血管内皮細胞に発現している血管内皮増殖因子受容体2（VEGFR2）に結合することを阻害し血管新生を阻害する．同時に腫瘍血管を正常化することで腫瘍内間質圧を低下させ，抗癌薬の腫瘍細胞への到達を促進する．

臨床試験（表1）

1. ECOG4599試験 第Ⅲ相試験

▶カルボプラチン（CBDCA）/パクリタキセル（PTX）に対しBEVの上乗せ効果をみた試験で，878例が登録されCBDCA/PTX化学療法単独群と化学療法にBEV 15mg/kgを加える2群に割り付けられた．奏効率（RR）では併用群で2倍以上の腫瘍縮小効果を認め（15% vs 35%，

表1　NSCLCに対するBEVを用いた臨床試験

試験名	患者数	導入療法	維持療法	症例数	PFS(月)	HR	OS(月)	HR
ECOG4599 (2006)	878	CBDCA/PTX	BEV プラセボ	444 434	6.2 4.5	0.66 $P<0.001$	12.3 10.3	0.79 $P=0.003$
AVAiL (2010)	1,043	CDDP/GEM	BEV (7.5mg/kg) BEV (15mg/kg) プラセボ	345 351 347	6.7 6.5 6.1	0.75 0.85 $P=0.0003/0.0456$	13.6 13.4 13.1	0.93 1.03 $P=0.420/0.761$
JO19907 (2012)	183	CBDCA/PTX	BEV プラセボ	121 59	6.9 5.9	0.61 $P=0.0090$	22.8 23.4	0.99 $P=0.9526$
AVAPERL (2013)	253	CDDP/PEM/BEV	PEM/BEV BEV	128 125	10.2 6.6	0.58 $P<0.0001$	19.8 15.9	0.88 $P=0.32$
PointBreak (2013)	939	CBDCA/PEM/BEV CBDCA/PTX/BEV	PEM/BEV BEV	472 467	6.0 5.6	0.83 $P=0.012$	12.6 13.4	1.0 $P=0.949$
BEYOND (2015)	276	CBDCA/PTX/BEV CBDCA/PTX	BEV プラセボ	138 138	9.2 6.5	0.4 $P<0.001$	24.3 17.7	0.68 $P=0.0154$
CLEAR (2018)	197	CDDP/PEM/BEV CBDCA/PTX/BEV	PEM/BEV BEV	131 66	7.6 7.0	0.825 $P=0.2332$	24.5 23.6	0.955 $P=0.8339$

P<0.001)，主要評価項目である全生存期間（OS）の延長（12.3ヵ月 vs 10.3ヵ月，HR：0.79，P=0.003）と副次的評価項目であるPFSの延長（6.2ヵ月 vs 4.5ヵ月，HR：0.66，P<0.001）を認めた[1]．

2. AVAiL試験 第Ⅲ相試験

▶シスプラチン（CDDP）/ゲムシタビン（GEM）にBEVの上乗せ効果があるかが検討された．1,043症例がCDDP/GEM単独群（n=347）とそれにBEV 7.5mg/kgを加える群（n=345）およびBEV 15mg/kgを加える群（n=351）に割り付けられた．当初，主要評価項目はOSであったが，途中でPFSに変更された．主要評価項目であるPFSでは，プラセボ群と比較しBEV 7.5mg/kg群でHR：0.75（P=0.0003），BEV 15mg/kg群でHR：0.85（P=0.0456）とBEV投与2群でプラセボ群に比較し有意なPFSの延長が認められた．OSは，すべての投与群で13ヵ月を超えておりBEVを加えてもOSの改善は認められなかった．RRはプラセボ投与群21.6%に比べ，BEV 7.5mg/kg投与群で37.8%，15 mg/kg投与群34.6%（P=0.0002）と両群とも有意にRRが高かった[2,3]．

3. JO19907試験 第Ⅱ相試験（日本）

▶ECOG4599と同じデザインでわが国においてCBDCA/PTX化学療法単独群と化学療法にBEV 15mg/kgを加えるBEV群に183例が1：2で割り付けられた．主要評価項目であるPFSはBEV群6.9ヵ月，化学療法単独群5.9ヵ月（HR：0.61，P=0.0090）と有意にBEV群でPFSを延長した．RRはBEV群60.7%，化学療法単独群31.0%とほぼ2倍になっている．化学療法単独群のデータは他の試験と同等の成績であり，BEVによりPFSの延長，RRが改善したものと思われる．OSはBEV群が22.8ヵ月，化学療法単独群が23.4ヵ月で，この試験においてもBEV投与によりOSを延長することはできなかった（HR：0.99，P=0.9526）[4]．

4. AVAPERL試験 第Ⅲ相試験

▶CDDP/ペメトレキセド（PEM）+BEVで4サイクル行い，その後に無作為化しPEM+BEVの投与を行う群（n=128）とBEV単剤（n=125）で維持療法を行う群とを比較した．本試験は，他の試験と違い無作為割り付けが初回化学療法前ではなく，導入化学療法後にSD以上の効果があった患者に，行われた維持療法の優劣をみる試験である．主要評価項目であるPFSはBEVにPEMを加えることにより6.6ヵ月から10.2ヵ月まで延長した（P<0.0001)．導入療法開始時からのOSは，BEV単剤群15.9ヵ月に対し，PEM併用群は19.8ヵ月で，OSの延長は認められなかった（HR：0.88，P=0.32）[5]．

5. PointBreak試験 第Ⅲ相試験

▶これまでもっともエビデンスレベルの高いCBDCA/PTX+BEV（n=467）とCBDCA/PEM+BEV（n=472）を比較した試験で，AVAPERL試験とは異なり導入療法前に無作為化を行い，PEMを含むレジメンのOSにおける優越性をみるデザインで試験が行われた．結果はネガティブに終わり（12.6ヵ月 vs 13.4ヵ月，HR：1.0，P=0.949)，いまだにBEVの組み合わせレジメンとしてはCBDCA/PTX+BEVを凌駕するレジメンの報告はない[6]．

6. BEYOND試験 第Ⅲ相試験

▶CBDCA/PTXに対しBEVの上乗せ効果をみた中国の試験で，276例が登録されCBDCA/PTX化学療法単独群と化学療法にBEV 15mg/kgを加える2群に割り付けられた．RRは併用群で2倍以上の腫瘍縮小効果を認め（54% vs 26%，*P*<0.001），主要評価項目であるPFSの延長（9.2ヵ月 vs 6.5ヵ月，HR：0.40，*P*<0.0001）と副次的評価項目であるOSにおいても統計学的優位な延長（24.3ヵ月 vs 17.7ヵ月，HR：0.68，*P*=0.0154）を認めた[7]．

7. CLEAR試験 第Ⅱ相試験（日本）

▶197例がCDDP/PEM+BEV群（n=131）とCBDCA/PTX+BEV群（n=66）に割付けられ，直接有効性・安全性を比較した試験がわが国で行われた．主要評価項目であるPFSはCDDP/PEM+BEV群は7.6ヵ月，CBDCA/PTX+BEV群は7.0ヵ月（HR：0.825，*P*=0.2332）で有意差なく，OSにおいても両群で差は認められなかった（24.5ヵ月 vs 23.6ヵ月HR：0.955，*P*=0.8339）．主なグレード3以上の有害事象では，CBDCA/PTX+BEV群で好中球数減少が多く（24%/64%），CDDP/PEM+BEV群で肺炎が多かった（3%/0%）[8]．

進行非小細胞肺癌におけるベバシズマブの位置づけ

▶BEVと化学療法との併用はECOG4599試験が長らくOSポジティブとなった唯一の臨床試験であったが，2015年中国からBEYOND試験が主要評価項目のPFSとともに副次的評価項目のOSがポジティブとなり，CBDCA/PTXとの併用に限れば2つのⅢ相試験がポジティブとなった．CDDP/PEM，CBDCA/PEMの併用に関しても複数の試験が行われたが，上述したようにCBDCA/PTXに勝る結果は残せなかった．しかし，優位性は示せなかったが効果はほぼ同等であり，末梢神経障害などの毒性スペクトラムから日常診療ではプラチナ製剤/PEMの選択も多くなっている．

▶高齢者に対するBEV併用療法については，効果は若年相と同等に認められるが，毒性が明らかに増加する．「肺癌学会診療ガイドライン2018年版」[1]でもBEVの高齢者への投与については，追加しないことを推奨している（2C）．NEJ016試験で高齢者に対してCBDCA/PTX分割+BEVレジメンが投与され，良好な結果が報告されているが，糖尿病がなく，心機能が十分保たれている患者を選択しており，投与するとしても患者選択が鍵となる[9]．

▶悪性胸水に対するBEV併用レジメンに関する第Ⅱ相試験が複数あり良好な結果が報告されている[10,11]．しばしば胸水ドレナージおよび胸膜癒着療法を行っている間に化学療法の機会を逸してしまうことがあり，BEVを化学療法に加えることにより穿刺にて胸水排液のみで速やかに化学療法に移行できる可能性がある．胸水のコントロールを必要とする非扁平上皮癌症例にはBEV併用レジメンがよい適応となる．

▶脳転移については，レトロスペクティブではあるがBEVには脳転移の予防効果があり，脳転移巣の縮小効果も認められる[12,13]．特に脳浮腫の改善効果が示されており，脳転移もまたBEVを含む化学療法のよい適応となる．

▶本項では化学療法とBEVとの併用についてではあるが，BEYOND試験では*EGFR*遺伝子変異症例に対する効果が高い傾向にある[7]．免疫チェックポイント阻害薬とプラチナ併用化学療法にBEVを加えることで*EGFR*遺伝子変異肺癌への効果が認められており，*EGFR*遺伝子変異陽性肺癌に対する効果も期待される[14]．

BEVの毒性

▶BEVの頻度の高い毒性として出血，高血圧，タンパク尿があり，稀ではあるが重篤な毒性として肺出血，心不全，動脈・静脈血栓症，消化管穿孔があげられる．毒性においても人種差があり，タンパク尿，血栓症は欧米と比較しわが国で少なく，高血圧は若干わが国で多い傾向があり，その他の毒性は変わらない．

▶もっとも問題となる毒性が肺出血であり，初期に米国で行われた第Ⅱ相試験（AVF0757g試験）では重大な肺出血が扁平上皮癌，治療前より空洞を有する症例に偏ってみられ，重大な喀血を来した6例中4例が死亡した．これを受けて，この後の試験では非小細胞癌の中でも非扁平上皮癌に限定し，血痰を有する例，空洞を有するもしくは大血管を浸潤する腫瘍を除くことによってAVF0757g試験では9.1％あった重篤な肺出血が，わが国で行われたJO19907試験では0.8％に減少した．

▶脳転移については当初，BEV投与が脳転移巣からの出血を助長すると考えられていたが，その後の検討では脳転移巣からの出血は問題とならないことが明らかとなった．米国では当初から脳転移症例を適応外としていなかったが，欧州に続きわが国でも脳転移については投与可能となった．先に述べたようにBEVは腫瘍周囲の脳浮腫を軽減させる効果が報告されており，有症状脳転移症例に対する効果も期待される．

（前門戸　任／平野邦夫）

参考文献
1）日本肺癌学会 編：肺癌診療ガイドライン 2018年版，金原出版，2018.
2）Sandler A, et al: Paclitaxel-carboplatin alone or with bevacizumab for non-small-cell lung cancer. N Engl J Med, 355 (24): 2542-2550, 2006.
3）Reck M, et al: Overall survival with cisplatin–gemcitabine and bevacizumab or placebo as first-line therapy for nonsquamous non-small-cell lung cancer: results from a randomised phase Ⅲ trial (AVAiL). Ann Oncol, 21 (9): 1804-1809, 2010.
4）Niho S, et al: Randomized phase Ⅱ study of first-line carboplatin-paclitaxel with or without bevacizumab in Japanese patients with advanced non-squamous non-small-cell lung cancer. Lung Cancer, 76 (3): 362-367, 2012.
5）Barlesi F, et al: Maintenance bevacizumab–pemetrexed after first-line cisplatin–pemetrexed–bevacizumab for advanced nonsquamous nonsmall-cell lung cancer: updated survival analysis of the AVAPERL (MO22089) randomized phase Ⅲ trial. Ann Oncol , 25 (5): 1044-1052, 2014.
6）Patel JD, et al: PointBreak: a randomized phase Ⅲ study of pemetrexed plus carboplatin and bevacizumab followed by maintenance pemetrexed and bevacizumab versus paclitaxel plus carboplatin and bevacizumab followed by maintenance bevacizumab in patients with stage ⅢB or Ⅳ nonsquamous non-small-cell lung cancer. J Clin Oncol, 31 (34): 4349-4357. 2013.
7）Zhou C, et al: BEYOND: A Randomized, Double-Blind, Placebo-Controlled, Multicenter, Phase Ⅲ Study of First-Line Carboplatin/Paclitaxel Plus Bevacizumab or Placebo in Chinese Patients With Advanced or Recurrent Nonsquamous Non-Small-Cell Lung Cancer. J Clin Oncol, 33 (19): 2197-2204. 2015.
8）Toshiyuki H, et al: Randomizes phase 2 study comparing CBDCA／PTX + BEV and CDDP + PEM + BEV in treatment-naïve advanced non-Sq NSCLC (CLEAR study). IASLC P1.03-027.
9）Miura S, et al: A phase Ⅱ study of carboplatin plus weekly paclitaxel with bevacizumab for elderly patients with non-squamous non-small-cell lung cancer (NEJ016). Invest New Drugs, 35 (2): 227-234. 2017.
10）Tamiya M, et al: Phase2 study of bevacizumab with carboplatin-paclitaxel for non-small cell lung cancer with malignant pleural effusion. Med Oncol, 30 (3): 676. 2013.
11）Usui K, et al: A phase Ⅱ study of bevacizumab with carboplatin-pemetrexed in non-squamous non-small cell lung carcinoma patients with malignant pleural effusions: North East Japan Study Group Trial NEJ013A. Lung Cancer, 99: 131-136. 2016.
12）Fu Y, et al: Bevacizumab plus chemotherapy versus chemotherapy alone for preventing brain metastasis derived from advanced lung cancer. J Chemother, 28 (3): 218-224. 2016.
13）Ning Tang, et al: Greater efficacy of chemotherapy plus bevacizumab compared to chemo- and targeted therapy alone on non-small cell lung cancer patients with brain metastasis. Oncotarget. 7 (3): 3635-3644. 2016.
14）Socinski MA, et al: Atezolizumab for First-Line Treatment of Metastatic Nonsquamous NSCLC. N Engl J Med, 378 (24): 2288-2301. 2018.

3 *EGFR*遺伝子変異陽性NSCLCにおける併用療法

- *EGFR*遺伝子変異陽性の進行期非小細胞肺癌（進行NSCLC）においては，EGFRチロシンキナーゼ阻害薬（EGFR-TKI）による初回治療が標準療法として確立している．

- 治療成績をさらに向上する目的で，EGFR-TKIと他の機序の薬剤との併用療法がこれまで検証されてきた．

- 本項では細胞傷害性薬剤（特にプラチナ療法）との併用，血管新生阻害薬との併用，免疫チェックポイント阻害薬との併用療法に注目して解説していく．

EGFR-TKIと細胞傷害性薬剤（特にプラチナ療法）との併用

- NEJ002試験およびWJTOG3405試験では，全治療期間を通じてEGFR-TKIとプラチナ療法の両方が施行された群が，EGFR-TKIのみの群よりも，生存成績が良好であった[1～3]．

- EGFR-TKIと細胞傷害性薬剤の同時併用では，EGFR-TKIがG1 cell cycle arrestを誘導するので，細胞周期依存性の細胞傷害性薬剤の効果をさまたげると報告されている[4]．またEGFR-TKIを休止してまた再開すると，再び腫瘍サイズの縮小やPET集積の低下などの治療効果が得られたとの報告もある[5]．

- よってEGFR-TKIとプラチナ療法を併用するときには，同時併用法よりも交代併用法の方が効果的である可能性が示唆され，同時併用法，交代併用法などのいくつかの投与スケジュールがこれまでに検討されてきた（**図1**）．

- 第Ⅱ相試験（NEJ005/TCOG0902試験，UMIN000002789）では，ゲフィチニブ（GEF）と

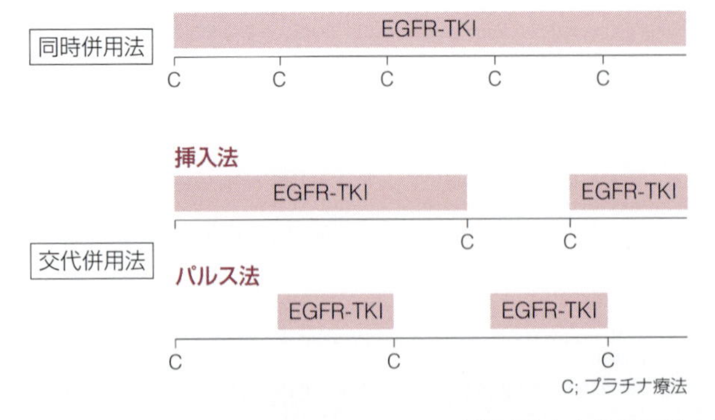

図1 EGFR-TIとプラチナ療法の併用における同時併用法と交代併用法の考え方

プラチナ療法〔カルボプラチン（CBDCA）/ペメトレキセド（PEM）〕の同時併用法と交代併用法の2群を設定して比較検討された[6, 7]．主要評価項目の無増悪生存期間（PFS）では同時併用群で中央値17.5ヵ月，交代併用群で15.3ヵ月，さらに奏効率（RR）はそれぞれ90.2%と82.1%であった．また全生存期間（OS）は，同時併用群で中央値41.9ヵ月，交代併用群で30.7ヵ月であった．直接比較ではないものの，GEF単剤での従来の成績と比較して，さらに良好なPFSやOSが得られている．また毒性は予測可能であり，薬剤性肺障害を含めて相乗効果で増強することはないと考えられた．よって*EGFR*遺伝子変異陽性例において，初回からのEGFR-TKIとプラチナ療法の併用は有望な治療戦略と考えられた．

▶NEJグループでは，このTKIとプラチナ療法の併用が日常臨床で応用できるかを，標準治療の初回GEF単剤療法と比較する第Ⅲ相試験（NEJ009試験，UMIN000006340）を行って検証した（図2）．NEJ005/TCOG0902試験の治療成績と安全性はもちろんのこと，日常臨床での利便性を考慮して，試験治療となるレジメンには同時併用法（CBDCAのAUCは5）を採用した．

▶ASCO2018でNEJ009試験の結果が報告されたが[8]，予想通りにPFS1は併用療法群の20.9ヵ月（中央値）に比べて，GEF単剤群では11.2ヵ月と併用療法群で有意に優れていた（HR：0.494，$P<0.001$）．しかしながらPFS2に関しては，併用療法群ではPFS1と同じ20.9ヵ月，GEF単剤群は20.7ヵ月と有意差を認めなかった（HR：0.966，$P=0.774$）（図3A）．

▶ここで，ゲートキーピング法の統計学的手法からはOS解析に進んではならないことになる．しかしながらあくまで「参考値」とすることで，この結果を公表するにいたった．OS中央値は併用療法群で52.2ヵ月，GEF単剤群は38.8ヵ月，HR：0.695，$P=0.013$と，併用療法群で良好な結果であった（図3B）．

▶NEJ009試験におけるグレード3/5の有害事象は，併用療法群は65.1%，GEF単剤群は31.4%で，有害事象による中止はそれぞれ10.7%，9.9%であった．グレード3以上の薬剤性肺炎は，併用療法群3例，GEF単剤群2例に認められた．また併用療法群ではグレード3以上の好中球減少症（31.4%），貧血（21.3%），血小板減少症（17.2%）など骨髄抑制が多く認められた．

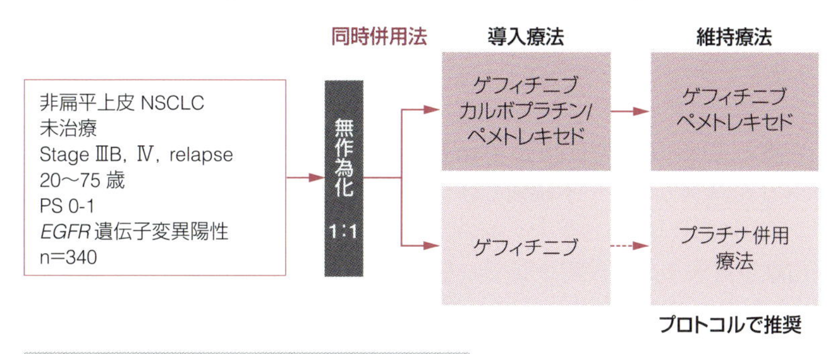

図2 NEJ009試験のデザイン

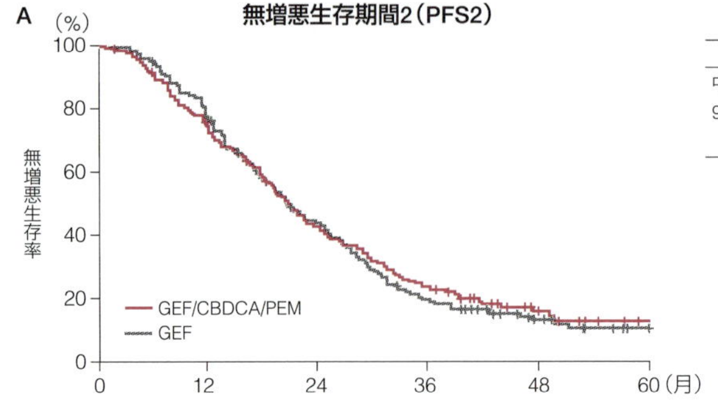

	同時併用群	単剤群
中央値（月）	20.9	20.7
95% CI	18.0-24.0	17.9-24.9
	P=0.774, HR：0.966	

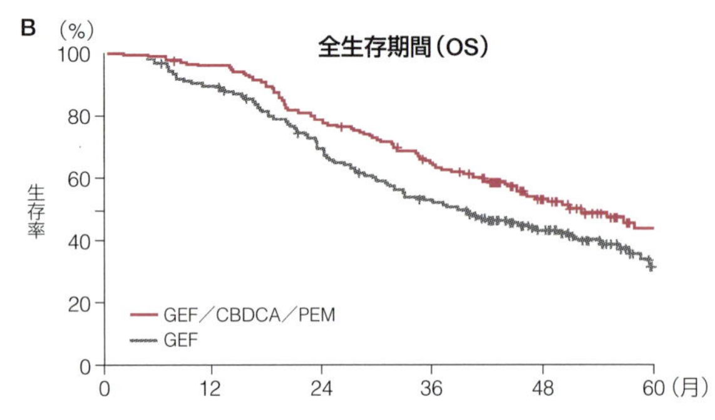

	同時併用群	単剤群
中央値（月）	52.2	38.8
95% CI	44-NA	31.1-50.8
	P=0.013, HR：0.695	

図3　NEJ009試験におけるPFS2とOSの成績

▶NEJ009試験では，ゲートキーピング法の観点から本来は解析できないOSを報告したことが議論になり得る．ただしASCO2018での口演発表を受けて，*EGFR*遺伝子変異陽性NSCLC（非扁平上皮癌）において，GEFとCBDCA/PEMの同時併用法が初回治療のオプションになったと解釈されている．

▶前述のように，EGFR-TKIとプラチナ療法の併用については，同時併用法と交代併用法について議論されてきた．NEJ009試験では，同時併用法によって特にOSで良好な治療効果が得られているのが特徴である．この理由として，①T790M変異やBIM多型などのEGFR-TKI初期耐性を，「広く治療効果のある」プラチナ療法が補うことによってさらなる効果をもたらした，②同時併用法の方がもともとの治療デザイン上EGFR-TKIと細胞傷害性薬剤の治療強度が高くなり，長期的な効果をもたらした，③同時併用法によって腫瘍量自体をかなり減少させたことが長期生存に結びついている，などの可能性を考察し得る．

▶初回治療としての交代併用法の治療効果と安全性を追求しているのが，JCOG1404/WJOG8214L試験である．本試験ではシスプラチン（CDDP）/PEM療法はGEFまたはオシメルチニブ56日間投与後の3サイクルのみの施行であり，GEFまたはオシメルチニブと併用するPEM維持療法などは設定されていない（**図4**）．この点において，完全に交代併用法のデザインとなっており，主要評価項目のOSが達成されて，将来的に日常臨床でこの治療戦略を応用できるかどうか明らかになることが期待される．

▶GEFとPEM単剤の併用療法（JMIT試験），またわが国にてGEFと他のプラチナ療法（CBDCA/

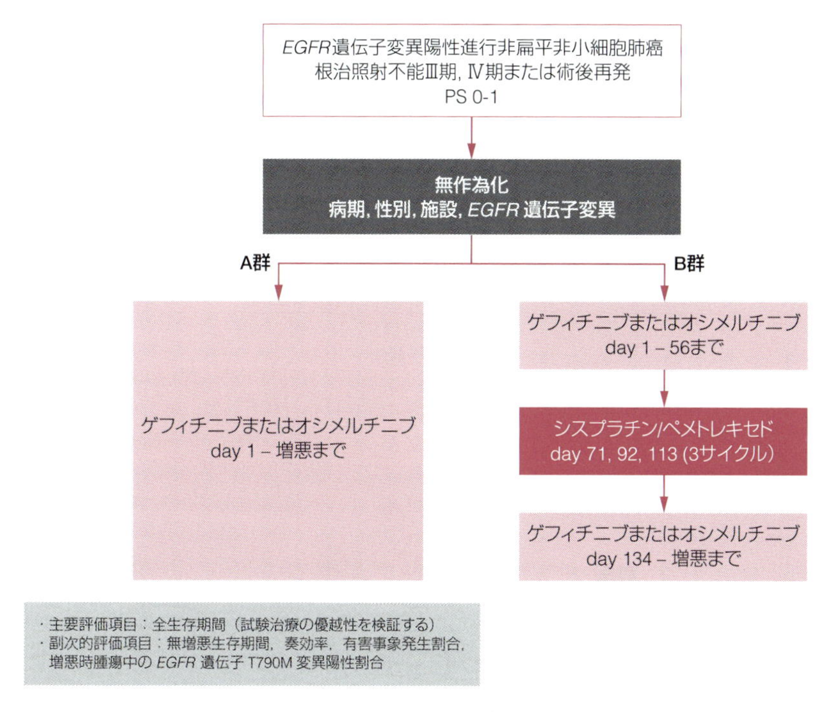

図4　JCOG1404/WJOG8214L臨床試験のデザイン

S-1など）の併用の単相試験も施行されて，やはり良好な治療効果が報告されている[9,10].

EGFR-TKIと血管新生阻害薬との併用

▶ *EGFR*遺伝子変異陽性NSCLCはVEGF発現が高いという報告もあり，EGFR-TKIと血管新生阻害薬の併用が有効である可能性が示唆されてきた[11].

▶ JO25567試験では，進行期もしくは再発の*EGFR*遺伝子変異陽性非扁平上皮癌における初回治療としてのエルロチニブ（ERL）/ベバシズマブ（BEV）併用療法とERL単剤の治療効果が比較検証された[12]．主要評価項目の中央値（PFS）は，併用群16.0ヵ月，ERL群9.7ヵ月（HR：0.54およびP＝0.0015）で，有意に併用群で良好だった．RRは併用群で69%，ERL群が64%であった．ASCO2018で発表されたOS成績は，併用群で47.0ヵ月，ERL単剤群で47.4ヵ月（HR：0.81およびP＝0.3267）と有意差を認めなかった **(図5)**[13].

▶ 有害事象については，グレード3以上の皮膚障害が併用群で25%，ERL群で20%，高血圧は0%および10%，タンパク尿は8%および0%だった．有害事象による治療中止は，併用群16%，ERL群18%，またBEVのみの中止は41%に認められた．

▶ NEJグループでは，同じ試験デザインの第Ⅲ相試験（NEJ026試験）を施行して **(図6)**，ERL/BEV併用療法を日常臨床に取り入れるべく，その治療効果を再評価した[14]．主要評価項目のPFS（中央値）は併用群16.9ヵ月，ERL単剤群13.3ヵ月，HR：0.605，P＝0.01573だった **(図7)**．中間解析での有意水準を0.02398と設定していたことから，主要評価項目に達した．

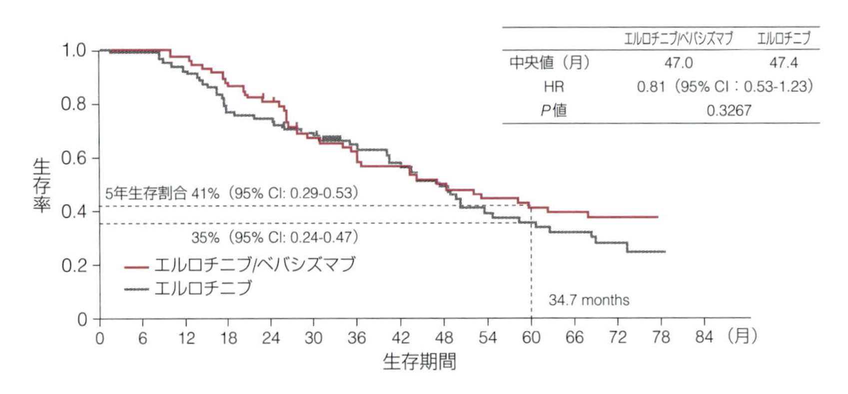

図5　JO25567試験の全生存期間の成績 —ASCO2018より—

（Yamamoto N, et al: ASCO 2018 # 9007）

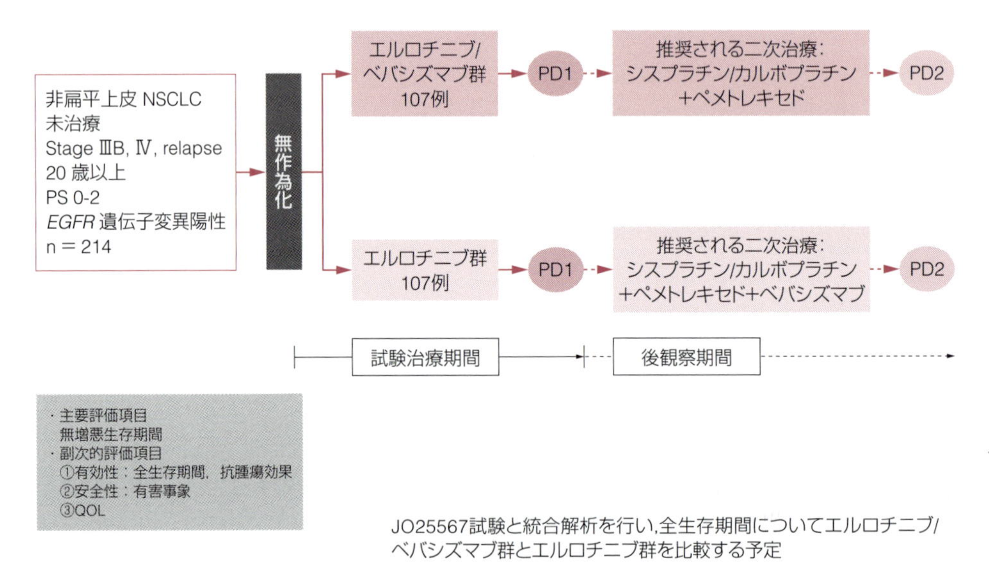

図6　NEJ026試験デザイン

またRRは併用群72.3%，ERL単剤群66.1%であった．

▶グレード3以上の有害事象が併用群で56.3%，ERL単剤群で37.7%，重篤な有害事象がそれぞれ8.0%，4.4%にみられた．治療関連死は認めなかった．併用群では出血（全グレード25.9%），タンパク尿（32.1%），高血圧（45.5%）が有意に多かったが，いずれも管理可能であった．ERL単剤群では5人に間質性肺炎が認められたが，併用群では認められなかった．

▶第Ⅲ相試験にてERL/BEV併用療法によって有意にPFSが延長し，良好な忍容性も認められたことから，*EGFR*遺伝子変異陽性NSCLC（非扁平上皮癌）の新たな標準治療となった．なおJO25567試験とNEJ026試験では，OSの統合解析を行う予定になっている．

▶抗VEGFR2抗体であるラムシルマブ（RAM）/ERL療法とプラセボ/ERL療法を比較する

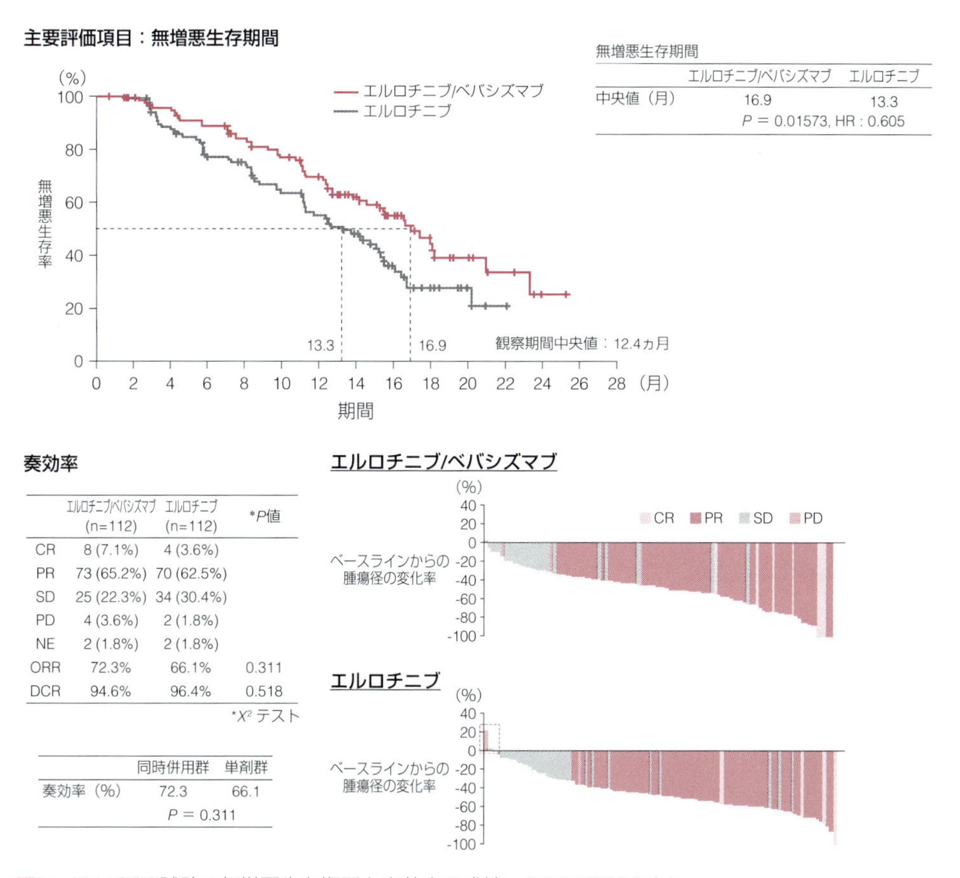

図7 NEJ026試験の無増悪生存期間と奏効率の成績―ASCO2018より―

(Furuya N, et al: ASCO2018 #9006)

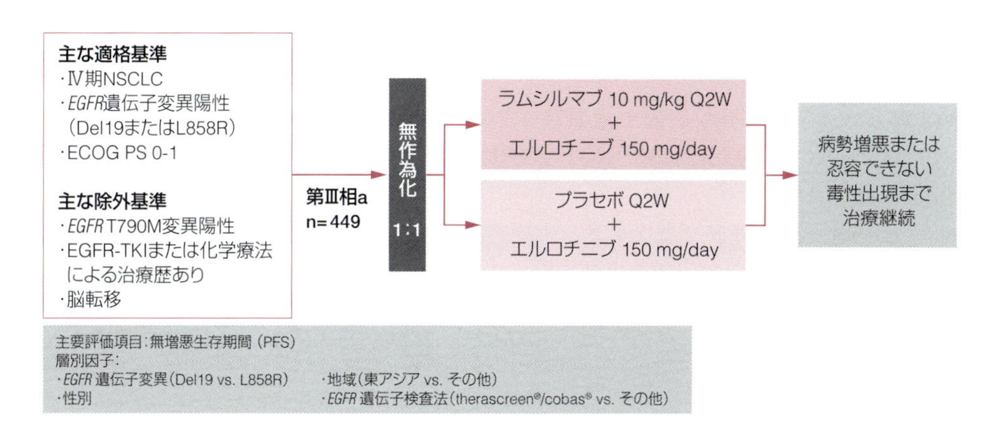

図8 RELAY試験デザイン

国際共同第Ⅲ相試験（RELAY試験）の結果が，ASCO2019で報告された（図8）[15]．主評価項目のPFS（中央値）はRAM群19.4ヵ月，プラセボ群12.4ヵ月（HR：0.591，P<0.0001）（図9），またRRはRAM群で76.3％，プラセボ群で74.7％であった（P=0.7413）．なおOSはまだimmatureであり，今後のアップデート解析結果をみていく必要がある．グレード3以上の有

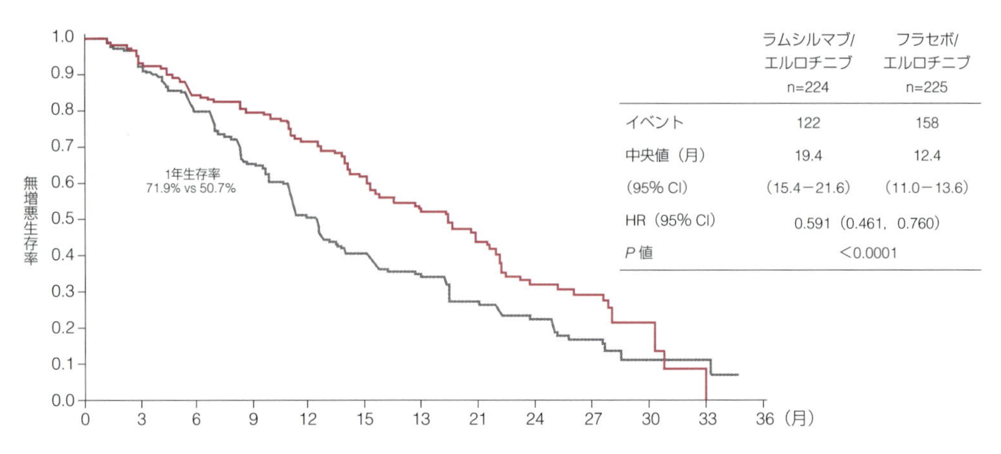

図9　RELAY試験の無増悪生存期間の成績-ASCO2019より-

害事象はRAM群72%，プラセボ群54%であり，特にグレード3以上の高血圧症がRAM群で24%に認められたが（プラセボ群5%），忍容性は良好と考えられた．よって*EGFR*遺伝子変異陽性NSCLCの初回治療の選択肢がまた1つ増えたことになる．

EGFR-TKIと免疫チェックポイント阻害薬との併用

- Akbayらは，マウスモデルにおいてEGFR pathwayの活性化により*EGFR*遺伝子変異陽性腫瘍細胞上のPD-L1発現が上昇し免疫逃避を誘導すること，さらにPD-1/PD-L1 pathwayの抑制によりマウスの生存を延長したと報告した[16]．

- よって*EGFR*遺伝子変異陽性患者において抗PD-1/PD-L1抗体とEGFR-TKIとの併用治療によってより高い抗腫瘍効果が得られる可能性が示唆されてきた．

- これらのrationaleのもと第Ⅰ相試験（TATTON試験，KEYNOTE-021試験，CheckMate 012試験，NCT02013219試験，NCT02088112試験など）が行われている．

- このうちデュルバルマブとオシメルチニブの併用療法について検討したTATTON試験において，薬剤性肺炎の発生が各単剤治療（デュルバルマブ：2%，オシメルチニブ：2.9%）に比べて併用治療で38%（13/34）（グレード3/4：5例）と高頻度に認められ登録が中止されている[17]．このため併用治療における安全性，特に薬剤性肺炎の発症に関しての原因の究明や今後の慎重な対応が必要である．

- その他にKEYNOTE-021試験ではペムブロリズマブ/GEFまたはERL併用療法のコホート，またCheckMate012試験ではニボルマブ/ERL併用療法のコホートにて抗腫瘍効果が検討された．前者はすでに結果が報告されており[18]，ペムブロリズマブ/ERLにて忍容性が証明されたが，RRは単剤と比較して改善していなかった．筆者が知り得る限り，EGFR-TKIと免疫チェックポイント阻害薬との併用療法については大規模臨床研究には発展していない．

（大泉聡史）

参考文献

1) Maemondo M, et al: Gefitinib or chemotherapy for non-small-cell lung cancer with mutated EGFR. N Engl J Med, 362: 2380-2388, 2010.
2) Mitsudomi T, et al: Gefitinib versus cisplatin plus docetaxel in patients with non-small-cell lung cancer harbouring mutations of the epidermal growth factor receptor (WJTOG3405): an open label, randomised phase 3 trial. Lancet Oncol, 11: 121-128, 2010.
3) Inoue A, et al: Updated overall survival results from a randomized phase III trial comparing gefitinib with carboplatin-paclitaxel for chemo-naive non-small cell lung cancer with sensitive EGFR gene mutations (NEJ002). Ann Oncol, 24: 54-59, 2013.
4) Gandara D, et al: Integration of novel therapeutics into combined modality therapy of locally advanced non-small cell lung cancer. Clin Cancer Res, 11: 5057s-5062s, 2005.
5) Riely GJ, et al: Prospective assessment of discontinuation and reinitiation of erlotinib or gefitinib in patients with acquired resistance to erlotinib or gefitinib followed by the addition of everolimus. Clin Cancer Res, 13: 5150-5155, 2007.
6) Sugawara S, et al: Randomized phase II study of concurrent versus sequential alternating gefitinib and chemotherapy in previously untreated non-small cell lung cancer with sensitive EGFR mutations: NEJ005/TCOG0902. Ann Oncol, 26: 888-894, 2015.
7) Oizumi S, et al: Updated survival outcomes of NEJ005/TCOG0902: a randomised phase II study of concurrent versus sequential alternating gefitinib and chemotherapy in previously untreated non-small cell lung cancer with sensitive EGFR mutations. ESMO Open, 3: e000313, 2018.
8) Nakamura A, et al: Phase III study comparing gefitinib monotherapy (G) to combination therapy with gefitinib, carboplatin, and pemetrexed (GCP) for untreated patients (pts) with advanced non-small cell lung cancer (NSCLC) with EGFR mutations (NEJ009). J Clin Oncol, 36 Suppl: abstr 9005, 2018.
9) Cheng Y, et al: Randomized phase II trial of gefitinib with and without pemetrexed as first-line therapy in patients with advanced nonsquamous non-small-cell lung cancer with activating epidermal growth factor receptor mutations. J Clin Oncol, 34: 3258-3266, 2016.
10) Tamiya A, et al: Phase II trial of carboplatin, S-1, and gefitinib as first-line triplet chemotherapy for advanced non-small cell lung cancer patients with activating epidermal growth factor receptor mutations. Med Oncol, 32: 40, 2015.
11) Clarke K, et al: Mutant epidermal growth factor receptor enhances induction of vascular endothelial growth factor by hypoxia and insulin-like growth factor-1 via a PI3 kinase dependent pathway. Br J Cancer, 84: 1322-1329, 2001.
12) Seto T, et al: Erlotinib alone or with bevacizumab as first-line therapy in patients with advanced non-squamous non-small-cell lung cancer harbouring EGFR mutations (JO25567): an open-label, randomised, multicentre, phase 2 study. Lancet Oncol, 15: 1236-1244, 2014.
13) Yamamoto N, et al: Erlotinib plus bevacizumab (EB) versus erlotinib alone (E) as first-line treatment for advanced EGFR mutation–positive non-squamous non–small-cell lung cancer (NSCLC): Survival follow-up results of JO25567. J Clin Oncol, 36 Suppl : abstr 9007, 2018.
14) Saito H, et al: Erlotinib plus bevacizumab versus erlotinib alone in patients with EGFR-positive advanced non-squamous non-small-cell lung cancer (NEJ026): interim analysis of an open-label, randomised, multicentre, phase 3 trial. Lancet Oncol, 20(5): 625-635, 2019.
15) Nakagawa K, et al: RELAY: A multinational, double-blind, randomized Phase 3 study of erlotinib (ERL) in combination with ramucirumab (RAM) or placebo (PL) in previously untreated patients with epidermal growth factor receptor mutation-positive (EGFRm) metastatic non-small cell lung cancer (NSCLC). J Clin Oncol, 37 Suppl: abstr 9000, 2019.
16) Akbay EA, et al: Activation of the PD-1 pathway contributes to immune escape in EGFR-driven lung tumors. Cancer Discov, 3: 1355-1363, 2013.
17) Yang JC, et al: Osimertinib plus durvalumab versus osimertinib monotherapy in EGFR T790M-positive NSCLC following previous EGFR-TKI therapy: CAURAL brief report. J Thorac Oncol, 14(5): 933-939, 2019.
18) Yang JC, et al: Pembrolizumab in combination with erlotinib or gefitinib as first-line therapy for advanced NSCLC with sensitizing EGFR mutation. J Thorac Oncol, 14: 553-559, 2019.

4 プラチナ製剤＋免疫チェックポイント阻害薬

投与方法の実際

▶代表的なスケジュール

	用量	投与法	投与日
シスプラチン（CDDP）	75 mg/m²	点滴静注	day 1
ペメトレキセド（PEM）	500 mg/m²	点滴静注	day 1
ペムブロリズマブ（Pembrolizumab）	200 mg/body	点滴静注	day 1

・非扁平上皮非小細胞肺癌（NSCLC）が対象.
・3週ごとにPDまたは忍容不能な有害事象が出るまでは最大4サイクルまで継続.
・維持療法としてSD以上の効果があり，忍容不能な有害事象がない症例に対しては，PEMおよびペムブロリズマブを3週ごとにPDまたは忍容不能な有害事象が出るまで最大31サイクルまで継続.

	用量	投与法	投与日
カルボプラチン（CBDCA）	AUC5	点滴静注	day 1
ペメトレキセド（PEM）	500 mg/m²	点滴静注	day 1
ペムブロリズマブ（Pembrolizumab）	200 mg/body	点滴静注	day 1

・非扁平上皮NSCLCが対象.
・3週ごとにPDまたは忍容不能な有害事象が出るまでは最大4サイクルまで継続.
・維持療法としてSD以上の効果があり，忍容不能な有害事象がない症例に対しては，PEMおよびペムブロリズマブを3週ごとにPDまたは忍容不能な有害事象が出るまで最大31サイクルまで継続.

	用量	投与法	投与日
カルボプラチン（CBDCA）	AUC6	点滴静注	day 1
パクリタキセル（PTX）	200 mg/m²	点滴静注	day 1
ペムブロリズマブ（Pembrolizumab）	200 mg/body	点滴静注	day 1

・扁平上皮NSCLCが対象.
・3週ごとにPDまたは忍容不能な有害事象が出るまでは最大4サイクルまで継続.
・維持療法としてSD以上の効果があり，忍容不能な有害事象がない症例に対しては，ペムブロリズマブを3週ごとにPDまたは忍容不能な有害事象が出るまで最大31サイクルまで継続.

	用量	投与法	投与日
カルボプラチン (CBDCA)	AUC6	点滴静注	day 1
nab-パクリタキセル (nab-PTX)	100 mg/m^2	点滴静注	day 1,8,15
ペムブロリズマブ (Pembrolizumab)	200 mg/body	点滴静注	day 1

・扁平上皮NSCLCが対象.
・3週ごとにPDまたは忍容不能な有害事象が出るまでは最大4サイクルまで継続.
・維持療法としてSD以上の効果があり，忍容不能な有害事象がない症例に対しては，ペムブロリズマブを3週ごとにPDまたは忍容不能な有害事象が出るまで最大31サイクルまで継続.

	用量	投与法	投与日
カルボプラチン (CBDCA)	AUC6	点滴静注	day 1
パクリタキセル (PTX)	200 mg/m^2 *	点滴静注	day 1
ベバシズマブ (BEV)	15 mg/kg	点滴静注	day 1
アテゾリズマブ (Atezolizumab)	1,200 mg/body	点滴静注	day 1

＊アジア人は175 mg/m^2.
・非扁平上皮NSCLCが対象.
・3週ごとにPDまたは忍容不能な有害事象が出るまでは最大4～6サイクルまで継続.
・維持療法としてSD以上の効果があり，忍容不能な有害事象がない症例に対しては，BEVおよびアテゾリズマブを3週ごとにPDまたは忍容不能な有害事象が出るまで継続.

臨床試験

1. KEYNOTE-189試験[1)]（表1）

▶ *EGFR/ALK*遺伝子異常陰性の未治療進行非扁平上皮NSCLCを対象に，CDDP/CBDCA+PEM+ペムブロリズマブ併用療法をCDDP/CBDCA+PEM併用療法と比較した試験である.

▶ 主要評価項目である全生存期間（OS）と無増悪生存期間（PFS）は，OSは未到達 vs 11.3ヵ月（HR：0.49，95% CI：0.38-0.64，$P<0.001$），PFSは8.8ヵ月 vs 4.9ヵ月（HR：0.52，95% CI：0.43-0.64，$P<0.001$）とそれぞれペムブロリズマブ群で有意な延長が認められた.

表1　KEYNOTE-189試験

サブグループ	レジメン	ORR (%)	mPFS (95% CI) (月)	PFS HR (95%CI)	mOS (95% CI) (月)	1年生存割合(%)	OS HR (95% CI)
ITT	CDDP/CBDCA+PEM+Pembro	47.6	8.8 (7.6-9.2)	0.52	NR (NE-NE)	69.2	0.49
	CDDP/CBDCA+PEM	18.9	4.9 (4.7-5.5)	(0.43-0.64)	11.3 (8.7-15.1)	49.4	(0.38-0.64)
TPS≧50	CDDP/CBDCA+PEM+Pembro	61.4	9.4 (9.0-13.8)	0.36	NR (NE-NE)	73.0	0.42
	CDDP/CBDCA+PEM	22.9	4.7 (3.1-6.0)	(0.25-0.52)	10.0 (7.5-NE)	48.1	(0.26-0.68)
TPS 1-49	CDDP/CBDCA+PEM+Pembro	48.4	9.0 (7.1-11.3)	0.55	NR (NE-NE)	71.5	0.55
	CDDP/CBDCA+PEM	20.7	4.9 (4.7-6.9)	(0.37-0.81)	12.9 (8.7-NE)	50.9	(0.34-0.90)
TPS＜1	CDDP/CBDCA+PEM+Pembro	32.3	6.1 (4.9-7.6)	0.75	15.2 (12.3-NE)	61.7	0.59
	CDDP/CBDCA+PEM	14.3	5.1 (4.5-6.9)	(0.53-1.05)	12.0 (7.3-NE)	52.2	(0.38-0.92)

NR: not reached，NE: not estimated，観察期間中央値：10.5ヵ月

（文献1，4より引用）

▶奏効率（RR）は47.6% vs 18.9%（P<0.001）とペムブロリズマブ群で有意に良好であった．

2. KEYNOTE-407試験[2)]（表2）

▶未治療進行扁平上皮NSCLCを対象に，CBDCA+PTX/nab-PTX+ペムブロリズマブ併用療法をCBDCA+PTX/nab-PTX併用療法と比較した試験である．

▶主要評価項目であるOSとPFSは，OSが15.9ヵ月 vs 11.3ヵ月（HR：0.64，95% CI：0.49-0.85，P<0.001），PFSが6.4ヵ月 vs 4.8ヵ月（HR：0.56，95% CI：0.45-0.70，P<0.001）とそれぞれペムブロリズマブ群で有意な延長が認められた．

▶RRは57.9% vs 38.4%とペムブロリズマブ群で良好であった．

3. IMpower150試験[3)]（表3）

▶未治療進行非扁平上皮NSCLCを対象に，CBDCA/PTX/BEV+アテゾリズマブ（ABCP）併用療法をCBDCA/PTX/BEV（BCP）併用療法およびCBDCA/PTX+アテゾリズマブ併用療法と比較した試験である．

表2　KEYNOTE-407試験

サブグループ	レジメン	ORR (%)	mPFS (95% CI) (月)	PFS HR (95% CI)	mOS (95% CI) (月)	1年生存割合(%)	OS HR (95% CI)
ITT	CBDCA+PTX/nab-PTX+Pembro CBDCA+PTX/nab-PTX	57.9 38.4	6.4 (6.2-8.3) 4.8 (4.3-5.7)	0.56 (0.45-0.70)	15.9 (13.2-NE) 11.3 (9.5-14.8)	65.2 48.3	0.64 (0.49-0.85)
TPS≧50	CBDCA+PTX/nab-PTX+Pembro CBDCA+PTX/nab-PTX	60.3 32.9	8.0 (6.1-10.3) 4.2 (2.8-4.6)	0.37 (0.24-0.58)	NR (11.3-NE) NR (7.4-NE)	63.4 51.0	0.64 (0.37-1.10)
TPS 1-49	CBDCA+PTX/nab-PTX+Pembro CBDCA+PTX/nab-PTX	49.5 41.3	7.2 (6.0-11.4) 5.2 (4.2-6.2)	0.56 (0.39-0.80)	14.0 (12.8-NE) 11.6 (8.9-17.2)	65.9 50.0	0.57 (0.36-0.90)
TPS<1	CBDCA+PTX/nab-PTX+Pembro CBDCA+PTX/nab-PTX	63.2 40.4	6.3 (6.1-6.5) 5.3 (4.4-6.2)	0.68 (0.47-0.98)	15.9 (13.1-NE) 10.2 (8.6-13.8)	64.2 43.3	0.61 (0.38-0.98)

NR: not reached，NE: not estimated，観察期間中央値：7.8ヵ月

（文献2, 5より引用）

表3　IMpower150試験

サブグループ	レジメン	ORR (%)	mPFS (95%CI) (月)	PFS HR (95% CI)	mOS (95%CI) (月)	OS HR (95% CI)
ITT-WT	CBDCA+PTX+BEV+Atezo CBDCA+PTX+BEV	63.5 48	8.3 (7.7-9.8) 6.8 (6.0-7.1)	0.62 (0.52-0.74)	19.2 (17.0-23.8) 14.7 (13.3-16.9)	0.78 (0.64-0.96)
ITT-WT PD-L1 High	CBDCA+PTX+BEV+Atezo CBDCA+PTX+BEV	— —	12.6 (10.9-23.4) 6.8 (5.6-8.4)	0.39 (0.25-0.60)	25.2 15.0	0.70 (0.43-1.13)
ITT-WT PD-L1 Low	CBDCA+PTX+BEV+Atezo CBDCA+PTX+BEV	— —	8.3 (7.4-11.3) 6.6 (5.7-7.3)	0.56 (0.41-0.77)	20.3 16.4	0.80 (0.55-1.15)
ITT-WT PD-L1 Negative	CBDCA+PTX+BEV+Atezo CBDCA+PTX+BEV	— —	7.1 (6.0-8.3) 6.9 (5.9-7.8)	0.77 (0.61-0.99)	17.1 14.1	0.82 (0.62-1.08)

WT: wild-type genotype，PFS観察期間中央値：約15ヵ月，OS観察期間中央値：約20ヵ月

（文献3, 6より引用）

▶主要評価項目である*EGFR/ALK*遺伝子異常を除く集団におけるOSとPFSは，OSがABCP群19.2ヵ月 vs BCP群14.7ヵ月（HR：0.78, 95% CI：0.64-0.96, $P = 0.02$），PFSがABCP群8.3ヵ月 vs BCP群6.8ヵ月（HR：0.62，95% CI：0.52-0.74，$P < 0.001$）とそれぞれ有意な延長が認められた．

▶RR（ただしunconfirmed response）はABCP群 63.5% vs BCP群48.0%とABCP群で良好であった．

進行肺癌化学療法における位置づけ

▶「肺癌診療ガイドライン2018年度版」において，ドライバー遺伝子変異/転座陰性例の初回治療としてプラチナ併用療法が行われる場合に，PD-1/PD-L1阻害薬の上乗せはPS 0-1例では併用するよう推奨される（1B）が，PS 2例においては推奨するだけの根拠が明確ではない（推奨度決定不能）とされる．

副作用

▶KEYNOTE-189試験でのグレード3以上の有害事象はペムブロリズマブ群の67.9%に認められ，うち10%以上のものが貧血16.3%，好中球減少15.8%などであった．特に，急性腎障害がよりペムブロリズマブ群において多く認められ（5.2% vs 0.5%）ており，中でもペムブロリズマブ群ではグレード3以上が2.0%，グレード5が0.5%に認められたことは注意が必要である．また，免疫関連有害事象（irAE）はペムブロリズマブ群の22.7%に認められ，グレード3以上が8.9%であった．irAEの内訳は既報の通りとされるが，irAEによるグレード5はペムブロリズマブ群の3例（0.7%）に認められ，そのすべてが間質性肺炎であったことにも注意すべきである．

▶KEYNOTE-407試験でのグレード3以上の有害事象はペムブロリズマブ群の69.8%に認められ，うち10%以上のものが好中球減少22.7%，貧血15.5%などであった．末梢神経障害はペムブロリズマブ群20.5%（うちグレード3以上1.1%），プラセボ群16.1%（うちグレード3以上0.7%）であった．また，irAEはペムブロリズマブ群の28.8%に認められ，グレード3以上が10.8%であった．irAEによるグレード5はペムブロリズマブ群の1例（0.4%），プラセボ群の1例（0.4%）に認められ，いずれも肺炎であった．

▶IMpower150試験でのグレード3以上の有害事象はABCP群の58.5%に認められ，主なものは好中球減少，発熱性好中球減少症（FN），高血圧などであった．治療関連死はABCP群の11例（2.8%），BCP群の9例（2.3%）に認められ，ABCP群のうち5例が肺出血あるいは喀血であった．irAEはABCP群の77.4%に認められ，主なものは皮疹，肝炎，甲状腺機能低下症，甲状腺機能亢進症，肺炎，大腸炎などであった．

（服部剛弘／里内美弥子）

参考文献
1) Gandhi L, et al: Pembrolizumab plus Chemotherapy in Metastatic Non-Small-Cell Lung Cancer. N Engl J Med, 378(22): 2078-2092, 2018.
2) Paz-Ares L, et al: Pembrolizumab plus Chemotherapy for Squamous Non-Small-Cell Lung Cancer. N Engl J Med, 379(21): 2040-2051, 2018.
3) Socinski MA, et al: Atezolizumab for First-Line Treatment of Metastatic Nonsquamous NSCLC. N Engl J Med, 378(24): 2288-2301, 2018.
4) Gandhi L, et al: KEYNOTE-189: Randomized, double-blind, phase 3 study of pembrolizumab (pembro) or placebo plus pemetrexed (pem) and platinum as first-line therapy for metastatic NSCLC. Cancer Res, 78(13 Supplement): CT075-CT075, 2018.
5) Paz-Ares L, et al: Phase 3 study of carboplatin-paclitaxel/nab-paclitaxel (Chemo) with or without pembrolizumab (Pembro) for patients (Pts) with metastatic squamous (Sq) non-small cell lung cancer (NSCLC). J Clin Oncol, 36(15_suppl): 105-105, 2018.
6) Socinski MA, et al: Overall survival (OS) analysis of IMpower150, a randomized Ph 3 study of atezolizumab (atezo) + chemotherapy (chemo) ± bevacizumab (bev) vs chemo + bev in 1L nonsquamous (NSQ) NSCLC. J Clin Oncol, 36(15_suppl): 9002-9002, 2018.

5 免疫チェックポイント阻害薬＋免疫チェックポイント阻害薬

▶ 近年の進行非小細胞肺癌（NSCLC）の薬物療法は，driver mutationの発見とそれに対する分子標的薬の開発により大きな進歩を遂げてきたが，免疫チェックポイント阻害薬の登場により大きな転換期を迎えている．抗PD-1抗体であるニボルマブ，ペムブロリズマブ，抗PD-L1抗体であるアテゾリズマブ，デュルバルマブは単剤での有用性が示され，進行NSCLCに対する一次治療でペムブロリズマブ，二次治療でニボルマブ，ペムブロリズマブ，アテゾリズマブ，化学放射線療法後の切除不能局所進行性NSCLCに対する維持療法でデュルバルマブがすでに承認され，実地臨床でも広く使われるようになってきている．

▶ 免疫チェックポイント阻害薬は単剤での有効性が確認されたが，免疫チェックポイント阻害薬単剤治療の恩恵を受ける患者は限定されており，さらなる高い治療効果を目指して，さまざまな併用療法，複合療法が検討されている．中でも進行NSCLCの一次治療の標準治療であるプラチナ併用療法と抗PD-1/L1抗体との併用は，既に複数の試験が実施され，2018年12月，ペムブロリズマブ，アテゾリズマブは進行NSCLCの一次治療でのプラチナ併用療法への併用が追加承認された．

▶ また，免疫チェックポイント阻害薬同士の併用療法の検証も積極的に行われている．中でも抗PD-1/PD-L1抗体と抗CTLA-4抗体との併用療法の開発がもっとも進んでおり，抗PD-1抗体であるニボルマブと抗CTLA-4抗体であるイピリムマブの併用療法は，2018年5月に根治切除不能な悪性黒色腫，2018年8月に根治切除不能または転移性の腎細胞癌の治療薬としてわが国で承認されている．

臨床試験

▶ 米国NIHの臨床試験のサイト（Clinical Trial. gov：https://clinicaltrials.gov，2018年10月31日閲覧）を参照すると，進行NSCLCに対し，免疫チェックポイント阻害薬同士の併用療法の有効性を検証する臨床第Ⅲ相試験として，ニボルマブとイピリムマブの併用療法を検証するCheckMate227試験（**図1**），デュルバルマブと抗CTLA-4抗体であるトレメリムマブの併用療法を検証するNEPTUNE試験（**図2**），MYSTIC試験（**図3**）が現在，進行，解析中である．

CheckMate試験

▶ 免疫チェックポイント阻害薬同士の併用療法の有効性を検証する臨床第Ⅲ相試験のうち，ニボルマブとイピリムマブの併用療法を検証するCheckMate227試験の結果の一部が，2018年4月，The New England Journal of Medicine（N Engl J Med）誌に公表された[1]．

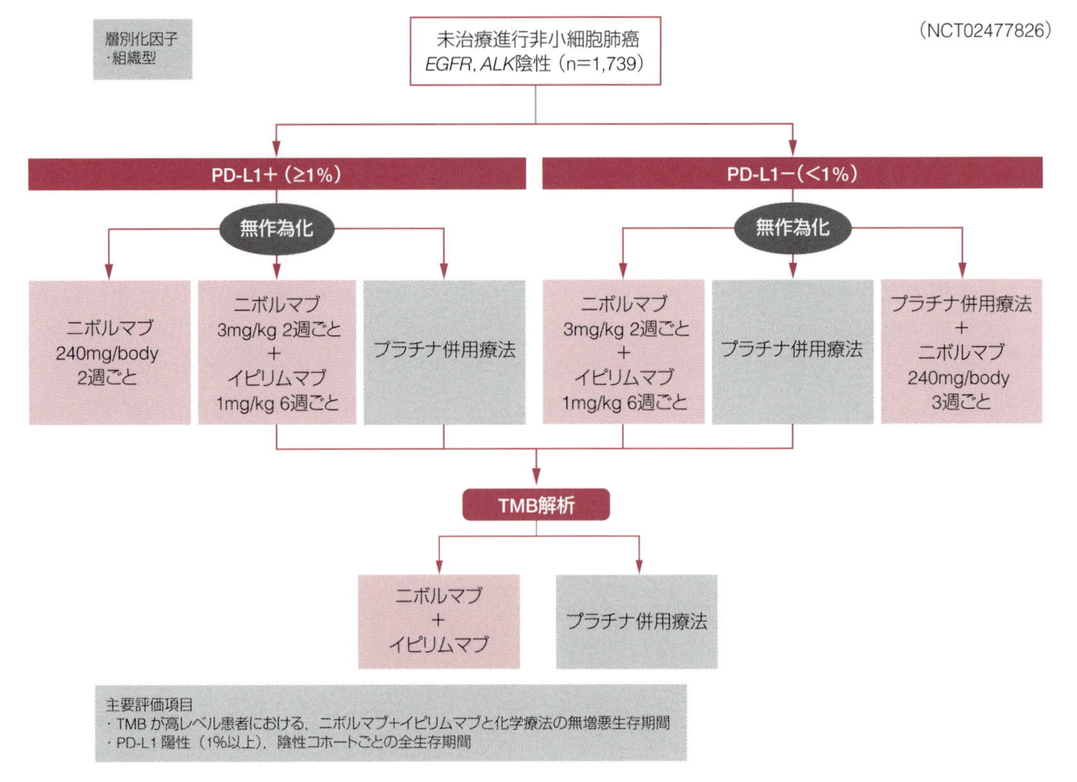

図1　試験デザイン（CheckMate227試験）

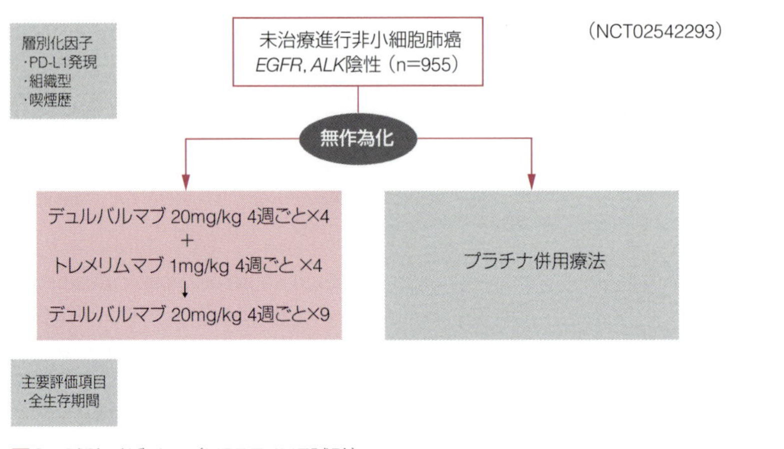

図2　試験デザイン（NEPTUNE試験）

▶ CheckMate227試験は，前治療のない進行NSCLCを対象に，PD-L1陽性（1%以上）症例はプラチナ製剤併用療法とニボルマブ，ニボルマブ/イピリムマブ併用療法を，PD-L1陰性症例はプラチナ製剤併用療法とニボルマブ/イピリムマブ併用療法，ニボルマブ/プラチナ併用療法を比較する非盲検無作為化第Ⅲ相試験である（**図1**）．

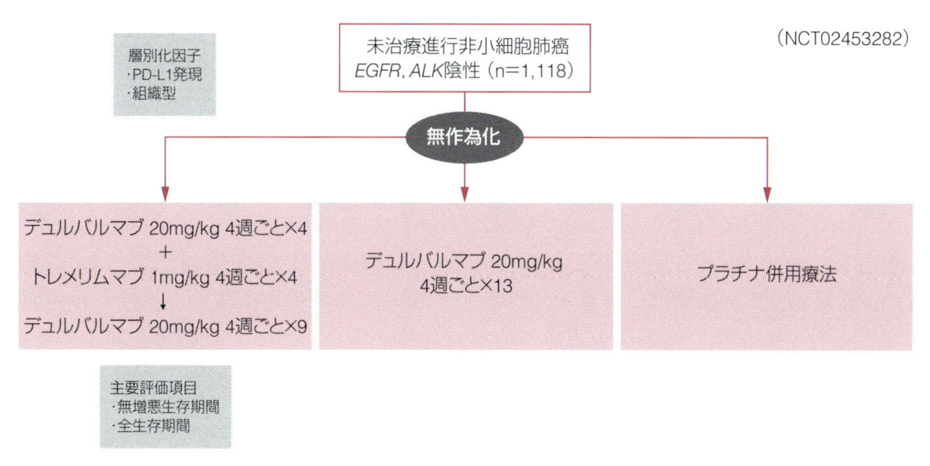

図3　試験デザイン（MYSTIC試験）

▶ 用法・用量は，ニボルマブとイピリムマブの併用療法ではニボルマブ3mg/kgを2週ごと，イピリムマブ1mg/kgを6週ごとに投与され，化学療法は，組織型に基づいてプラチナ製剤併用療法が実施された．

▶ 本試験の主要評価項目は2つ設定され，1つはtumor Mutation Burden（TMB）が高レベル（10変異/メガベース以上）患者における，ニボルマブ/イピリムマブ併用療法群と化学療法群との比較による無増悪生存期間（PFS），もう1つはPD-L1陽性（1%以上），陰性コホートごとのニボルマブ/イピリムマブ併用療法群と化学療法群との比較による全生存期間（OS）とされた．

▶ N Engl J Med誌では，主要評価項目の1つであるTMBが高レベルな患者における，ニボルマブ/イピリムマブ併用療法群と化学療法群との比較によるPFSの結果が報告された．

▶ TMBが高レベルな患者におけるPFS中央値は，化学療法群5.5ヵ月（95% CI：4.4～5.8ヵ月）に対し，ニボルマブ/イピリムマブ併用療法群7.2ヵ月（同5.5～13.2ヵ月）と有意な延長が認められた（HR：0.58，97.5% CI：0.41～0.81，P<0.001）．

▶ 1年PFS率は，ニボルマブ/イピリムマブ併用療法群42.6%，化学療法群13.2%，奏効率（RR）は，ニボルマブ/イピリムマブ併用療法群45.3%，化学療法群26.9%といずれもニボルマブ/イピリムマブ併用療法群が良好な結果であった．

▶ TMB高レベル患者におけるPFSのサブグループ解析においても，PD-L1陽性，陰性を含むほとんどのサブグループにおいて，ニボルマブ/イピリムマブ併用療法群は化学療法群に比べ，良好な結果がみられた．

▶ グレード3以上の有害事象の発現率は，ニボルマブ/イピリムマブ併用療法群で31.2%，ニボルマブ単剤群で18.9%，化学療法群で36.1%であった．また，治療の中断，中止を要する有害事象は，ニボルマブ/イピリムマブ併用療法群17.4%，ニボルマブ単剤群11.5%，化学療法群8.9%とニボルマブ/イピリムマブ併用療法群でやや多い傾向であった．ニボルマブ/イピリムマブ併用療法群でもっとも多く認められた免疫関連の有害事象は皮疹16.7%，下痢16.3%，瘙痒症14.1%であった．

位置づけ

- 進行NSCLCに対する免疫チェックポイント阻害薬同士の併用療法について概説した．CheckMate227試験では，ニボルマブとイピリムマブの併用療法の有用性が示され，今後，現在進行中の試験の結果が公表されれば，免疫チェックポイント阻害薬同士の併用療法の意義はより明瞭になるであろう．

- また，殺細胞性抗癌薬や抗血管新生阻害薬などの分子標的薬との併用やIDO-1やLAG-3といった他の免疫チェックポイントに作用する薬剤との併用も精力的に検証されている．さまざまな免疫チェックポイント阻害薬を使った併用療法，複合療法が出てくる中で，個々の患者の病態，免疫状態に応じた個別化も今後必ず必要になってくるだろう．

- 一方，免疫関連有害事象は，抗PD-1/L1抗体薬単剤での治療に比べ，癌免疫併用療法，複合療法のほうが高度になる傾向があり，免疫関連有害事象の予測，マネージメントの確立も急務である．

（堀池　篤）

参考文献

1）Hellmann MD, et al: Nivolumab plus Ipilimumab in Lung Cancer with a High Tumor Mutational Burden. N Engl J Med, 378(22): 2093-2104, 2018.

第Ⅲ章

現在進行中の
大規模無作為化比較試験

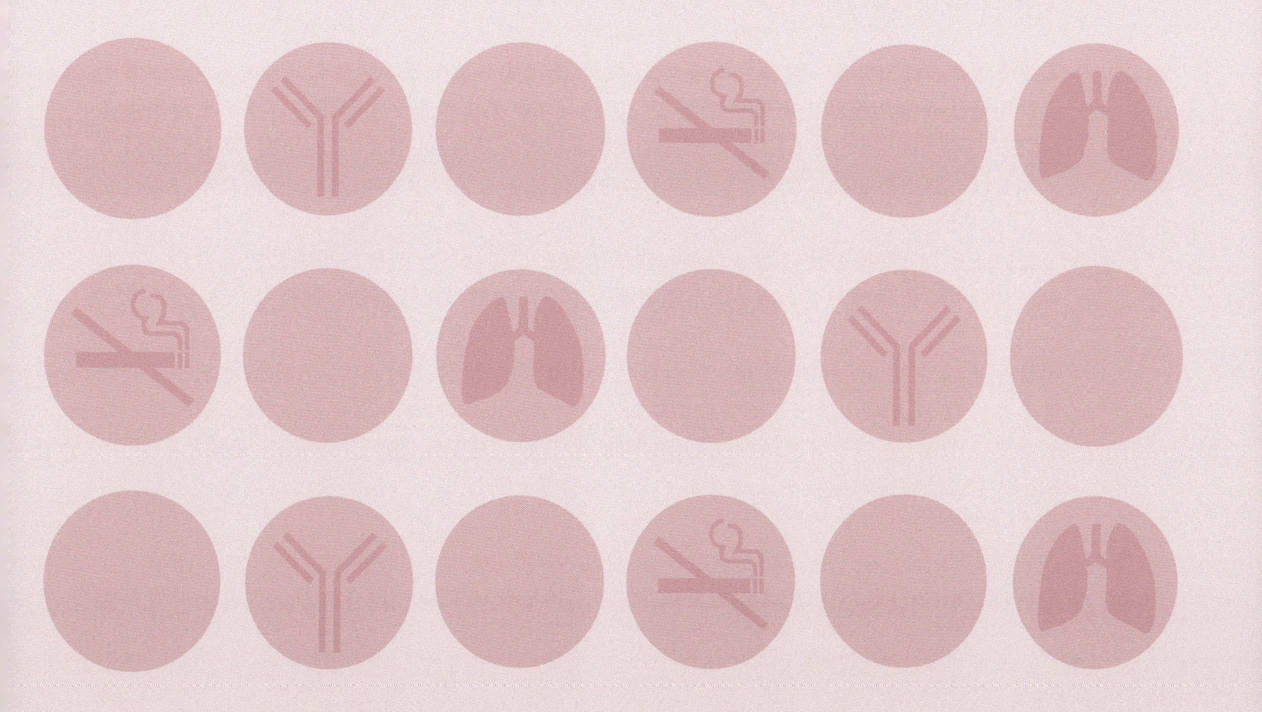

1 現在進行中の進行NSCLCの大規模無作為化比較試験

▶本項では非小細胞肺癌（NSCLC）において，現在期待されている大規模無作為化比較試験について検討した．

▶UMIN，Clinical trials.comなどで検索を行った結果から，第Ⅲ相試験を中心に（一部，重要と考えた比較第Ⅱ相試験を含む）筆者が興味をもつ試験をいくつか紹介させていただく．

遺伝子異常陽性例に対する試験

▶Driver mutationと称される直接的な癌発生の原因となる遺伝子異常に対するチロシンキナーゼが従来の細胞傷害性抗癌薬と比較して高い効果を示してきたが，新規薬剤の出現や，細胞傷害性抗癌薬との併用療法の有効性が示されており，試験内容も変化している．

▶*EGFR*遺伝子変異陽性例に対してはFLAURA試験においてオシメルチニブが第1世代EGFR-TKIに対して無増悪生存期間（PFS）の有意な延長を示した[1]．またARCHER-1050試験においてダコミチニブがゲフィチニブ（GEF）に対して全生存期間（OS），PFSともに有意に延長を示しており[2]，EGFR-TKI単剤としてはこれらの薬剤が今後優先され得る．

▶またNEJ009試験においてカルボプラチン（CBDCA）/ペメトレキセド（PEM）/GEFとGEF単剤療法が比較され，PFSの有意な延長を示し，探索的な解析ではあるもののOSの延長も示唆された[3]．

▶ここで考えられるクリニカルクエスチョンとしてはオシメルチニブやダコミチニブとプラチナ併用療法の併用療法の有効性である．これらの結果を踏まえてGEF→プラチナ併用療法→GEFの逐次併用療法とGEF単剤療法の比較試験であるAGAIN（JCOG1404 /WJOG8214L）試験では，EGFR-TKIとしてオシメルチニブも許容するプロトコル改定が行われた（**図1**）[4]．

▶またEGFR-TKI治療を使い切った後の標準治療としてはプラチナ併用療法であるが，こちらに対しても免疫チェックポイント阻害薬を中心に複数の比較試験が進行中である．

▶第Ⅲ相試験（IMpower150試験）で行われた探索的な検討において，*EGFR*遺伝子変異陽性もしくは*ALK*融合遺伝子陽性症例に対して，CBDCA/パクリタキセル（PTX）/ベバシズマブ（BEV）＋アテゾリズマブ群がCBDCA/PTX/BEV群に対してPFSを延長しており，EGFR-TKI治療後の免疫チェックポイント阻害薬と細胞傷害性抗癌薬の併用療法が期待されている[5]．

▶第Ⅲ相試験CheckMate722試験ではEGFR-TKI治療後のT790M陰性の*EGFR*遺伝子変異陽

性非小細胞非扁平上皮癌症例に対してイピリマブとニボルマブの併用療法，プラチナ併用療法とニボルマブの併用療法，そしてプラチナ併用療法の3群比較がされている（図2）[6]．

▶ 他にもEGFR-TKI治療後の*EGFR*遺伝子変異陽性非小細胞非扁平上皮癌症例を対象にプラチナ製剤/PEM＋ペムブロリズマブとプラチナ製剤/PEMを比較する第III相試験（KEYNOTE-789試験）が進行中である（図3）[7]．

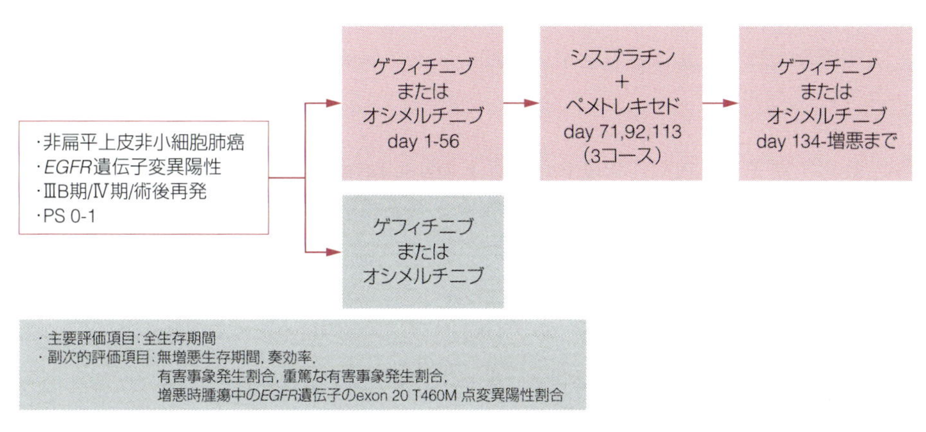

図1　試験デザイン〔AGAIN（JCOG1404/WJOG8214L試験）〕

（文献4より作成）

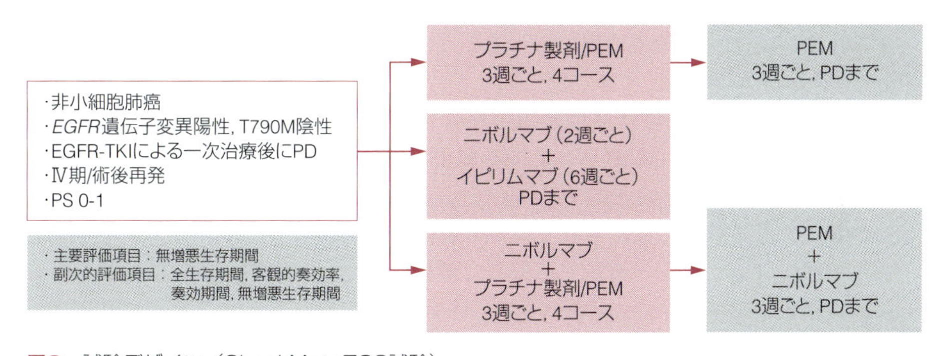

図2　試験デザイン（CheckMate722試験）

（文献6より作成）

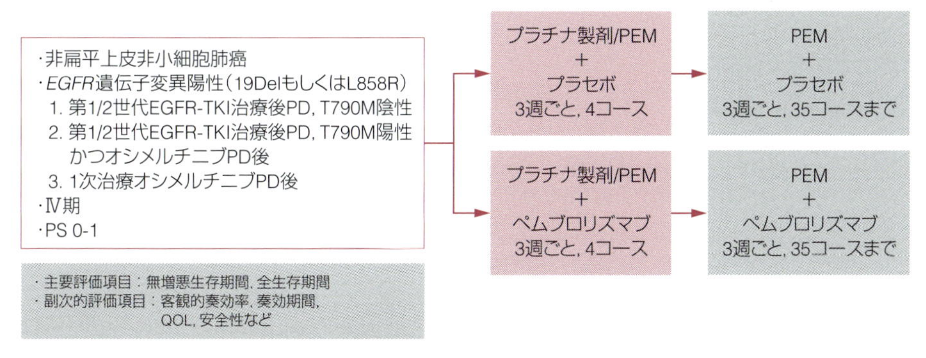

図3　試験デザイン（KEYNOTE-789試験）

（文献7より作成）

遺伝子異常陰性症例に対するプラチナ併用療法後の二次治療における比較試験

▶ わが国の「肺癌診療ガイドライン2018年版」では遺伝子変異陰性，一次治療で免疫チェックポイント阻害薬未使用例にはPD-1/PD-L1阻害薬を使うことが推奨されている．

▶ しかし，ともにドセタキセル（DTX）単剤療法に対して優越性を示したDTX/ラムシルマブ（RAM）と免疫チェックポイント阻害薬のどちらを先行させるべきかという問いに答える明確なエビデンスは存在せず，免疫チェックポイント阻害薬はPD率の高さなどが指摘されている．

▶ これらを踏まえてPD-L1発現率49％以下のNSCLC症例に対して，プラチナ併用療法増悪後のアテゾリズマブとDTX/RAMを比較する第Ⅲ相試験〔EMERALD（WJOG10371L）試験〕が進行中である（図4）[9]．

遺伝子異常陰性症例に対する免疫チェックポイント阻害薬と細胞傷害性抗癌薬併用療法の比較試験

▶ IMpower150試験（CBDCA/PTX/BEV vs CBDCA/PTX＋アテゾリズマブ vs CBDCA/PTX/BEV＋アテゾリズマブ）やKEYNOTE-189試験（プラチナ製剤/PEM±ペムブロリズマブ）の結果から細胞傷害性抗癌薬と免疫チェックポイント阻害薬の併用療法が遺伝子異常陰性NSCLCの一次治療で用いられるようになった．

▶ 他にもIMpower150試験と同様にBEVを含むレジメンとしてCBDCA/PTX/BEV±ニボルマブを比較する第Ⅲ相試験ONO-4538非扁平上皮NSCLC試験が進行中である（図5）[10]．

▶ しかしこれらの試験で検証されている細胞傷害性抗癌薬と免疫チェックポイント阻害薬の併用療法においてBEVの有無で比較した試験はなく，BEVの必要性に対する明確なエビデンスは存在しない．

▶ APPLE試験（WJOG11218L試験）はCBDCA/PEM/BEV＋ペムブロリズマブとCBDCA/PEM＋ペムブロリズマブを比較するデザインであり，本試験の結果により細胞傷害性抗癌

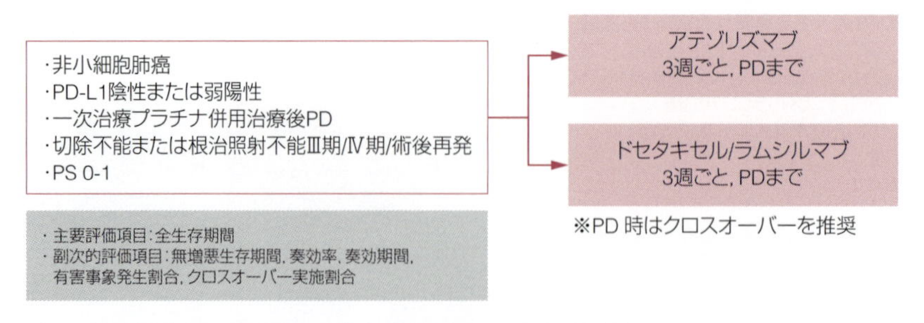

図4 試験デザイン〔EMERALD（WJOG10317L）試験〕

（文献9より作成）

薬と免疫チェックポイント阻害薬の併用療法における血管新生阻害薬の必要性が検証されることとなる.

化学放射線療法における比較試験

▶ PACIFIC試験において，プラチナ併用療法を含む化学放射線療法後のデュルバルマブの維持療法とプラセボが比較され，デュルバルマブによる維持療法がOSを延長した[11].

▶ 現在プラチナ併用療法＋デュルバルマブと放射線治療の同時併用療法と，プラチナ併用療法＋プラセボと放射線治療の同時併用療法を比較する第Ⅲ相試験（PACIFIC-2試験）が進行中である（図6）[12].

▶ しかし本試験がpositive studyとなった際にPACIFIC試験レジメンとPACIFIC-2試験レジメンが両立することになり化学放射線療法における至適なデュルバルマブの併用方法に関しては議論が残ることになる.

特発性肺線維症合併肺癌に関する比較試験

▶ 間質性肺炎合併肺癌では化学療法により間質性肺炎の急性増悪が惹起されることが知られ

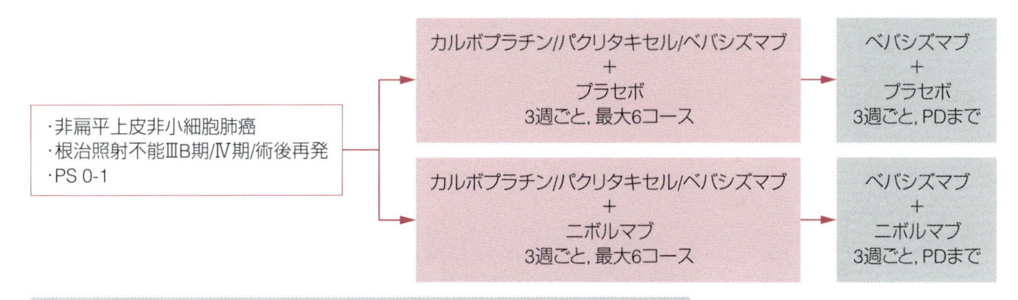

図5 試験デザイン（ONO-4528非扁平上皮非小細胞肺癌試験）

（文献10より作成）

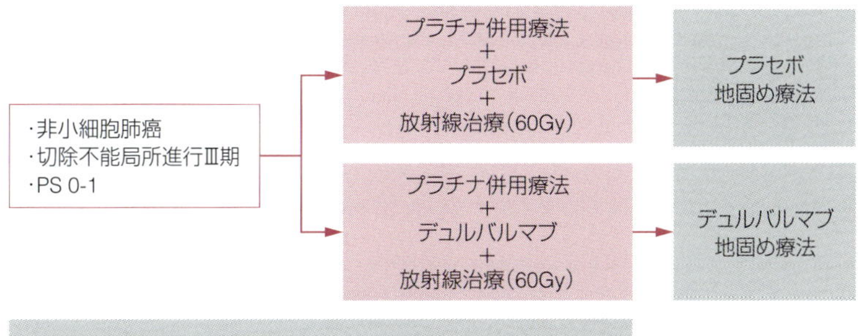

図6 試験デザイン（PACIFIC-2試験）

（文献12より作成）

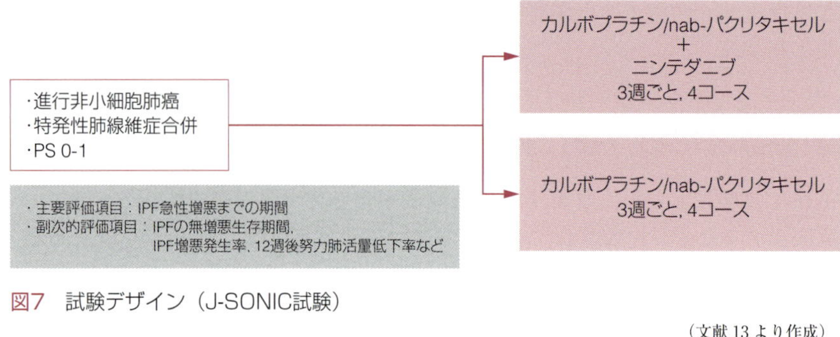

図7　試験デザイン（J-SONIC試験）

（文献13より作成）

ており，臨床試験の対象から除外されることが多く標準治療は存在しないが，CBDCA/PTXなどの前向き単群試験が存在する．

▶ 間質性肺炎の中でも特発性肺線維症に対して，ニンテダニブによる呼吸機能の低下や急性増悪のリスクの軽減などが報告されている．またニンテダニブ自体の肺腺癌に対する抗腫瘍効果が報告されている．

▶ 第Ⅱ相試験であるが無作為化比較J-SONIC試験はCBDCA/nab-PTX＋ニンテダニブとCBDCA/nab-PTXの比較試験であり，主要評価項目は間質性肺炎急性増悪までの期間と設定されている（**図7**）[13]．

（寺岡俊輔／山本信之）

参考文献

1) Soria JC, et al: Osimertinib in Untreated EGFR-Mutated Advanced Non-Small-Cell Lung Cancer. N Engl J Med, 378: 113-125, 2018.
2) Wu YL, et al: Dacomitinib versus gefitinib as first-line treatment for patients with EGFR-mutation-positive non-small-cell lung cancer (ARCHER 1050): a randomised, open-label, phase 3 trial. Lancet Oncol, 18: 1454-1466, 2017.
3) Atsushi Nakamura AI, et al: Phase Ⅲ study comparing gefitinib monotherapy (G) to combination therapy with gefitinib, carboplatin, and pemetrexed (GCP) for untreated patients (pts) with advanced non-small cell lung cancer (NSCLC) with EGFR mutations (NEJ009). J Clin Oncol, 36(15): 9005, 2018.
4) EGFR遺伝子変異陽性進行非扁平上皮非小細胞肺癌に対するゲフィチニブ単剤療法とゲフィチニブにシスプラチン＋ペメトレキセドを途中挿入する治療とのランダム化比較試験（JCOG1404/WJOG8214L, AGAIN study）．UMIN000020242.
5) Marcin KM. IMpower150: Efficacy of atezolizumab (atezo) plus bevacizumab (bev) and chemotherapy (chemo) in 1L metastatic nonsquamous NSCLC (mNSCLC) across key subgroups. AACR Annual Meeting 2018; April 14-18, 2018; Chicago, IL.
6) A Study of Nivolumab + Chemotherapy or Nivolumab + Ipilimumab Versus Chemotherapy in Patients With EGFR Mutation, T790M Negative NSCLC Who Have Failed 1L EGFR TKI Therapy (CheckMate722). NCT02864251.
7) Study of Pemetrexed + Platinum Chemotherapy With or Without Pembrolizumab (MK-3475) in Adults With Tyrosine Kinase Inhibitor-(TKI)-Resistant Epidermal Growth Factor Receptor- (EGFR)-Mutated Metastatic Non-squamous Non-small Cell Lung Cancer (NSCLC) (MK-3475-789/KEYNOTE-789). NCT03515837.
8) Non-Small Cell Lung Cancer. NCCN Clinical Practice Guidelines in Oncology (NCCN Guidelines®);Version 1.2019 — October 19, 2018.
9) PD-L1陰性または弱陽性の既治療進行非小細胞肺癌に対するアテゾリズマブとドセタキセル・ラムシルマブ併用療法のランダム化比較第Ⅲ相試験．UMIN000031584.
10) Study of ONO-4538 in Non-Squamous Non-Small Cell Lung Cancer. NCT03117049.
11) Antonia SJ, et al: Overall Survival with Durvalumab after Chemoradiotherapy in Stage Ⅲ NSCLC. N Engl J Med, 379 (24): 2342-2350, 2018.
12) A Phase Ⅲ, Randomized, Placebo-controlled, Double-blind, Multi-center, International Study of Durvalumab Given Concurrently With Platinum-based Chemoradiation Therapy in Patients With Locally Advanced, Unresectable Non-small Cell Lung Cancer (Stage Ⅲ) (PACIFIC2). NCT03519971.
13) 特発性肺線維症合併進行非小細胞肺癌に対するカルボプラチン＋nab-パクリタキセル＋ニンテダニブ療法とカルボプラチン＋nab-パクリタキセル療法のランダム化第Ⅱ相試験．UMIN000026799.

2 現在進行中の術後補助化学療法の大規模無作為化比較試験

▶本項では完全切除が行われた非小細胞肺癌（NSCLC）を対象とした術後補助化学療法の大規模無作為化比較試験のうち，2018年10月時点で進行中の主な試験につき概説する（**表1**）.

表1　進行中の主な非小細胞肺癌術後補助薬物療法の無作為化比較試験

試験名	主な選択基準	実施場所と症例数	試験群	対照群
細胞傷害性抗癌薬				
JCOG0707	Ⅰ期（T1＞2cm）	JCOG（日本） n＝963	S-1	UFT
JCOG1205	ⅢA期 高悪性度神経内分泌癌	JCOG（日本） n＝220（予定）	イリノテカン/ シスプラチン	エトポシド/ シスプラチン
JIPANG	Ⅱ-ⅢA期 非扁平上皮癌	臨床試験グループ共同（日本） n＝804	ペメトレキセド/ シスプラチン	ビノレルビン/ シスプラチン
チロシンキナーゼ阻害薬（TKI）				
IMPACT/ WJOG6410L	Ⅱ-Ⅲ期 *EGFR*変異陽性	WJOG（日本） n＝234	ゲフィチニブ	ビノレルビン/ シスプラチン
EVIDENCE/ CCTC-1501	Ⅱ-ⅢA期 *EGFR*変異陽性	CCTC（中国） n＝320（予定）	icotinib	ビノレルビン/ シスプラチン
ADAURA	IB-ⅢA期 *EGFR*変異陽性 非扁平上皮癌	AstraZeneca（国際共同） n＝700（予定）	オシメルチニブ	プラセボ
ALCHEMIST	IB（≧4cm）-ⅢA期 *EGFR*変異陽性	NCI（米国） n＝450（予定）	エルロチニブ	なし（経過観察）
	IB（≧4cm）-ⅢA期 *ALK*転座陽性	NCI（米国） n＝450（予定）	クリゾチニブ	なし（経過観察）
NCT03456076/ BO40336	IB（≧4cm）-ⅢA期 *ALK*転座陽性	Hoffmann-La Roche（国際共同） n＝255（予定）	アレクチニブ	プラチナ併用療法
免疫チェックポイント阻害薬				
ALCHEMIST （ANVIL）	IB（≧4cm）-ⅢA期 *EGFR*/*ALK*陰性	NCI（米国） n＝714（予定）	ニボルマブ	なし（経過観察）
KEYNOTE091/ PEARLS	IB（≧4cm）-ⅢA期	MSD（国際） n＝1,080（予定）	ペムブロリズマブ	プラセボ
IMpower010	IB（≧4cm）-ⅢA期	Hoffmann-La Roche（国際共同） n＝1,280	アテゾリズマブ	なし（BSCのみ）
BR. 31/ IFCT401	IB（≧4cm）-ⅢA期	CCTR（国際共同） n＝1,360（予定）	デュルバルマブ	プラセボ

▶ これまでの大規模比較試験の結果に基づいて細胞傷害性抗癌薬〔病変全体径＞2cmのⅠA/ⅠB/ⅡA期（第8版）症例にはテガフール・ウラシル配合剤，Ⅱ期-ⅢA期（第8版）症例に対してはシスプラチン（CDDP）併用化学療法〕による術後補助化学療法が標準治療として推奨されているが，その効果は限定的である[1〜3]．より効果的な細胞傷害性抗癌薬による術後補助化学療法の確立を目指した日本の大規模比較試験（**図1，2**）が現在進行中であり，すでに症例集積が終了しておりその結果が期待される．JIPANG試験の結果は2019年6月にASCOで発表され，B群は対照群であるA群と比較して毒性は軽度ではあるものの，生存に関しては優越性を示すことができなかった．

▶ 進行例に対する薬物療法同様に，術後補助療法においても標的薬や免疫チェックポイント阻害薬の有効性が検討されている．血管新生阻害薬については，北米で行われた大規模比較試験（E1505試験[4]）において，CDDP併用化学療法に抗VEGF抗体ベバシズマブを併用しても主要評価項目である全生存期間（OS）の延長は達成されなかった（HR：0.99）．

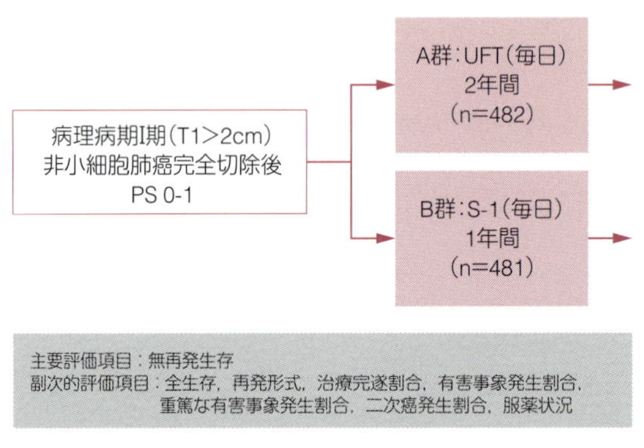

図1　試験デザイン（JCOG0707試験）

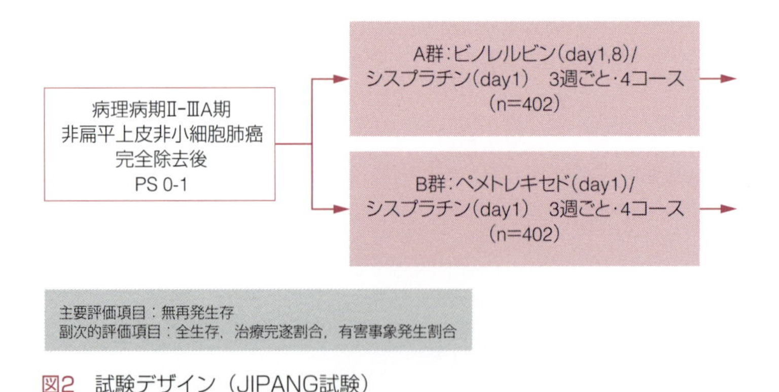

図2　試験デザイン（JIPANG試験）

遺伝子異常陽性例に対する試験

- *EGFR*遺伝子変異陰性も含めたNSCLCを対象とした無作為化比較試験（BR19試験[5]，RADIANT試験[6]）では第1世代EGFR-TKIであるゲフィチニブやエルロチニブの有用性は示されなかった．

- しかしながら*EGFR*変異陽性例のみを対象として中国で行われた無作為化比較試験（ADJUVANT/CTONG1104試験[7]）において，ゲフィチニブが化学療法（CDDP/ビノレルビン）よりも有意に主要評価項目である無病生存期間を延長する（28.7ヵ月 vs 18.0ヵ月，HR：0.60［95% CI：0.42-0.87］；*P*値＝0.0054）という結果が最近報告された．

- 現在，*EGFR*変異陽性例に対する第1世代TKIを用いた日本のIMPACT試験（図3）や第3世代TKIオシメルチニブを用いた国際共同ADAURA試験（図4）などの複数の試験が進行中である．これらの結果により*EGFR*変異陽性例に対する術後補助療法としてのEGFR-TKI投与の効果が明らかになると期待される．

- 米国では遺伝子異常に基づいて，①*EGFR*変異陽性例はEGFR-TKI（エルロチニブ），②*ALK*転座陽性例はALK-TKI（クリゾチニブ），③*EGFR*/*ALK*陰性例は抗PD-1抗体（ニ

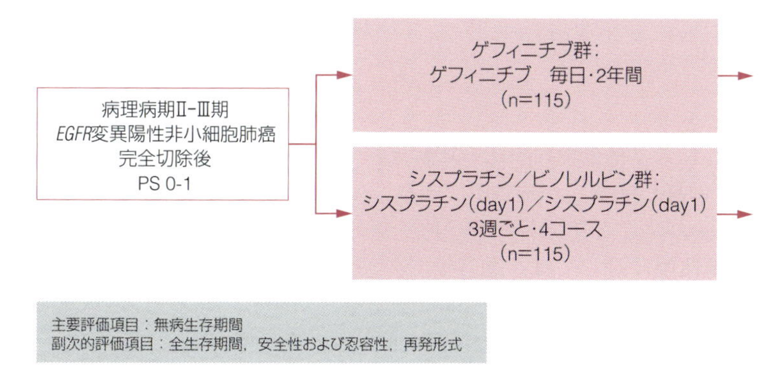

図3　試験デザイン（IMPACT/WJOG6410L試験）

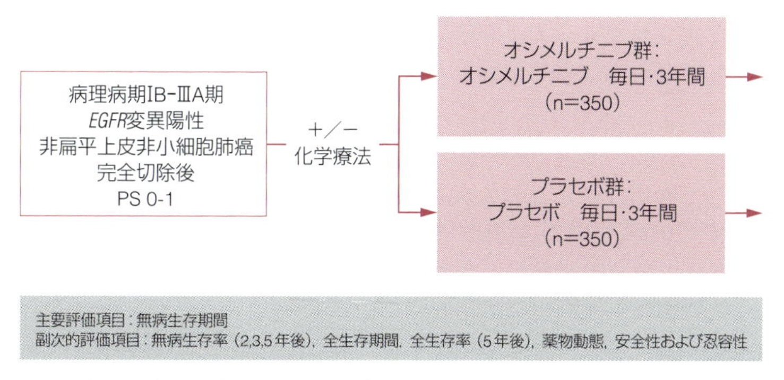

図4　試験デザイン（ADAURA試験）

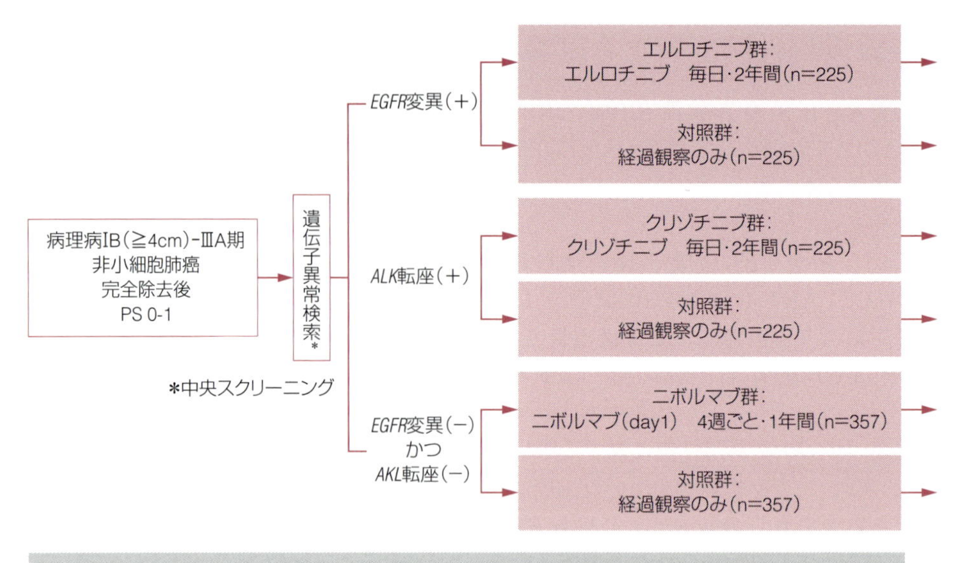

図5 試験デザイン（ALCHEMIST試験）

ボルマブ)，による術後補助療法の比較試験へそれぞれ組み入れる大規模スクリーニング試験（目標症例数8,300例）が進行中である（ALCHEMIST試験，**図5**）.

▶ *ALK*転座陽性例に対しては，進行例での初回治療の無作為化比較試験において第一世代TKIクリゾチニブよりも第2世代アレクチニブ[7,8]が優れた臨床効果を示した．術後補助療法においても，アレクチニブ用いた国際共同試験が進行中である**（表1）**.

免疫チェックポイント阻害薬を用いた試験

▶ 免疫療法については，腫瘍免疫を賦活する薬剤を用いた無作為化比較試験が行われたが，その有用性は確立しなかった．例えば，MAGE-3抗原陽性例に対するワクチン療法の有用性を検討したMAGRIT試験[10]では，プラセボ群と比較して無病生存期間やOSの延長は認められなかった.

▶ 進行癌に対して有用性が示された免疫チェックポイント阻害薬（抗PD-1抗体ニボルマブ・ペムブロリズマブや抗PD-L1抗体アテゾリズマブ・デュルバルマブ）を用いて，術後補助療法の無作為化比較試験が進行中である**（表1）**.

▶ 対象は病理病期IB（ただし腫瘍径4cm以上）からⅢA期の完全切除例で，ALCHEMIST試験の一環として行われているANVIL試験以外は*EGFR*/*ALK*陽性例も含まれる．標準化学療

病理病期IB(≧4cm)-ⅢA期
非小細胞肺癌*1
完全除去後
PS 0-1

*1:ANVIL試験では*EGFR/ALK*陽性例は除外

+/−
化学療法*2

*2:IMpower010試験ではシスプラチン併用化学療法が必須

試験群:
抗PD-1または抗PD-L1抗体(day1)
3〜4週ごと・1年間*3

*3:IMpower010試験では16サイクル

対照群:
プラセボまたは経過観察のみ

主要評価項目:無病生存期間(ANVIL試験では全生存期間も主要評価項目)

図6 試験デザイン(抗PD-1/PD-L1抗体を用いた比較試験)

法施行後に,試験群では免疫チェックポイント阻害薬投与が,対照群ではプラセボ投与または経過観察のみ行われ,主に無病生存期間を主要評価項目として有効性が検討される(図6).

(今西直子/田中文啓)

参考文献

1) Hamada C, et al: Meta-analysis of postoperative adjuvant chemotherapy with tegafur-uracil in non-small-cell lung cancer. J Clin Oncol, 23(22): 4999-5006, 2005.
2) Pignon JP, et al: Lung adjuvant cisplatin evaluation: a pooled analysis by the LACE Collaborative Group. J Clin Oncol, 26(21): 3522-3529, 2008.
3) NSCLC Meta-analyses Collaborative Group, et al: Adjuvant chemotherapy, with or without postoperative radiotherapy, in operable non-small-cell lung cancer: two meta-analyses of individual patient data. Lancet, 375(9722): 1267-1277, 2010.
4) Wakelee HA, et al: Adjuvant chemotherapy with or without bevacizumab in patients with resected non-small-cell lung cancer (E1505): an open-label, multicenter, randomized, phase 3 trial. Lancet Oncol, 18(12): 1610-1623, 2017.
5) Goss GD, et al: Gefitinib versus placebo in completely resected non-small-cell lung cancer: results of the NCIC CTG BR19 study. J Clin Oncol, 31(27): 3320-3326, 2013.
6) Kelly K, et al: Adjuvant erlotinib versus placebo in patients with stage IB-ⅢA non-small-cell lung cancer (RADIANT): a randomized, double-blind, phase Ⅲ trial. J Clin Oncol, 33(34): 4007-4014, 2015.
7) Zhong WX, et al: Gefitinib versus vinorelbine plus cisplatin as adjuvant treatment for stage Ⅱ-ⅢA (N1-N2) EGFR-mutant NSCLC (ADJUVANTblTONG1104): a randomized, open-label, phase 3 study. Lancet Oncol, 19(1): 139-148, 2018.
8) Hida T, et al: Alectinib versus crizotinib in patients with ALK-positive non-small-cell lung cancer (J-ALEX): an open-label, randomised phase 3 trial. Lancet, 390(10089): 29-39, 2017.
9) Peters S, et al: Alectinib versus crizotinib in untreated ALK-positive non-small-cell lung cancer.N Engl J Med, 377(9): 829-838, 2017.
10) Vansteenkiste JF, et al: Efficacy of the MAGE-A3 cancer immunotherapeutic as adjuvant therapy in patients with resected MAGE-A3-positive non-small-cell lung cancer (MAGRIT): a randomised, double-blind, placebo-controlled, phase 3 trial. Lancet Oncol, 17(6): 822-835, 2016.

第Ⅳ章

非小細胞肺癌術後化学療法

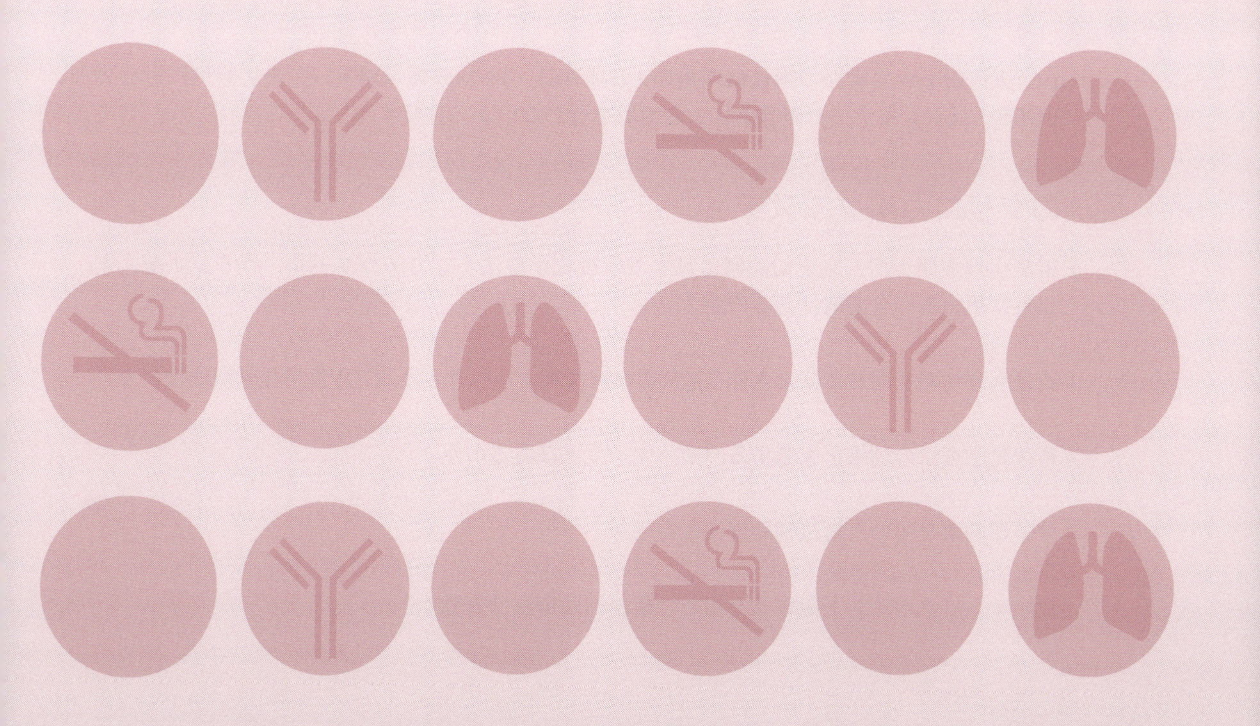

1 NSCLC術後の治療戦略

- わが国で2010年に行われた肺癌手術登録患者18,973人の5年生存率は74.7%であり，TNM分類第8版における5年生存率の検討では，ⅠA1期 91.6%，ⅠA2期 81.4%，ⅠA3期 74.8%，ⅠB期 71.5%，ⅡA期 60.2%，ⅡB期 58.1%，ⅢA期 50.6%，ⅢB期 40.5%，ⅢC期 37.5%と報告されている[1]．

- 術後化学療法は，全身化学療法により術後再発の主な原因である微小遠隔転移の制御を目的とした治療である．1995年に非小細胞肺癌（NSCLC）に対するシスプラチン（CDDP）の有効性を示唆する報告が行われた[2]．以後，複数の比較試験によってNSCLC術後化学療法の有効性が確認され，わが国の肺癌診療ガイドラインにおいても推奨されている．

肺癌診療ガイドライン[3]

- 病変全体径>2 cm以上の術後病理病期ⅠA/ⅠB/ⅡA期（TNM分類 第8版）完全切除，腺癌症例に対して，テガフール・ウラシル配合剤療法を行うよう推奨する．

- 病変全体径>2 cmの術後病理病期ⅠA/ⅠB/ⅡA期（TNM分類 第8版）完全切除，非腺癌症例に対してテガフール・ウラシル配合剤療法を行うよう提案する．

- 術後病理病期Ⅱ-ⅢA期（TNM分類 第8版）完全切除例に対して，シスプラチン併用化学療法を行うよう推奨する．

- *EGFR*遺伝子変異陽性の術後病理病期ⅠB-ⅢA期（TNM分類 第8版）完全切除例に対してEGFRチロシンキナーゼ阻害薬による治療を行わないよう推奨する．

現在のクリニカルクエスチョン

- 術後病理病期Ⅰ期，完全切除例に対する術後化学療法としてテガフール・ウラシル配合剤以外に用いるべき薬剤はあるのか？

- 術後病理病期Ⅱ期およびⅢA期，完全切除例に対するベストなCDDP併用化学療法は何か？

- 術後化学療法の効果を予測するバイオマーカーはあるのか？

- 分子標的薬を用いた術後補助療法は有効か？

- 免疫チェックポイント阻害薬を用いた術後補助療法は有効か？

考　察

▶術後病理病期I期，完全切除例に対する術後化学療法として推奨される薬剤はテガフール・ウラシル配合剤のみである[4,5]．

▶術後病理病期I期（T1>2cm）NSCLC完全切除例を対象としてテガフール・ウラシル配合剤とテガフール・ギメラシル・オテラシルカリウム配合剤の有効性を比較する第Ⅲ相試験（JCOG0707試験）が進行中である**（図1）**．2013年に症例登録が完了しており，結果が待たれる．

▶CDDP併用療法による術後化学療法メタアナリシスのサブグループ解析では，CDDP／ビノレルビン（VNR）において有意な全生存期間（OS）の改善が示されている[6,7]．現時点では，CDDP/VNRのエビデンスレベルがもっとも高いと考えられ，肺癌診療ガイドラインにおいてもCDDP 80 mg/m^2（day1）/VNR 25 mg/m^2（day1, 8）を3週ごとに4サイクル実施することが推奨されている．

▶進行期非扁平上皮NSCLCに対して有効性が確立されたCDDP/ペメトレキセドをCDDP/VNRと比較する第Ⅲ相試験が進行中である（JIPANG試験）**（図2）**．2016年に症例登録が完了しており，結果が待たれる．

▶術後化学療法の効果を予測するバイオマーカーとして確立されたものはない．

▶一方，術後化学療法が必要な患者を選択するバイオマーカーとして血中循環腫瘍DNAが注

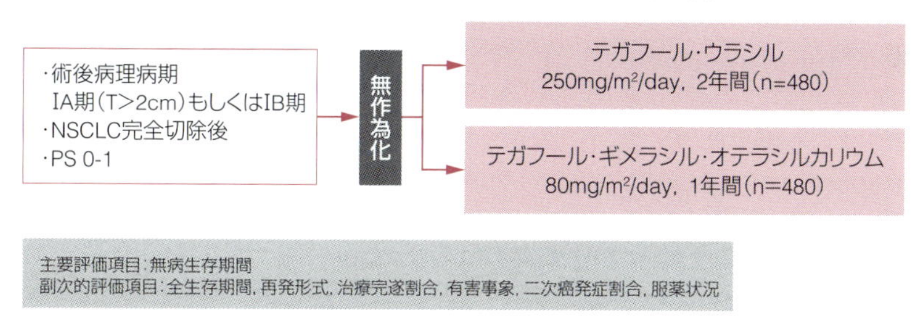

図1　試験デザイン（JCOG0707試験）

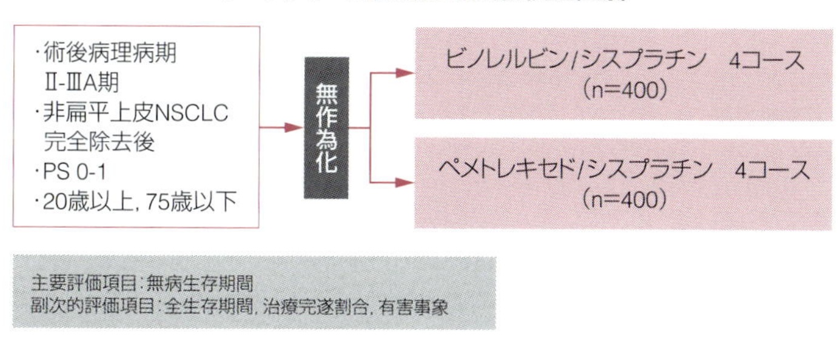

図2　試験デザイン（JIPANG試験）

目されている．術後に血中循環腫瘍DNAが検出された症例では再発率が高いことが報告されており，次世代シークエンサーの臨床導入によって新たな治療戦略が期待される[8,9]．

- 現時点では，NSCLC術後の治療戦略として分子標的薬および免疫チェックポイント阻害薬の有効性は確立されていない．

- 術後化学療法として血管新生阻害薬であるベバシズマブの有効性を検討するECOG1505試験では，ベバシズマブを追加してもOS，無病生存期間の延長は示されなかった[10]．

- *EGFR*遺伝子変異陽性NSCLC対する術後補助療法としてゲフィチニブとCDDP/VNRを比較する第Ⅲ相試験の結果が中国から報告されている．ゲフィチニブ治療群において無病生存期間は延長しているが，OSが改善するかどうかは現時点では不明である[11]．わが国でも，同様のデザインであるWJOG6410L試験が行われており結果が待たれる（**図3**）[12]．

- 免疫チェックポイント阻害薬を用いた術後補助療法は複数の第Ⅲ相試験が進行中である（**表1**）．

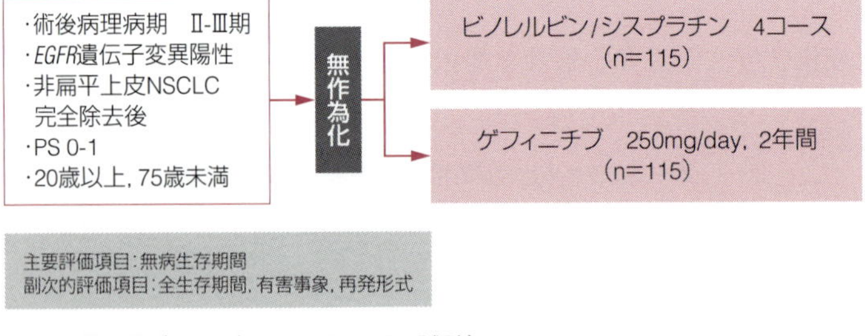

図3　試験デザイン（WJOG6410L試験）

表1　免疫チェックポイント阻害薬を用いた術後補助療法の第Ⅲ相試験

薬剤（試験名）	試験デザイン	病期	介入時期	主要評価項目
ニボルマブ（ANIVAL）	米国 非盲検試験	第7版 ⅠB（4cm以上）-ⅢA	術後補助化学療法終了後（±放射線治療）	全生存期間 無病生存期間
アテゾリズマブ（IMpower 010）	グローバル 非盲検試験		術後補助化学療法終了後	無病生存期間
デュルバルマブ（BR 31）	グローバル プラセボ対照 二重盲検試験			無病生存期間
ペムブロリズマブ（KEYNOTE-091）	欧州 プラセボ対照 二重盲検試験			無病生存期間

まとめ

- 進行期NSCLCに対する薬物療法は新規薬剤の臨床導入によって大きく進歩しているが，NSCLC術後の治療戦略はこの数年大きな変革は起こっていない．

- 国内で複数の臨床試験が進行中であり結果に期待したいが，主要評価項目としてOSを評価することが困難になりつつあり，無病生存期間が選択される試験が多くなってきている．

- 免疫チェックポイント阻害薬を用いた術後補助療法の第Ⅲ相試験について前述したが，免疫チェックポイント阻害薬による術前治療についても精力的な開発が行われている．術前治療，術後治療にはそれぞれ利点と欠点があり，周術期における免疫チェックポイント阻害薬の治療最適化は今後注目すべき大きな臨床課題と考えられる．

（村上晴泰／宮脇太一）

参考文献

1) Okami J, et al: Demographics, safety and quality, and prognostic information in both the seventh and eighth editions of the TNM classification in 18,973 surgical cases of the Japanese Joint committee of Lung Cancer Registry database in 2010. J Thoracic Oncol, 14(2): 212-222, 2018.
2) Chemotherapy in non-small cell lung cancer: a meta-analysis using updated data on individual patients from 52 randomised clinical trials. Non-small Cell Lung Cancer Collaborative Group. BMJ, 311: 899-909, 1995.
3) 日本肺癌学会 編：肺癌診療ガイドライン 2018 年版，金原出版，2018.
4) Kato H, et al: A randomized trial of adjuvant chemotherapy with uracil-tegafur for adenocarcinoma of the lung. N Engl J Med, 350: 1713-1721, 2004.
5) Hamada C, et al: Effect of postoperative adjuvant chemotherapy with tegafur-uracil on survival in patients with stage ⅠA non-small cell lung cancer: an exploratory analysis from a meta-analysis of six randomized controlled trials. J Thorac Oncol, 4: 1511-1516, 2009.
6) Pignon JP, et al: Lung adjuvant cisplatin evaluation: a pooled analysis by the LACE Collaborative Group. J Clin Oncol, 26: 3552-3559, 2008.
7) Douillard JY, et al: Adjuvant Cisplatin and Vinorelbine for Completely Resected Non-small Cell Lung Cancer: Subgroup Analysis of the Lung Adjuvant Cisplatin Evaluation. Journal of Thoracic Oncology, 5: 220-228, 2010.
8) Chaudhuri AA, et al: Early Detection of Molecular Residual Disease in Localized Lung Cancer by Circulating Tumor DNA Profiling. Cancer Discov, 7: 1394-1403, 2017.
9) Abbosh C, et al: Phylogenetic ctDNA analysis depicts early-stage lung cancer evolution. Nature, 545: 446, 2017.
10) Wakelee HA, et al: Adjuvant chemotherapy with or without bevacizumab in patients with resected non-small-cell lung cancer (E1505): an open-label, multicentre, randomised, phase 3 trial. The Lancet Oncology, 18: 1610-1623, 2017.
11) Zhong WZ, et al: Gefitinib versus vinorelbine plus cisplatin as adjuvant treatment for stage Ⅱ–ⅢA (N1–N2) EGFR -mutant NSCLC (ADJUVANT/CTONG1104): a randomised, open-label, phase 3 study. The Lancet Oncology, 19: 139-148, 2018.
12) Tada H, et al: Vinorelbine plus cisplatin versus gefitinib in resected non-small cell lung cancer haboring activating EGFR mutation (WJOG6410L), 30: 7110, 2012.

2 標準治療にかかわる大規模無作為化比較試験

- 肺癌登録合同委員会の報告によると，日本で2004年に行われた肺癌11,663例の術後成績は，5年生存割合で69.6％，病理病期別では，ⅠA期86.8％，ⅠB期73.9％，ⅡA期61.6％，ⅡB期49.8％，ⅢA期40.9％であった[1]．

- 1995年以降，術後補助化学療法に関するさまざまな第Ⅲ相比較試験が行われた．2010年のメタアナリシスにおいては，有意な予後改善効果が示され[2]，現在，術後補助化学療法は標準治療とされている．

- ここでは，非小細胞肺癌（NSCLC）術後化学療法に関する大規模無作為化比較試験として，JLCRG試験[3]，IALT試験[4]，JBR. 10試験[5]，ANITA試験[6]に関して述べる．

JLCRG試験 -2004年-

1. 背景・目的

- Ⅰ～Ⅲ期完全切除症例に対するテガフール・フルウラシル配合剤（UFT）を用いた術後補助化学療法の無作為化多施設共同試験（WJSG）のサブグループ解析で，腺癌で有意に予後が改善し，その大部分がⅠ期であった．

- Ⅰ期肺腺癌に対するUFTによる術後補助化学療法の生存に与える影響を評価することを目的とした．

2. 対象・方法

- 病理病期Ⅰ期（1986年AJCC病期分類）の腺癌完全切除症例（45～75歳）が術後28日以内に手術単独群，化学療法群に割り付けされ，化学療法群は術後4週間後から250mg/m^{2}のUFTを1日2回，2年間投与された．

- 主要評価項目は全生存期間（OS），副次的評価項目は無再発生存期間とした．

- 年齢，性別，病理学的T因子（3cm以下，3cm超）を割り付けの層別化因子とした．

- 手術単独群の5年生存割合を70％，死亡のハザード比を化学療法群で0.67，症例の集積に2年間，経過観察を5年間，検出力を80％，αエラーを片側0.05として600例となったが，手術単独群の5年生存割合が予想より良好であり，症例数を984例に増やした．新しい5年生存割合は83％，集積期間を3年に延長した．

3. 結　果

▶1994年1月～1997年3月に498例が化学療法群，501例が手術単独群に割り付けられた.

▶観察期間中央値は化学療法群で 72ヵ月，手術単独群で 73ヵ月であった.

▶グレード 3の有害事象が2%にみられたが，グレード 4の有害事象はみられなかった.

▶治療コンプライアンスは，1年目で74%，2年目で61%であった．有害事象による中止は123例であった.

▶5年生存割合は化学療法群で88%，手術単独群で85%，HR：0.71（95% CI：0.52-0.98）であった.

▶T1では化学療法群と手術単独群で予後に差がなかったのに対し，T2では化学療法群で予後の改善がみられた〔HR：0.48（95% CI：0.29-0.81）〕.

▶腫瘍径2cm未満，2cm以上3cm未満，3cm以上における5年生存割合はそれぞれ，手術単独群で91%，86%，74%，術後補助化学療法群で89%，89%，85%であった.

▶再発または二次癌が化学療法群で22.6 %，手術単独群で26.4%にみられた．無再発生存期間，再発形式に関して両群間で差はみられなかった.

4. 考察・結論

▶UFTを用いた術後補助化学療法は，特に3cm超の症例において予後の改善に寄与することが示された.

▶Lepidic成分を含む小型肺癌は一般的に予後良好といわれている．本研究でも2cm以下の症例の5年生存割合は91%であり，術後補助化学療法は不要と考えられる.

▶**肺癌診療ガイドライン[7] での扱いと注意点**

・本研究を含む2,003例の非小細胞肺癌切除例に対する術後補助化学療法としてのUFTの有用性に関するメタアナリシスの結果，全体で5%の5 年生存割合の改善を認めた.

・この結果を踏まえ，「病変全体径2 cm以上の術後病理病期ⅠA，ⅠB期（第8版）完全切除，腺癌症例に対してUFT療法は勧められるか？」というクリニカルクエスチョン（CQ）に対して，推奨度1Aで「UFT療法を行うよう推奨する」となっている.

・Lepidic成分を周囲に伴う腫瘍でT1miやT1aに分類される症例での術後補助化学療法の意義は不明である.

・非腺癌症例に対しては，推奨度2Cで「UFT療法を行うよう提案する」となっている.

IALT試験 -2004年-

1. 背景・目的

▶ CDDPベースの術後補助化学療法は術後5年生存割合を改善させるというメタアナリシスが発表された.

▶ CDDPとビンカアルカロイドまたはエトポシド（ETP）を併用した術後補助化学療法の生存に与える影響を評価することを目的とした.

2. 対象・方法

▶ 病理病期Ⅰ～Ⅲ期（1986年AJCC病期分類）のNSCLC完全切除症例（18～75歳）が術後60日以内に割り付けされ，化学療法群は，割り付け後14日以内に治療が開始された.

▶ CDDP投与量（80～100mg/m^2），併用薬剤，術後放射線療法に関しては各施設の判断で決定された.

▶ 主要評価項目は全生存，副次的評価項目は無再発生存，二次癌，有害事象とした.

▶ 術後補助化学療法により，5年生存割合を50％から55％に改善すると仮定し，検出力を90％，αエラーを片側0.05とすると3,300例となった.

3. 結　果

▶ 1995年2月～2000年12月に932例が化学療法群，935例が手術単独群に割り付けられた.

▶ 選択された併用薬は，ETPが56％，ビノレルビン（VNR）27％であった．73.8％の症例で240mg/m^{2}のCDDPが投与された.

▶ 観察期間中央値は両群とも56ヵ月であった.

▶ 治療関連死亡は0.8％，グレード4の有害事象は22.6％でみられた．有害事象による中止は51.5％であった.

▶ 術後放射線療法は化学療法群の70.4％，手術単独群の84.2％で施行された.

▶ 観察期間中に937例の死亡が観察され（化学療法群469例，手術単独群504例），原疾患死は，化学療法群361例，手術単独群405例であった.

▶ 術後5年生存割合は，化学療法群44.5％，手術単独群40.4％，死亡のHRは0.86（95％ CI：0.76-0.98，$P<0.03$）であった.

▶術後5年無再発生存割合は，化学療法群で39.4％，手術単独群で34.3％，死亡または再発のHRは0.83（95％ CI：0.74-0.94, *P*＜0.003）であった．

4. 考察・結論

▶CDDPベースの化学療法が完全切除NSCLC術後症例の予後を改善することを示した初めての大規模無作為化比較試験である．

▶術後補助化学療法により5年生存割合を4.1％改善することができ，NSCLC完全切除術後にCDDPベースの化学療法を3～4コース行うことを強く支持するものとなった．

JBR.10試験 -2005年-

1. 背景・目的

▶第3世代化学療法薬（VNR，ゲムシタビン，タキサン系，イリノテカン）とプラチナ製剤の併用により奏効率（RR）・生存が改善することが進行NSCLCで示された．

▶ⅠB・Ⅱ期のNSCLC症例に対するCDDPとVNRを併用した術後補助化学療法の生存に与える影響を評価することを目的とした．

2. 対象・方法

▶T2N0, T1N1, T2N1のNSCLC完全切除症例（18歳以上）が術後6週間以内に1 vs 1で化学療法群と手術単独群に割り付けされ，割り付け後2日以内に治療を開始された．

▶CDDP（50mg/m^2 day1, 8），VNR（25mg/m^2 週1回）を4週ごとに4コースが予定された．

▶主要評価項目はOS，副次的評価項目は無再発生存と安全性，毒性，QOLとした．

▶術後補助化学療法により，3年生存率を60％から70％に改善すると仮定し，検出力を90％，αエラーを片側0.05とすると，450例となった．

▶*Ras*変異の有無，年齢，性別，PS，切除範囲，組織型で層別化解析を行った．

3. 結 果

▶1994年1月～2001年4月に242例が化学療法群，240例が手術単独群に割り付けられた．

▶観察期間中央値は化学療法群で5.1年，手術単独群で5.3年であった．

▶治療コース中央値は3コース，3コース以上施行された症例は58％であった．73％でグレード3または4の好中球減少，7％で発熱性好中球減少症（FN）がみられた．治療関連死亡は0.8％

であった.

- 術後5年生存割合は化学療法群69％（95％ CI：62-75），手術単独群54％（95％ CI：48-61）であった（P＝0.03）.

- OS中央値は化学療法群で94ヵ月，手術単独群で73ヵ月（HR：0.69，P＝0.04），無再発生存期間中央値は化学療法群で未到達，手術単独群で46.7ヵ月（HR：0.60，P＜0.001）であった.

- サブグループ解析で，Ⅱ期において統計学的に有意な生存改善が示された.

- 5年無再発生存割合は化学療法群で61％（95％ CI：54-68％），手術単独群で49％（95％ CI：42-55％）であった（P＝0.08）.

- 多変量解析で化学療法と扁平上皮癌が無再発生存の延長と相関があった.

4. 考察・結論

- VNRとCDDPの併用療法による術後補助化学療法の有効性の確立に寄与した大規模無作為化試験である.

- 術後5年生存割合を15％改善した一方で，治療関連死亡が0.8％であり効果と毒性のバランスが良好であった.

- ⅠB期では5年生存割合7％の改善であったのに対し，Ⅱ期の患者では20％であり，Ⅱ期における有効性が示唆された.

ANITA試験　-2006年-

1. 背景・目的

- 完全切除後ⅠB，Ⅱ，ⅢA期NSCLCに対する術後補助化学療法としてのVNRとCDDPの併用療法による術後補助化学療法の国際共同試験として，ANITA試験を開始した.

2. 対象・方法

- 病理病期ⅠB期～ⅢA期（1986年TNM分類）のNSCLC完全切除例（18～75歳）が化学療法群と手術単独群で1 vs 1に無作為化された.

- CDDP（100mg/m^2 day1），VNR（30mg/m^2 day1,8,15,22）を4週ごとに4コースが予定された.

- 治療施設，病期，組織（扁平上皮癌 vs その他）で層別化した.

- 主要評価項目は全生存，副次的評価項目は無再発生存と安全性とした.

- ▶術後補助化学療法により，2年生存割合を30％から40％に改善すると仮定し，検出力を90％，αエラーを片側0.05とすると，800例となった．

3. 結　果

- ▶407例が化学療法群，433例が手術単独群に割り付けられた．
- ▶観察期間中央値は化学療法群で76ヵ月，手術単独群で77ヵ月であった．
- ▶化学療法群において4コースを完遂した症例は50％であった．
- ▶グレード 3/4の有害事象として，好中球減少，貧血，発熱性好中球減少症（FN）が多く，治療関連死亡は1.7％でみられた．
- ▶生存期間中央値は化学療法群65.7ヵ月，手術単独群43.7ヵ月（HR：0.80, $P=0.017$）であり，化学療法により予後の改善が得られた．
- ▶術後5年生存割合は化学療法により8.6％改善が認められ，7年目まで継続がみられた（8.4％）．
- ▶サブグループ解析で，Ⅱ・Ⅲ期において化学療法が生存率の有意な改善をもたらした〔HR：Ⅱ期　0.71（95％ CI：0.49-1.03），ⅢA期 0.69（95％ CI：0.53-0.90）〕．
- ▶多変量解析において，術後補助化学療法は年齢，病期，リンパ節転移と並んで予後因子であった．
- ▶無再発生存期間中央値は化学療法群36.3ヵ月（95％ CI：28.0-52.1），手術単独群20.7ヵ月（95％ CI：16.1-28.6）であった〔HR：0.76（95％ CI：0.64-0.91），$P=0.002$〕．
- ▶化学療法群では局所再発，遠隔転移再発ともに有意に少なかった．

4. 考察・結論

- ▶VNRとCDDPの併用療法により，予後を有意に改善した大規模無作為化試験である．
- ▶有害事象に関しては，治療関連死亡が1.7％とIALT（0.8％），JBR.10（0.8％），CALGB9633（0％）などと比較して高く，投与量や治療スケジュールの検討が必要と考えられた．
- ▶Ⅱ～ⅢA期において生存割合が約30％改善しており，有用性が示唆された．

▶肺癌診療ガイドライン[7]での扱いと注意点

- ・IALT, JBR.10, ANITA試験にAdjuvant Lung Cancer Project Italy（ALPI），Big Lung Trial（BLT）を加えた5つの比較試験についてのメタアナリシスLung Adjuvant Cisplatin Evaluation（LACE）[8]を引用している．
  - ・LACEの結果で術後生存に対するHR：0.89（95％ CI：0.82-0.96）と，術後補助化学療法による有意な延命効果が示された．病期別のサブグループ解析で，Ⅱ期，Ⅲ期の生存割合の改善が顕著であった．

・「術後病理病期Ⅱ-ⅢA期（第8版），完全切除例に対してCDDP併用化学療法は勧められるか？」というCQに関して，推奨度1Aで「CDDP併用化学療法を行うよう勧められる」としている．

まとめ

▶ NSCLCに対する術後補助化学療法が行われるようになった大規模無作為化比較試験に関して肺癌診療ガイドラインでの扱いを含め概説した．

▶ 術後補助化学療法の適応は主に術後病期で決定するが，術後補助化学療法による生存の増加は限定的であり，有効性が期待できる患者選択のためのバイオマーカー研究が必要である．

▶ 分子標的薬・免疫チェックポイント阻害薬の術後補助化学療法としての有用性を検証するための国際共同試験が進行中である．

▶ 75歳以上の高齢者に関しては化学療法のエビデンスが少なく，術後補助化学療法の適応に関しては慎重に検討する必要がある．

（三浦奈央子／瀬戸貴司）

参考文献

1) Sawabata N, et al: Japanese lung cancer registry study of 11,663 surgical cases in 2004: demographic and prognosis changes over decade. J Thorac Oncol, 6 (7) : 1229-1235, 2011.
2) NSCLC Meta-analysis Collaborative Group, et al: Adjuvant chemotherapy, with or without postoperative radiotherapy, in operable non-small-cell lung cancer: two meta-analyses of individual patient data. Lancet, 375: 1267–1277, 2010.
3) Kato H, et al: A randomized trial of adjuvant chemotherapy with uracil-tegafur for adenocarcinoma of the lung. N Engl J Med, 350 (17) : 1713-1721, 2004.
4) Arriagada R, et al: Cisplatin-based adjuvant chemotherapy in patients with completely resected non-small-cell lung cancer. N Engl J Med, 350 (4) : 351-360, 2004.
5) Winton T, et al: Vinorelbine plus cisplatin vs. observation in resected non-small-cell lung cancer. N Engl J Med, 352 (25) : 2589-2597, 2005.
6) Douillard JY, et al: Adjuvant vinorelbine plus cisplatin versus observation in patients with completely resected stage IB- Ⅲ A non-small-cell lung cancer (Adjuvant Navelbine International Trialist Association [ANITA]) : a randomised controlled trial. Lancet Oncol, 7 (9) : 719-727, 2006.
7) 日本肺癌学会 編：肺癌診療ガイドライン 2018 年版，金原出版，2018.
8) Pignon JP, et al: Lung adjuvant cisplatin evaluation: a pooled analysis by the LACE Collaborative Group. J Clin Oncol, 26 (21) : 3552-3559, 2008.

第Ⅴ章

Ⅲ期非小細胞肺癌

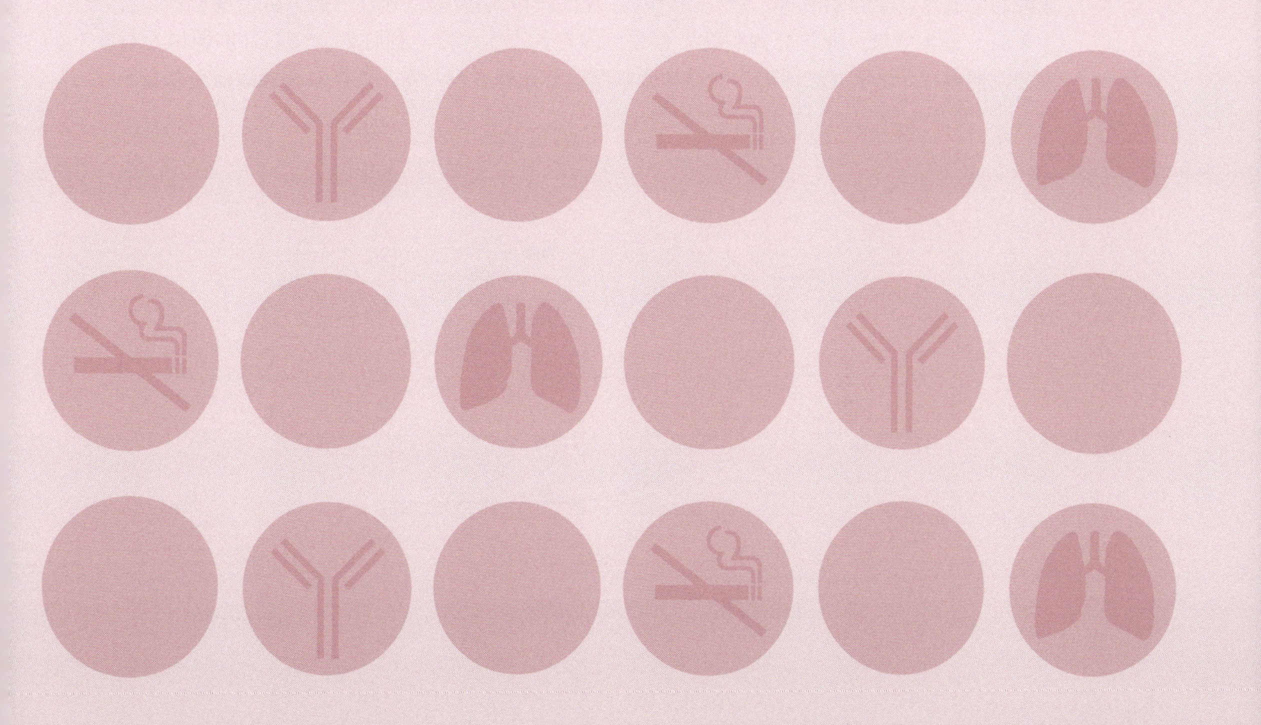

1 Ⅲ期NSCLCの治療戦略

▶Ⅲ期非小細胞肺癌（NSCLC）は全肺癌の約30％を占めており，根治を目指すことができる疾患であるが，局所に留まる傾向のある癌と全身性に播種する傾向のある癌とが混在する病期であり，外科療法，放射線療法，薬物療法を組み合わせた集学的治療法が対象となる病期といえる．

Ⅲ期非小細胞肺癌に対する治療法の変遷

▶1968年に胸部放射線治療単独療法とBSCとの比較試験が行われ，全生存期間（OS）は有意に胸部放射線治療単独療法が優れていた．しかしながら，MSTは9ヵ月，5年生存割合は5％であった[1]．

▶胸部放射線治療の線量分割法についてもさまざまな検討が行われた．1970年代には，放射線治療の線量として，40 Gy，50 Gy，60 Gyが比較され，3年生存割合が，60 Gy 15％，50 Gy 10％，40 Gy 6％と有意差は示されなかったが60 Gy群が良好であった**（図1）**．一方，線量が増加するにつれて局所再発率が低下することが示され，線量依存性は有意であった．この結果から，Ⅲ期NSCLCに対する標準線量として60 Gy/30回が確立した[2]．

▶1日複数回照射を行う過分割照射について検討が行われた．1回1.5 Gyで1日3回照射を行い連続12日間治療を行うCHART試験では，1日1回，1回2 Gy週5回照射を行う通常分割照射と比較して有意に生存が改善した[3]．しかし，1日3回の照射を行うが，週末は治療を行わないスケジュールでは，通常分割照射との差はみられなかった．1回1.2 Gyで1日2回照射を行う過分割照射は，化学療法併用下で通常分割照射と比較されたが，生存の改善はみられなかった[4]．

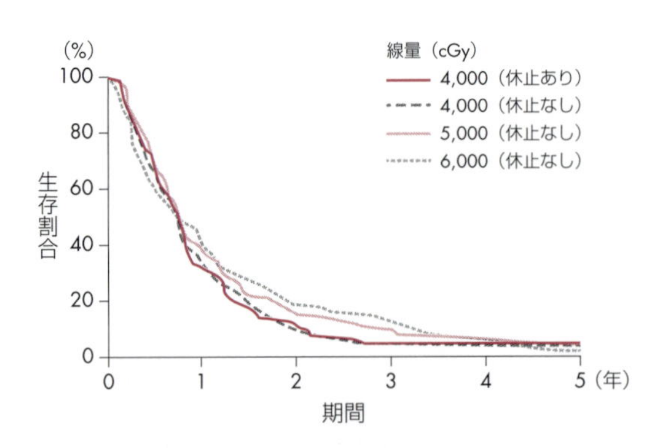

図1　全生存期間（RTOG7301試験）

▶胸部放射線治療と化学療法の併用について検討が行われた．III期NSCLCに対する放射線治療単独療法と化学療法併用療法との比較試験が行われ，シスプラチン（CDDP）を含む化学療法と胸部放射線治療の併用により，生存が有意に改善することが示された[5]．

▶胸部放射線治療と化学療法の併用時期についても検討が行われた．化学療法と放射線療法の併用時期は，同時に行うことで効果が高まることが示されている[6]．同時化学放射線療法（CCRT）では，急性期有害事象の頻度が高くなることに注意が必要である．

▶放射線療法に併用される化学療法のレジメンは，CDDPをベースにしたものと，カルボプラチン（CBDCA）をベースにしたものがあるが，生存については同様の効果が報告されており，日常臨床においては有害事象のプロファイルや患者希望を踏まえてレジメンが選択されている．

▶CCRT後に地固め療法を行うかどうかについても検討されている．地固め療法時に，同時併用時とレジメンを変えて効果が高まるかどうかが検討されたが，生存改善効果はみられず，有害事象が増加したため推奨されていない[7]．同時併用時と同じ薬剤の組み合わせで地固め療法を行うべきかどうかについては，無作為化比較試験での検討は行われていない．複数の報告についてのpooled analysisを行った論文では，地固め療法の有効性は示されなかった[8]．

▶化学療法併用時の放射線治療の線量増加についても検討が行われた．3次元治療計画や強度変調放射線治療など高精度な放射線治療技術を生かして，再発リスクを減らすことを意図して線量増加試験が行われた．複数の第II相試験において74 Gyの放射線治療と化学療法の併用において良好な成績が報告されたため，60 Gyと74 Gyの無作為化比較第III相試験が実施された．しかしながら，74 Gy群で有意にOSが悪化することが示され，局所制御についても改善がみられなかった．一方で，標準線量である60 Gy群では，生存期間中央値が28ヵ月に達し[9]，長期経過観察によって5年生存割合が32％になることが報告されており，化学放射線療法の今後のベンチマークとなる成績といえる[10]．

▶化学放射線療法にセツキシマブを同時併用する意義についても検討が行われた．60 Gyと

表1　III期NSCLCの化学放射線療法成績

試験名	化学療法レジメン	放射線治療（Gy）	MST	5年生存割合(%)
Furuse[11]	MVP	56	16.5	16
RTOG9410[4]	CDDP, エトポシド	63	17	26
WJTOG0105[12]	CBDCA, パクリタキセル	60	22	20
OLCSG0007[13]	CDDP, ドセタキセル	60	26.8	25
INT 0139[14]	CDDP, エトポシド	61	22.2	20
ESPATUE[15]	CDDP, パクリタキセル→ CDDP, ビノレルビン	71	---	40
RTOG0617[9,10]	CBDCA, パクリタキセル	60	28.7	32
JCOG0301[16]	CBDCA	60	22.4	15

MST：生存期間中央値，MVP：マイトマイシン，ビンデシン，シスプラチン，CDDP：シスプラチン，CBDCA：カルボプラチン．

74 Gyを比較する無作為化比較試験に，セツキシマブを併用するかしないかをあわせて検討する2*2方式のデザインで試験が実施された．しかしながら，セツキシマブによる生存の上乗せ効果は示されなかった[9]．

▶プラチナ製剤による化学療法を併用し，根治的な放射線治療を実施し，病勢進行が認められなかった患者を対象に，地固め療法として免疫チェックポイント阻害薬である抗PD-L1抗体（デュルバルマブ）の効果を検討した無作為化比較第Ⅲ相試験において，デュルバルマブを併用することで，OSおよび無増悪生存期間（PFS）が延長することが示され，デュルバルマブは国内で保険承認された[17, 18]．

▶Ⅲ期NSCLCでは，N2症例を中心に外科手術も行われている．しかし外科治療単独では5年生存割合が5％程度と報告されており，術前補助療法や術後補助療法が検討された．複数の無作為化比較試験により，Ⅲ期を含むNSCLCに外科手術を行った後に術後補助化学療法を実施することで生存が改善することが示されている[19]．同じく術前化学療法併用にて生存の改善が報告されている[20]．

▶外科治療の成績を詳細に解析すると，single-station N2症例では，multistation-N2症例と比較して，良好な成績が報告されている[21]．そのため，わが国ではsingle-station N2症例では外科手術も選択されている．

▶N2のあるⅢA期NSCLCを対象に対して，化学放射線療法と化学放射線療法後に外科手術を行う治療法とを比較する無作為化第Ⅲ相試験が実施されたが，全生存割合において外科切除による改善は示されなかった[14]．この報告では，探索的に肺葉切除術と肺全摘術とに分けると，肺葉切除術で治療された患者では化学放射線療法群より予後がよい傾向であった．

▶以上から，ⅢA期NSCLCでは外科手術を行うか，内科治療主体とするかについての治療方針を，呼吸器外科医，腫瘍内科医，放射線治療医を含めた集学的グループで検討することが重要である．外科手術を行う場合には，術前・術後療法を実施することが勧められる．

▶一方，胸部放射線治療を行う場合は，プラチナ製剤を用いた化学療法と同時併用にて60 Gy～70 Gyの照射を行うことが標準治療である．さらに，化学放射線療法によって病勢進行がみられなければ，デュルバルマブによる地固め療法を行うことが勧められる．

▶正常臓器の耐容線量を超える場合には，根治的な放射線治療は不可となる．この場合には，Ⅳ期NSCLCに準じた薬物療法中心の治療を行うことが勧められる．

今後の展望

▶手術，放射線治療，化学療法，免疫療法の最適な組み合わせ法について，既成の治療アルゴリズムに捉われることなく，さまざまな可能性を探っていく局面にさしかかっている．

▶今後の検討課題としては，手術では，補助療法として化学療法，放射線治療に加えて免疫療法の最適な組み合わせの検討，また根治的化学放射線療法後の局所再発に対する救済手術についての検討などがあげられる.

▶放射線治療では，高精度な照射技術である強度変調放射線治療や粒子線治療の有用性が発揮できる病態は何か，現在は同じ病期であれば同一の線量分割法が用いられているが，個別化の可能性の検討などが考えられる.

▶薬物療法では，化学療法のみならず分子標的薬や免疫チェックポイント阻害薬を含めてあらためて局所療法との適切な組み合わせについて検討する必要があるだろう.

▶Ⅲ期NSCLCの治療目標は根治である．実地臨床においても臨床研究においても長期の経過観察が必要であり，その結果を踏まえて治療法を評価すべきである.

（原田英幸）

参考文献

1) Roswit B, et al: The survival of patients with inoperable lung cancer: a large-scale randomized study of radiation therapy versus placebo. Radiology, 90: 688-697, 1968.
2) Perez CA, et al: A prospective randomized study of various irradiation doses and fractionation schedules in the treatmaent of inoperable non-oat-cell carcinoma of the lung. Preliminary report by the Radiation Therapy Oncology Group. Cancer, 59: 1874-1881, 1980.
3) Ball D, et al: A randomised phase Ⅲ study of accelerated or standard fraction radiotherapy with or without concurrent carboplatin in inoperable non-small cell lung cancer: final report of an Australian multi-centre trial. Radiother Oncol, 52: 129-136, 1999.
4) Curran WJ Jr, et al: Sequential vs. concurrent chemoradiation for stage Ⅲ non-small cell lung cancer: randomized phase Ⅲ trial RTOG9410. J Natil Cancer Inst, 103: 1452-1460, 2011.
5) Non-small Cell Lung Cancer Collaborative Group. Chemotherapy in non-small cell lung cancer. A meta-analysis using update data on individual patients from 52 randomized clinical trials. BMJ, 311: 899-909, 1995.
6) Auperin A, et al: Meta-analysis of concurrent versus sequential chemoradiaton for stage Ⅲ non-small cell lung cancer. J Clin Oncol, 28: 2181-2190, 2010.
7) Hanna N, et al: Phase Ⅲ study of cisplatin, etoposide, and concurrent chest radiation with or without consolidation docetaxel in patients with inoperable stage Ⅲ non-small-cell lung cancer: the Hoosier Oncology Group and U.S.Oncology. J Clin Oncol, 26: 5755-5760, 2008.
8) Tsujino K, et al: Is Consolidation Chemotherapy after Concurrent Chemo-Radiotherapy Beneficial for Patients with Locally Advanced Non–Small-Cell Lung Cancer?: A Pooled Analysis of the Literature, J Thorac Oncol, 8: 1181-1189, 2013.
9) Bradley JD, et al: Standard-dose versus high-dose conformal radiotherapy with concurrent and consolidation carboplatin plus paclitaxel with or without cetuximab for patients with stage ⅢA or ⅢB non-small-cell lung cancer (RTOG0617): a randomized, two-by-two factorial phase 3 study. Lancet Oncol, 16: 187-199, 2015.
10) Bradley JD, et al: Long-Term Results of RTOG 0617: A Randomized Phase 3 Comparison of Standard Dose Versus High Dose Conformal Chemoradiation Therapy +/- Cetuximab for Stage Ⅲ NSCLC. Int J Radiat Oncol Biol Phys, 99 (2) Suppl, S105, 2017.
11) Furuse K, et al: Phase Ⅲ study of concurrentversus sequential thoracic radiotherapy in combination with mitomycin, vindesine, and cisplatin in unresectable stage Ⅲ non-small-cell lungcancer. J Clin Oncol, 17: 2692-2699, 1999.
12) Yamamoto N, et al: Phase Ⅲ study comparing second-and third-generation regimens with concurrent thoracic radiotherapy inpatients with unresectable stage Ⅲ non-small-cell lung cancer: West JapanThoracic Oncology Group WJTOG0105. J Clin Oncol, 28: 3739-3745, 2010.
13) Segawa Y, et al: Phase Ⅲ trial comparing docetaxeland cisplatin combination chemotherapy with mitomycin, vindesine, andcisplatin combination chemotherapy with concurrent thoracic radiotherapy inlocally advanced non-small-cell lung cancer: OLCSG 0007. J Clin Oncol, 28: 3299-3306, 2010.
14) Albain KS, et al: Radiotherapy plus chemotherapy withor without surgical resection for stage Ⅲ non-small-cell lung cancer: aphase Ⅲ randomised controlled trial. Lancet, 374: 379-386, 2009.
15) Eberhardt WE, et al: Phase Ⅲ study of surgery versusdefinitive concurrent chemoradiotherapy boost in patients with resectablestage ⅢA(N2) and selected ⅢB non-small-cell lung cancer after inductionchemotherapy and concurrent chemoradiotherapy (ESPATUE). J Clin Oncol, 33: 4194-4201, 2015.
16) Atagi S, et al: Thoracic radiotherapy with or without daily low-dose carboplatin in elderly patients with non-small-cell lung cancer: a randomised, controlled, phase 3 trial by the Japan Clinical Oncology Group (JCOG0301). Lancet Oncol, 13: 671-678, 2012.
17) Antonia SJ, et al: Durvalumab after Chemoradiotherapy in Stage Ⅲ Non-Small-Cell Lung Cancer. N Engl J Med, 377: 1919-1929, 2017.
18) Antonio SJ, et al: Overall Survival with Durvalumab after Chemoradiotherapy in Stage Ⅲ NSCLC. N Engl J Med, 379 (24): 2342-2350, 2018.
19) Arriagada R, et al: NSCLC Meta-analyses Collaborative Group. Adjuvant chemotherapy with or without postoperative radiotherapy, in operable non-small-cell lung cancer: two meta-analyses of indivisual patient data. Lancet, 375: 1267-1277, 2010.
20) NSCLC Meta-analysis Collaborative Group. Preoperative chemotherapy for non-small-celllung cancer: a systematic review and meta-analysis of indivisual participant data. Lancet, 383: 1561-1571, 2014.
21) Yoshino I, et al: Surgical outcome of stage ⅢA- cN2/pN2 non-small-cell lung cancer patients in Japanese lung cancer registry study in 2004. J Thorac Oncol, 7: 850-855, 2012.

2 わが国での標準治療にかかわる大規模無作為化比較試験

▶臨床病期（c）Ⅲ期で発見される非小細胞肺癌（NSCLC）は全体の約20～25%程度であるが，初期手術（initial surgery）は困難と判断されても「治癒を目指すべき病期」であることを念頭において治療計画を立てることが重要である．そのためには診断時から呼吸器内科，呼吸器外科，放射線治療科との密接な連携と，綿密な治療計画の立案が必要である．

▶cⅢ期は原発巣の進展状況，リンパ節転移の状態（bulkyか否か，単発か多発か）など多様性のある集団で，cN2の診断方法や治療戦略，特に外科切除の適否については施設ごとに異なっている．

▶本項では，切除不能Ⅲ期NSCLC症例の標準治療である同時化学放射線療法（CCRT）について，代表的な4つの臨床試験の結果を概説する．

FURUSE試験

1. 背景・目的

▶cⅢ期NSCLCに対する標準治療は，1980年代前半までは放射線療法単独であった．

▶1980年代後半に，CALGBとRTOGによる2つの無作為化比較試験（RCT）（CALGB8433試験[1]，RTOG/ECOG4588試験[2]）が行われ，シスプラチン（CDDP）/ビンブラスチン（VBL）による逐次化学療法後放射線療法の有用性が示された．

▶逐次化学療法後放射線療法の奏効率（RR）と生存期間中央値（MST）は，CALGB8433試験では56%，13.7ヵ月，RTOG/ECOG4588試験では60%，13.8ヵ月であった．

▶Furuseらは，当時最高のRRを示していた，マイトマイシンC（MMC）/ビンデシン（VDS）/CDDPによるMVP療法を減量せずにfull doseで放射線療法と併用し，逐次療法と同時併用療法のどちらが有用であるかを検討した[3]．

2. 対象・方法（図1）

▶対象の選択基準は，①組織学的もしくは細胞学的に確認された，cⅢ期のNSCLC，②T3N0およびT3N1症例や胸水貯留症例は除外，③年齢75歳以下，④測定可能病変を有する，⑤ECOG PS 0-2，⑥放射線照射野が一側肺の半分以下，⑦化学療法，胸部放射線療法，胸部手術のいずれも行われていない，⑧活動性の重複癌を有さない（5年以上再発のない症例は組み入れ可能），⑨正常臓器機能を有する，とした．

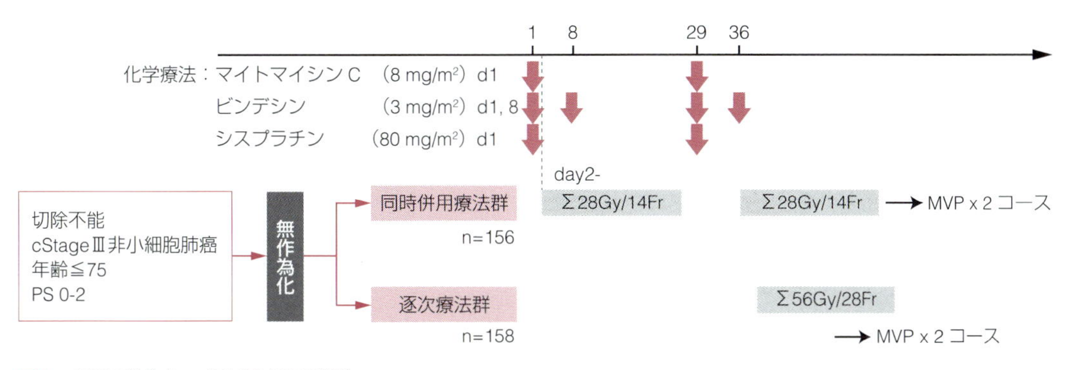

図1 試験デザイン（FURUSE試験）

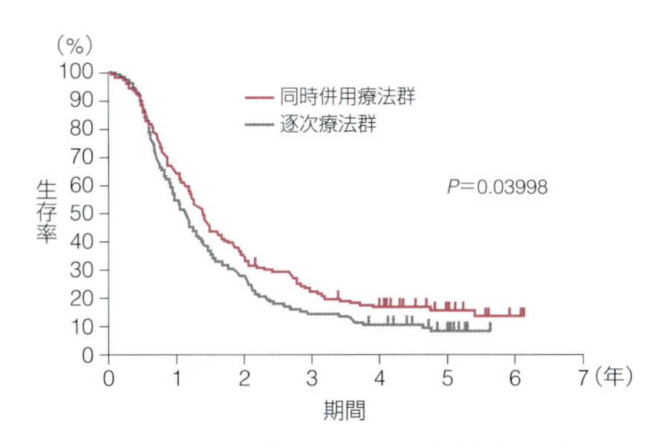

図2 同時併用療法群と逐次療法群における全生存期間（FURUSE試験）

（文献3より改変）

▶2年生存割合を20%から30%に改善すると仮定し，検出力80%，αエラーを5%として320例を集積予定とした．

3. 結　果

▶1992年8月～1994年12月の間に320例が集積され，最終的に314例が解析された．

▶RRは同時併用療法群（n=156）で84.0%（95% CI：78.22-89.73）であり，うち4例がCRであった．逐次療法群（n=158）では，RR 66.4%（95% CI：59.09-73.82）であり，うち2例がCRであった（P=0.002）．

▶MSTは同時併用療法群で16.5ヵ月 vs 逐次療法群で13.3ヵ月（P=0.040）であり，2年生存割合は34.6% vs 27.4%，5年生存割合は15.8% vs 8.9%とそれぞれ同時併用療法群で良好な結果であった**（図2）**．なお，再発までの期間（failure-free survival）については，8.3ヵ月 vs 8.0ヵ月であり，有意差は認めなかった（P=0.152）．

▶毒性については，骨髄抑制は同時併用療法群で有意に多く認めたが，食道炎や肺炎など放射線関連有害事象は同程度であった．

4. 考察・結論

▸ MVP療法と放射線療法の同時併用療法は，RR 84.0%，MST 16.5ヵ月と，これまでの逐次療法と比較して治療成績の改善を認めた．

▸ 放射線同時化学療法は，CDDP/VBL療法を用いたRTOG9410試験によって追試され，RR，MSTはそれぞれ，逐次療法で61%，14.6ヵ月，同時併用群で70%，17.0ヵ月であった[4)]．

▸ この2つのRCTの結果により，CDDPベースの第2世代化学療法をfull doseで放射線療法と早期同時併用する治療法が標準治療となった．

WJTOG0105試験

1. 背景・目的

▸ 1990年代には，進行NSCLCにおいて第2世代抗癌薬に比べ，第3世代抗癌薬の優位性が示されるようになり，放射線治療との併用についても多くの臨床試験が検討された．

▸ LAMP試験では第3世代抗癌薬とプラチナ製剤との併用療法は毒性面でfull doseでの同時併用は困難と考えられ，カルボプラチン（CBDCA）/パクリタキセル（PTX）のfull dose投与後RTを行う逐次化学放射線療法（sequential CRT）の1群，CBDCA/PTXのfull dose投与後low dose CRTの2群，low dose CRT後full dose CBDCA/PTXでconsolidationの3群でrandomized Phase Ⅱ試験を行った[5)]．結果はMST　1群：13.0ヵ月，2群：12.7ヵ月，3群：16.3ヵ月であり，low dose CRT後のfull dose 地固め療法（consolidation）が有用な可能性が示唆された．

▸ この結果を受けてWJTOGは，放射線療法を併用する化学療法レジメンとして，第2世代抗癌薬であるMVP療法と第3世代抗癌薬であるCDBCA/イリノテカン（CPT-11）療法，CBDCA/PTX療法のRCTを行った（非劣性の検証）（WJTOG0105試験）[6)]．

2. 対象・方法（図3）

▸ 対象の選択基準は，①組織学的もしくは細胞学的に確認された切除不能cⅢ期NSCLC，②測定可能病変を有する，③抗癌薬治療や胸部放射線治療の既往がない，④PS 0-1，⑤75歳以下，⑥正常な臓器機能を有する症例で，⑦肺線維症や3年以内の悪性腫瘍の既往，悪性胸水，38℃以上の発熱，感染症や重篤な心疾患，コントロール不良の糖尿病，定期的にステロイドを使用している症例などは除外とした．

▸ 主要評価項目は全生存期間（OS），副次的評価項目は無増悪生存期間（PFS），抗腫瘍効果，毒性であった．

▸ コントロール群でありA群（MVP群）のMSTを16.5ヵ月，B群（CBDCA/CPT-11群），C群（CBDCA/PTX群）のMSTを20.5ヵ月と推定し，非劣性マージンを1.176，検出力80%，片

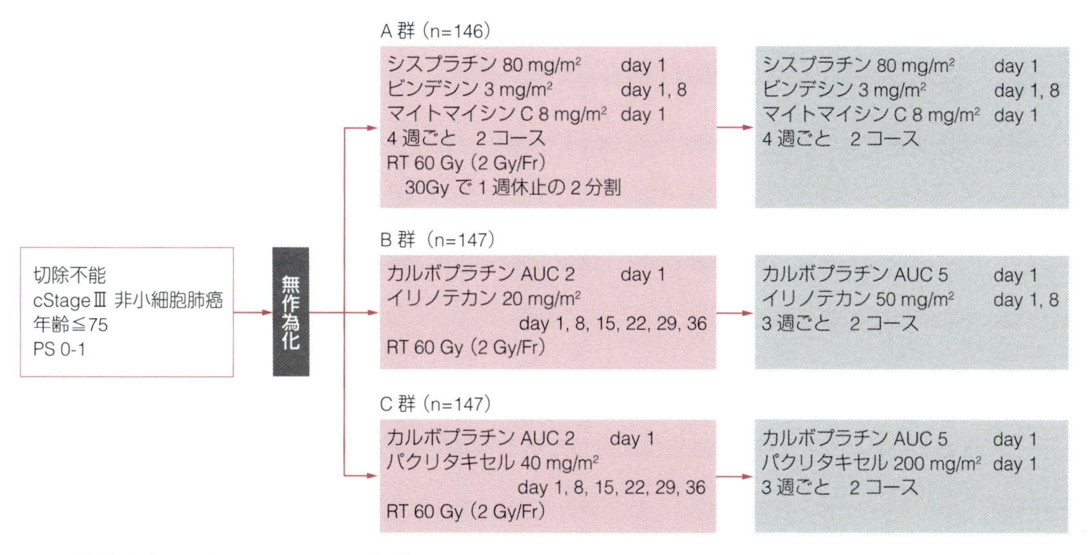

図3 試験デザイン（WJTOG0105 試験）

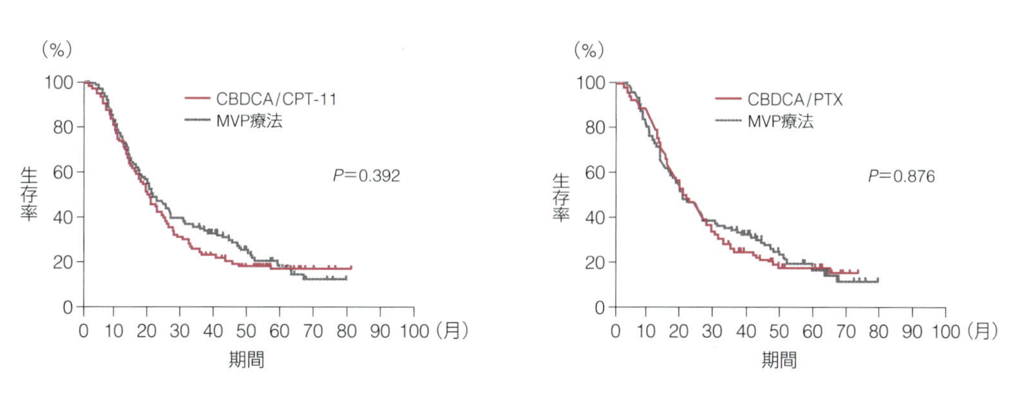

図4 全生存期間（WJTOG0105試験）

（文献 6 より改変）

側 α エラーを2.5%とし，合計450例の集積を予定した．

3. 結　果

▶2001年9月～2005年9月の間に456例が集積され，最終的に440例が解析された．

▶主要評価項目のOSについては，A群 20.5ヵ月，B群 19.8ヵ月，C群 22.0ヵ月であり，3群間に有意差は認めなかった．HRの信頼区間（CI）上限値は，A群 vs B群で1.402，A群 vs C群で1.204であり，ともに設定していた非劣性マージンを超え，B群，C群ともにA群に対する非劣性を証明することはできなかった **(図4)**．

▶3年生存割合，5年生存割合はそれぞれ，A群 35.3%，17.5%，B群 24.2%，17.8%，C群 26.4%，

19.5%であった．また，RRはそれぞれ，66.4%，56.5%，63.3%，PFSの中央値は，8.2ヵ月，8.0ヵ月，9.5ヵ月であり，いずれも有意差は認めなかった．

▶治療関連死がA群2人，B群5人，C群4人で認められた．グレード3以上の骨髄抑制や感染，発熱性好中球減少症（FN），胃十二指腸障害はB群，C群に比してA群で有意に多く認められた．また，グレード3以上の神経障害は，C群で有意に多く認められた．グレード3以上の食道炎や肺炎など放射線関連毒性については，3群間に有意差は認められなかった．

4. 考察・結論

▶放射線同時併用時の化学療法として，第2世代のMVP療法と第3世代のCBDCA/CPT-11療法あるいはCBDCA/PTX療法を比較した第Ⅲ相試験であったが，ともにMVP療法に対する非劣性を証明できなかった．

▶WJTOGは，主要評価項目は満たさなかったものの，3群間の生存率に統計学的な有意差はなく，神経障害以外の毒性がCBDCA/PTXで軽度であったことから，CBDCA/PTXを標準治療として結論づけている．

▶中国からの第Ⅱ相試験ではあるが，放射線同時併用レジメンとしてCBDCA/PTXとCDDP/エトポシド（VP-16）を比較し，CBDCA/PTX群がOSで有意に劣り，食道炎（グレード2/3，40%）や肺炎（グレード2以上，49%）の局所有害反応も強く，推奨できないとしている[7]．

▶エビデンスとしては，CBDCA/PTXはMVP療法に対する非劣性は証明できておらず，またsmall sample sizeの比較第Ⅱ相試験ではあるが，むしろ劣る結果も示されている．しかし，有害事象の少なさとその汎用性から「肺癌診療ガイドライン（2018年版）」にも推奨グレード1Aで記載されている．

OLCSG0007試験

1. 背景・目的

▶SWOGは，放射線同時併用CDDP/VP-16療法後のドセタキセル（DTX）地固め療法（S9504試験）を過去に行われたS9019試験と比較し，この地固め療法をSWOGにおける標準治療法とした[8]．しかし，この治療法は後にHOG（Hoosier Oncology Group）の実施したRCTで否定された[9]．

▶OLCSGは，CDDPと第2世代抗癌薬を組み合わせたMVP療法と，第Ⅰ/Ⅱ相試験でOLCSGがその有用性を示した第3世代抗癌薬を組み合わせたCDDP/DTX療法（DP療法）のRCTを行った（優越性の検証）（OLCSG0007試験）[10]．

2. 対象・方法（図5）

▶対象の選択基準は，①組織学的もしくは細胞学的に確認された切除不能cⅢA期（bulky

N2)，cⅢB期のNSCLC，②放射線の照射野が一側肺の1/2を超えない，③抗癌薬治療や胸部放射線治療の既往がない，④75歳以下，⑤PS 0-1，⑥測定可能病変を有する，⑦正常な臓器機能を有する症例で，⑧悪性胸水や心嚢液，活動性のある重複癌，肺線維症や重度の心臓病，コントロール不良な糖尿病や感染を有する症例は除外とした．

- 主要評価項目は，2年生存期間，副次的評価項目はRR，PFS，安全性であった．

- MVP群の2年生存割合を35%，DP群の2年生存割合を55%と推定し，検出力80%，αエラーを5%とし，合計200例の集積を予定した．

3. 結　果

- 2000年7月～2005年7月の間に200例が集積された．

- 主要評価項目である2年生存期間については，DP群で良好な傾向が認められた（P=0.059 log rank検定，P=0.044 early-period weighted log rank検定）**(図6)**．

- RRはDP群，MVP群でそれぞれ，78.8%（うちCR 4%）vs 70.3%（うちCR 1%），PFS中央値は13.4ヵ月 vs 10.5ヵ月，2年生存割合は60.3% vs 48.1%，MSTは26.8ヵ月 vs 23.7ヵ月であ

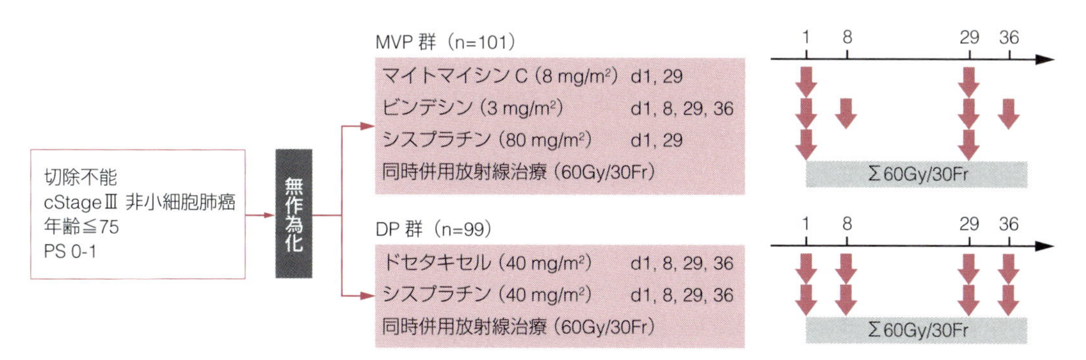

図5　試験デザイン（OLCSG0007試験）

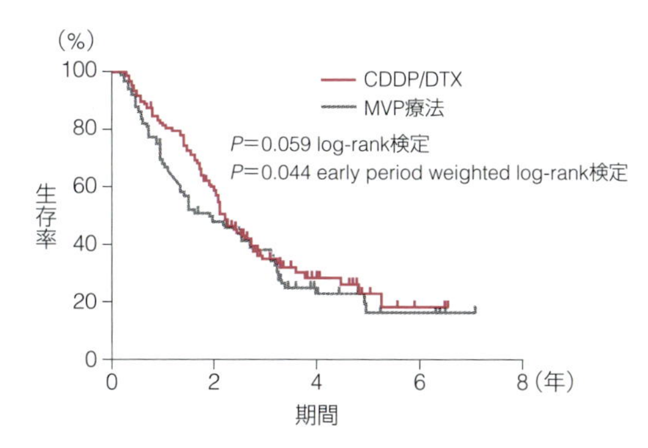

図6　全生存期間（OLCSG0007試験）

（文献10より改変）

り，いずれもDP群がよい傾向にあったが，統計学的な有意差は認められなかった．

- グレード3以上の血液毒性，FNはMVP群で有意に多く認められた（P=0.012）．放射線食道炎はDP群で多く認められ（14% vs 6%，P=0.056），放射線肺炎もDP群でより重篤であり，2%の治療関連死を認めた．

- Dose delivery（実投与量/予定投与量）はDP群でDTX 84%，CDDP 83%，放射線 92%，MVP群でMMC 91%，VDS 87%，CDDP 90%，放射線 86%であった．

4. 考察・結論

- 2年生存割合について，early-period weighted log rank検定ではDP療法が有意に優れていたことから，DP療法は特に治療の早期に高い効果を示すと考えられる．

- DP療法は，地固め療法がなく，導入療法として有用であること，通常量以上の薬剤が二分割され，治療強度が高められていることなどが特徴としてあげられる．

JCOG0301試験

1. 背景・目的

- 高齢者のⅢ期症例に対する治療に確立されたものはない．71歳以上の症例では，化学放射線療法に比較して，放射線療法単独のほうがQOLを加味した生存期間は良好であったという報告[11]や，骨髄抑制などの副作用は高齢者で有意に多く認められるものの，生存率に有意差は認められなかったことから，年齢は予後因子とはならないとした報告[12]などさまざまである．

- JCOGは，71歳以上の高齢者を対象とし，CCRT群（低用量CBDCA+胸部放射線照射）と放射線療法単独群の第Ⅲ相RCTを行った（優越性の検証）（JCOG0301試験）[13]．

2. 対象・方法（図7）

- 対象の選択基準は，①組織学的もしくは細胞学的に確認されたNSCLC，②71歳以上でCDDPベースの化学療法が不可能な症例（すなわち75歳以上の症例や74歳以下の症例でも合併症やPS 2，難聴などのためCDDPを用いることができない症例），③切除不能なⅢA期，ⅢB期，④測定可能病変を有する，⑤抗癌薬治療や胸部放射線治療の既往がない，⑥PS 0-2，⑦正常な臓器機能を有する症例で，⑧活動性のある感染症，間質性肺炎，肺線維症，慢性閉塞性肺疾患，コントロール不良な心臓病，5年以内の活動性の悪性腫瘍を有する症例は除外とした．

- 主要評価項目は，OS，副次的評価項目はRR，PFS，再発部位，毒性であった．

- 放射線療法単独群のMSTを10ヵ月，化学放射線療法群のMSTを15ヵ月と推定し，検出力

80%，片側αエラーを5%とし，合計200例の集積を予定した．

3. 結　果

- 2003年9月～2010年5月の間に200例が集積された．
- 主要評価項目のOSについては，MSTが化学放射線療法群で22.4ヵ月，放射線療法単独群で16.9ヵ月であり，OSは化学放射線療法群で有意に延長を認めた（HR：0.68, 95% CI：0.47-0.98, 片側P=0.0179）（図8）．
- PFSも化学放射線療法群で8.9ヵ月，放射線療法単独群で6.8ヵ月であり，化学放射線療法群で有意に良好であった（HR：0.66，95% CI：0.49-0.90，両側P＝0.009）．
- RRは化学放射線療法群で51.5%，放射線療法単独群で44.9%であり，有意差は認められなかった（両側P＝0.3934）．
- 再発部位については，2群間で明らかな差は認められなかった．

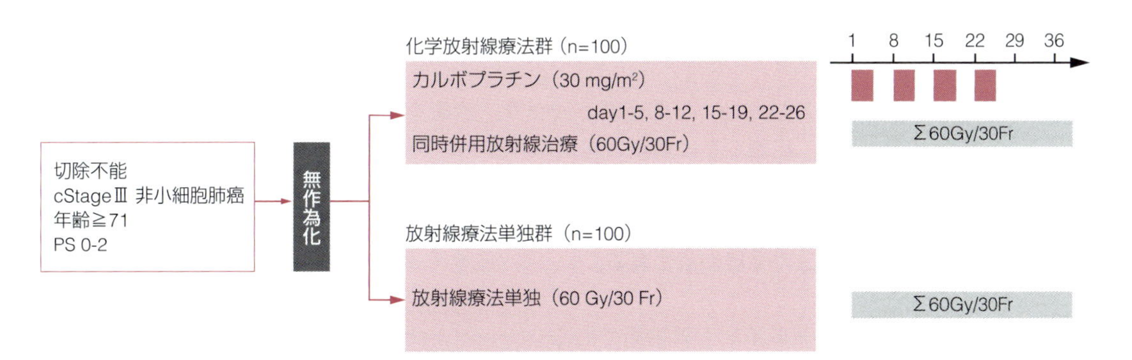

図7　全生存期間（JCOG0301試験）

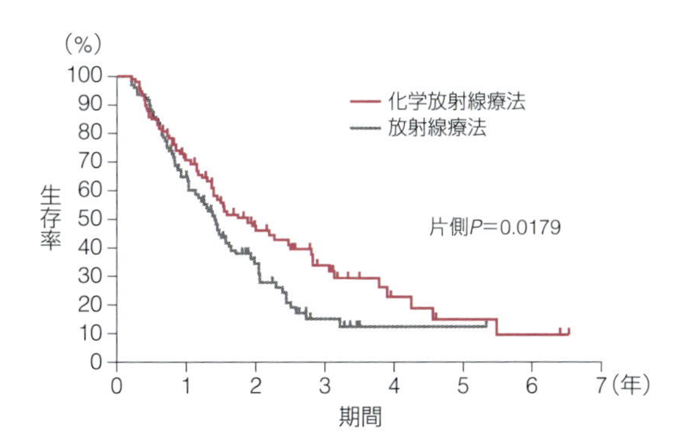

図8　全生存期間（JCOG0301試験）

（文献13より改変）

▶毒性については，化学放射線療法群で骨髄毒性を多く認めた．放射線療法単独群ではグレード4の血液毒性は認めなかったが，化学放射線療法群ではグレード4の好中球減少が22.9%で認められ，グレード3の感染症も12.5%と多く認められた．グレード3以上の肺障害は，化学放射線療法群で6例，放射線療法単独群で5例認められた．7例で治療関連死を認め，3例が化学放射線療法群であった．

▶治療完遂率は化学放射線療法群で88%，放射線療法単独群で93%であった．

4. 考察・結論

▶著者らは，適切に選択された症例においては放射線療法単独よりも低用量CBDCA併用放射線療法による有益性が明らかであるため，併用療法を考慮すべきと結論づけている．

▶本試験においても，血液毒性などの毒性は，化学放射線療法群で頻度が高く認められたが，その他の高齢者に対する放射線療法単独と化学放射線療法群を比較した試験でも，併用療法群で有害事象の発生頻度が高く，注意が必要である．

まとめ

▶全身状態がよく，合併症を伴わない臨床病期Ⅲ期NSCLC症例に対する化学放射線療法となるレジメンを上述のごとく紹介した．

▶本来，Ⅲ期症例に対しては，Ⅳ期症例と異なり，治癒を目指した治療提供がなされるべきである．その上で，症例ごとに適正と考えられるレジメンを選択することが肝要である．

▶さらなる成績向上を得るために，より高い効果，有害反応の少ない新規抗癌薬の登場，放射線照射技術・方法の発展が望まれる．

▶特に，免疫チェックポイント阻害薬であるデュルバルマブを地固めとして使用することでPFSの有意かつ深い延長効果が認められており（PACIFIC試験[14]），今後日常診療での適正な使用が望まれる．

（槇本　剛／堀田勝幸）

参考文献

1) Dillman RO, et al: Improved survival in stage Ⅲ non-small-cell lung cancer: seven-year follow-up of cancer and leukemia group B (CALGB) 8433 trial. J Natl Cancer Inst, 88(17): 1210-1215, 1996.

2) Sause WT, et al: Radiation Therapy Oncology Group (RTOG) 88-08 and Eastern Cooperative Oncology Group (ECOG) 4588: preliminary results of a phase Ⅲ trial in regionally advanced, unresectable non-small-cell lung cancer. J Natl Cancer Inst, 87(3): 198-205, 1995.

3) Furuse K, et al: Phase Ⅲ study of concurrent versus sequential thoracic radiotherapy in combination with mitomycin, vindesine, and cisplatin in unresectable stage Ⅲ non-small-cell lung cancer. J Clin Oncol, 17(9): 2692-2699, 1999.

4) Curran WJ Jr. et al: Sequential vs. concurrent chemoradiation for stage Ⅲ non-small cell lung cancer: randomized phase Ⅲ trial RTOG 9410. J Natl Cancer Inst, 103(19): 1452-1460, 2011.

5) Belani CP, et al: Combined chemoradiotherapy regimens of paclitaxel and carboplatin for locally advanced non-small cell lung cancer: a randomized phase Ⅱ locally advanced multi-modality protocol. J Clin Oncol, 23(25): 5883-5891, 2005.

6) Yamamoto N, et al: Phase Ⅲ study comparing second- and third-generation regimens with concurrent thoracic radiotherapy in patients

with unresectable stage Ⅲ non-small-cell lung cancer: West Japan Thoracic Oncology Group WJTOG0105. J Clin Oncol, 28(23): 3739-3745, 2010.

7) Wang L, et al: Randomized phase Ⅱ study of concurrent cisplatin/etoposide or paclitaxel/carboplatin and thoracic radiotherapy in patients with stage Ⅲ non-small cell lung cancer. Lung Cancer, 77(1): 89-96, 2012.

8) Gandara DR, et al: Consolidation docetaxel after concurrent chemoradiotherapy in stage ⅢB non-small-cell lung cancer: phase Ⅱ Southwest Oncology Group Study S9504. J Clin Oncol, 21(10): 2004-2010, 2003.

9) Hanna N, et al: Phase Ⅲ study of cisplatin, etoposide, and concurrent chest radiation with or without consolidation docetaxel in patients with inoperable stage Ⅲ non-small-cell lung cancer: the Hoosier Oncology Group and U.S. Oncology. J Clin Oncol, 26(35): 5755-5760, 2008.

10) Segawa Y, et al: Phase Ⅲ trial comparing docetaxel and cisplatin combination chemotherapy with mitomycin, vindesine, and cisplatin combination chemotherapy with concurrent thoracic radiotherapy in locally advanced non-small-cell lung cancer: OLCSG 0007. J Clin Oncol, 28(20): 3299-3306, 2010.

11) Movsas B, et al: The benefit of treatment intensification is age and histology-dependent in patients with locally advanced non-small cell lung cancer (NSCLC): a quality-adjusted survival analysis of radiation therapy oncology group (RTOG) chemoradiation studies. Int J Radiat Oncol Biol Phys, 45(5): 1143-1149, 1999.

12) Rocha Lima CM, et al: Therapy choices among older patients with lung carcinoma: an evaluation of two trials of the Cancer and Leukemia Group B. Cancer, 94(1): 181-187, 2002.

13) Atagi S, et al: Thoracic radiotherapy with or without daily low-dose carboplatin in elderly patients with non-small-cell lung cancer: a randomised, controlled, phase 3 trial by the Japan Clinical Oncology Group (JCOG0301). Lancet Oncol, 13(7): 671-678, 2012.

14) Antonia SJ, et al: Durvalumab after Chemoradiotherapy in Stage Ⅲ Non-Small-Cell Lung Cancer. N Engl J Med, 377(20): 1919-1929, 2017.

3 海外での標準治療にかかわる大規模無作為化比較試験

- 切除不能，局所進行非小細胞肺癌に対する標準治療は化学放射線療法である．近年，化学放射線治療後の地固め療法としてデュルバルマブが登場し，治療成績は向上している．

- 化学放射線療法自体は，現時点でも基点となる治療として重要な役割を担っている．これまでに海外で行われた化学放射線療法の代表的な試験を振り返り，今後の治療開発の参考にしたい．

RTOG8808/ECOG4588試験[1)]

1. 背景・目的

- 1973年，RTOG73-01試験（第Ⅲ相）において，2 Gy×30回，6週間の照射方法による胸部放射線単独療法が，全生存期間中央値（MST）が約11ヵ月で，標準的な胸部放射線療法と結論づけられた[2)]．

- 1983年，RTOG83-11試験（第Ⅰ/Ⅱ相）において，1.2 Gy，1日2回照射，合計69.6 Gy/58分割による多分割照射による放射線療法は，毒性を増すことなく，MSTは10ヵ月であり良好な結果であった[3)]．

- 1984年，CALGB8433試験（第Ⅲ相）において，シスプラチン（CDDP），ビンブラスチン（VBL）併用療法による導入化学療法後の胸部放射線療法が，胸部放射線単独療法と比較して，MST 13.7ヵ月 vs 9.6ヵ月で全生存期間（OS）の延長を認めた[4)]．

- RTOG8808/ECOG4588試験は，CALGB8433試験に放射線多分割照射を試験群に入れて，3群の比較試験で検証することを目的とした．

2. 対象・方法

- 対象は，切除不能Ⅱ，ⅢAまたはⅢBの非小細胞肺癌（NSCLC）と診断，KPSが70以上，3ヵ月以内の体重減少が5%未満で，年齢が18歳以上であった．

- 試験デザインを**図1**に示す．第1群：1回線量2 Gy，1日1回照射，6週間，計60 Gy/30分割（RT），第2群：CDDP 100mg/m^2 day 1, 29＋VBL 5mg/m^2 day 1, 8, 15, 22, 29の計2サイクル後に第1群の放射線療法（CRT），第3群：1回線量1.2 Gy，1日2回照射，計69.6 Gy/58分割（HFX RT）とした．

▶主要評価項目はOSであった．症例設定は，標準治療群（第1群）のMSTを8.7ヵ月と仮定して，試験群（第2群）のMSTを13ヵ月と見込み，αエラー5%，統計学的パワーを80%のもとで計算すると1群161例，全体で484例の登録が必要であった．

3. 結　果

▶1989年1月から1992年1月までの約3年間で，計490例が登録された．不適格例を除外して解析対象は461例（1群：153例，2群：152例，3群：156例）であった．観察期間中央値は33ヵ月であった．

▶毒性はいずれの群もおおむね問題なかった．急性期の放射線療法によるグレード4以上の毒性は，第1群で1例，第2群で1例，第3群で4例であった．治療関連死亡は，第2群で3例（1例は肺障害，2例は化学療法関連死亡），第3群で1例（肺障害）であった．

▶第1群，第2群，第3群のMSTはそれぞれ11.4ヵ月，13.8ヵ月，12.3ヵ月で，log rank検定で$P=0.03$であった（図2）．

4. 考察・結論

▶第2群のCDDP/VBLによる2サイクルの導入化学療法後の標準的胸部放射線単独療法がもっ

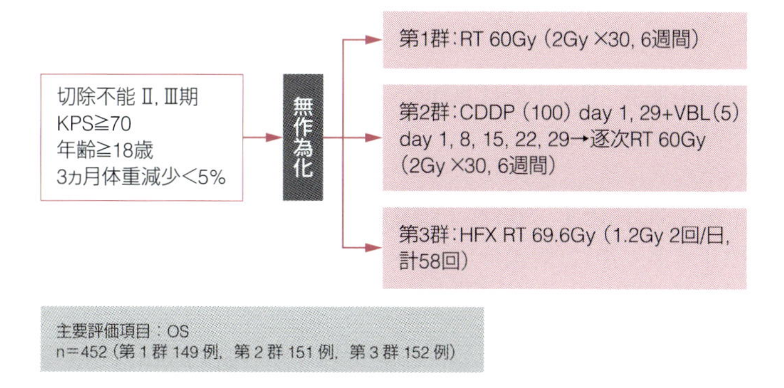

図1　試験デザインCRT vs RT（RTOG88-08/ECOG4588試験）

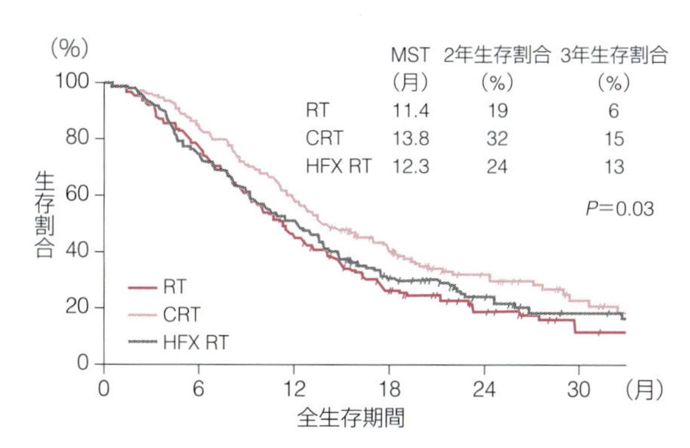

図2　3群の全生存期間（RTOG88-08/ECOG4588試験）

とも優れた治療法であることが証明された．第3群の多分割照射は，第1群の標準的放射線単独療法を上回る成績ではなかった．

RTOG9410試験[5)]

1. 背景・目的

- RTOG8808/ECOG4588試験とCALGB8433試験の結果より，CDDP/VBL併用化学療法2サイクル施行後に引き続く胸部放射線療法が，切除不能，局所進行NSCLCに対する標準治療として確立された．
- CDDP/VBL療法に多分割照射を同時併用する第Ⅱ相試験（RTOG0915試験）において，MSTは12.2ヵ月で，忍容性も良好であった[6)]．
- CDDP/エトポシド（VP-16）療法に多分割照射を同時併用する第Ⅱ相試験（RTOG9106試験）において，MSTは18.9ヵ月で有望な結果であった[7)]．
- 本試験は，CDDP/VBL療法2サイクル後に引き続く標準的胸部放射線療法をコントロール群とし，CDDP/VBL併用化学療法と胸部放射線療法の同時併用療法と，CDDP/VP-16併用化学療法と多分割放射線照射の同時併用療法を比較する第Ⅲ相試験である．

2. 対象・方法

- 対象は，切除不能Ⅱ，ⅢAまたはⅢBのNSCLC，KPSが70以上，3ヵ月以内の体重減少が5%未満で，年齢が18歳以上であった．
- 試験デザインを図3に示す．第1群：CDDP 100mg/m^2 day 1, 29＋VBL 5mg/m^2 day 1, 8, 15, 22, 29の計2サイクル後に1回線量1.8 Gy×25回＋2 Gy×9回，1日1回照射，をday 50より開始．

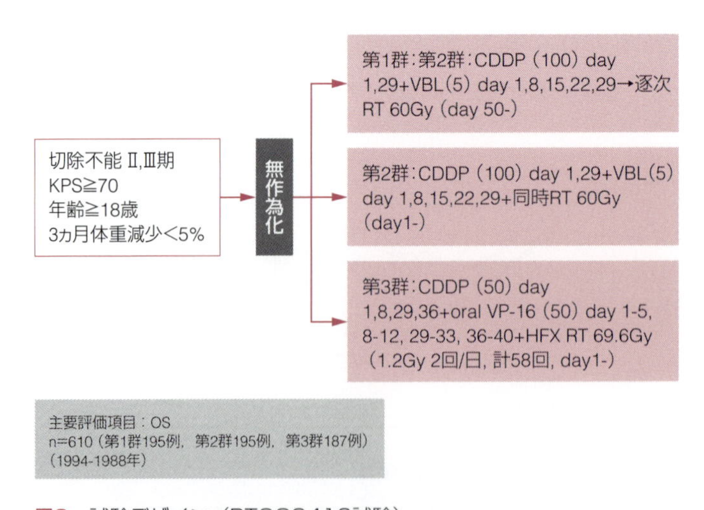

図3　試験デザイン（RTOG9410試験）

第2群：第1群の胸部放射線療法をday 1より同時併用で開始．第3群：CDDP 50mg/m^2 day 1, 8, 29, 36，経口VP-16 100mg 分2 day 1-5, 8-12, 29-33, 36-40＋同時併用多分割照射放射線療法1回線量1.2 Gy 1日2回照射，計60.6 Gy/58分割とした．

▶主要評価項目はOSであった．症例設定は，コントロールの第1群のMSTを13.8ヵ月とし，もっとも成績の優れた群のMSTが43％改善することを見込んで，αエラー5%，統計学的パワー80%と仮定し，最低フォローアップを2年間とすると，1群199例，全体で597例と算出された．主要評価項目に関して，Chen and Simon法を用いて，最初に第1群と第2群の間で有意水準P=0.055で検討し，次に優れた方と第3群を有意水準P=0.069で比較し，最終的にもっとも優れた群を選択することとした．

3. 結　果

▶1994年7月から1998年7月までの約4年間で，計610例が登録された．不適格例を除外して解析対象は577例（1群：195例，2群：195例，3群：187例）であった．最終解析は2009年11月に行われ，観察期間中央値は11年であった．

▶第1群，第2群，第3群のMSTはそれぞれ14.6ヵ月，17.0ヵ月，15.6ヵ月であった．5年生存率はそれぞれ10％，16％，13％であり，第1群と第2群のHR：0.812（95％ CI：0.663-0.996），log rank検定P=0.046で第2群が優れていたが，続く第2群と第3群の比較では，HR：0.925（95% CI：0.452-1.138），log rank検定P=0.46であり，第3群は第2群を上回る成績ではなかった（図4）．

▶毒性については，グレード3以上の急性期の食道炎は第1群，第2群，第3群でそれぞれ4%，22%，45％であり，放射線同時併用群で多くみられた．グレード3以上の顆粒球減少はそれぞれ77％，81％，53％であり，VBLを含むレジメンで多くみられた．

	n	MST（月）	5年生存割合（%）
1群（seq）	195	14.6	10
2群（conc）	195	17.0	16
3群（HFx）	187	15.6	13

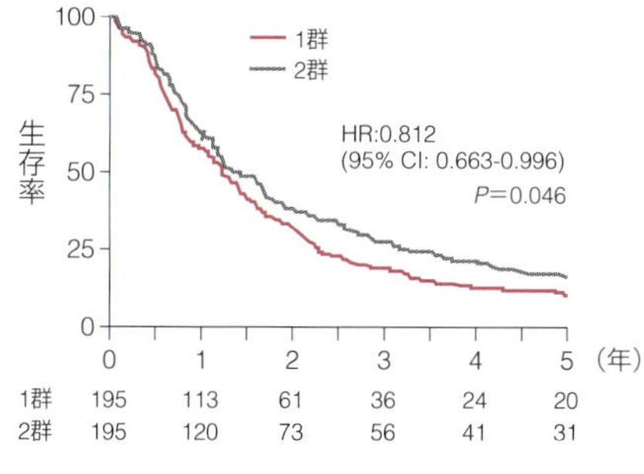

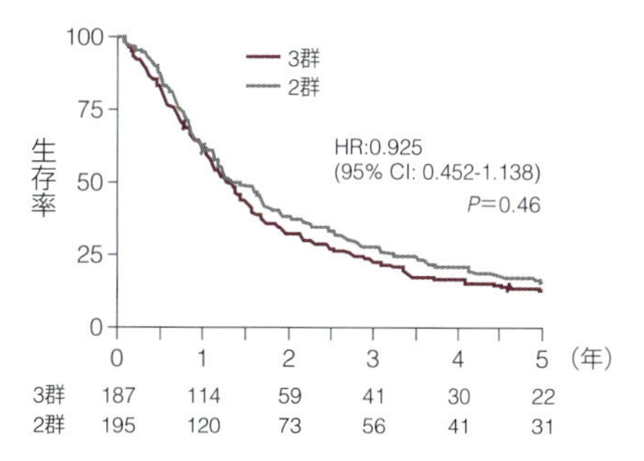

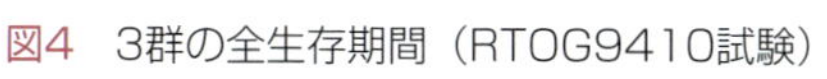
図4　3群の全生存期間（RTOG9410試験）

4. 考察・結論

▶CDDP/VBL同時化学放射線療法（CCRT）の成績がもっともよく，毒性も許容範囲内であり，切除不能Ⅲ期NSCLCの標準的治療と証明された．多分割照射放射線療法は，化学療法同時併用においては，標準的放射線療法に比べて有効性は示されなかった．

HOG-LUN 01-24試験[8)]

1. 背景・目的

▶切除不能Ⅲ期NSCLCに対して，CDDP/VP-16を2サイクルの化学療法と標準的胸部放射線療法の同時併用の第Ⅱ相試験（SWOG S9019試験）において，MST 15ヵ月，5年生存率は15%で良好な成績であった[9)]．

▶さらにSWOG S1909試験の投与方法にドセタキセル（DTX）の地固め化学療法を加えた第Ⅱ相試験（SWOG S9504試験）では，MST 26ヵ月，3年生存率37%と有望な結果であった[10)]．

▶本試験は，CDDP/VP-16による化学療法と同時併用胸部放射線療法後にDTXによる地固め療法を追加する意義について検証する第Ⅲ相試験である．

2. 対象・方法

▶対象は，切除不能ⅢAまたはⅢB期NSCLC，ECOG PS 0-1，3ヵ月以内の体重減少が5%未満，1秒量（FEV1.0）>1Lであった．

▶試験デザインを図5に示す．CDDP 50mg/m^2 day 1, 8, 29, 36＋VP-16 50mg/m^2（静脈内投与）day 1-5, 29-33の計2サイクル後に胸部放射線療法1日1回を計59.4 Gy/33分割を施行したのちに，DTX 75mg/m^2 3週ごと3サイクルまたは経過観察に無作為に割り付けた．

▶主要評価項目は無作為化割り付けされた患者の治療開始時からのOSであった．症例設定は，コントロール群の経過観察群のMST 15ヵ月，試験治療群（DTX群）のMSTを25ヵ月と見込んで，αエラー5%，統計学的パワー85%と仮定し，登録症例数を230例，無作為化割り付けされる症例を210例と算出された．しかし，症例登録が遅延し，さらに無作為化割り付けされる患者の割合が低かったので，2005年にプロトコル改訂が行われ，統計学的パワー

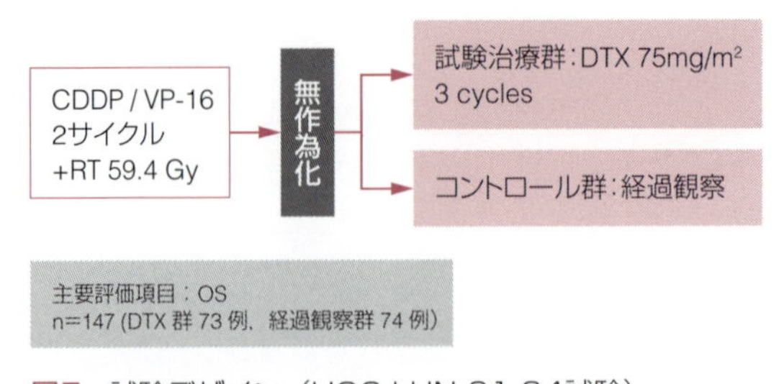

図5　試験デザイン（HOG-LUN 01-24試験）

を80%に落として，登録症例数を259例，無作為化割り付け症例数を180例とした．

- 中間解析をO'Brien-Fleming消費関数に合うように計画され，第1回中間解析が登録203例，無作為化割り付け147例の時点で行われた．

3. 結　果

- 2002年3月から2006年8月までに，243例が登録され167例が無作為化割り付けされた．本試験は1回目の中間解析の時点で，2群間の生存期間比較log rank検定 $P=0.9087$ であらかじめ決められていたO'Brien-Fleming閾値 $P=0.721$ を超えていたため，早期中止となった．

- 中間解析時点における登録203例，無作為化割り付け147例（DTX群：73例，経過観察群：74例）における解析で，203例全例のMSTは21.7ヵ月，3年生存率30.2%であり，DTX群のMSTは21.2ヵ月，3年生存率は27.1%で経過観察群のMSTは23.2ヵ月（$P=0.883$），3年生存率27.1%であり両群で差がなかった（図6）．

- 毒性については，グレード3以上の感染（11%）と治療関連死（5.5%）はDTX群に多くみられた．グレード3/4の肺炎（9.6% vs 1.4%）もDTX群で多かった．

4. 考察・結論

- DTXの地固め療法は，感染，肺炎，治療関連死の頻度が増え，OSの改善も認めなかった．

まとめ

- これまでの化学放射線療法の歴史から，導入化学療法後の逐次放射線療法からプラチナCCRTが標準治療として確立されてきた．照射方法に関しては，1日2回の多分割照射は1日1回照射と比較してOSの延長を認めなかった．また，化学療法（DTX）による地固め療法もよい結果を示せず，その後数十年間は新規の治療方法は生み出されなかった．近年，PACIFIC試験の結果より，導入化学照射線療法後のPD-L1抗体であるデュルバルマブの地固め療法がついに新規の切除不能Ⅲ期NSCLCに対する標準治療として確立された[11] (p.99)．

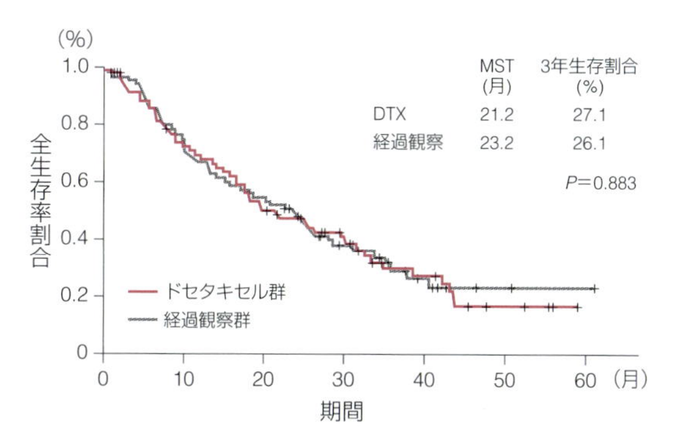

図6　全生存期間（HOG-LUN 01-24試験）

DTXによる地固め療法と比較すると，毒性は軽微であり，有効性でも大きな差を認めており，新規のコンセプトとして大きく注目されている．今後は，これまでの歴史の流れから，化学放射線療法は逐次併用から同時併用へと有効性が証明されてきたので，このデュルバルマブも維持療法から同時併用へ移行していくことも予想される．化学放射線治療が対象となる患者の治療目標は根治であり，少しでも根治する割合が上がるように，他の新規薬剤も含めてさらなる治療開発が期待される．

（善家義貴）

参考文献

1) Sause WT, et al: Radiation Therapy Oncology Group (RTOG) 88-08 and Eastern Cooperative Oncology Group (ECOG) 4588: preliminary results of a phase Ⅲ trial in regionally advanced, unresectable non-small-cell lung cancer. J Natl Cancer Inst, 87: 198-205, 1995.
2) Perez CA, et al: A prospective randomized study of various irradiation doses and fractionation schedules in the treatment of inoperable non-oat-cell carcinoma of the lung. Preliminary report by the Radiation Therapy Oncology Group. Cancer, 45: 2744-2753, 1980.
3) Cox JD, et al: A randomized phase Ⅰ/Ⅱ trial of hyperfractionated radiation therapy with total doses of 60.0 Gy to 79.2 Gy: possible survival benefit with greater than or equal to 69.6 Gy in favorable patients with Radiation Therapy Oncology Group stage Ⅲ non-small-cell lung carcinoma: report of Radiation Therapy Oncology Group 83-11. J Clin Oncol, 8: 1543-1555, 1990.
4) Dillman RO, et al: Improved survival in stage Ⅲ non-small-cell lung cancer: seven-year follow-up of cancer and leukemia group B (CALGB) 8433 trial. J Natl Cancer Inst, 88: 1210-1215, 1996.
5) Curran WJ, Jr., et al: Sequential vs. concurrent chemoradiation for stage Ⅲ non-small cell lung cancer: randomized phase Ⅲ trial RTOG 9410. J Natl Cancer Inst, 103: 1452-1460, 2011.
6) Byhardt RW, et al: Concurrent hyperfractionated irradiation and chemotherapy for unresectable nonsmall cell lung cancer. Results of Radiation Therapy Oncology Group 90-15. Cancer, 75: 2337-2344, 1995.
7) Lee JS, et al: Concurrent chemoradiation therapy with oral etoposide and cisplatin for locally advanced inoperable non-small-cell lung cancer: radiation therapy oncology group protocol 91-06. J Clin Oncol, 14: 1055-1064, 1996.
8) Hanna N, et al: Phase Ⅲ study of cisplatin, etoposide, and concurrent chest radiation with or without consolidation docetaxel in patients with inoperable stage Ⅲ non-small-cell lung cancer: the Hoosier Oncology Group and U.S. Oncology. J Clin Oncol, 26: 5755-5760, 2008.
9) Albain KS, et al: Concurrent cisplatin, etoposide, and chest radiotherapy in pathologic stage ⅢB non-small-cell lung cancer: a Southwest Oncology Group phase Ⅱ study, SWOG 9019. J Clin Oncol, 20: 3454-3460, 2002.
10) Gandara DR, et al: Consolidation docetaxel after concurrent chemoradiotherapy in stage ⅢB non-small-cell lung cancer: phase Ⅱ Southwest Oncology Group Study S9504. J Clin Oncol, 21: 2004-2010, 2003.
11) Antonia SJ, et al: Overall Survival with Durvalumab after Chemoradiotherapy in Stage Ⅲ NSCLC. N Engl J Med, 379: 2342-2350, 2018.

4 PACIFIC試験と今後の展望

▶非切除Ⅲ期非小細胞肺癌（NSCLC）に対する治療は，同時化学放射線療法（CCRT）が放射線単独および順次療法よりも優れていることが明らかになっているが，CCRTを受けた患者の多くが進行再発を認めている．根治的化学放射線療法後の進行抑制のために，維持療法の探索が続けられている．

▶PACIFIC試験[1]は，プラチナ製剤を用いた根治的CCRT後に進行が認められなかった局所進行切除不能NSCLC（Ⅲ期）を対象に，抗PD-L1抗体であるデュルバルマブ順次投与の有効性および安全性をプラセボとの比較により評価した無作為化第Ⅲ相試験である．

PACIFIC試験

1. 背景・目的

▶PS良好な切除不能Ⅲ期NSCLCに対する標準治療は，根治を目的としたプラチナ製剤を含むCCRTである[2]．同時と順次療法との無作為化試験のメタアナリシスで同時療法群が良好な結果を示したが，5年生存割合は約15%に過ぎなかった[3,4]．そこで根治的CCRT後の予後改善のための外科的切除あるいは維持療法に関する臨床試験が行われてきたが，これまで生存を改善するエビデンスを示すことはできなかった．

▶近年，悪性腫瘍に対する免疫療法の開発が進められ，特にCTLA-4やPD-L1を介したシグナルを遮断することで抗腫瘍作用が増強されることが明らかになり，さまざまな臨床試験が行われてきた．本試験開始時にもすでに悪性黒色腫に対しCTLA-4に結合するイピリムマブが米国食品医薬品局（FDA）の認可を受けていた．

▶デュルバルマブは，PD-L1のPD-1およびCD80への結合を阻害する完全ヒトモノクローナル抗体である．PD-L1はPD-1およびCD80の2種類の受容体との相互作用を介してT細胞の活性化と寛容の間のバランスを調節するが，腫瘍細胞にも多く発現している．PD-L1が PD-1やCD80と結合することでT細胞に抑制性シグナルが伝達され，腫瘍が免疫系による排除から免れるようになる[5〜7]．

▶進行固形悪性腫瘍患者を対象としたデュルバルマブの第Ⅰ/Ⅱ相臨床試験が海外で実施され，薬物動態および安全性/忍容性が検討された[8]．わが国を含めたアジアでは第Ⅰ相臨床試験として進行固形癌患者を対象に，デュルバルマブの薬物動態および安全性が検討された[9]．

▶化学療法および放射線療法は，サイトカインや他の炎症性分子を放出させてPD-L1の発現を上方制御（up regulation）するため[10,11]，PD-L1標的療法に対する腫瘍の感受性を高めることができると考えられる.

▶この試験の目的は，Ⅲ期局所進行切除不能NSCLCに対する標準治療であるプラチナ製剤を用いた根治的CCRTに続いて，抗PD-L1抗体であるデュルバルマブを投与することの有効性をプラセボとの比較により評価することである.

2. 対象・方法

▶オーストラリア，アジア，欧州，北米，南米および南アフリカの施設において，切除不可能局所進行NSCLC（Ⅲ期）と診断され，プラチナ製剤を用いた根治的CCRT後，CR，PRまたはSDと判定された患者を対象に，デュルバルマブ群とプラセボ群のどちらかに2：1で無作為割り付けをした**（図1）**．年齢（65歳未満と65歳以上），性別および喫煙歴（喫煙者と非喫煙者）を層別化因子とした.

▶その他の主な適格規準は，PS 0か1，年齢18歳以上，化学療法は2コース以上施行され，放射線療法の最終照射を無作為割り付け前1 ～ 42日以内に終えていることであった.

▶主な除外規準は，過去に何らかの抗PD-1抗体または抗PD-L1抗体の投与歴を有する患者，組織診で小細胞肺癌とNSCLCの混合型肺癌である患者，順次化学放射線療法を受けている患者，現在または過去2年間に自己免疫疾患が確認された患者，先行の化学放射線療法でグレード 2以上の肺臓炎が認められている患者であった.

▶方法は，無作為割り付け後day 1に治療薬の投与を開始し，2週間ごとに最長12ヵ月間継続した．デュルバルマブは10 mg/kgを静脈内投与し，プラセボも同様に静脈内投与を行った．病勢悪化（PD）が確定した場合（患者に投与継続による利益があると治験責任医師などが判断した場合を除く）や代替癌治療を開始する場合，許容できない毒性が認められた場合，同意が撤回された場合，またはその他の理由により投与を中止する場合は，12ヵ月未満で投与を中止することとした.

▶主要評価項目は無増悪生存期間（PFS）および全生存期間（OS）とし，PFSはCT/MRIを用いて，RECIST v1.1ガイドラインに基づき評価された.

▶副次的評価項目は，12ヵ月および18ヵ月時点での無増悪生存割合（APF12，APF18），無作

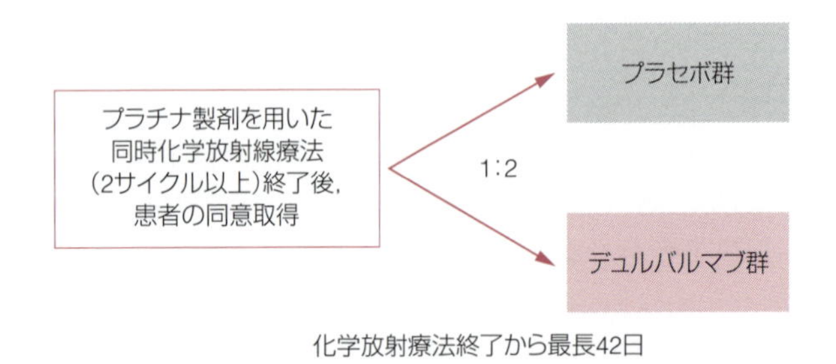

図1　試験デザイン（PACIFIC試験）

為割り付け後2回目PDまでの期間（PFS2），客観的奏効率（ORR），奏効期間（DOR），死亡または遠隔転移発現までの期間（TTDM），24ヵ月時点での全生存割合（OS24），患者報告アウトカム（PRO），安全性および忍容性，薬物動態，免疫原性であった．有効性は最初の12ヵ月は8週間ごとに，その後は12週ごとに評価された．

▶評価可能な250人について，PFS，ORRおよびDORについて，RESISTにしたがった盲検化独立中央判定（BICR）を行った．

▶症例数は702人の予定で，PFSイベントが458，OSイベントが491認めると想定された時点で解析を行う予定とされた．

結 果

▶2014年5月～2016年4月に713人が登録され，709人が試験治療を受けた．デュルバルマブ群に473人，プラセボ群に236人が割り付けられた．患者背景に大きな偏りはなかった．

▶CRT前に得られた検体でのPD-L1発現は，25％未満がデュルバルマブ群とプラセボ群でそれぞれ39.3％と44.3％，25％以上は24.2％と18.6％，不明は36.3％と37.1％であった．2群間に明らかな偏りはなかった（$P<0.05$）．

▶2017年2月13日の中間解析のデータカットオフ時点において，追跡期間中央値は14.5ヵ月で，371人で病勢進行を認めた．PFS中央値はデュルバルマブ群16.8ヵ月（95％ CI：13.0-18.1），プラセボ群5.6ヵ月（95％ CI：4.6-7.8）と，デュルバルマブ群で有意な延長を認めた（層別化された病勢進行あるいは死亡までのHR：0.52，95％ CI：0.42-0.65，$P<0.001$）．

▶APF12は，デュルバルマブ群55.9％（95％ CI：51.0-60.4），プラセボ群35.3％（95％ CI：29.0-41.7），APF18は44.2％（95％ CI：37.7-50.5）と27.0％（95％ CI：19.9-34.5）であった．

▶PFSのサブグループ解析では，*EGFR*遺伝子変異陽性または不明のサブグループを除き，性別，年齢，喫煙歴，病期，組織型，最良効果のサブグループにおいて，デュルバルマブ群が一貫して良好であった．また，いずれのPD-L1発現状況（25％未満，25％以上，不明）においても，デュルバルマブ群が良好であった〔25％未満 HR：0.59（95％ CI：0.43-0.82），25％以上 HR：0.41（95％ CI：0.26-0.65）〕．

▶24ヵ月時点でのOS，OS中央値はそれぞれデュルバルマブ群66.3％，17.2ヵ月，プラセボ群55.6％，5.6ヵ月とデュルマバルマブ群が有意に良好であった（HR：0.68，99.73％ CI：0.47-0.997；$P=0.0025$）[12]．

▶TTDMはデュルバルマブ群23.2ヵ月（95％ CI：23.3-未到達），プラセボ群14.6ヵ月（95％ CI：10.6-18.6）とデュルバルマブ群で延長を認めた（HR：0.52，95％ CI：0.39-0.69，$P<0.001$）．

▶ORRは，デュルバルマブ群28.4％，プラセボ群16.0％と，デュルバルマブ群で有意な改善がみられた（P<0.001）．DORはデュルバルマブ群では未到達，プラセボ群では13.8ヵ月とデュルバルマブ群で延長が認められた〔HR：0.43，（95％ CI：0.22-0.84）〕．また18ヵ月時点で奏効を続ける患者はデュルバルマブ群で72.8％，プラセボ群で46.8％であった．

▶グレード 3/4の有害事象はデュルバルマブ群で29.9％，プラセボ群で26.1％であった．もっとも頻度の高いグレード 3/4の有害事象は肺炎で，それぞれ4.4％と3.8％であった．有害事象よる治療中止はデュルバルマブ群15.4％，プラセボ群9.8％であった．有害事象による死亡はデュルバルマブ群4.4％，プラセボ群5.6％であった．肺臓炎または放射線肺臓炎の発現頻度は，デュルバルマブ群で33.9％，プラセボ群で24.8％であり，グレード 3/4の頻度は3.4％と2.6％であった．

▶免疫介在性の有害事象はデュルバルマブ群で24.2％，プラセボ群で8.1％であった．グレード 3/4の有害事象は3.4％と2.6％であった．

考察・結論

▶局所進行切除不能NSCLCにおいて，デュルバルマブはプラセボに比べPFSを11ヵ月延長した．PFS延長はPD-L1の発現によらなかった．

▶OSもデュルバルマブ群で有意に良好であった．

▶デュルバルマブの安全性はこれまでの免疫療法と同様で，肺臓炎あるいは放射線肺臓炎は化学放射線療法後として想定される通り，デュルバルマブ群でもプラセボでも同様に増加していた．デュルバルマブ群での肺臓炎あるいは放射線肺臓炎は多くが低グレードであり，グレード 3/4の発現割合はデュルバルマブ群でもプラセボ群でも変わりなかった．

まとめ

▶デュルバルマブは，切除不能な局所進行NSCLCに対する根治的化学放射線療法後の維持療法として2018年7月日本で承認された．

▶CRTとデュルマバルマブとの同時併用を試験治療としたPACIFIC2試験が進行中であり，同時併用の意義が期待される[13]．

▶非切除Ⅲ期NSCLCに対しては，CCRT後のデュルマバルマブが標準治療と考えられ，今後の第Ⅲ相試験においては対照群とすべきである．

▶放射線治療によるアブスコパル効果が期待される．照射範囲が広く，根治的放射線治療が不能と考えられていた患者に対して，照射範囲を狭めて免疫チェックポイント阻害薬と併用するなどの戦略が今後検討されるべきであろう．

（大森美和子／久保田　馨）

参考文献

1) Antonio SJ, et al: Durvalumab after chemoradiotherapy in stage Ⅲ non-small-cell lung cancer. N Engl J Med, 377: 1919-29, 2017.
2) Yoron SM, et al: Therapeutic management options for stage Ⅲ non-small cell lung cancer. World J Clin Oncol, 8: 1-20, 2017.
3) Auperin A, et al: Meta-analysis of concomitant versus sequential radiochemotherapy in locally advanced non-small-cell lung cancer. J Clin Oncol, 28: 2181-2190, 2010.
4) Ahh JS, et al: Multinational randomized phase Ⅲ trial with or without consolidation chemotherapy using docetaxel and cisplatin after concurrent chemoradiation in inoperable stage Ⅲ non-small-cell lung cancer: KC-SG LU05-04. J Clin Oncol, 33: 2660-2666, 2015.
5) Stewart R, et al: Identification and characterization of MEDI4736, an antagonistic anti-PD-L1 monoclonal antibody. Cancer Immunol Res, 3: 1052-1062, 2015
6) Pardoll DM: The blockade of immune checkpoints in cancer immunotherapy. Nat Rev Cancer, 12: 252-264, 2012.
7) Postow MA, et al: Immune checkpoint blockade in cancer therapy. J Clin Oncol, 33: 1974-1982, 2015.
8) A phase 1/2 study to evaluate the safety, tolerability, and pharmacokinetics of MEDI4736 in subjects with advanced solid tumors (NCT01693562).
9) A phase 1, open-label, multicenter study to evaluate the safety, tolerability and pharmacokinetics of MEDI4736 in patients with advanced solid tumours (NCT01938612).
10) Zhang P, et al: Chemo-preventive agents induce programmed death-1-ligand 1 (PD-L1) surface expression in breast cancer cells and promote PD-L1-mediated T cell apoptosis. Mol Immunol, 45:1470-1476, 2008.
11) Deng L, et al: Irradiation and ant-PD-L1 treatment synergistically promote anti tumor immunity in mice. J Clinton Invest, 124: 687-695, 2014.
12) Antonio SJ, et al: Overall survival with durvalumab after chemoradiotherapy in stage Ⅲ NSCLC. N Engl J Med, 2018 Sep 25. doi: 10.1056/NEJMoa1809697.
13) Study of durvalumab given with chemoradiation therapy in patients with unresectable non-small cell lung cancer (NCT03519971).

第Ⅵ章

*EGFR*変異および *ALK*変異陰性の Ⅳ期非小細胞肺癌一次治療

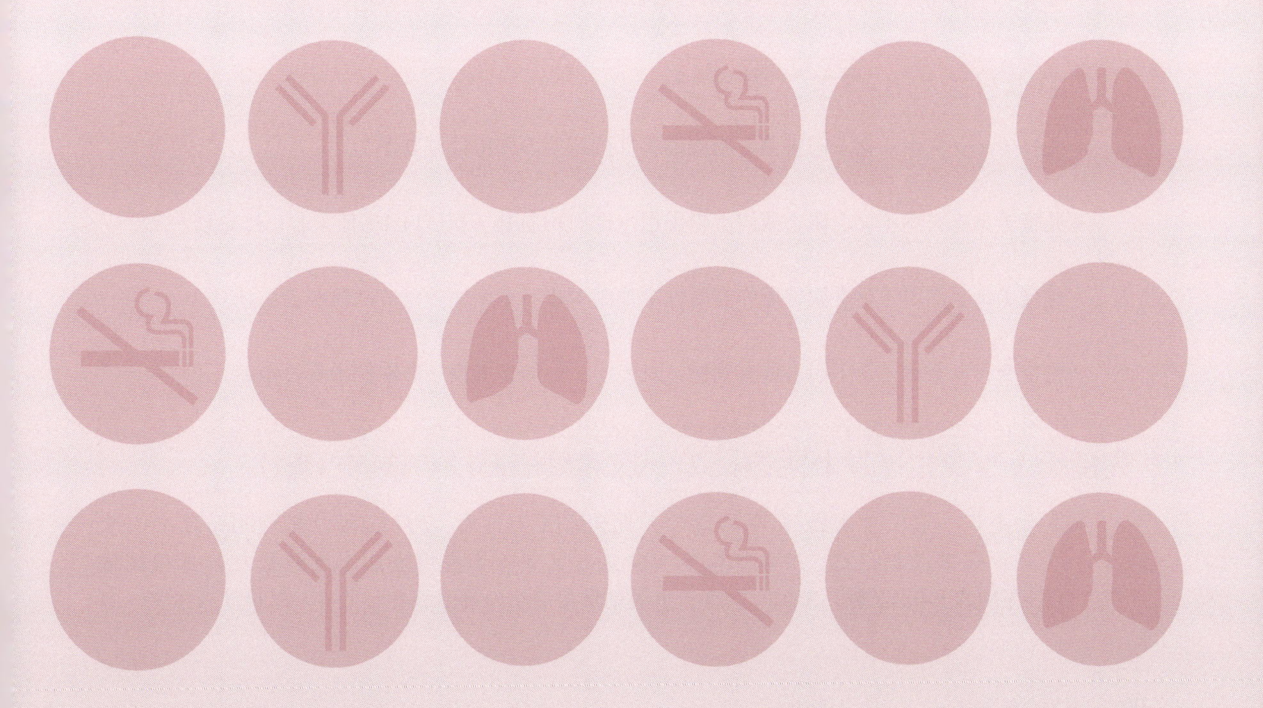

1 *EGFR*変異および*ALK*変異陰性のⅣ期NSCLCの治療戦略

- 従来，進行非小細胞肺癌（進行NSCLC）の標準治療は，無治療（BSC）に比べて全生存期間（OS），生活の質（QOL），および症状コントロールに優れることより，プラチナ製剤を含む2剤併用療法と考えられてきた[1].

- 2000年代以降になって，複数の分子標的薬が臨床導入され，さらに免疫チェックポイント阻害薬が登場し，これらは細胞傷害性抗癌薬との比較試験でその有効性が示されている.

肺癌診療ガイドライン

- 日本肺癌学会 編の「肺癌診療ガイドライン 2018年度版」[2]において，本項の対象はⅣ期NSCLCのうち，ドライバー遺伝子変異/転座陰性，*PD-L1*陽性細胞50％未満，もしくは不明のサブグループとして治療方針が記載されている. *PD-L1*陽性細胞50％以上のサブグループも主にドライバー遺伝子変異/転座陰性の症例が想定されている.

- *PD-L1*陽性細胞50％以上のサブグループでは，ペムブロリズマブ単剤療法あるいはプラチナ併用療法＋PD-1/PD-L1阻害薬を行うよう勧められる.

- ドライバー遺伝子変異/転座陰性，*PD-L1*陽性細胞50％未満，もしくは不明のサブグループでは，従来通りプラチナ製剤と第3世代以降の抗癌薬併用を行うよう勧められると同時に，プラチナ併用療法にPD-1/PD-L1阻害薬を併用するよう勧められる.

現在のクリニカルクエスチョン

- 免疫チェックポイント阻害薬と細胞傷害性抗癌薬の併用は有効か？

- 免疫チェックポイント阻害薬同士の併用（抗PD-1抗体＋抗CTL4抗体など）は有効か？

- 免疫チェックポイント阻害薬の有効性を推測するバイオマーカーは何か？

- 免疫チェックポイント阻害薬有効例に対して，いつまで投与を継続するのか？

免疫チェックポイント阻害薬の一次治療における検討（表1）

- ドライバー遺伝子変異/転座陰性のⅣ期NSCLCのうち，*PD-L1*陽性細胞50％以上のサブグループにおいて，ペムブロリズマブとプラチナ併用療法を比較した第Ⅲ相試験（KEYNOTE-024試験）では，プラチナ製剤併用療法の後治療としてペムブロリズマブへの

表1　未治療進行非小細胞肺癌に対する免疫チェックポイント阻害薬の第Ⅲ相比較試験

	KEYNOTE 024[3]	KEYNOTE 042[4]	CheckMate 026[5]	KEYNOTE 189[6]	IMpower 150[7]	CheckMate 227[8]
症例数	305	1,274	423/541	616	800	299
PD-L1	TPS≧50%	TPS≧1%	TPS≧5%/1%	any	any	any, high TMB
試験治療	Pembro	Pembro	NⅣo	Pembro+Chemo	Atezo+Chemo*	NⅣo+Ipi
対象治療	Chemo	Chemo	Chemo	Chemo	Chemo*	Chemo
MST（月）	-	16.7 vs 12.1	14.4 vs 13.2	-	19.2 vs 14.7	-
1年生存率（%）	70 vs 54	39.3 vs 28.0**	56.3 vs 53.6	69.2 vs 49.4	67.3 vs 60.6	-
ハザード比	0.6	0.81	1.02	0.49	0.78	-
*P*値	0.005	0.0018	-	＜0.001	0.02	-
mPFS（月）	10.3 vs 6.0	-	4.2 vs 5.9	8.8 vs 4.9	8.3 vs 6.8	7.2 vs 5.5
ハザード比	0.5	-	1.15	0.52	0.62	0.58
*P*値	＜0.001	-	0.2511	＜0.001	＜0.001	＜0.001

TPS；tumor proportion score, TMB; tumor mutation burden, Pembro; ペムブロリズマブ, Nivo; ニボルマブ, Chemo; プラチナ併用療法, Atezo; アテゾリズマブ, Ipi; イピリムマブ, MST; median survival time, mPFS; median progression-free survival, ＊；化学療法+ベバシズマブ, ＊＊；2年生存率

クロスオーバーが行われたもののOSのハザード比は0.60であり，ペムブロリズマブ単剤群で有意に延長していた[3]．

▶ *PD-L1*陽性細胞1％以上のNSCLCに対してペムブロリズマブとプラチナ併用療法を比較した第Ⅲ相試験（KEYNOTE-042試験）では，ペムブロリズマブ単剤群は化学療法群と比較して有意にOSの延長を示していたが，*PD-L1*陽性細胞50％以上を除いた*PD-L1*陽性細胞が1～49％のサブグループでは有意な差は認められなかった[4]．

▶ *PD-L1*陽性細胞5％以上のNSCLCに対してニボルマブ単剤とプラチナ併用療法を比較したCheckMate026試験では，OSの差はまったく認められなかった．探索的な解析において，tumor mutation burden（TMB）が高レベルの症例では，ニボルマブ単剤の生存延長が認められた[5]．

▶ PD-L1染色の有無にかかわらず*EGFR*変異および*ALK*変異陰性のⅣ期NSCLCを対象としたKEYNOTE-189試験では，標準化学療法にペムブロリズマブを併用した群が標準化学療法群に対してOSと無増悪生存期間（PFS）を有意に延長した[6]．

▶ IMpower150試験では，標準化学療法をカルボプラチン（CBDCA）/パクリタキセル（PTX）/ベバシズマブ（BEV）とし，抗PD-L1抗体であるアテゾリズマブの併用群がOSとPFSを有意に延長した[7]．本試験には*EGFR*変異および*ALK*変異陽性の患者も一部含まれている．

▶ 抗PD-1抗体であるニボルマブと抗CTLA4抗体であるイピリムマブの併用を評価したCheckMate227試験において，TMBhが高レベルであるサブグループにおいてニボルマブ/イピリムマブ併用療法が有意にPFSを延長した[8]．

考　察

▶2018年に相次いで報告された免疫チェックポイント阻害薬と化学療法の併用が標準化学療法よりも有意にOSあるいはPFSを延長するという比較第Ⅲ相試験の結果より，*EGFR*変異および*ALK*変異陰性のⅣ期NSCLCの標準治療は，免疫チェックポイント阻害薬と細胞傷害性抗癌薬（プラチナ併用療法）の併用と考える．

▶*PD-L1*陽性細胞50％以上のサブグループにおいてはペムブロリズマブ単剤で十分な有用性を認めており，このサブグループにおいては細胞傷害性抗癌薬との併用が必要かどうかは今後の検討課題である．

▶ペムブロリズマブの有効性を予測するバイオマーカーとしてPD-L1染色のtumor proportion score（TPS）は有用であるが，ニボルマブおよびアテゾリズマブについてはその意義は明確ではなく，むしろ否定的である．ニボルマブの有効性のバイオマーカーとして，TMBが注目されている．

▶免疫チェックポイント阻害薬同士の併用は，CheckMate227試験において有効性が示唆されているが，さらなる研究が必要と思われる．

▶免疫チェックポイント阻害薬の至適投与期間については，いずれの薬剤に関しても不明である．長期生存例が比較的高頻度で出現すると思われ，もっとも重要な臨床的疑問である．

▶*EGFR*変異および*ALK*変異陽性患者はIMpower150試験以外では除外されており，*EGFR*変異および*ALK*変異陽性患者に対する免疫チェックポイント阻害薬の有効性についての検討も必要である．

（武田晃司）

参考文献

1）NSCLC Meta-Analyses CollaboratⅣe Group: Chemotherapy in addition to support Ⅳe care improves survⅣal in advanced non-small-cell lung cancer: a systematic review and meta-analysis of indⅣidual patient data from 16 randomized controlled trials. J Clin Oncol, 26: 4617-4625, 2008.
2）日本肺癌学会編：肺癌診療ガイドライン 2018 年度版，Ⅳ期非小細胞肺癌薬物療法，金原出版，2018.
3）Reck M, et al: Pembrolizumab versus chemotherapy for PD-L1-positⅣe non-small-cell lung cancer. N Engl J Med, 375: 1823-1833, 2016.
4）Lopes G, et al: Pembrolizumab (pembro) versus platinum-based chemotherapy (chemo) as first-line therapy for advanced/metastatic NSCLC with a PD-L1 tumor proportion score (TPS) ≧ 1%: Open-label, phase 3 KEYNOTE-042 study. J Clin Oncol 36, 2018 (suppl; abstr LBA4).
5）Carbone DP, et al: First-line nⅣolumab in stage Ⅳ or recurrent non-small-cell lung cancer. N Engl J Med, 376: 2415-2426, 2017.
6）Gandhi L, et al: Pembrolizumab plus chemotherapy in metastatic non-small-cell lung cancer. N Engl J Med, 378: 2078-2092, 2018.
7）Socinski MA, et al: Atezolizumab for first-line treatment of metastatic nonsquamous NSCLC. N Engl J Med, 378: 2288-2301, 2018.
8）Hellmann MD, et al: NⅣolumab plus ipilimumab in lung cancer with a high tumor mutational burden. N Engl J Med, 378: 2093-2104, 2018.

2 わが国での標準治療にかかわる大規模無作為化比較試験—1

- 非小細胞肺癌（NSCLC）に対する化学療法は1970年代後半にシスプラチン（CDDP）が登場して以来，その有用性が示されている．

- 1995年に行われた，進行NSCLCに対する，プラチナ製剤を含む2剤併用療法とBSCとを比較した，メタアナリシスの結果，全生存期間（OS），QOL，および症状コントロールに優れることが証明された[1]．

- 1990年代後半にゲムシタビン（GEM），ドセタキセル（DTX），パクリタキセル（PTX），ビノレルビン（VNR），イリノテカン（CPT-11）などの第3世代の抗癌薬が登場し，単剤での有用性が示された．

TAX-JP-301試験

1. 背景・目的

- VNRやGEMとCDDPとの併用により1年生存割合が改善したとの報告はあったが，臨床試験では，CDDP併用治療での，従来の薬剤と比較した，第3世代抗癌薬のOSの延長効果は示すことができていなかった．

- TAX-JP-301試験[2]はOSを主要評価項目として，CDDP/DTX併用治療（DC療法）とCDDPとビンデシン（VDS）の併用治療（VdsC療法）を比較した試験である．

2. 対象・方法

- **対象**：①20～75歳，②ECOG PS 0-2，③3ヵ月以上のOSが見込める，④前治療歴のない，⑤組織学的または細胞学的に証明されている，⑥測定可能病変のあるⅣ期NSCLC症例を対象とし，末梢神経障害がある場合，ドレナージを必要とする胸水，心嚢水がある場合，症候性脳転移がある場合は除外した．

- **方法**：試験デザインを**図1**に示す．主要評価項目はOS，副次的評価項目を奏効率（RR），奏効期間，毒性割合，QOL変化とした．なお，クロスオーバーは禁止とした．

3. 結　果

- 1998年4月～2000年3月までの期間に58施設より311例の登録があり，302例が両群に割り付けられた．

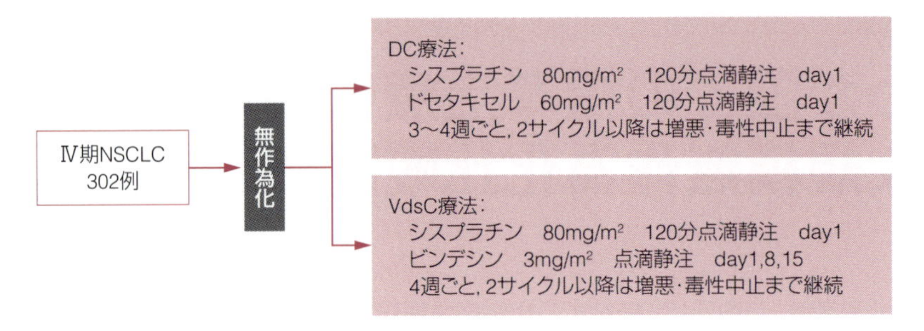

図1　試験デザイン（TAX-JP-301試験）

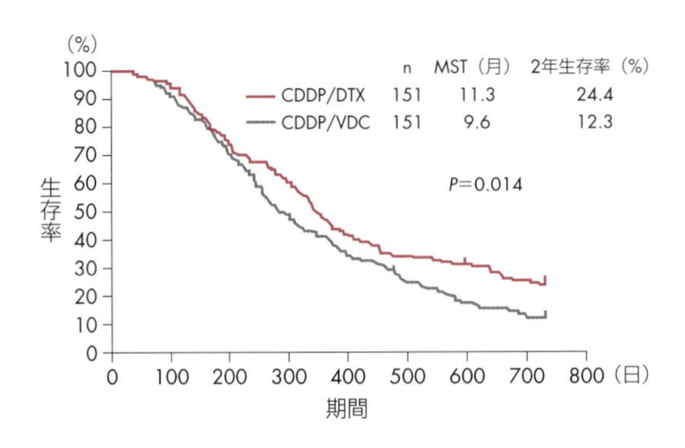

図2　全生存期間（TAX-JP-301試験）

（文献２より引用）

▶主要評価項目であるOSはDC群（11.3ヵ月，95％ CI：10.2-13.1）がVdsC群（9.6ヵ月，95％ CI：8.4-11.4）と比較し，有意に延長を認めた（**図2**）.

▶RRはDC群（37.1％，95％ CI：29.4-45.3）でVdsC群（21.2％，95％ CI：15.0-25.6）よりも高かった（P＝0.0035）．また奏効期間中央値はDC群で10.0週，VdsC群で8.4週だった（P＝0.20）.

▶NCI-CTCのグレード3/4の血液毒性のうち，VdsC群において貧血と白血球減少が有意に多かった．グレード3/4の非血液毒性においては悪心・嘔吐，食欲不振，下痢がDC群で有意に高かった.

▶治療関連死がDC群で2例認められた（心筋梗塞，閉塞性肺炎）.

▶QOL-ACD身体的状態の項目においてDC群がVdsC群よりも有意に良好だった.

4. 考察・結論

▶本試験によりDC群のVdsC群への優越性は証明された.

▶筆者らは，本結果により，第2世代抗癌薬とプラチナ併用療法は標準治療とすべきではないと結論づけている.

FACS試験

1. 背景・目的

▶1990年代後半のVNR，GEM，DTX，PTX，CPT-11などの第3世代抗癌薬登場後，第3世代抗癌薬単剤とCDDP併用治療との比較試験が複数行われ，そのメタアナリシスの結果，OSのHR：0.87（95% CI：0.87-0.94，$P<0.001$）と併用治療群での優位性が示された[3]．

▶CDDP/VDSやCDDP/エトポシド（VP-16）などの従来の併用治療とCDDP/第3世代抗癌薬の併用治療の比較試験のメタアナリシスでは，RR，1年生存割合ともに第3世代併用治療群において優れていたと示された[4]．

▶わが国において1999年にPTX，GEM，VNRがNSCLCに対して承認され，効果および安全性を確認するため第Ⅲ相試験を行う必要があった．

▶本試験はカルボプラチン（CBDCA）/PTX（TC療法），CDDP/GEM（GP療法），CDDP/VNR（NP療法）の3レジメンをCDDP/CPT-11（IP療法）と比較した多施設共同第Ⅲ相試験である[5]．

2. 対象・方法

▶**対象**：①組織学的または細胞学的に証明されているNSCLC，②臨床病期Ⅳ期もしくは根治照射が不可能なⅢB期（悪性胸水，胸膜播種，悪性心嚢水，同一肺葉内転移を有する），③最大径＞2cmの計測可能病変を有する，④前化学療法，原発巣に対する外科治療・放射線治療の既往がない，⑤20歳以上75歳未満，⑥ECOG PS 0-1，⑦正常な造血機能，肝機能および腎機能を有する，⑧動脈血酸素分圧（PaO_2）60Torr以上，⑨少なくとも3ヵ月の余命が見込まれる，⑩少なくとも第1コースは入院での治療が可能，⑪文書による同意が得られている，を対象とした．

▶**方法**：試験デザインを**図3**に示す．主要評価項目はOS，副次的評価項目をRR，奏効期間，無増悪期間（TTP），有害事象，QOL変化とした．

3. 結　果

▶2000年10月～2002年7月の間に，日本国内の44施設より602例の患者が登録され，4群に割り当てられた．3つの試験群では，IP群と比較して腺癌が少なく，扁平上皮癌が多い傾向がみられた以外は各群の患者背景に偏りはみられなかった．

▶いずれの群もIP群とRRの有意な差は認めなかった（**表1**）．

▶1年生存割合において3つの試験群のIP群と比較した1年生存割合の差は，95% CIの下限はいずれも－10%を下回っており，非劣性は示されなかった（**表1**）．

▶生存期間中央値に有意差はみられなかった．

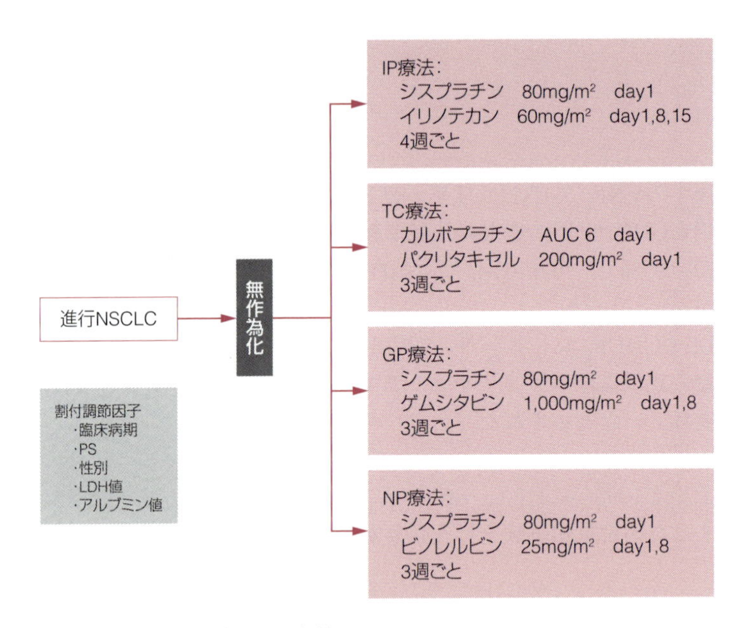

図3　試験デザイン（FACS試験）

（文献5より引用）

表1　FACS試験の結果

	症例数	生存期間中央値（月）	1年生存割合（%）	IPと比較した1年生存割合（95% CI）	2年生存割合（%）	TTP中央値（月）	TTTF中央値（月）	奏効率（%）	奏効期間中央値（%）
IP	145	13.9	59.2	−	26.5	4.7	3.3	31.0	4.8（n＝45）
TC	145	12.3	51.0	-8.2%（-19.6-3.3）	25.5	4.5	3.2	32.4	4.0（n＝47）
GP	146	14.0	59.6	0.4%（-10.9-11.7）	31.5	4.0	3.2	30.1	3.5（n＝44）
NP	145	11.4	48.3	-10.9%（-22.3-0.5）	21.4	4.1	3,0	33.1	3.4（n＝48）

（文献5より引用）

▶TTPにおいて，IP群と3つの試験群の間でいずれも有意差はみられなかった．

▶GP群ではIP群と比較し，NCI-CTCグレード3/4の白血球減少と好中球減少の頻度は低かったが，血小板減少症は多くみられた．また，グレード3以上の発熱性好中球減少症（FN）はGP群で有意に少なかった．

▶NP群ではIP群よりも有意にグレード3/4の白血球減少を多く認めた．

▶治療関連死がIP群で3例（脳出血，間質性肺炎，急性循環不全），TC群で1例（急性腎不全），NP群で1例（肺塞栓症）認められた．

▶QOL-ACD身体的状態の項目において，IP群に比べ，3つの試験群のほうが有意に良好だった．全体のQOLに有意差はみられなかった．

4. 考察・結論

▶試験自体の結果はnegativeであったが，「4つのレジメンは同様の治療効果を示し，毒性の特徴はそれぞれ異なるが，忍容性は良好であり，どのレジメンも進行NSCLCの治療に使用可能である」と結論づけられた．

（大倉直子／髙山浩一）

参考文献

1) NCSL Meta-Analyses Collaborative Group:Chemotherapy in addition to supportive care improves survival in advanced non-small-cell lung cancer:a systematic review and meta-analysis of individual patient data from 16 randomized controlled trials.J Clin Oncol, 26(28): 4617-4625, 2008.
2) Kubota K,et al:Phase Ⅲ randomized trial of docetaxel plus cisplatin versus vindesine plus cisplatin in patients with stage Ⅳ non-small-cell lung cancer :the Japanese TaxotereLung Cancer Study Group.J Clin Oncol, 22(2): 254-261, 2004.
3) Hotta K,et al:Addition of platinum compounds to a new agent in patients with advanced non-small-cell lung cancer：a literature based meta-analysis of randomized trials.Ann Oncol, 15(12): 1782-1789, 2004.
4) Yana T,et al:New chemotherapy agent plus platinum for advanced non-small cell lung cancer :a meta-analysis.Proc Am Soc Clin Oncol, 21; Abstr 1309, 2002.
5) Ohe Y,et al:Randomized phase Ⅲ study of cisplatin plus irinotecan versus carboplatin plus paclitaxel,cisplatin plus gemcitabine,and cisplatin plus vinorelbine for advanced non-small-cell lung cancer:Four-Arm Cooperative Study in Japan.Ann Oncol, 18(2): 317-323, 2007.

3 わが国での標準治療にかかわる大規模無作為化比較試験—2

▶進行非小細胞肺癌（進行NSCLC）の一次治療として，プラチナ製剤２剤併用療法が標準治療であり，全生存期間（OS）を延長することは明らかとなっている．しかし，いまだ十分な治療成績とはいえず，新たな治療法開発が望まれている．

▶5-FU系の薬剤はDPD（dihydropyrimidine dehydrogenase）という酵素により分解されるが，肺癌においては本来DPDが高発現しており，今まで抗腫瘍効果はあまり強く認められなかった．しかし，DPD阻害作用をもつギメラシルを配合したS-1が開発され，NSCLCでも有効性が示されるようになり，S-1を含むプラチナ併用療法は新たな治療法としてその位置づけが問われていた．

▶以下の２つの試験（LETS/CATS試験）は，その状況下で行われたそれぞれシスプラチン（CDDP），カルボプラチン（CBDCA）との併用レジメンを標準治療と比較した大規模第Ⅲ相試験である．

LETS試験

▶背景・目的

- CBDCA（AUC 5，3週ごと）/S-1（40mg/m^2 1日2回，14日間）の併用療法は，第Ⅰ/Ⅱ相試験で，好中球減少，神経障害，脱毛などの毒性の少ない治療で，他のプラチナ併用療法と同様の効果を有することが報告されていた[1]．
- 経口剤であり，外来治療などにおける利便性が明らかであった．
- 標準治療の１つであるCBDCA/パクリタキセル（PTX）と，このCBDCA/S-1を比較し，OSで非劣性であることを証明することを目的としてこの試験が実施された．併せて，毒性やQOLについても両群の比較がなされた[2]．

▶対象・方法

- 本試験の対象は，前化学療法歴のないPS 0～1，20～74歳のⅢB/Ⅳ期NSCLC患者であった．
- コントロール群として，CBDCAを用いる標準療法の1つであるCBDCA（AUC 6）/PTX（200mg/m^2）（3週ごと）を選択し，試験群は，CBDCA（AUC 5，3週ごと）/S-1（40mg/m^2 1日2回，14日間）の併用療法というデザインで，564例が登録された（図1）．層別化因子は，性別，病期，組織型，研究施設であった．
- 主要評価項目はOSで，副次的評価項目は，奏効割合（RR），安全性，QOL，無増悪生存期間（PFS）とされた．
- 治療成績は14ヵ月と予想し，試験群の非劣性は，HR（95% CI）の上限が1.33を下回る場合とした．検定の有意水準を両側0.05，検出力を0.85，また登録期間，追跡期間をそれぞれ2.5年，2年と設定し，560例が必要とされた．

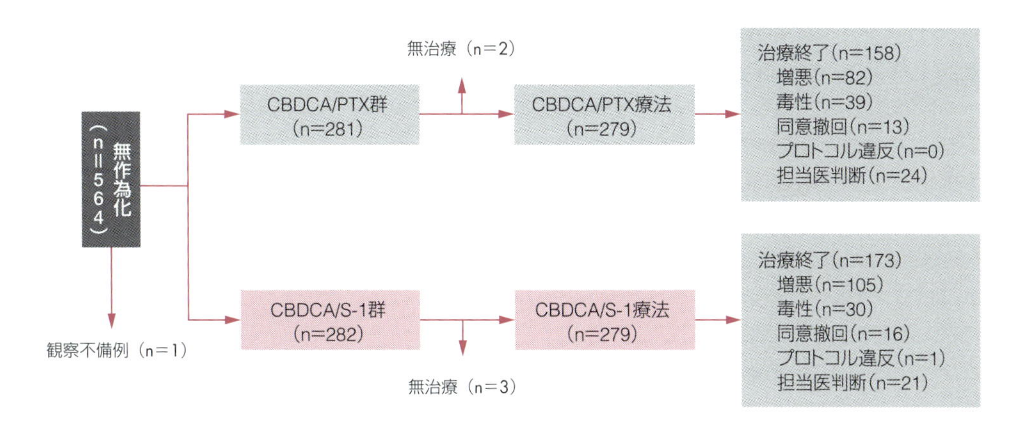

図1　試験デザイン（LETS試験）

（文献2より引用）

・QOLは，the lung cancer subscale of the Functional Assessment of Cancer Therapy-Lung（FACT-L）とthe neurotoxicity subscale of the FACT/Gynecology Oncology Group-Neurotoxicity（GOG-Ntx）version 4で測定された．治療前と治療後6週，9週に検討が行われた．

▶結　果

・この試験は，30施設が参加し症例登録を行った．登録は，2006年8月～2008年5月という短期間で終了し，その後，2001年6月まで，観察された．登録症例は最終的に564例であり，CBDCA/PTX群 281例，CBDCA/S-1群 282例と割り付けられた．
・CBDCA/S-1は，CBDCA/PTXと比較し，OS（HR：0.928，99.2％ CI：0.671-1.283）で，事前に設定された非劣性マージン（1.33）を下回り，非劣性が示された（図2）．
・生存期間中央値（MST）は，CBDCA/S-1群は15.2ヵ月，CBDCA/PTX群は13.3ヵ月であった．
・グレード3/4の白血球減少，好中球減少，発熱性好中球減少症（FN），脱毛，神経障害は，CBDCA/PTX群で高く，血小板減少，悪心・嘔吐，下痢は，CBDCA/S-1群に多かった．CBDCA/S-1群は，CBDCA/PTX群に比し，有意に投与延長例が認められた．
・QOL解析は，the lung cancer subscale of FACT-Lでは両群に差は認められなかった．scores on the neurotoxicity subscale of FACT/GOG-Ntxでは，CBDCA/PTX群で有意な低下がみられた．脱毛も同様であった．
・最近，あらためて報告された解析では，MSTは，CBDCA/S-1群は15.2ヵ月，CBDCA/PTX群は13.1ヵ月であった．HR：0.956（95％ CI：0.793-1.151）であった．
・扁平上皮癌のMSTは，CBDCA/S-1群で14.0ヵ月，CBDCA/PTX群で10.6ヵ月であった（HR：0.713，95％ CI：0.476-1.068）．非扁平上皮癌ではそれぞれ，15.5ヵ月，13.9ヵ月（HR：1.060，95％ CI：0.859-1.308）であった．組織型別のOS解析において有意差はないものの，扁平上皮癌でCBDCA/S-1に良好な傾向がみられた．

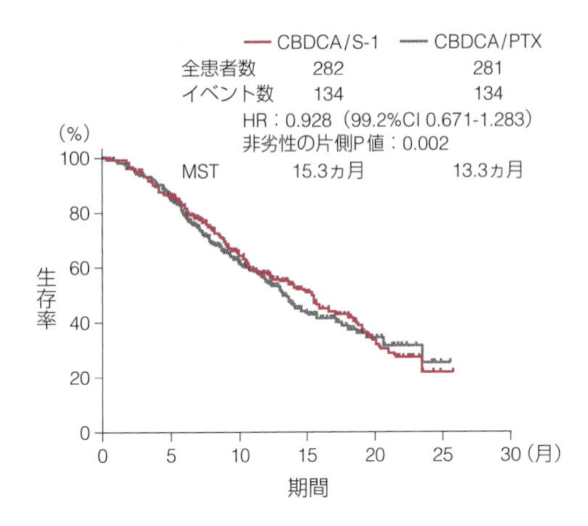

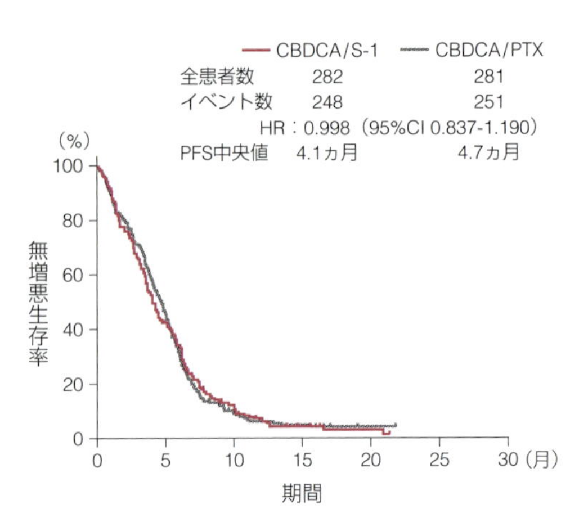

図2　全生存期間と無増悪生存期間（LETS試験）

（文献2より引用）

▶**結　論**

・この結果より，このCBDCA/S-1は，標準治療であるCBDCA/PTXと比較し，OSで非劣性であることが証明され，毒性，QOLを踏まえ，進行肺癌の治療のオプションの1つであると結論づけられている．

CATS試験（TCOG0701試験）

▶**背景・目的**

・CDDP/S-1はすでに，2つの第Ⅱ相試験において有効性および良好な忍容性が示されていた[3,4]．

・したがってLETS試験同様に，CDDPを含む標準治療と比較し，OSでの非劣性を証明することを目的としてこの試験が実施された．非劣性のデザインであり，併せて毒性とQOLについても検討された．

▶**対象・方法**

・本試験での対象は，前化学療法歴のないPS 0～1，20～74歳のⅢB/Ⅳ期NSCLC患者で，性別，病期，組織型により層別化された．

・コントロール群として，CDDP/DTX（DP療法）を選択し，600例で非劣性を証明するデザインとされた．DP療法は，2004年にそれまでの標準療法であったCDDP/ビンデシン（VDS）に対する優越性を報告されており，日本でもっとも確立されたエビデンスとして認識される[5]．CDDP/S-1（SP療法）は血液毒性やFN，脱毛などの副作用がより軽いという報告から，非劣性試験で，標準治療法の1つを開発することとなるというデザインである（**図3**）．

・SP療法のスケジュールは，この時点で種々考えられた．S-1との併用におけるCDDPの用量を検討した際に，80mg/m^{2}で行うことも可能であったが，腎毒性に関連し継続可能性の面から60mg/m^{2}が選択されている．また，行われた2つの第Ⅱ相試験では，RRはCDDP投与日，day 1，8でそれぞれ32.7%，47.3%であり，MSTと1年生存割合はday 1が良好であったが，後治療の影響を強く受けている状況で，RRの差から第Ⅲ相試験ではday 8が選択されている．すなわち，SP群（S-1 80mg/m^2 day 1～21＋CDDP 60mg/m^2 day 8，4～5週ごと）またはDP群（DTX 60mg/m^2 day 1＋CDDP 80 mg/m^2 day 1，3～4週ごと）に割り付けられ，それぞれ3～6コース施行した．

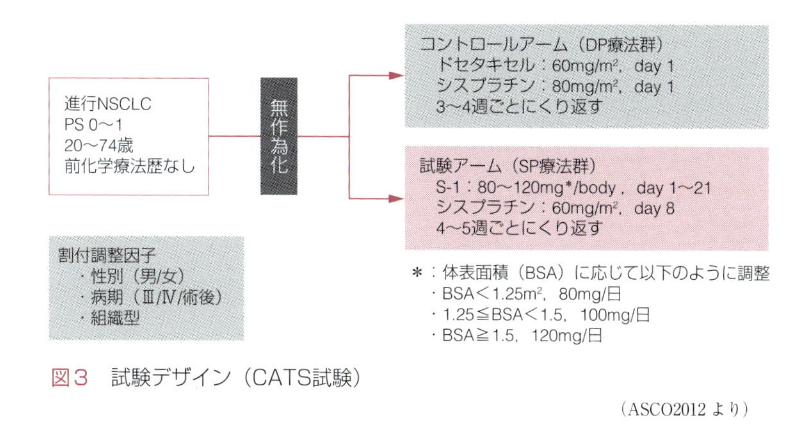

図3 試験デザイン（CATS試験）

（ASCO2012より）

・主要評価項目はOSで，副次的評価項目はPFS，治療成功期間（TTF），RR，安全性，QOLであった．QOLは，EORTC QLQ-C30質問票で測定したグローバルQOLを治療前とCDDP投与1週後，2コース目終了時で検討した．
・この試験は各群の1年生存割合を50%と想定し，非劣性許容域を1.322，検定の有意水準を片側0.025，検出力を0.85，また登録期間，追跡期間をそれぞれ2.5年，2年と設定し，600例で，約85%の検出力が確保できると考えられた．
・DP群の1年生存割合を60%と予測し，one sided significance level 0.025，パワー 0.85，非劣性マージン 1.322とした場合，560例が必要とされた．
・両群併せて600例のデザインで，66施設が参加し症例登録を行った．登録は2007年4月から2008年12月で終了し，その後2001年6月までの期間観察された．登録症例は最終的に608例であった．
・統計解析は北里大学，データマネージメントは北里大学臨床薬理研究センター，試験マネージメントはTCOG事務局という体制で行われた．

▶結　果

・登録例は608例で，SP群 303例，DP群 305例と割り付けられ，それぞれ3〜6コース施行された．
・その結果，両群の生存曲線はほぼ重なり，MSTはSP群16.1ヵ月，DP群17.1ヵ月，HR：1.013（96.4% CI：0.837-1.227）で，事前に設定された非劣性マージン（1.322）を下回り，SP療法のDP療法に対する非劣性が示された．
・OSに関するサブセット解析の結果でも，組織型を含めすべての項目で両群間に明らかな差を認めなかった．
・PFS，RR，病勢コントロール率に関しても両群間に差はなかった．
・二次治療にはSP群で80.4%，DP群で77.6%が移行し，EGFR-TKIをそれぞれ30.6%，36.3%に，また，SP群ではDTXを44.5%で，DP群ではS-1を15.3%で投与されていた．
・有害事象の比較では，SP群においてグレード3/4のFN，好中球減少，感染，消化器毒性，およびグレード1/2の脱毛の発現頻度が低かった．
・QOLについてはEORTC QLQ-C30のGlobal Health Status/QOLや身体機能に関する調査，および肺癌関連症状や治療関連の副作用，疼痛などを表すEORTC QLQ-LC13を用いた検討で，いずれもSP群で有意に良好な結果が得られた．また，EORTC QLQ-C30での症状別尺度を解析した結果では，疲労，悪心・嘔吐，不眠，食欲不振，下痢の各症状においてSP群が良好であった．
・以上より，SP療法はDP療法と比してOSにおける非劣性が証明され，かつより良好なQOLが示されたことから，進行NSCLCに対する標準的な一次治療レジメンの1つと考えられた．

▶**結　論**
・この結果より，このCDDP/S-1は，標準治療であるCDDP/ドセタキセル（DTX）と比較し，OSで非劣性であることが証明され，毒性，QOLを踏まえ，進行肺癌の治療のオプションの1つであると結論づけられている．

▶**LETS試験とCATS試験考察**
・世界的にみても，StageⅣを中心とした対象で，プラチナ製剤＋第3世代抗癌薬の臨床試験がポジティブな結果を得たものは少ない．
・わが国ではこの2つの試験以外では，前出のCDDP/DTXしかなく，両試験ともデザインにほぼ問題はなく，わが国発の貴重なエビデンスと考える．OSをみるときに医療環境の問題点が大きいため，やはりわれわれは日本での第Ⅲ相試験の結果を重視すべきであり，日本人を対象として，OS，QOLに優れたデータが出たのは非常に意味深い．
・両試験の両群ともに，第Ⅲ相試験としては国際的にもトップレベルの成績を得られた．
・コストベネフィットの面からも問題のない治療といえる．
・問題の1つとして，事前に設定された非劣性マージン（1.322）の適切さがあげられる．しかし，予想された毒性，QOLの差などを考慮すると許容される範囲と思われる．結果的には，生存曲線もほぼ同等であったため，この問題はクリアされていると考える．
・ただし非劣性の証明であるので，オプションが新しくできたという評価が適切と考える．副作用やコストなどからレジメンを選択することになると思われる．
・今後，臨床試験をデザインする際，非劣性試験後に標準治療となったこれらの治療をコントロール群とする場合，優越性試験を基本として進められることが望ましい．

WJOG5208L試験

▶**背　景**
・ネダプラチン＋DTXは，扁平上皮癌に対して第Ⅰ・Ⅱ相試験で有効性が報告されていた．

▶**対象・方法**
・対象は，扁平上皮癌前化学療法歴のないPS0/1，20～74歳の3B/4期，術後再発例であった．
・コントロール群として，CDDP 80mg/m^2＋DTX 60mg/m^2（3週ごと）を選択し，試験群は，ネダプラチン100mg/m^2＋DTX 60mg/m^2（3週ごと）というデザインで，355例が登録された．
・層別化因子は，病期，性別，施設であった．
・主要評価項目は，OSであった．

▶**結　果**
・主要評価項目のOSは，有意な延長が認められた〔13.6ヵ月 vs 11.4ヵ月，HR 0.81（95％CI：0.65-1.02）P＝0.037〕．
・毒性はプロファイルが異なり，ネダプラチン群では白血球減少，好中球減少，血小板減少が多く，CDDP群では悪心，倦怠感，低ナトリウム血症，低カリウム血症が多かった．

▶結　論

・わが国において第3世代以降の細胞障害性抗癌剤併用で唯一の優越性が示されたレジメンで，治療オプションの一つと結論付けられる[6]．

（弦間昭彦）

参考文献

1）Tamura K, et al: Phase I/ II study of S-1 plus carboplatin in patients with advanced non-small cell lung cancer. Eur J Cancer, 45(12): 2132-2137, 2009.

2）Okamoto I, et al: Phase III trial comparing oral S-1 plus carboplatin with paclitaxel plus carboplatin in chemotherapy-naïve patients with advanced non-small-cell lung cancer: results of a west Japan oncology group study. J Clin Oncol, 28(36): 5240-5246, 2010.

3）Ichinose Y, et al: S-1 plus cisplatin combination chemotherapy in patients with advanced non-small cell lung cancer: a multi-institutional phase II trial. Clin Cancer Res, 10(23): 7860-7864, 2004.

4）Kubota K, et al: A multi-institution phase I / II trial of triweekly regimen with S-1 plus cisplatin in patients with advanced non-small cell lung cancer. J Thorac Oncol, 5(5): 702-706, 2010.

5）Kubota K, et al: Phase III randomized trial of docetaxel plus cisplatin versus vindesine plus cisplatin in patients with stage IV non-small-cell lung cancer: the Japanese Taxotere Lung Cancer Study Group. J Clin Oncol, 22(2): 254-261, 2004.

6）Shukuya T, et al: Nedaplatin plus docetaxel versus cisplatin plus docetaxel for advanced or relapsed squamous cell carcinoma of the lung (WJOG5208L): a randomised, open-label, phase 3 trial. Lancet Oncol, 16(16):1630-1638, 2015.

4 海外での標準治療にかかわる大規模無作為化比較試験

▶本項では進行非小細胞肺癌（進行NSCLC）において，標準治療の確立に重要な役割を果たした大規模無作為化比較試験の中で，海外で実施された試験について検討した．

第3世代細胞傷害性抗癌薬併用療法を比較（ECOG1594試験）

▶米国の臨床試験グループであるECOGで実施され2002年に報告されたECOG1594試験は，1990年代に登場した第3世代細胞傷害性抗癌薬について，プラチナ製剤と併用した場合にいずれの組み合わせが優れているかを検討した第Ⅲ相試験である[1]．

▶シスプラチン（CDDP）（75mg/m^2，day 2）/パクリタキセル（PTX）（135mg/m^2/24hr，day1）3週サイクルを標準治療とし，CDDP（100mg/m^2，day 1）/ゲムシタビン（GEM）（1,000mg/m^2，day 1，8，15）4週サイクル，CDDP（75mg/m^2，day 1）/ドセタキセル（DTX）（75mg/m^2，day 1）3週サイクル，カルボプラチン（CBDCA）（AUC6，day 1）/PTX（225mg/m^2/3hr，day 1）3週サイクルの3レジメンを試験治療として実施された．

▶全生存期間中央値，増悪までの期間の中央値，奏効率（RR）はそれぞれ，CDDP/PTXで7.8ヵ月，3.4ヵ月，21%，CDDP/GEMで8.1ヵ月，4.2ヵ月，22%，CDDP/DTXで7.4ヵ月，3.7ヵ月，17%，CBDCA/PTXで8.1ヵ月，3.1ヵ月，17%で全生存期間（OS）とRRについては有意な差はみられなかった．増悪までの期間についてはCDDP/PTXに対しCDDP/GEMで有意に長かったが，画像評価が2サイクルごとと規定されており，CDDP/GEMのみ4週サイクルであることが影響している可能性が指摘されている．

▶主な有害事象として好中球減少はいずれのレジメンも同程度であったが，グレード 3/4の血小板減少はCDDP/GEMで50%と有意に多く，発熱性好中球減少症（FN）はCDDP/PTXで16%，CDDP/GEMで4%，CDDP/DTXで11%，CBDCA/PTXで4%であり，CDDP/GEMとCBDCA/PTXで有意に少なかった．グレード 3/4の嘔吐もCBDCA/PTXでは8%と他のレジメンが20%以上だったのに対し少なかった．全有害事象をまとめてもグレード 4/5の頻度はCBDCA/PTXが57%ともっとも少なかった．

▶いずれのレジメンもその他のレジメンよりも優れていることは示されず，有害事象がCBDCA/PTXで少ない傾向がみられたため，ECOGは本試験の結果をもって以後の試験における標準治療をCBDCA/PTXとした．

▶本試験はPS 0-2で開始されたが，PS 2の患者において重篤な有害事象が高頻度でみられたため途中からPS 0-1に限定されて継続された．

▶本試験はPS 0-2で開始されたが，PS 2の患者において重篤な有害事象が高頻度でみられたため途中からPS 0-1に限定されて継続された．

カルボプラチン/パクリタキセルへのベバシズマブ追加（ECOG4599試験）

▶標準治療であるCBDCA（AUC6，day 1）/PTX（200mg/m^2，day 1）3週サイクル，最大6サイクルと，標準治療にベバシズマブ（BEV）（15mg/kg，day 1）3週サイクルを併用した試験群を比較する第III相試験である[2]．BEVは化学療法終了後も維持治療として投与された．プラセボは使用されなかった．

▶BEVは血管新生阻害薬であり，第II相試験において重篤な喀血が問題になった．重篤な喀血は扁平上皮癌の患者で多かったため，本試験では扁平上皮癌を除外して実施された．また，ティースプーン半分以上の喀血を有する患者も除外された．

▶878例が参加し，BEV併用によりRRの上昇（35% vs 15%，$P<0.001$），無増悪生存期間（PFS）の延長（6.2ヵ月 vs 4.5ヵ月，HR：0.66，$P<0.001$）に加えてOSの延長（12.3ヵ月 vs 10.3ヵ月，HR：0.79，$P=0.003$）が証明された．

▶BEV追加により，高血圧（グレード3/4，5.6%），タンパク尿（グレード3/4，4.2%），出血，好中球減少，FN，血小板減少，低ナトリウム血症，皮疹，頭痛が有意に増加した．また，治療関連有害事象による死亡が両群で17例みられた．標準治療群では消化管出血とFNの2例が死亡し，BEV併用群では肺出血5例，FNの合併症5例，脳血管障害1例，消化管出血1例，肺塞栓によると思われる例が1例であった．

▶本試験の結果，喀血のリスクが高くない非扁平上皮NSCLCに対するCBDCA/PTXにはBEV併用が推奨されることとなった．

ペメトレキセド併用療法とゲムシタビン併用療法の比較（JMDB試験）

▶進行NSCLCを対象として，CDDP（75mg/m^2，day 1）/GEM（1,250mg/m^2，day 1，8）3週サイクルを標準治療とし，CDDP（75mg/m^2，day 1）/ペメトレキセド（PEM）（500mg/m^2，day 1）3週サイクルのOSにおける非劣勢を検証した第III相試験である[3,4]．両群とも最大6サイクルとされた．

▶全生存期間中央値は両群とも10.3ヵ月であり，非劣勢が証明された（HR：0.94，95% CI：0.84-1.05）**（図1A）**．さらに，非扁平上皮癌のサブセット解析ではOSにおいてPEM併用が優れていることが示された（中央値11.8ヵ月 vs 10.4ヵ月，HR：0.81，95% CI：0.70-0.94，$P=0.005$）**（図1B）**．一方，扁平上皮癌においてはGEM併用が優れていた．

▶有害事象では，PEM併用において，グレード3/4の好中球減少，貧血，血小板減少，FNは少なく，嘔気は多くみられた．

▶サブセット解析ではあるが，その他の試験においても同様の傾向がみられたため，非扁平上皮癌ではPEM併用療法が推奨されることとなった.

ペメトレキセド併用療法後のペメトレキセド維持治療の検討(PARAMOUNT試験)

- 進行非扁平上皮, NSCLCを対象として, CDDP (75mg/m^2, day 1) /PEM (500mg/m^2, day 1) 3週サイクル, 4サイクル後にPEM単剤 (500mg/m^2, day 1) 3週サイクルの維持治療をプラセボと比較した第Ⅲ相試験である[5].

- 主要評価項目はPFSであり, 無作為化後の無増悪生存期間中央値は4.1ヵ月 vs 2.8ヵ月, HR : 0.62 (95% CI : 0.49-0.79, $P<0.0001$) と有意に延長した. さらに, OSについても生存期間中央値で16.9ヵ月 vs 14.0ヵ月, HR : 0.78 (95% CI : 0.64-0.96, $P=0.0191$) と有意に延長した **(図2)**.

- 維持治療における有害事象では, グレード3/4の貧血, 倦怠感, 好中球がPEM群で多くみられたが, いずれも頻度は7%未満と低かった. また, PEMの長期投与で好中球減少などの有害事象が増加する傾向がみられたが有意ではなく, 耐用可能と考えられた. 後治療の

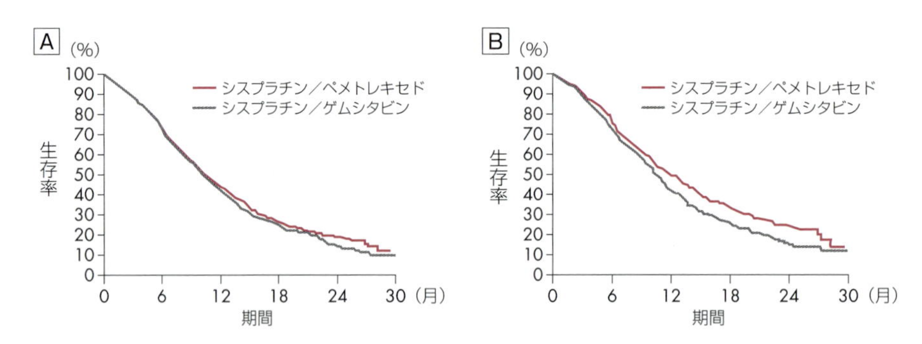

図1 JMBD試験の全生存期間, 全体 (A) と非扁平上皮癌 (B)

(文献3より引用)

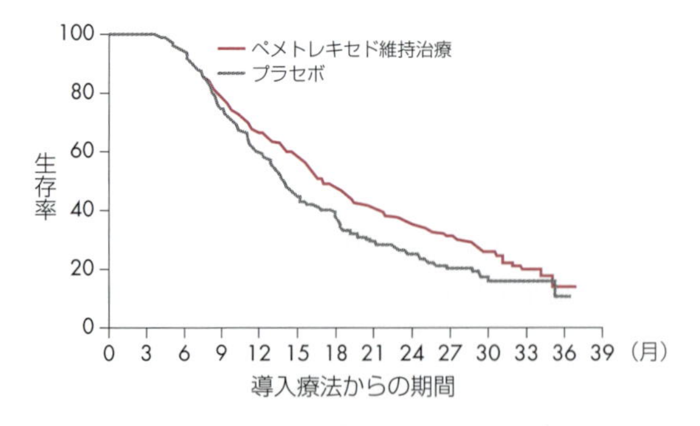

図2 PARAMOUNT試験における全生存期間, 無作為化された群における治療開始からの生存曲線

(文献5より引用)

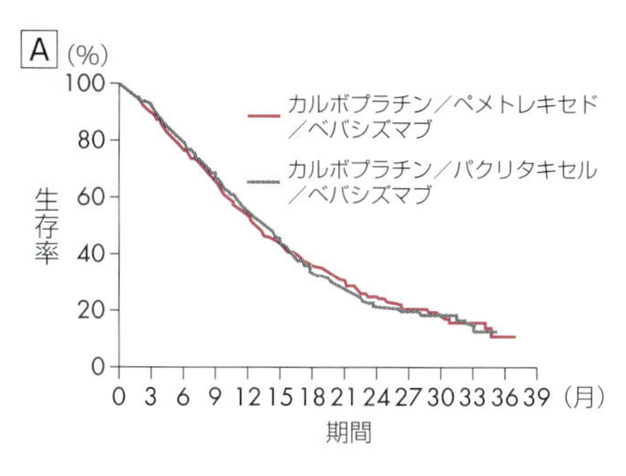

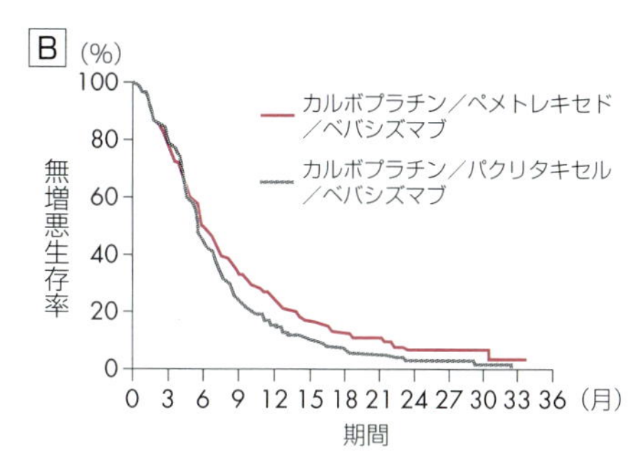

図3 PointBreak試験における全生存期間（A）と無増悪生存期間（B）

（文献6より引用）

表2 PointBreak試験における有害事象（%）

有害事象（グレード3/4）	PEM群	PTX群	*P*
血小板減少症	23.3	5.6	<.0001
好中球減少症	25.8	40.6	<.0001
貧血	14.5	2.7	<.0001
倦怠感	10.9	5	0.0001
感覚性末梢神経障害	0	4.1	<.0001
発熱性好中球減少症（FN）	1.4	4.1	0.02
血栓性事象	3.2	2	0.3
消化管・肺出血	1.8	0.5	0.06
高血圧	3.4	5.4	0.19

（文献6より引用）

割合も同等であり，PEM維持治療により後治療が入りにくくなることもなかった．

▶本試験結果より，CDDP/PEM併用療法において，増悪を示さなかった場合，PEM単剤による維持治療が推奨されることとなった．

ベバシズマブ併用療法の比較（PointBreak試験）

▶非扁平上皮NSCLCにおいて，PEM併用療法の有効性が証明されたことにより，さらにBEVを併用することで従来のBEV併用レジメンであるCBDCA/PTXをOSで上回ることを期待して実施された第Ⅲ相試験である[6]．

▶標準治療は，CBDCA（AUC6，day 1）/PTX（200mg/m²，day 1）/BEV（15mg/kg，day 1）3週サイクル，最大4サイクル後にBEV単剤維持治療であり，試験治療は，CBDCA（AUC6，day 1）/PEM（500mg/m²，day 1）/BEV（15mg/kg，day 1）3週サイクル，最大4サイクル後にPEM/BEV維持治療であった．

▶主要評価項目であるOSでは，有意な差がみられなかった（HR：1.00，中央値PEM群12.6ヵ月 vs PTX群13.4ヵ月，P=0.012）（**図3A**）．RRもPEM群34.1％，PTX群33.0％と差がみられなかったが，PFSでは，PEM群で有意に良好であった（HR：0.83，中央値PEM群6.0

ヵ月 vs PTX群5.6ヵ月，$P=0.012$）**（図3B）**.

▶有害事象については両群でプロファイルが異なっており，PEM群では貧血，血小板減少，倦怠感が多く，PTX群では好中球減少，FN，感覚性の末梢神経障害と脱毛が多くみられた**（表2）**.

▶本試験により，BEV併用レジメンとしてCBDCA/PEMは耐用可能であることが示されたが，PEMレジメンへのBEV追加効果を証明したことにはならないため，ASCOのガイドラインではPEMレジメンへのBEV追加についてはエビデンスが不足していると結論づけている[7].

（清水淳市／樋田豊明）

参考文献

1) Schiller JH, et al: Comparison of Four Chemotherapy Regimens for Advanced Non-Small-Cell Lung Cancer. N Engl J Med, 346(2): 92-98, 2002.
2) Sandler A, et al: Paclitaxel-Carboplatin Alone or with Bevacizumab for Non-Small-Cell Lung Cancer. N Engl J Med, 355(24): 254-250, 2006.
3) Scagliotti GV, et al: Phase Ⅲ Study Comparing Cisplatin Plus Gemcitabine With Cisplatin Plus Pemetrexed in Chemotherapy-Naïve Patients With Advanced-Stage Non-Small-Cell Lung Cancer. J Clin Oncol, 26(21): 3543-3551, 2008.
4) Paz-Ares LG, et al: Maintenance therapy with pemetrexed plus best supportive care versus placebo plus best supportive care after induction therapy with pemetrexed plus cisplatin for advanced non-squamous non-small-cell lung cancer (PARAMOUNT): a double-blind, phase 3, randomized controlled trial. Lancet Oncol, 13:247-255, 2012.
5) Paz-Ares LG, et al: PARAMOUNT: Final Overall Survival Results of the Phase Ⅲ Study of Maintenance Pemetrexed Versus Placebo Immediately After Induction Treatment With Pemetrexed Plus Cisplatin for Advanced Nonsquamous Non-Small-cell Lung Cancer. J Clin Oncol, 31(23): 2895-2902, 2013.
6) Patel JD, et al: PointBreak: A Randomized Phase Ⅲ Study of Pemetrexed Plus Carcplatin and Bevacizumab Followed by Maintenance Pemetrexed and Bevacizumab Versus Paclitaxel Plus Carboplatin and Bevacizumab Followes by Maintenance Bevacizumab in Patients With Stage ⅢB of Ⅳ Nonsquamous Non-Small-Cell Lung Cancer. J Clin Oncol, 31 (34): 4349-4357, 2013.
7) Hanna N, et al: Systemic Therapy for Stage Ⅳ Non-Small-Cell Lung Cancer: American Society of Clinical Oncology Clinical Practice Guideline Update. J Clin Oncol, 35(30): 3484-3515, 2017.

5 免疫チェックポイント阻害薬単剤療法

▶非小細胞肺癌（NSCLC）においては現在，抗programmed death-1（PD-1）抗体であるニボルマブ，ペムブロリズマブ，また抗PD-ligand1（PD-L1）抗体であるアテゾリズマブ，デュルバルマブが使用可能である．2018年12月にわが国で未治療再発NSCLCに対して免疫チェックポイント阻害薬（immune-checkpoint inhibitor：ICI）と殺細胞性抗癌薬の併用療法が使用可能になったことで一次治療はさらに複雑化した．わが国における「日本肺癌学会　肺癌診療ガイドライン 2018年版 Ⅳ期非小細胞肺癌薬物療法」では，一次治療におけるICI単剤療法としてはPD-L1が50％以上の進行NSCLCに対してPS 0-1にはペムブロリズマブが推奨度1（エビデンスの強さB），PS 2には推奨度2（エビデンスの強さD）で記載されている[1]．本項では*EGFR*変異および*ALK*変異陰性のⅣ期NSCLC一次治療におけるICI単剤療法に関して，各薬剤ならびにICI単剤の使用法について述べる．

各薬剤と試験（表1）

1. ニボルマブ

▶CheckMate026試験[2]

・CheckMate026試験は一次治療におけるニボルマブの有効性を確認する目的で*EGFR*遺伝子変異と*ALK*遺伝子転座のないPD-L1が1％以上の未治療・再発進行NSCLCを対象としてニボルマブ群（ニボルマブ3mg/kg，2週間ごと）とプラチナ併用療法群を比較した第Ⅲ相試験である．主要評価項目であるPD-L1が5％以上の症例における無増悪生存期間（PFS）中央値はニボルマブ群が4.2ヵ月，プラチナ併用療法群が5.9ヵ月（HR：1.15, 95％ CI：0.91-1.45, $P=0.25$）であり，ニボルマブのプラチナ併用療法に対する優越性は示されなかった．副次的評価項目のPD-L1が5％以上の症例における全生存期間（OS）中央値は，プラチナ併用療法群で病勢進行後に60％がニボルマブへクロスオーバーされてはいたが，ニボルマブ群は14.4ヵ月，プラチナ併用療法群は13.2ヵ月（HR：1.02, 95％ CI：0.80-1.30）であった．客観的奏効率（ORR）もニボルマブ群で26％，プラチナ併用療法群で33％であった．またサブグループ解析ではあるがPD-L1が50％以上の群でもPFS，OSには有意差はなかった．

・しかし，探索的な解析ではあるが組織検体と血中DNAを用いた全エクソーム解析で測定された腫瘍遺伝子変異量（Tumor Mutation Bureden：TMB）が評価可能であった312例において，TMBが243 Mutation/Megabase（Mu/Mb）以上の高TMB群ではPFS中央値がニボルマブ群は9.7ヵ月，プラチナ併用療法群は5.8ヵ月（HR：0.62, 95％ CI：0.38-1.00, $P=0.25$）であり，ORRもニボルマブ群で47％，プラチナ併用療法群で28％であった．ニボルマブが高TMB群においては有効である可能性が示唆された．

▶CheckMate227試験[3]

・CheckMate227試験は未治療進行・再発NSCLCを対象としたニボルマブを含むレジメン（イ

表1　免疫チェックポイント阻害薬単剤の臨床試験

薬剤	試験	対象	主要評価項目
ニボルマブ	CheckMate026試験 vs プラチナ併用療法	PD-L1≧1%の未治療進行再発NSCLC	PFS：4.2カ月 vs 5.9カ月〔HR：1.15（95% CI：0.91-1.45）〕
	CheckMate226試験（Part1a） ① vs プラチナ併用療法 ② vs イピリブマブ＋ニボルマブ	PD-L1≧1%の未治療進行再発NSCLC ① TMB≧13Mu/Mb ② TM≧10Mu/Mb	①PFS：4.2カ月 vs 5.6カ月〔HR：0.95（95% CI：0.61-1.48）〕 ②PFS：7.1カ月 vs 4.2カ月〔HR：0.75（95% CI：0.53-1.07）〕
ペムブロリズマブ	KEYNOTE-024試験 vs プラチナ併用療法	PD-L1≧50%の未治療進行再発NSCLC	PFS：10.3カ月 vs 6.0カ月〔HR：0.60（95% CI：0.41-0.89）〕
	KEYNOTE-042試験 vs プラチナ併用療法	PD-L1≧1%の未治療進行再発NSCLC	OS：16.7カ月 vs 12.1カ月〔HR：0.81（95% CI：0.71-0.93）〕
アテゾリズマブ	BIRCH試験（コホート1）単アーム	TCまたはICでPD-L1≧5%の未治療進行再発NSCLC	ORR：25% OS：23.5カ月
	B-FAST試験（NCT03178552）vs プラチナ併用療法	進行中	
デュルバルマブ	MYSTIC試験 vs プラチナ併用療法	PD-L1≧25%の未治療進行再発NSCLC	OS：16.3カ月 vs 12.9カ月〔HR:0.76（97.54% CI:0.5641.019）〕
	PEARL試験（NCT02453282）vs プラチナ併用療法	進行中	

ピリムマブ＋ニボルマブ併用療法，化学療法＋ニボルマブ併用療法，ニボルマブ単剤）とプラチナ併用療法群を比較した第Ⅲ相試験である．この試験は3つのPartに構成されており，その中のPart1aではPD-L1が1％以上の症例を対象としてイピリムマブ＋ニボルマブ併用療法，ニボルマブ単剤とプラチナ併用療法を比較している．TMBが13 Mu/Mb以上かつPD-L1が1％以上の症例におけるPFSに関してはニボルマブ単剤群で4.2ヵ月，プラチナ併用療法で5.6ヵ月（HR：0.95，95％ CI：0.61-1.48，P=0.78）と有意な差はなかった．またTMBが10 Mu/Mb以上かつPD-L1が1％以上の症例におけるPFSに関しては，イピリムマブ＋ニボルマブ併用療法群が7.1ヵ月，ニボルマブ単剤群が4.2ヵ月（HR：0.75，95％ CI：0.53-1.07，P=0.78）であり，イピリムマブ＋ニボルマブ併用療法がニボルマブ単剤と比較し有効である可能性が示唆された．イピリムマブを併用することでニボルマブの効果を増強させる可能性があり，今後の展望が待たれる．

2. ペムブロリズマブ

▶ KEYNOTE-024試験[4]

・KEYNOTE-024試験は*EGFR*遺伝子変異と*ALK*遺伝子転座のないPD-L1が50％以上の未治療進行・再発NSCLCを対象として，ペムブロリズマブ群とプラチナ併用療法群を比較した第Ⅲ相試験である．主要評価項目であるPFSはペムブロリズマブ群で10.3ヵ月，プラチナ併用療法群で6.0ヵ月（HR：0.50，95％ CI：0.37-0.68，P<0.001）であり，ペムブロリズマブ群が有意に延長した．副次的評価項目であるOSに関しては，プラチナ併用療法群では病勢進行後に43.7％がペムブロリズマブへクロスオーバーされたにもかかわらず，両群とも中央値に未到達ではあるがHR：0.60（95％ CI：0.41-0.89，P=0.005）であり，ペムブロリズマブ群が有意に延長した．またその他の副次的評価項目であるORRもペムブロリズマブ群で44.8％，プラチナ併用療法群で27.8％であり，ペムブロリズマブ群が良好な結果であった．加えて安全性に関しても全グレードの治療関連有害事象はペムブロリズマブ群で73.4％，

プラチナ併用療法群で90.0％であり，またグレード3 以上に関してもペムブロリズマブ群で26.6％，プラチナ併用療法群で53.3％であり，治療関連有害事象の頻度もペムブロリズマブ群のほうが低かった．この試験の結果からペムブロリズマブはPD-L1が50％以上の進行NSCLCに対する初回標準治療となり，2016年12月にわが国で保険承認となった．その後の長期フォローアップデータでOSはペムブロリズマブ群で30.0ヵ月であった．プラチナ併用群ではペムブロリズマブへクロスオーバーされた症例に二次治療以降にその他のICI治療を受けた症例を加えると，64.2％がクロスオーバーされたが14.2ヵ月（HR：0.63，95％ CI：0.47-0.86）であり，ペムブロリズマブの一次治療における有効性がさらに強固なものとなった[5]．また，KEYNOTE-024試験に参加した40例の日本人の解析でも追跡期間中央値は11.2ヵ月であったが，PFSはペムブロリズマブ群で未到達，プラチナ併用療法群で4.1ヵ月であり，HR：0.35（95％ CI：0.14-0.91）であった．またOSに関しても両群未到達ではあったが，HR：0.40（95％ CI：0.10-1.61）であり，日本人集団でもペムブロリズマブの有効性が示された．

▶ KEYNOTE-042試験[6]

・KEYNOTE-042試験は*EGFR*遺伝子変異と*ALK*遺伝子転座のないPD-L1が1％以上の未治療進行・再発NSCLCを対象として，ペムブロリズマブ群とプラチナ併用療法群を比較した第Ⅲ相試験である．主要評価項目はPD-L1が50％以上の群，PD-L1が20％以上の群，PD-L1が1％以上の群のOSであった．PD-L1が50％以上の群は20.0ヵ月，プラチナ併用療法群は12.2ヵ月（HR：0.69，95％ CI：0.56-0.85，$P=0.0003$）であり，また，PD-L1が20％以上の群は17.7ヵ月，プラチナ併用療法群は13.0ヵ月（HR：0.77，95％ CI：0.64-0.92，$P=0.0020$）であった．PD-L1が1％以上の群は16.7ヵ月，プラチナ併用療法群は12.1ヵ月（HR：0.81，95％ CI：0.71-0.93，$P=0.0018$）であり，いずれの群でもペムブロリズマブ群が有意にOSの延長を認めた．KEYNOTE-001試験など既知の報告同様に，PD-L1が高いほど，ペムブロリズマブは有効性が高いことが示された．また副次的評価項目であるPFSに関しては，PD-L1が50％以上の群ではペムブロリズマブ群が7.1ヵ月，プラチナ併用療法群が6.4ヵ月（HR：0.81，95％ CI：0.67-0.99，$P=0.0170$）となり，事前に設定された閾値に達していないため各群のPFSは最終解析を待つ必要がある．ORRに関してはPD-L1が50％以上の群は39.5％，プラチナ併用療法群は32.0％であり，またPD-L1が20％以上の群は33.4％，プラチナ併用療法群は28.9％であった．PD-L1が1％以上の群は27.3％，プラチナ併用療法群は26.5％であり，OS同様にPD-L1が高いほどペムブロリズマブが良好な結果であった．グレード3以上の治療関連有害事象に関してはペムブロリズマブ群で17.8％，プラチナ併用療法群で41.0％であり，治療関連有害事象の頻度もペムブロリズマブ群のほうが低かった．しかし，本試験ではKEYNOTE-024試験とは異なり，病勢進行後にペムブロリズマブへのクロスオーバーは認められていなかった．また探索的な解析ではあるがPD-L1が1～49％の群のOSは，ペムブロリズマブ群が13.4ヵ月，プラチナ併用療法群が12.1ヵ月（HR：0.92，95％ CI：0.77-1.11）とOSの延長は認められなかったことに留意する必要はあるが，この試験の結果からはペムブロリズマブ単剤療法はPD-L1が1％以上の進行NSCLCに対する初回治療の選択肢となり得る．

3. アテゾリズマブ

▶ BIRCH試験[7]

・BIRCH試験は腫瘍細胞（Tumor Cell：TC）もしくは 腫瘍浸潤免疫細胞（Tumor-infiltrating immune cell：IC）で5％以上のPD-L1発現を認めた0～2ライン以上の治療歴のあるNSCLC

を対象としたアテゾリズマブ単剤の効果をみた第Ⅱ相試験であり，その中で一次治療におけるアテゾリズマブ単剤の効果をみたコホート1ではORRは25％であり，OSは23.5ヵ月であった．また，TC3またはIC3のPD-L1が50％以上発現している群ではORRは34％，OSは26.9ヵ月であった．一次治療におけるアテゾリズマブ単剤療法が有効な可能性はあるが単アームの第Ⅱ相試験であり，この結果からは治療選択肢になるとはいえない．

▶ B-FAST試験

・アテゾリズマブはプラチナ製剤を含む化学療法歴を有する既治療進行NSCLCを対象としてアテゾリズマブ群とドセタキセル（DTX）群を比較した第Ⅲ相試験（OAK試験）でOSがアテゾリズマブ群で13.8ヵ月，DTX群で9.6ヵ月（HR：0.73，95％ CI：0.62-0.87，P＝0.0003）と有意に延長[8]し，二次治療の治療選択肢として2018年1月に保険承認された．OAK試験において，血液検体から測定した腫瘍の体細胞遺伝子変異量（blood Tumor Mutation Buraden：bTMB）とPFSの相関に関して後解析を行った．bTMBが16 Mu/Mb以上の群ではアテゾリズマブ群はDTXと比較し，HR：0.65（95％ CI：0.47-0.92）でPFSを延長させることが示唆され，bTMBが効果予測因子になり得ることが示唆された[9]．また，bTMBの有効性を評価するために行われたICI未治療の進行NSCLCを対象とした第Ⅱ相単アーム試験であるB-F1RST試験では2018年10月のESMOで報告され[10]，bTMBが16 Mu/Mb以上の群（高bTMB群）と16/Mb未満の群（低bTMB群）を比較し，PFSは高bTMB群が4.6ヵ月，低bTMB群が3.7ヵ月（HR：0.66，90％ CI：0.42-1.02）であった．またORRは高bTMB群が28.6％，低bTMB群が4.4％であり，高bTMB群において有効性は明確にはならなかった．現在，高bTMBの再発・進行NSCLCにおけるアテゾリズマブとプラチナ併用療法を比較する第Ⅲ相試験であるB-FAST試験は進行中であり，その結果が待たれる．

4. デュルバルマブ

▶ MYSTIC試験

・MYSTIC試験は，*EGFR*遺伝子変異と*ALK*遺伝子転座のない未治療進行・再発NSCLCを対象としてデュルバルマブ群，デュルバルマブ＋tremelimumab（抗CTLA-4抗体）併用群とプラチナ併用療法群を比較した第Ⅲ相試験であり，2018年12月ESMO癌療法免疫療法会議で報告された[11]．主要評価項目であるPD-L1が25％以上の症例におけるOSは，デュルバルマブ群が16.3ヵ月，プラチナ併用療法群が12.9ヵ月（HR：0.76，97.54％ CI：0.564-1.019，P＝0.036）であり有意な差は認めなかった．MYSTIC試験の結果からはPD-L1が25％以上の症例に一次治療におけるデュルバルマブ単剤が選択肢にはならないが，現在PD-L1陽性の未治療進行・再発NSCLCにおける一次治療として，デュルバルマブ単剤とプラチナ併用療法を比較した第Ⅲ相試験であるPEARL試験が進行中であり，一次治療におけるデュルバルマブ単剤の有効性について結果が待たれる．

高齢者，PS不良例に対するICI単剤療法

▶ 日常臨床において高齢者，PS不良例は数多く経験するがこれまでの試験はPSが良好な症例を対象とした試験であり，また高齢者をが含まれているとはいえどもプラチナ併用療法が可能な高齢者であり，各試験は実装するのが難しい．高齢者のPD-L1が50％以上の進行NSCLCに対する初回の標準治療として，ペムブロリズマブ単剤は前向きなデータなどの報

告がない．またPS 2の症例においても同様に，PD-L1が50％以上の進行NSCLCに対する初回の標準治療としてペムブロリズマブ単剤はガイドラインでは推奨の強さ2（エビデンスの強さD）となっており，臨床成績や安全性は不明であり，一次治療において推奨するだけの根拠が明確ではないと記載されている．

▶KEYNOTE-024試験の解析ではわが国の高齢者の定義からはずれるが，ペムブロリズマブに関して65歳以上と未満の2群を比較した解析ではPFS，OSにおいて年齢差は関係ないとの報告もあり，また重篤な有害事象はペムブロリズマブのほうが，プラチナ併用療法と比較して少なく，ペムブロリズマブはQOLを保ちながら治療を継続できるとの報告がされている[12]．またPS 2の症例に関しても，PS 0-1の症例と比較して安全性，有効性は劣らないとの報告もある[13]．したがって，ペムブロリズマブ単剤治療に関しては，現時点では年齢制限などなく高齢者やPS不良例に関してはあくまで選択肢であると考えるが明確なエビデンスはない．ニボルマブでの報告ではあるが高齢であることが薬剤性肺炎のリスク因子であったり[14]，年齢に応じて毒性が増えたなどの報告もあり，注意深く使用するべきである．また高齢者やPS不良例に関しては免疫有害事象が生じた際のステロイド導入に伴う副作用（易感染性や糖尿病，せん妄など）にも十分に留意する必要がある．今後，高齢者やPS不良例を対象とする前向きな試験が期待される．

ICI単剤療法とICI＋プラチナ併用療法

▶KEYNOTE-189試験[15]（進行再発非扁平上皮癌，プラチナ併用療法 vs ペムブロリズマブ＋プラチナ併用療法），KEYNOTE-407試験[16]（進行再発扁平上皮癌，プラチナ併用療法 vs ペムブロリズマブ＋プラチナ併用療法），IMpower150試験[17]（進行再発非扁平上皮癌，プラチナ併用療法 vs ペムブロリズマブ＋プラチナ併用療法）の結果から，ICI＋プラチナ併用療法の有効性が高いことが示された．またICI＋プラチナ併用療法においても，ICI単剤と比較して免疫関連有害事象は同程度であった．しかし，ICI＋プラチナ併用療法の副作用は当然のことながら免疫関連有害事象に加えて，骨髄抑制や嘔気，食欲不振などプラチナ併用療法の副作用が上乗せされている．KEYNOTE-189試験ではグレード 3以上の副作用はペムブロリズマブ併用群で67.2％，ペムブロリズマブ非併用群で65.8％と大きな差はなかったが，治療関連死はペムブロリズマブ併用群ではペムブロリズマブ非併用群の5.9％と比較し6.7％と高い傾向にあり，またペムブロリズマブ併用群で有害事象による治療中止が，ペムブロリズマブ併用群のほうが非併用群の7.9％と比較し13.8％である．また同様に，KEYNOTE-407試験でも治療関連死はペムブロリズマブ併用群ではペムブロリズマブ非併用群の2.1％と比較し3.6％と高い傾向にあり，ペムブロリズマブ併用群のほうが非併用群の6.4％と比較し，13.3％と高くなっていることにも留意することが必要である．加えて，KEYNOTE-189試験のサブグループ解析で少数例（57例）の検討ではあるが，75～84歳の群ではプラチナ併用療法群とペムブロリズマブ＋プラチナ併用療法群を比較し，ORRがHR：14.1，PFSがHR：1.73，OSがHR：2.09であり[18]，またIMpower150試験でも同様の傾向がみられていた．KEYNOTE-024試験からもわかるように，ICI単剤は化学療法より忍容性が優れており，嘔気，食欲不振などプラチナ併用療法の副作用を許容できない患者（高齢者など）にとってQOLを保ちながら治療できるペムブロリズマブ単剤は選択肢となる．

▶PD-L1≧50％以上NSCLCに一次治療でペムブロリズマブを使用した172例におけるPD-L1が

50～74％の群と75～100％の群，また50～89％の群と90～100％の群を比較した多施設の後ろ向き研究では，ORRは50～74％の群は20.6％，75～100％の群では45.2％（P＝0.001）であり，また50～89％の群では24.2％，90～100％の群では50.7％（P<0.001）であった．PFS，OSでも同様の傾向があり，PD-L1が高値であればさらにペムブロリズマブの有効性が高い可能性が示唆された[19]．PD-L1の結果も考慮に入れたペムブロリズマブ単剤が，選択肢となり得るが今後の検討が待たれる．

まとめ

- Ⅳ期NSCLC一次治療におけるICI単剤療法について概説した．今後しばらくは，*EGFR*変異および*ALK*変異陰性のⅣ期NSCLCの一次治療においては，ICIとプラチナ併用療法も標準治療になるが，ICIとプラチナ併用療法をペムブロリズマブ単剤とを直接比較した試験はなく，また明確ではない部分も多く，どちらが優れているかに関して明言は難しい．ICI単剤でも有効な症例も少なからずあり，bTMBなども含めより正確なバイオマーカーが発見され，患者選択が可能になったり，また放射線や手術との組み合わせることでさらなる治療成績の向上やペムブロリズマブ単剤を超える新規薬剤の開発が望まれる．

（森　俊太／上月稔幸）

参考文献

1）日本肺癌学会 編．肺癌診療ガイドライン 2017年版，金原出版，2017.
2）Carbone DP, et al: First-Line Nivolumab in Stage IV or Recurrent Non-Small-Cell Lung Cancer. N Engl J Med, 376：2415-2426, 2017.
3）Hellmann MD, et al: Nivolumab plus Ipilimumab in Lung Cancer with a High Tumor Mutational Burden. N Engl J Med, 378：2093-2104, 2018.
4）Reck M, et al: Pembrolizumab versus Chemotherapy for PD-L1-Positive Non-Small-Cell Lung Cancer. N Engl J Med, 375：1823-1833, 2016.
5）Reck M, et al: Updated Analysis of KEYNOTE-024：Pembrolizumab Versus Platinum-Based Chemotherapy for Advanced Non-Small-Cell Lung Cancer With PD-L1 Tumor Proportion Score of 50% or Greater. J Clin Oncol, 37：537-546, 2019.
6）Mok TSK, et al: Pembrolizumab versus chemotherapy for previously untreated, PD-L1-expressing, locally advanced or metastatic non-small-cell lung cancer (KEYNOTE-042)：a randomised, open-label, controlled, phase 3 trial. Lancet, 393(10183):1819-1830, 2019.
7）Peters S, et al: Phase Ⅱ Trial of Atezolizumab As First-Line or Subsequent Therapy for Patients With Programmed Death-Ligand 1-Selected Advanced Non-Small-Cell Lung Cancer (BIRCH). J Clin Oncol, 35：2781-2789, 2017.
8）Gadgeel SM, et al: Atezolizumab in patients with advanced non-small cell lung cancer and history of asymptomatic, treated brain metastases：Exploratory analyses of the phase Ⅲ OAK study. Lung Cancer, 128：105-112, 2019.
9）Gandara DR, et al: Blood-based tumor mutational burden as a predictor of clinical benefit in non-small-cell lung cancer patients treated with atezolizumab. Nat Med, 24：1441-1448, 2018.
10）Kim E, et al: Primary efficacy results from B-F1RST, a prospective phase Ⅱ trial evaluating blood-based tumour mutational burden (bTMB) as a predictive biomarker for atezolizumab in 1L non-small cell lung cancer (NSCLC). Ann Oncol, 2018, Abstract LBA55, 2018.
11）Rizvi NA, et al: Durvalumab with or without tremelimumab vs platinum-based chemotherapy as first-line treatment for metastatic non-small cell lung cancer：MYSTIC. ESMO Immuno-Oncology Congress 2018. Abstract LBA6, 2018.
12）Sazuka M, et al: An elderly case of squamous cell lung cancer treated continuously with pembrolizumab without any decline in the life function. Nihon Ronen Igakkai Zasshi, 55：679-685, 2018.
13）Brock K, et al: Pembrolizumab in performance status 2 patients with non-small-cell lung cancer (NSCLC)：results of the PePS2 trial. ESMO 2018 Congress, abstract 1384PD, 2018.
14）Kenmotsu H, et al: Nivolumab-induced interstitial lung disease (ILD) in Japanese patients with non-small cell lung cancer：A study on risk factors using interim results of post-marketing all-case surveillance. ASCO 2017, abstract 9078, 2017.
15）Gandhi L, et al: Pembrolizumab plus Chemotherapy in Metastatic Non-Small-Cell Lung Cancer. N Engl J Med, 378：2078-2092, 2018.
16）Paz-Ares L, et al: Pembrolizumab plus Chemotherapy for Squamous Non-Small-Cell Lung Cancer. N Engl J Med, 379：2040-2051, 2018.
17）Socinski MA, et al: Atezolizumab for First-Line Treatment of Metastatic Nonsquamous NSCLC. N Engl J Med, 378：2288-2301, 2018.
18）Agency E: Keytruda-H-C-3820- Ⅱ -0043：EPAR-Assessment Report. EMA, 2018.
19）Alguilar EJ, et al: Outcomes in NSCLC Patients Treated with First-Line Pembrolizumab and a PD-L1 TPS of 50-74% vs 75-100% or 50-89% vs 90-100%. WCLC 2018, abstract MA04.03, 2018.

6 免疫チェックポイント阻害薬併用療法

▶免疫チェックポイント阻害薬〔immune checkpoint inhibitors（ICIs）〕が非小細胞肺癌（NSCLC）の治療に導入され，進行肺癌の症例にもdurable responseの可能性が出てきており，治療のパラダイムシフトが起こった．しかし，治療効果が高いとされるPD-L1染色で強陽性を示す腫瘍においても，ICIs単剤ではその奏効率（ORR）は50％に満たず，ICIsで恩恵を得られる患者は限られている．抗癌薬や放射線治療で腫瘍細胞のimmunogenic cell deathが起こる（calreticulinなどが細胞表面に露出する，HMGB1が細胞外に放出されるなどで免疫応答を惹起しやすくなる）可能性などが示唆され，ICIsで治療効果が得られる患者を増やす目的で，さまざまな併用療法の開発が急ピッチで行われている．その中でも従来の初回治療における標準療法であるプラチナ併用の細胞傷害性抗癌薬に抗PD-1/ PD-L1抗体を追加する併用療法において，NSCLCにおける有意な生存の延長やORRの増加が得られるという結果が次々と認められ，実臨床に導入されることにより，肺癌治療が大きく変わってきている．また，抗CTLA4抗体と抗PD-1抗体の併用療法についてもいくつかの有望な結果が得られてきている．本項では，ICIsの併用療法の治療効果を示す根拠となる主要な第Ⅲ相試験につき述べる（**表1**）．

KEYNOTE-189試験[1)]

1. 背景および目的

▶抗PD-1抗体の ペムブロリズマブ，ニボルマブ，抗PD-L1抗体のアテゾリズマブはいずれもドセタキセル（DTX）との比較第Ⅲ相試験において有意な全生存期間（OS）の延長を示し，進行NSCLCの二次治療以降で標準治療薬となっている．

▶KEYNOTE-024試験では，PD-L1強陽性の進行NSCLCの初回治療において，ペムブロリズマブは標準治療のプラチナ併用療法に対して有意なOS，無増悪生存期間（PFS）の延長が示され，ペムブロリズマブがPD-L1強陽性症例の初回治療における標準治療となっていた．

▶細胞傷害性抗癌薬による治療で，細胞破壊後の樹状細胞による抗原のcross-presentationの増強により免疫原性が上がる可能性や，細胞傷害性T細胞や制御性T細胞比の上昇，樹状細胞活性の上昇などによって免疫状態が変化する可能性が報告されている．

▶ⅢB/Ⅳ期の未治療非扁平上皮NSCLCを対象にカルボプラチン（CBDCA）/ペメトレキセド（PEM）併用療法にペムブロリズマブの上乗せ効果を検証したKEYNOTE-021試験が行われ，その一次解析でPFSの有意な延長（HR：0.53），ORRの有意な上昇（55％ vs 29％）が示され，2年経過観察時点の解析でOSの有意な延長（HR：0.56）が報告された[2,3)]．

表1　抗PD-1/PD-L1抗体薬の併用療法を比較する主な試験

試験名	組織型	患者数	PFS	1年PFS率	OS（中央値・HR）	1年OS率（2年OS率）	ORR
KEYNOTE-189（ペムブロリズマブ/CDDP or CBDCA/PEM vs プラセボ/CDDP or CBDCA/PEM）	Non-Squamous NSCLC*	616	8.8 vs 4.9 カ月 HR: 0.52（95% CI：0.43-0.64）*P*＜0.00001	34.1 vs 17.3%	NR vs 11.3 カ月 HR: 0.49（95% CI：0.38-0.64）*P*＜0.00001	69.2 vs 49.4%（45.5 vs 29.9%）	47.60%（95% CI：42.6-52.5）vs 18.9%（95% CI：13.8-25.0）
IMpower150（アテゾリズマブ/BEV/CBDCA/PTX vs BEV/CBDCA/PTX）	Non-Squamous NSCLC*	800	8.3 vs 6.8 カ月 HR: 0.62（95% CI：0.52-0.74）*P*＜0.001	36.5 vs 18.0%	19.2 vs 14.7 カ月 HR: 0.78（95% CI：0.64-0.96）*P*=0.02**	66.9 vs 56.1%（43.4 vs 33.7%）	63.50%（95% CI：58.2-68.5）vs 48.0%（95% CI：42.5-53.6）
IMpower130（アテゾリズマブ/CBDCA/nab-PTX vs CBDCA/nab-PTX）	Non-Squamous NSCLC	723	7.0 vs 5.5 カ月 HR: 0.64（95% CI：0.54-0.77）*P*＜0.0001	29.1 vs 14.1%	18.6 vs 13.9 カ月 HR: 0.79（95% CI：0.64-0.98）*P*＜0.033	63.1 vs 55.5%（39.6 vs 30.0%）	49.2 vs 31.9%
KEYNOTE-407（PEMbro/CBDCA/PTX or nab-PTX vs プラセボ/CBDCA/PTX or nab-PTX）	Squamous NSCLC	559	6.4 vs 4.8 カ月 HR: 0.56（95% CI：0.45-0.70）*P*＜0.001	—	15.9 vs 11.3 カ月 HR: 0.64（95% CI：0.49-0.85）*P*=0.0008	65.2 vs 48.3%	57.90%（95% CI：51.9-63.8）vs 38.4%（95% CI：32.7-44.4）
IMpower131（アテゾリズマブ/CBDCA/nab-PTX vs CBDCA/nab-PTX）	Squamous NSCLC	684	6.3 vs 5.6 カ月 HR: 0.71（95% CI：0.60-0.85）*P*=0.0001	24.7 vs 12.0%	14.0 vs 13.9 カ月 HR: 0.96（95% CI：0.78-1.18）*P*=0.69**	55.6 vs 56.9%	49% vs 41%
CheckMate227（ニボルマブ+イピリムマブ vs Platinum doublet）	NSCLC（TMB-high）	299	7.2 vs 5.5 カ月 HR: 0.58（97.5%CI：0.41-0.81），*P*＜0.0001	42.6 vs 13.2%	23.03 vs 16.72 カ月 HR: 0.77（95% CI：0.56-1.06）	—	45.3 vs 26.9%

*：主な試験群のみを記載，**：ITT-WT population
CDDP：シスプラチン，CBDCA：カルボプラチン，PEM：ペメトレキセド，PTX：パクリタキセル，nab-PTX：ナブパクリタキセル

▶KEYNOTE-189試験は，未治療の非扁平上皮NSCLCを対象に標準治療の一つであるプラチナ製剤〔シスプラチン（CDDP）もしくはCBDCA〕/PEM療法にペムブロリズマブもしくはプラセボを上乗せする治療を比較した無作為化第Ⅲ相比較試験である．

2. 対象および方法

▶対象の選択基準は，①病理学的に確認された非扁平上皮NSCLCで*EGFR*や*ALK*の遺伝子変化がない，②進行NSCLCに対する抗癌薬治療が行われていない，③RECIST ver1.1で規定された計測可能病変を有する，④ECOG PS 0-1，⑤年齢18歳以上，⑥症候性の脳転移がない，⑦正常な臓器機能を有する，であり⑧PD-L1測定可能な組織の提出が必須となっていた．

- ICIsを使用することと，肺炎の発症リスクを避けるため，①活動性自己免疫疾患もしくは全身性ステロイド治療の既往歴，②ステロイド治療を要する非感染性肺炎の既往歴，③6ヵ月以内の30Gyを超える肺野への放射線治療歴のあるものは除外となっていた．

- 治療方法は，全例に主治医選択のプラチナ製剤（CDDP 75mg/m^{2}もしくはCBDCA AUC＝5）にPEM 500mg/m^{2}を3週サイクルで4サイクル施行し，維持療法として，PEMを3週サイクルで継続した．上乗せ治療として，2 vs 1に無作為化してペムブロリズマブ200 mg/bodyもしくはプラセボの生理食塩水を3週サイクルで最大35サイクル投与した．治療は耐用不能な毒性もしくはPDまで継続された．

- 中央判定でPDが確認された時点で盲検が解除され，プラセボ群ではペムブロリズマブへのクロスオーバーが許容された．ペムブロリズマブ群では，画像評価でPDとされてもclinical benefitがあると判断されれば，ペムブロリズマブの継続が可能であった．

- 層別化因子はPD-L1発現（TPS≧1% or ＜1%），プラチナ製剤の選択（CDDP or CBDCA），喫煙状態（never or former / current）であった．

- 主要評価項目はOSと独立評価委員会の判定によるPFS．副次的評価項目は ORR, 奏効期間，毒性，探索的評価項目がPD-L1別の効果（OS，PFS，ORR）とpatient-reported outcomeであった．

- 中間解析が2回予定され，Type I error (familywise error) は片側0.025でgraphical approachで多重性を調整された．検出力90%で，PFSのHR：0.70〔片側αlevel 0.0095 (based on 468 events)〕，OSのHR：0.70〔片側αlevel 0.0155 (based on 416 deaths)〕として，集積予定患者数は570人とされた．

- 第1回中間解析は，2017年11月8日median follow up 10.5ヵ月で行われ，PFSイベントは410例，OSイベントは235例，片側αlevelはそれぞれ0.00559，0.00128であった．

3. 結　果

- 2016年2月26日から2017年3月6日までに616例が組み入れられ，405例がペムブロリズマブ併用，202例がプラセボ併用療法を少なくとも1回投与され，データカットオフ時点でペムブロリズマブ群の137例（33.8%），プラセボ群の36例（17.8%）が試験治療継続中で，それぞれ125例（30.5%），96例（46.6%）が後治療を受けていた．

- プラセボ群では 67例がクロスオーバーのペムブロリズマブを，18例が試験外で抗PD-1/PD-L1抗体の投与を受けていた．Effective crossover rateはITT populationの41.3%，何らかの理由で試験治療を中止した170例中の50.0%であった．

- 12ヵ月生存率はペムブロリズマブ群で69.2% (95% CI：64.1-73.8)，プラセボ群で49.4% (95% CI：42.1-56.2)，生存期間中央値（MST）はペムブロリズマブ群でNR，プラセボ群で11.3ヵ月（95% CI：8.7-15.1)，HR：0.49（95% CI：0.38-0.64, P<0.001）であった．OSでのベネフィット

はPD-L1の発現にかかわらず認められた（TPS<1%；HR：0.59，TPS＝1～49%；HR：0.55，TPS≧50%；HR：0.42）．

▶PFS中央値はペムブロリズマブ群で8.8ヵ月（95% CI：7.6-9.2），プラセボ群で4.9ヵ月（95% CI：44.7-5.5）であり（P<0.001），12ヵ月無再発生存率はペムブロリズマブ群で34.1%（95% CI：28.8-39.5），プラセボ群で17.3%（95% CI：12.0-23.5），HR：0.52（95% CI：0.43-0.64）であった．サブグループ解析では，65歳以上（中央値；9.0ヵ月 vs 6.7ヵ月，HR：0.75，95% CI：0.55-1.02）とPD-L1<1%（中央値；6.1ヵ月 vs 5.1ヵ月，HR：0.75，95% CI：0.53-1.05）の2つのサブセット以外はハザード比の上限が1を下回っていた．

▶2019年のASCOでは，median follow up 23.1ヵ月でupdateされた成績が発表され，24ヵ月生存率はペムブロリズマブ群で45.5%，プラセボ群で29.9%，MSTはペムブロリズマブ群で22.0ヵ月（95% CI：19.5-25.2），プラセボ群で10.7ヵ月（95% CI：8.7-13.6），OSのHR：0.56（95% CI：0.45-0.70），24ヵ月無増悪生存率はペムブロリズマブ群20.5%，プラセボ群1.5%，PFSのHR：0.48（0.40-0.58）であることが報告された[4)]．

▶中央判定でのORRはペムブロリズマブ群で47.6（42.6-52.5）%，プラセボ群で18.9（13.8-25.0）%であり（P<0.001），奏効期間（DOR）はペムブロリズマブ群で11.2ヵ月，プラセボ群では7.8ヵ月．ORRはすべてのPD-L1，TPSでペムブロリズマブ群がプラセボ群を上回っていた．

▶有害事象による治療中止は，ペムブロリズマブ群で13.8%，プラセボ群で7.9%，ペムブロリズマブもしくはプラセボの中止はそれぞれ20.2%と10.4%，有害事象による死亡はそれぞれ6.7%，5.9%であった．急性腎障害がペムブロリズマブ群で5.2%（グレード 3以上2%），プラセボ群で0.5%に認められた．免疫関連有害事象（irAE）はペムブロリズマブ群で22.7%，プラセボ群で11.9%であった．

4. 考察・結論

▶ペムブロリズマブ併用により，標準治療のプラチナ併用療法にHR：0.49と大きなOSでの追加効果が確認され，PFS・ORRでもPD-L1を含めて背景因子によらず追加効果が認められた．

▶急性腎障害もしくは腎炎を除き，プラチナ併用療法にペムブロリズマブの追加をすることによる毒性の増加は認められず，irAEもペムブロリズマブ単剤によるもの（KEYNOTE-024試験などの既報）と比べて明らかな増加はないと考えられた．

▶これらの結果により，PS 0-1でプラチナ併用療法および抗PD-1抗体の投与が可能な非扁平上皮NSCLCの初回治療に対して，プラチナ製剤/PEM＋ペムブロリズマブの併用療法が標準治療の一つとなるものと考えられる．

KEYNOTE-407試験[5)]

1. 背景および目的

▶進行扁平上皮NSCLCは分子標的治療のターゲットとなる標的がなく，非扁平上皮NSCLCよりも生存が短い傾向にある．ネシツムマブをCDDP/ゲムシタビン（GEM）に上乗せすることで有意な生存の延長が報告されているが，そのベネフィットも比較的小さかった[6)]．

▶抗PD-1/PD-L1抗体は，扁平上皮NSCLC，非扁平上皮NSCLCの両者での有効性が示されている

▶KEYNOTE-407試験は，未治療の扁平上皮NSCLCを対象に標準治療の一つであるCBDCA/パクリタキセル（PTX）もしくはnab-パクリタキセル（nab-PTX）療法にペムブロリズマブもしくはプラセボを上乗せする第III相比較試験である．

2. 対象および方法

▶対象の選択基準は，①病理学的に確認されたIV期（UICC/AJCC第7版）の扁平上皮NSCLC，②転移性扁平上皮NSCLCに対する抗癌薬治療が行われていない，③RECIST ver1.1で規定された計測可能病変を有する，④ECOG PS 0-1，⑤年齢18歳以上，⑥症候性の脳転移がない，⑦正常な臓器機能を有する，であり⑧PD-L1測定可能な組織の提出が必須となっていた．

▶ICIsを使用することと，肺炎の発症リスクを避けるため，①活動性自己免疫疾患もしくは全身性ステロイド治療の既往歴，②ステロイド治療を要する非感染性肺炎の既往歴，のあるものは除外となっていた．

▶治療方法は，全例にCBDCA（AUC＝6 day 1）に主治医選択のPTX 200mg/m^2 day 1もしくはnab-PTX 100mg/m^2をday 1，8，15に投与して3週サイクルで4サイクル施行し，上乗せ治療として，1 vs 1に無作為化してペムブロリズマブ 200mg/bodyもしくはプラセボの生理食塩水を3週サイクルで最大35サイクル投与した．治療は耐用不能な毒性もしくはPDまで継続された．

▶独立評価委員会でPDが確認された時点で盲検が解除され，プラセボ群ではペムブロリズマブへのクロスオーバーが許容された．ペムブロリズマブ群では，画像的にPDとされてもclinical benefitがあると判断されれば，ペムブロリズマブの継続が可能であった．

▶PTXを選択した際にはグルココルチコイドと抗ヒスタミン薬が必須とされたが，nab-PTXでは必須とされていなかった．

▶層別化因子はPD-L1発現（TPS≧1% or ＜1%），タキサン製剤の選択（PTX or nab-PTX），地域（East Asia / the rest of the world）であった．

- 主要評価項目はOSと独立評価委員会の判定によるPFS．副次的評価項目は独立評価委員会の判定によるORR，奏効期間，安全性，探索的評価項目がPD-L1別の効果（OS，PFS，ORR）であった．

- 中間解析が2回予定され，Type I error（familywise error）は片側0.025でgraphical approachで多重性を調整された．検出力90％で，PFSのHR：0.70〔片側 α level 0.01（based on 415 events）〕，検出力85％で，OSのHR：0.70〔片側 α level 0.01（based on 361 deaths）〕として，集積予定患者数は560人とされた．

- プロトコル改定が行われ中間解析は3回とされた．2018年4月3日までに332例のPFSイベントと212例の死亡イベントが観察され，第2回中間解析は2018年5月21日に行われ，仮説が証明され結果の公表となった．多重性が調整され，片側 α levelはそれぞれ0.008，0.0029であった．Median follow up は7.8ヵ月であった．

3. 結　果

- 2016年8月19日から2017年12月28日までに561例が組み入れられ，559例が無作為化された．278例がペムブロリズマブ併用，280例がプラセボ併用療法を少なくとも1回投与され，データカットオフ時点でペムブロリズマブ群の121例（43.5％），プラセボ群の72例（25.7％）が治療継続中で，それぞれ125例（30.5％），96例（46.6％）が後治療を受けていた．

- ペムブロリズマブ群で12例がPD後にペムブロリズマブ単剤治療を3コース（中央値）受けており，プラセボ群では75例がクロスオーバーのペムブロリズマブを，12例が試験外で抗PD-1/PD-L1抗体の投与を受けていた．Effective crossover rateはITT 281例での31.7％，何らかの理由で試験治療を中止した208例中の42.8％であった．

- 12ヵ月生存率はペムブロリズマブ群で65.2％，プラセボ群で48.3 ％，MSTはペムブロリズマブ群で15.9ヵ月（95％ CI：13.2-NR），プラセボ群で11.3ヵ月（95％ CI：9.5-14.8），HR：0.64（95％ CI：0.49-0.85，P<0.001）であった．OSでのベネフィットはPD-L1の発現にかかわらずに認められた．（TPS<1％；HR：0.61，TPS=1～49％；HR：0.57，TPS≧50％；HR：0.64）．

- PFS中央値はペムブロリズマブ群で6.4ヵ月（95％ CI：6.2-8.3），プラセボ群で4.8ヵ月（95％ CI：4.3-5.7）であり（P<0.001），HR：0.56（0.45-0.70）であった．サブグループ解析でもペムブロリズマブの追加効果は一貫してみられ，特にPD-L1に関してはTPSに応じた追加効果の増加がみられた（TPS<1％；HR：0.68，TPS=1～49％；HR：0.56，TPS≧50％；HR：0.37）が，層別化因子であったPD-L1<1%でもHRの95％ CIの上限は1を下回っていた．

- 中央判定でのORRはペムブロリズマブ群で57.9（51.9-63.8）％，プラセボ群で38.4（32.7-44.4）％であり（P<0.001），DORはペムブロリズマブ群で7.7ヵ月，プラセボ群では4.8ヵ月．ORRはすべてのTPSでペムブロリズマブ群がプラセボ群を上回っていた．

- PTXとnab-PTXの併用タキサンの違いで効果に明らかな差は認めなかった．ステロイド併用率はそれぞれ，99.4％ vs 87.4％で大きな差は認めなかった[7]．

- 有害事象による治療中止は，ペムブロリズマブ群で13.3%，プラセボ群で6.4%，いずれかの薬剤の中止はそれぞれ23.4%と11.8%，有害事象による死亡はそれぞれ8.3%，6.4%であった．irAEはペムブロリズマブ群で28.8%，プラセボ群で8.6%であった．

4. 考察・結論

- ペムブロリズマブ併用により標準治療のプラチナ併用療法にHR：0.56と大きなOSでの追加効果が確認され，PFS・ORRでもPD-L1を含めて背景因子によらず追加効果が認められた．

- これらの結果により，PS 0-1でプラチナ併用療法および抗PD-1抗体の投与が可能な扁平上皮NSCLCの初回治療に対して，プラチナ製剤＋PTX/nab-PTX＋ペムブロリズマブの併用療法が標準治療の一つとなるものと考えられる．

- PD-L1≧50%の症例に関しては，ペムブロリズマブ単剤が標準治療である．ペムブロリズマブ＋プラチナ併用療法と，ペムブロリズマブ単剤治療の直接比較は存在しないが，ペムブロリズマブ単剤と本試験と同様にプラチナ併用療法との比較第Ⅲ相試験であるKEYNOTE-024試験でのOSのHR：0.60であり，本試験のTPS≧50%でのHR：0.64と比べて数字的には大差ない（KEYNOTE-024試験におけるOSのサブグループ解析結果はアップデート解析で示され，全体のHR：0.63，扁平上皮癌；HR：0.73，非扁平上皮癌；HR：0.58と報告されている）．

- 個々の症例での追加の適否は，PD-L1発現状態を含めた背景因子に鑑み，それぞれに評価する必要がある．

IMpower150試験[8)]

1. 背景および目的

- 進行非扁平上皮NSCLCの初回治療は*ALK*や*EGFR*などのドライバー遺伝子変異のある症例にはそれに合わせた分子標的薬，PD-L≧50%の症例ではペムブロリズマブ，それ以外の症例ではプラチナ製剤との2剤併用療法±ベバシズマブ（BEV）であった．

- *EGFR*遺伝子変異陽性例では，二次治療以降の治療としての抗PD-1/PD-L1抗体の効果が比較的乏しく，またのちにチロシンキナーゼ阻害薬（TKI）を使うことにより毒性が増加することが報告されている．

- IMpower150試験は抗VEGF抗体が免疫療法の効果を増強するかどうかと，免疫療法が抗癌薬治療の効果を増強するのかを調べる目的で，BEV併用の化学療法とそれにアテゾリズマブを加えることの比較に，BEVをアテゾリズマブに置き換える群を加えた3群の第Ⅲ相比較試験である．

2. 対象および方法

▶対象の選択基準は，①病理学的に確認されたⅣ期（UICC/AJCC第7版）もしくは再発の非扁平上皮NSCLC，②抗癌薬治療が行われていない，③RECIST ver1.1で規定された計測可能病変を有する，④ECOG PS 0-1，⑤*EGFR*遺伝子変異/*ALK*融合遺伝子陽性例では少なくとも1回の承認されたTKIによる治療歴，⑥正常な臓器機能を有する，⑦BEV投与可能，であり⑧PD-L1測定可能な組織の提出が必須となっていた．

▶①自己免疫疾患の既往，②抗CTLA-4抗体やその他の免疫療法を6週以内に行なっている，③免疫抑制療法を2週以内に受けているものは除外となっていた．

▶治療方法は，1：1：1割り付けで，アテゾリズマブ，CBDCA，PTX併用療法（ACP群），アテゾリズマブ，BEV，CBDCA，PTX併用療法（ABCP群），標準治療であるBEV，CBDCA，PTX併用療法（BCP群）に割り付けられた．導入療法は3週サイクルで4コースか6コースかを割り付け前に主治医が選択した．アテゾリズマブは1,200mg/body，BEVは15mg/kg，CBDCAはAUC＝6，PTXは200mg/m^{2}で投与され，維持療法としてアテゾリズマブとBEVは耐用不能な毒性もしくはPDまで継続された．アテゾリズマブへのクロスオーバーは許容されなかった．

▶層別化因子は性別，PD-L1発現，肝転移の有無であった．

▶二次治療以降の抗PD-1/PD-L1抗体と細胞傷害性抗癌薬を比較した試験の結果からEGFR/ALK陽性患者の効果が低かったことと，OAK試験の結果でPD-L1発現よりTeff gene signature-high の方が鋭敏なバイオマーカーと考えられたことから，主解析前に主解析対象populationがITTからEGFR/ALK陰性のITT-WTとITT-WTでTeff-highの集団に変更された．Teff gene signatureはBaselineで収集された腫瘍組織のPD-L1，CXCL-9，IFN-γの messenger RNA発現で規定された．

▶Co-primary endpointは，主治医評価のITT-WTにおけるPFSおよびITT-WTかつTeff-highにおけるPFS，ITT-WTでのOS，副次的評価項目として主治医評価のITTにおけるPFS，ITTでのOS，PD-L1発現レベルごとの主治医評価のPFS，独立評価委員会評価のPFS，RECIST ver1.1でのORR，ITTでの安全性であった．

▶ACP群とBCP群の比較の前にABCP群とBCP群の比較が行われるデザインであり，Type I errorの有意基準を両側0.05と設定し，PFSのαを0.012（①PFS in ITT-WTと②PFS in Teff-high WTに0.06），OSのαを0.038（①②をまず解析し両者negativeなら0.038，どちらかがpositiveなら0.044，両者positiveなら0.05となる）としていた．階層的解析はABCP群のBCP群に対するOSがpositiveであれば，ACP群とBCP群の比較解析に進み，こちらでもOSが有意に良好となれば，ITTでのPFS，OSの解析に進むデザインである．

3. 結　果

▶2015年3月から2016年12月の間にITT populationとして1,202例が組み入れられ，ACP群に402

例, BCP, ABCP群にはそれぞれ400例が割り付けられた．WT populationはその86.5%の1,040例（ACP：348, ABCP：356, BCP：336）であり，Teff-gene signature expression の評価ができたのは, 95.6%であり, 445例（WT populationの42.8%）がTeff-high population（ACP：161, ABCP：155, BCP：129）であった．それぞれのsub-populationでの主な背景因子には偏りはなかった．ABCP群とBCP群の比較部分がNEJMに報告されている[8]．

▶PFSのデータカットオフ（2017.9.15）時点で，minimal follow up durationは9.5ヵ月，WT populationでのmedian follow upはABCP群で15.4ヵ月，BCP群で15.5ヵ月であり，74.7%のPFSイベントが観察されていた．

▶ABCP群でBCP群より有意なPFS延長〔PFS中央値 8.3ヵ月（95% CI：7.7-9.8）vs 6.8ヵ月（95% CI：6.0-7.1）；HR：0.62（95% CI：0.52-0.74, $P<0.001$）1〕が得られ，6ヵ月，12ヵ月時点のPFS 率もABCP群で有意に高かった（66.9% vs 56.1%：36.5% vs 18%）．Teff-high populationでも同様に有意なPFS延長が認められ〔PFS中央値 11.3ヵ月 vs 6.8ヵ月；HR：0.51（95% CI：0.38-0.68, $P<0.001$）〕, それぞれ独立評価委員会の解析でも確認された．

▶探索的解析を含むPFSの各サブグループでの解析では，*EGFR*遺伝子変異/*ALK*融合遺伝子陽性症例においても，PFSの延長が確認された〔PFS中央値 9.7ヵ月vs 6.1ヵ月；unstratified HR：0.59（95% CI：0.37-0.94）〕．PFSの延長効果はPD-L1発現レベルにかかわらず認められ〔PD-L1陰性；PFS中央値 7.1ヵ月 vs 6.9ヵ月；unstratified HR：0.77（95% CI：0.61-0.99）, PD-L1低発現；PFS中央値 8.3ヵ月 vs 6.6ヵ月；unstratified HR：0.56（95% CI：0.41-0.77）, PD-L1高発現；PFS中央値 12.6ヵ月 vs 6.8ヵ月；unstratified HR：0.39（95% CI：0.25-0.60）〕，Teff-low expressionのサブグループでも認められた〔PFS中央値 7.3ヵ月 vs 7.0ヵ月；unstratified HR：0.76（95% CI：0.60-0.96）〕．層別化因子に入れていた肝転移例においても，PFS中央値 7.4ヵ月vs 4.9ヵ月；unstratified HR：0.42（95% CI：0.26-0.66）とPFS延長効果が認められた．

▶OSの中間解析は2018年1月22日minimum follow up 14ヵ月，medium follow upがおおよそ20ヵ月の時点で行われ，OSイベントは54%で起こっており，WT-ITTでのABCP群でBCP群より有意なOS延長〔OS中央値 19.2ヵ月vs 14.7ヵ月；HR：0.78（95% CI：0.64-0.96, $P=0.02$）〕が認められた．ACP群とBCP群の比較についてもWT-ITTでのOSの結果が示されており，OS中央値19.4ヵ月vs 14.7ヵ月；HR：0.88（95% CI：0.72-1.08, $P=0.2041$）であった．

▶WT-ITTでのORRはABCP群で63.5%, BCP群では48.0%で完全奏効率（CR）はそれぞれ3.7%と1.2%であり，Teff-highでのORRも類似した結果であった．WT -ITTでのDORはABCP群で9.0ヵ月，BCP群で5.7ヵ月であった．

▶ABCP群，BCP群での有害事象はグレード 1/2，グレード 3/4/5がそれぞれ35.9% vs 45.4%，55.7% vs 47.7%，2.8% vs 2.3%であった．またABCP群でのirAEは77.4%であり，多くはグレード 1/2でグレード 5は認められなかった．

▶*EGFR*遺伝子変異陽性例と肝転移症例の効果がITT集団の結果とともに，Lancet Respiratory Medicine誌に掲載されている．minimum follow up 13.5ヵ月，median follow up19.6ヵ月の時点で解析されたITT populationでのOS解析では ABCP群 vs BCP群 でHR＝0.76（95% CI：0.63-93，OS中央値 19.8ヵ月 vs 14.9ヵ月）と延長が認められた．EGFR遺伝子変異陽性例では，ABCP群 vs BCP群でHR：0.61（95% CI：0.29-1.28，OS中央値 NR vs 18.7ヵ月）であったが，活性化変異陽性例（L858Rとdel 19変異）に限るとABCP群 vs BCP群でHR：0.31（95% CI：0.11-0.83，OS中央値 NR vs 17.5ヵ月）と延長が認められた．層別化因子であった肝転移あり（ITT population）でもABCP群 vs BCP群でHR：0.52（95% CI：0.33-0.82，OS中央値 13.3 vs 9.4ヵ月）と延長が認められた．PFSの解析においても*EGFR*遺伝子変異陽性例でHR：0.61（0.36-1.36），活性化変異例でHR：0.41（0.23-0.75），肝転移例ではHR：0.41（0.26-0.62）であった．ORR のABCP vs BCP比較ではITT全体では56.4％（95％ CI：51.4-61.4）vs 40.2％（95％ CI：35.3-45.2），EGFR活性化変異例で70.6％（95％ CI：52.2-84.9）vs 41.9％（95％ CI：27.0-57.9），肝転移例では60.8％（95％ CI：46.1-74.2）vs 41.1％（95％ CI：28.1-55.0），であった．一方ACP群 vs BCP群の比較では，ITT population全体でのHR：0.85（95% CI：0.71-1.03）であり，EGFR活性化変異陽性例でHR：0.90（95% CI：0.97-1.74），肝転移例でHR：0.87（95% CI：0.57-1.32）といずれも延長を認めなかった[9]．

4. 考察・結論

▶ABCP群のBCP群と比較した有意なPFSとOSの延長が示され，BEV併用可能な非扁平上皮NSCLCの初回治療においてABCP療法が今後の標準治療の一つとなると考えられる．生存延長効果はPD-L1やTeff gene expressionといったバイオマーカーの状況によらず認められており，PFS，OSともほとんどのsub-populationでABCP群において良好な結果であった．

▶他の併用療法との使い分けに関心が保たれるが，BEV併用であり，毒性は追加されるため，どのような症例にあえてBEV併用を行うのかという視点で検討することになるのかもしれない．

▶重要なsub-populationとして，現在までの抗PD-1/PD-L1抗体で効果が低いとされていた肝転移陽性例と*EGFR*遺伝子変異陽性例にフォーカスを当てている．肝転移陽性例については．層別化因子にも入っており，PFS，OSともにハザード比の95% CIの上限が1以下とABCP群が良好な成績であり，本治療が肝転移に効果が高い可能性は示唆されている．一方，層別化因子に含まれない項目ではあるが，KEYNOTE-189試験でも肝転移に関する後解析が行われ，肝転移ありでのペムブロリズマブ併用群でのプラセボ併用群に対するOSのHR：0.62（0.39-0.98），PFSのHR：0.52（0.34-0.81）と肝転移有無にかかわらず上乗せ効果があったと報告されている[10]．

▶*EGFR*遺伝子変異陽性/*ALK*融合遺伝子陽性症例は，二次治療以降における複数の試験で抗PD-1/PD-L1抗体の効果が低いとされており，一次治療での大半の臨床試験で除外されている．本試験ではTKI治療後であれば組み入れ可能としており，有用性を検討した貴重なデータと考えられ，PFSのHR：0.59，OSのHR：0.54とABCP群がこのpopulationで効果が高い治療であることが示唆されている．しかし，症例集積完了後主解析前（2017年6月）にこの集団を入れることによる成績の悪化を懸念され*EGFR*/*ALK*陽性のpopulationは主解析から除外されており，階層的検定のアルゴリズム上，現時点では正式に統計的解釈はできないデータとなっており，日常診療での適応に混乱が生じる結果となっている（実際にはITT-WTよりも*EGFR/ALK*陽性例を含むITTの方がOSのわずかながらハザード比が小さくなっており，*EGFR/ALK*陽性例でのデータは良好，戦略としての失敗の可能性が高い）．

▶個々の症例でのBEV追加の適否はPD-L1発現状態を含めた背景因子に鑑み，それぞれに評価する必要がある．

CheckMate227試験[11)]

1. 背景および目的

▶進行NSCLCでPD-L1 TPS 50％以上の症例には，ペムブロリズマブ単剤治療が初回治療においての標準治療となっている．しかし，さらに大多数の症例に恩恵をもたらす初回治療の選択肢とその恩恵を見極める新たなバイオマーカーの開発が望まれている．

▶抗PD-1抗体であるニボルマブと抗CTLA-4抗体であるイピリムマブは相補的な異なるメカニズムをもつICIであり，その併用療法は，第I相試験で想定内の毒性とニボルマブ単剤よりも高い効果の可能性を示した．

▶Tumor Mutation Burden（TMB）は肺癌を含む多くの癌腫で免疫治療におけるバイオマーカーとなっており，NSCLCにおけるニボルマブ＋イピリムマブの第Ⅱ相試験（CheckMate568試験）で10 mutations/ megabase（Mb）以上のTMBがPD-L1 TPSとは独立した効果のバイオマーカーである可能性が示唆されていた．

▶CheckMate227試験は，ニボルマブやニボルマブの併用療法がNSCLCのバイオマーカーで選択されたpopulationにおいて初回治療としてどのような効果を示すのかを，標準治療であるプラチナ併用療法と比較する第Ⅲ相試験である．

2. 対象および方法

▶複雑な試験であり，簡潔に記述する．対象は他のICIの併用療法の試験とほぼ同様で，*EGFR*遺伝子変異陽性例，*ALK*融合遺伝子陽性例を除くNSCLCであった．最初に腫瘍のPD-L1 TPS 1％以上とそれ未満に分けてから各群に割り付けられるかたちで，治療方法が決定された．

▶最終的なプロトコルではPD-L1発現1％以上の場合，ニボルマブ（240mg/body，day 1，2週ごと）＋イピリムマブ（1mg/kg, 6週ごと）併用療法群, ニボルマブ単剤療法群（240mg/body，day 1，2週ごと），標準的化学療法群に 1：1：1 で無作為に割り付けされた．一方，PD-L1 発現1％未満の場合，ニボルマブ（240mg/body，day 1，2週ごと）＋イピリムマブ（1mg/kg，6週ごと）併用療法群，ニボルマブ（360mg/body，day 1，3週ごと）＋標準的化学療法群，標準的化学療法群に 1：1：1 で無作為に割り付けとされた．割り付け調整因子は組織型（扁平上皮癌/非扁平上皮癌腫）であった．

▶プロトコル改定が数回行われており，当初のプロトコルでは，ニボルマブ＋標準的化学療法群の代わりにニボルマブ（1 mg/kg）＋イピリムマブ（1 mg/kg）併用を4コースの後ニボルマブ単剤治療（240 mg/body，day 1，2週ごと）を行う治療が入っていた．

▶プロトコルの改訂を経て2つの主要評価項目が設定された．1つはPFS（第三者中央判定を採用）でPD-L1発現にかかわらず腫瘍遺伝子変異量が10 mutations/Mb以上の集団を抽出し，ニボルマブ＋イピリムマブ併用療法群と化学療法群で比較した．もう1つの主要評価項目はOSでPD-L1発現1％以上の集団において，ニボルマブ＋イピリムマブ併用療法群と化学療法群を比較した．腫瘍遺伝子変異量は，Foundation One CDxを用いて，体細胞変異（置換，挿入，欠失）数を評価した全長（0.8Mb）で割ることにより，1Mbあたりの変異数を算出した．最終的な試験デザインと主要評価項目は複雑なため**図1**に示す．

▶階層的仮説で解析計画が立てられ，TMB-selected populationにおいて，①TMB≧10 mutations/Mbにおけるニボルマブ＋イピリムマブの標準的化学療法に対するPFSの優越性を $\alpha=0.025$ で検証，②TMB≧13 mutations/MbかつPD-L1 TPS≧1％におけるニボルマブ単剤治療と標準的化学療法のPFSの比較，③TMB≧10 mutations/Mbにおけるニボルマブ＋イピリムマブと標準的化学療法のOSの比較，④TMB≧13 mutations/MbかつPD-L1 TPS≧1％におけるニボルマブと標準的化学療法のOSの比較と進むことになっていた．

▶TMB≧10 mutations/MbにおけるPFSの最終解析（データベースロック：2018年1月24日）

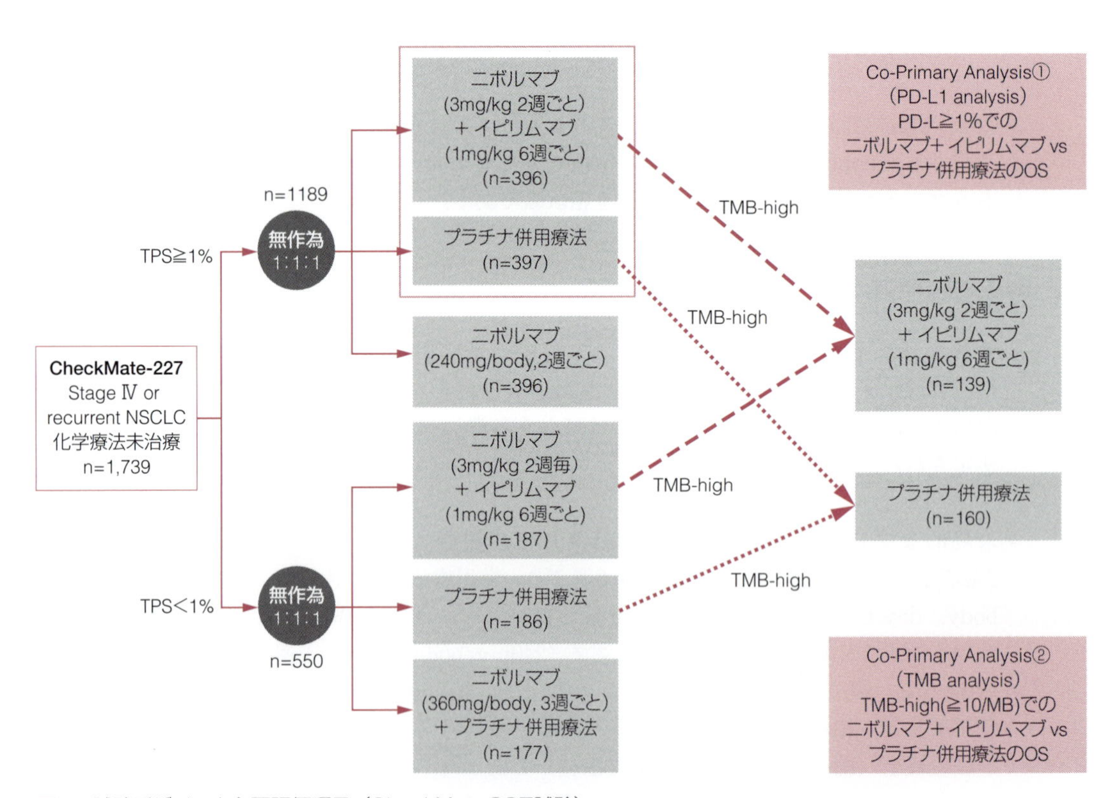

図1　試験デザインと主要評価項目（CheckMate227試験）

が行われた結果が報告されている．このendpointの統計学的デザインとして，PFSはHR：0.66という仮説を80％の検出力，logrank検定有意水準0.025（両側）で検証するために，必要イベント数221例，サンプル数265例と見積もられた．

▶探索的評価項目は，ORR，すべての治療群でのPFS，安全性であった．

3. 結　果

▶2015年8月から2016年11月の間に2,877例が登録され，1,739例（1,189例はPD-L1≧1％，550例がPD-L1<1％）が1：1：1に無作為化された．1,739例のうち，1,004例（57.7％）がTMBを評価可能であり，444例（44.2％）が10 mutations/Mb以上のTMB-highとされ，139例がニボルマブ＋イピリムマブ群に160例が標準的化学療法に割り付けられた．この2群におけるPFSの比較部分がNEJMに報告されている[11]．

▶PFSのデータカットオフ（2018.1.24）時点で，minimal follow upは11.2ヵ月であり，この時点でTMB-highのpopulationでニボルマブ＋イピリムマブ群の24.4％，化学療法群の3.1％が治療継続中であった．

▶TMBやPD-L1のステータスによらない無作為化された全体での1年PFS率はニボルマブ＋イピリムマブ群が化学療法群より高く（30.9％ vs 17.0％）それぞれのPFS中央値は4.9ヵ月 vs 5.5ヵ月（95％ CI：4.6-5.6TMB），PFSのHRは0.83（95％ CI：0.72-0.96）であった．TMBが評価できた患者群でも同様に1年PFS 率はニボルマブ＋イピリムマブ群が化学療法群より高く（32.1％ vs15.2％），HRは0.82（95％ CI：0.68-0.99）であった．

▶TMB-highにおける1年PFS 率はニボルマブ＋イピリムマブ群が42.6％ vs 13.2％，それぞれのPFS中央値は7.2ヵ月（95％ CI：5.5-13.2）vs 5.5ヵ月（95％ CI：4.4-5.8），PFSのHR：0.58（97.5％ CI：0.41-0.81，P<0.001）であった（Co-primary endpoint）．

▶TMB-highにおいては，PD-L1 Statusによらずニボルマブ＋イピリムマブ群でPFSが良好〔PD-L1≧1％；HR：0.62（0.44-0.88）vs PD-L1<1％；HR：0.48（0.27-0.85）〕，組織型にもよらずニボルマブ＋イピリムマブ群でPFSが良好〔squamous；HR：0.63（0.39-1.04），non-squamous；HR：0.55（0.38-0.80）〕であった．

▶TMB-highにおけるOSの結果は，2018年10月にプレスリリース（https://news.bms.com/press-release/corporatefinancial-news/bristol-myers-squibb-provides-update-ongoing-regulatory-review）されており，OS中央値はニボルマブ＋イピリムマブ群で23.03ヵ月，化学療法群で16.72ヵ月，HR：0.77（95％ CI：0.56-1.06）であった．一方，TMB-lowにおけるOS中央値はニボルマブ＋イピリムマブ群で16.2ヵ月，化学療法群で12.42ヵ月であり，HR：0.78（0.61-1.00）であった．

▶TMB-lowにおけるニボルマブ＋イピリムマブ群のPFS中央値は3.2ヵ月（95％ CI：2.7-4.2），化学療法群で5.5ヵ月（95％ CI：4.3-5.6），PFSのHR：1.07（95％ CI：0.84-1.35）であった．

- TMB-high（13mutations/Mb以上）かつPD-L1≧1％でのニボルマブ群（n＝71）と化学療法群（n＝79）のPFS比較は副次的評価項目の一つであったが，PFS中央値と12ヵ月生存率はそれぞれ4.2ヵ月と5.6ヵ月，24％と17％であり，生存曲線がクロスし，有意差を認めなかった（HR：0.95，97.5％ CI＝0.61-1.48，P＝0.78）．

- PD-L1＜1％におけるPFSの3群比較は2018年のASCOで報告され，ニボルマブ＋化学療法群（n＝177）と化学療法群（n＝186）におけるPFS中央値はそれぞれ5.6ヵ月と4.7ヵ月であり，ニボルマブ＋化学療法群で良好な結果であった〔HR：0.74（0.58-0.94）〕[12]．

- PD-L1＜1％かつTMB-high（10mutations /Mb）においては，ニボルマブ＋イピリムマブ，ニボルマブ＋化学療法，化学療法のPFS中央値はそれぞれ7.7ヵ月，6.2ヵ月，5. 3ヵ月でありニボルマブ＋イピリムマブの化学療法に対するHR：0.48（0.27-0.85），ニボルマブ＋化学療法の化学療法に対するHR：0.56（0.35-0.91）であった．一方，TMB＜1％かつTMB-lowにおいては，ニボルマブ＋イピリムマブの化学療法に対するHR：1.17（0.76-1.81），ニボルマブ＋化学療法の化学療法に対するHR：0.87（0.57-1.33）であった[12]．

- ニボルマブ＋イピリムマブ群でのグレード 3/4を含めた有害事象の割合は化学療法群とほぼ同様であったが，中止に至る有害事象は17.4％ vs 8.9％でニボルマブ＋イピリムマブ群が多かった．免疫原性有害事象でもっとも多かったのは皮膚障害で，ニボルマブ＋イピリムマブ群，ニボルマブ群で33.9％ vs 20.7％，グレード 3/4では肝障害が最多（8.0％ vs 3.3％）であった．

4 考察・結論

- OSの結果が正式には報告されていない状況ではあるが，本試験の結果，TMBがPD-L1と独立したICIs治療の効果予測因子になる可能性とTMB-highであれば，ニボルマブ＋イピリムマブ療法の効果が高い可能性が示唆される．ただし，いくつかの問題点がある．

- ニボルマブ＋イピリムマブ治療と標準的化学療法のOSの結果はプレスリリースのみで詳細は不明ではあるが，そのHRはTMB-highで0.77，TMB-lowで0.78と，数字だけをみるとTMBがOSの効果予測因子とならない可能性がある．

- 初回治療における第Ⅲ相試験であるCheckMate026試験においてTMB-high（13 mutations/Mb）かつPD-L1≧1％で，ニボルマブが標準的化学療法よりPFSを延長したことを受けて加えられたTMB-highでの検討であったが，本試験ではTMB-highかつPD-L1≧1％のpopulationでニボルマブと標準的化学療法のPFSの生存曲線はクロスしており，有意差はなく再現性が示せなかった．この解析ではニボルマブと標準化学療法群のn数は71例と79例と少数例になっていた．

- TMB-highでの解析はプロトコル改定により追加された主要評価項目であり，TMBは層別化因子になっていないだけでなく，全体の57.7％でしか検査できていない．実臨床の肺癌のサンプルでどの程度TMB検査が可能になるのか，そもそもFoundation Oneが初回治療前から検査可能になるのか，によっても本試験の意義は変わってしまう可能性が高い．また前述のTMB≧1%でTMB＞CheckMate026試験も本試験とでTMB-highで一貫した結果が示せてことも，このような一部の症例での後解析でしか結果が出せないバイオマーカーを評価する難しさも示していると考えられる．

▶これらの点も総合的に評価して，毒性に見合う効果が得られるsub-populationが同定されることが，ニボルマブ＋イピリムマブが治療選択肢になるか否かのポイントになると考えられる．

まとめ

▶初回治療における抗PD-1/PD-L1阻害薬と化学療法の併用療法と化学療法の第Ⅲ相比較試験は，これまでに言及したものの他にIMpower130試験があり，非扁平上皮NSCLCを対象とし，CBDCA/nab-PTXにアテゾリズマブを上乗せするか否かを比較した第Ⅲ相試験である．本試験においても，Co-primary endpointのPFS〔HR：0.65（0.54-0.77）〕およびOS〔HR：0.80（0.65-0.99）〕はともに有意な延長効果が示されており，今後実臨床に導入される可能性が高い．

▶これらの試験の結果，2018年12月には初回治療における細胞傷害性抗癌薬＋ペムブロリズマブ治療（最適治療推進ガイドラインでレジメンはKEYNOTE-189および407試験のものに限定）と細胞傷害性抗癌薬＋アテゾリズマブ治療（最適治療推進ガイドラインによりレジメンはIMpower150試験のものに限定）が適応拡大により使用可能となっている．

▶日本肺癌学会の肺癌診療ガイドライン2018年度版では「PS 0-1の患者に対して，プラチナ併用療法にPD-1/PD-L1阻害薬を併用するよう」推奨度1Bで推奨されている．今後はPD-L1 50％以上でのペムブロリズマブ単剤との使い分けやどのpopulationにどのレジメンを使うのかが論議の的になるであろう．

▶抗PD-1/PD-L1抗体薬の試験が多く行われ，エビデンスの集積が速いスピードで行われることにより多くのプロトコル改訂がなされている．IMpower150試験では主解析集団が変更され，階層的解析手順も変更された．また，CheckMate227試験では層別化因子ではなく，登録症例の57.7％でしか検査できなかったTMBで規定された集団におけるPFSをCo-primary endpointに設定し，試験治療の変更まで行われた．このようなプロトコル改定により，試験の解釈は困難となり，場合によっては，確実な結果を得られなくリスクも負っているように思われる．

▶ICIsは長期生存率が長くなることが特徴でもあり，今後のFollow up dataが重要と考えられる．実臨床に応用していくにはこれらの試験のサブ解析の報告や市販後調査結果などでの日本人の実臨床での毒性などにも注目する必要がある

（里内美弥子）

参考文献

1) Gandhi L, et al: Pembrolizumab plus Chemotherapy in Metastatic Non-Small-Cell Lung Cancer. The New England journal of medicine, 378(22): 2078-2092, 2018.
2) Langer CJ, et al: Carboplatin and pemetrexed with or without pembrolizumab for advanced, non-squamous non-small-cell lung cancer: a randomised, phase 2 cohort of the open-label KEYNOTE-021 study. The Lancet Oncology, 17(11): 1497-1508, 2016.
3) Borghaei H, et al: 24-Month Overall Survival from KEYNOTE-021 Cohort G: Pemetrexed and Carboplatin with or without Pembrolizumab as First-Line Therapy for Advanced Nonsquamous Non-Small Cell Lung Cancer. Journal of thoracic oncology : official publication of the International Association for the Study of Lung Cancer, 14(1): 124-129, 2019.
4) Gadgeel S, et al: KEYNOTE-189:Updated OS and progression after next line of therapy (PFS2) with pembrolizumab (pembro) plus chemo with pemetrexed and platinum vs placebo plus chemo for metastatic nonsquamous NSCLC. J Clin Oncol, 37:supple abstr 9013,2019.
5) Paz-Ares L, et al: Pembrolizumab plus Chemotherapy for Squamous Non-Small-Cell Lung Cancer. The New England journal of medicine, 379(21): 2040-2051, 2018.
6) Thatcher N, et al: Necitumumab plus gemcitabine and cisplatin versus gemcitabine and cisplatin alone as first-line therapy in patients with stage IV squamous non-small-cell lung cancer (SQUIRE): an open-label, randomised, controlled phase 3 trial. The Lancet Oncology, 16(7): 763-774, 2015.
7) Halmos B, et al: Coice of taxane and outcomes in the KEYNOTE-407 study of pembrolizumab plus chemotherapy for metastatic squamous NSCLC. WCLC. 2018:MA10.08.
8) Socinski MA, et al: Atezolizumab for First-Line Treatment of Metastatic Nonsquamous NSCLC. The New England journal of medicine, 378(24):2288-2301, 2018.
9) Reck M, et al: Atezolizumab plus bevacizumab and chemotherapy in non-small-cell lung cancer (IMpower150): key subgroup analyses of patients with EGFR mutations or baseline liver metastases in a randomised, open-label phase 3 trial. The Lancet Respiratory medicine, 7(5):387-401, 2019.
10) Garassino MC, et al: Outocomes among patients with metastatic non-squamous NSCLC with liver metastasisi or brain metastasisi treated with pembrolizumab plus pemetrexed-platinum; results from the KEYNOTE-189 study. AACR. 2019(abstract): nr CT043.
11) Hellmann MD, et al: Nivolumab plus Ipilimumab in Lung Cancer with a High Tumor Mutational Burden. The New England journal of medicine. 378(22):2093-2104, 2018.
12) Borghaei H, et al: Nivolumab (Nivo) +platinum-doublet chemotherapy (Chemo) vs chemo as first-line (1L) treatment (Tx) for advanced non-small cell lung cancer (NSCLC) with <1% tumor PD-L1 expression;Results from CheckMate 227. J Clin Oncol, 36(supple): absyr 9001, 2018.

第Ⅶ章

Ⅳ期非小細胞肺癌二次治療

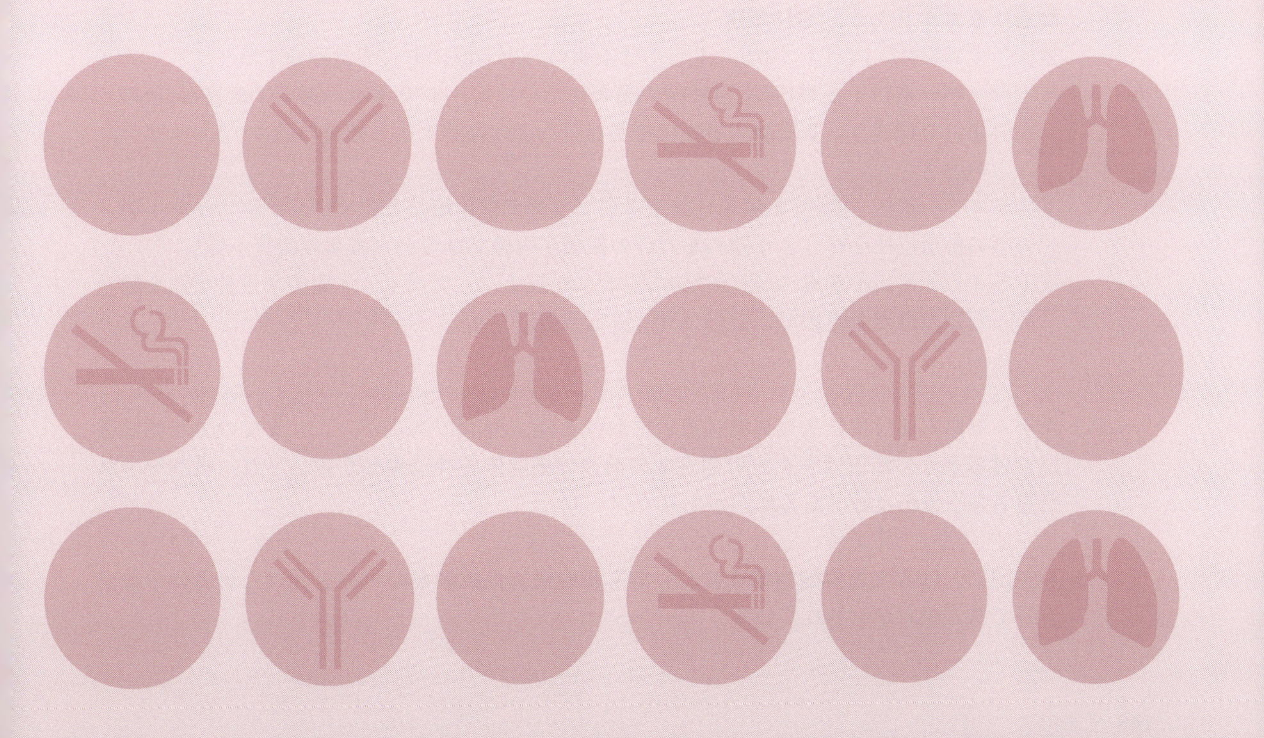

1 二次治療の治療戦略

▶非小細胞肺癌（NSCLC）の二次治療の治療方針は，*EGFR*遺伝子変異陽性の患者においてはT790M陽性の患者では第3世代EGFR-TKIであるオシメルチニブの使用が可能であり，積極的に再生検を施行してT790Mの有無を確認する必要がある．

▶初回治療でオシメルチニブの投与が可能となり，今後*EGFR*遺伝子変異陽性の患者に対する治療方針が変更されると考えられる．

▶「肺癌診療ガイドライン2018年版」においてPS 0-1症例は，初回治療で免疫チェックポイント阻害薬と細胞傷害性抗癌薬の併用が推奨されており，二次治療では初回治療の免疫チェックポイント阻害薬の使用の有無により治療方法を変える必要がある．

▶初回治療で免疫チェックポイント阻害薬が使用されていない場合，PD-1阻害薬に加えてPD-L1阻害薬であるアテゾリズマブの使用も可能となり，組織型やPD-L1発現率を問わず二次治療で免疫チェックポイント阻害薬の使用が可能となった．

ドライバー遺伝子変異/転座陽性例の治療方針

1. 基本的な治療方針

肺癌診療ガイドライン2018年版
遺伝子変異陰性，PD-L1＜50%，もしくは不明の一次治療に準じて治療をする．
①ドライバー遺伝子変異/転座陽性例の患者においても，ドライバー遺伝子変異/転座のない患者で推奨される細胞傷害性抗癌薬を行うよう推奨する（推奨の強さ：1，エビデンスの強さ：A）．
②ドライバー遺伝子変異/転座陽性の患者にプラチナ併用療法と免疫チェックポイント阻害薬の併用療法を行うよう勧めるだけの根拠が明確ではない（推奨度決定不能）．
③ドライバー遺伝子変異/転座陽性例の患者に免疫チェックポイント阻害薬単独療法を勧めるだけの根拠が明確ではない（奨度決定不能）．

▶キナーゼ阻害薬は遺伝子変異陽性患者におけるkey drugであるが，これまでの第Ⅲ相試験における多くの症例はキナーゼ阻害薬の前後で細胞傷害性抗癌薬が投与され，投与をされた患者の予後が良好である傾向がある[1,2]．

▶わが国における大規模観察研究においても細胞傷害性抗癌薬の投与を受けた患者の予後が良好である傾向が示されている[3]．

▶初回治療非扁平上皮癌を対象としたカルボプラチン（CBDCA）/パクリタキセル（PTX）/ベバシズマブ（BEV）+アテゾリズマブとCBDCA/PTX/BEVを比較したIMpower150試験の*EGFR*遺伝子変異もしくは*ALK*遺伝子転座陽性のサブグループ解析（予定解析でない・遺伝子変異の有無は層別化因子でない）において，無増悪生存期間（PFS）の有意な延長を認めたが，中間解析における全生存期間（OS）の有意な延長を認めなかった[4,5]．

▶症例数が少ないためさらなるデータの解析が必要な範囲であると考えられる．

▶二次治療における免疫チェックポイント阻害薬とドセタキセル（DTX）の第Ⅲ相試験の統合解析において，*EGFR*遺伝子変異陽性例におけるOSのハザード比が1.05であった[6]．

▶*EGFR*遺伝子変異陽性，*ALK*遺伝子転座陽性例における免疫チェックポイント阻害薬の奏功率（ORR）が3.8%と低いとの報告がある[7]．

▶症例数が少ないためさらなるデータの解析が必要な範囲であると考えられる．

2. 特殊な場合の治療方針

*EGFR*遺伝子変異T790M陽性

肺癌診療ガイドライン2018年版
一次治療EGFR-TKI耐性または増悪後のT790M変異陽性例に対するオシメルチニブによる治療を行うよう推奨する（推奨の強さ：1，エビデンスの強さ：B）．

▶第1・2世代EGFR-TKI耐性もしくは増悪後にT790M変異陽性患者を対象とした第Ⅲ相試験で，プラチナ製剤/ペメトレキセド（PEM）併用療法と比較して，オシメルチニブが主要評価項目のPFSを有意に延長した[8]．

▶オシメルチニブの初回治療投与が承認されたため，第1・2世代EGFR-TKIに代わりオシメルチニブが初回治療で投与される機会が増えると考えられる．

*ALK*遺伝子転座陽性例

肺癌診療ガイドライン2018年版
①初回ALK-TKIがクリゾチニブの場合は，アレクチニブによる治療を行うよう推奨する（推奨の強さ：1，エビデンスの強さ：C）．
②初回ALK-TKIがクリゾチニブの場合は，セリチニブによる治療を行うよう提案する（推奨の強さ：2，エビデンスの強さ：C）．
③ロルラチニブによる治療を行うよう提案する（推奨の強さ：2，エビデンスの強さ：C）．

▶海外で施行されたクリゾチニブ耐性後にアレクチニブを投与した第Ⅰ/Ⅱ相試験および第Ⅱ

相試験ではORR 48～50%，PFS 8.1～8.9ヵ月と良好であった[9～11]．

▶わが国で23例を対象に施行されたクリゾチニブ耐性後にアレクチニブを投与した試験ではORR 65%，PFS 12.8ヵ月と報告された[12]．

▶セリチニブの第Ⅰ相試験のサブグループ解析において，クリゾチニブ既治療80例のORR 56%，PFS 6.9ヵ月と報告された[13]．

▶クリゾチニブおよびプラチナ併用療法後の増悪後にセリチニブを投与した第Ⅱ相試験において，ORR 38.6%，PFS 5.7ヵ月と報告された[14]．

▶わが国でのセリチニブの第Ⅰ相試験において，クリゾチニブ既治療例のORRが55.6%だった[15]．

▶ロルラチニブの第Ⅰ相試験において，ALK-TKI既治療患者のORRが46%，PFSが9.3ヵ月だった[16]．

▶ロルラチニブの第Ⅱ相試験において，ALK-TKI既治療患者のうちクリゾチニブ治療後の患者のORRが72.9%，PFSが11.1ヵ月であり，クリゾチニブ以外のALK-TKI治療後の患者のORRが42.9%，PFSが5.5ヵ月だった[17]．

ドライバー遺伝子変異/転座陰性例の治療方針

1. 免疫チェックポイント阻害薬使用症例

肺癌診療ガイドライン2018年版
細胞傷害性抗癌薬の投与を行う．

2. 免疫チェックポイント阻害薬未使用症例

肺癌診療ガイドライン2018年版
①PD-1阻害薬またはPD-L1阻害薬を行うよう推奨する（推奨の強さ：1，エビデンスの強さ：A）．

▶二次治療においてPD-1阻害薬であるペムブロリズマブとニボルマブやPD-L1阻害薬であるアテゾリズマブが，DTX単剤に対し第Ⅲ相試験においてOSの延長が示された．

ペムブロリズマブ単剤療法（PD-L1陽性に限る）

▶PD-L1≧1%のNSCLCを対象としたKEYNOTE-010試験において，DTXと比較して主要評価項目であるOSの有意な延長が示された．

▶KEYNOTE-101試験のPD-L1発現が1～49%のサブグループ解析においてDTXよりOSが優

れる傾向が示された[18].

ニボルマブ単剤療法

- PD-L1発現を問わない扁平上皮癌を対象としたCheckMate017試験において，DTXと比較して主要評価項目であるOSの有意な延長が示され，PD-L1の発現の有無にかかわらずOSの有意な延長が示された[19].
- CheckMate017試験における，PD-L1発現率別のサブグループ解析においてOS，PFSともにPD-L1の発現によらず有効性が示された[19].
- PD-L1発現を問わない非扁平上皮癌を対象としたCheckMate057試験において，DTXと比較して主要評価項目であるOSの有意な延長が示された.
- CheckMate057試験において，ニボルマブの有効性はPD-L1発現レベルに応じて上昇を示し，PD-L1≧1%のサブグループ解析ではOS，PFSともにDTXと比較して有意な延長が認められた[20].
- CheckMate057試験において，PD-L1陰性におけるサブグループ解析ではORRやPFSはDTXがよい傾向を示したが，OSはニボルマブがよい傾向が示された[20].
- 厚生労働省の「最適使用推進ガイドライン」においてはPD-L1発現率が1%未満であることが確認された非扁平上皮癌患者においては，原則DTXなどのニボルマブ以外の抗癌薬の投与を優先するとされている.

アテゾリズマブ単剤療法

- PD-L1発現を問わないNSCLCを対象としたOAK試験において，DTXと比較して主要評価項目であるOSの有意な延長が示された.
- PD-L1発現を有した集団でDTXと比較して主要評価項目であるOSの有意な延長が示された[21].
- PD-L1発現を問わない非扁平上皮癌のサブグループ解析においても，DTXと比較してOSが優っていることが示された.
- 非扁平上皮癌のPD-L1発現が1%未満に相当する集団においても，DTXと比較してOSがよい傾向が示された[21].
- PD-L1発現を問わない扁平上皮癌のサブグループ解析においても，DTXと比較してOSが優っていることが示された.
- 扁平上皮癌のPD-L1発現が1%未満に相当する集団においても，DTXと比較してOSが優れている傾向が認められた[21].

▶厚生労働省の「最適使用推進ガイドライン」では扁平上皮癌のPD-L1発現が1%未満に相当する集団においてDTXとの効果の大きさが小さい傾向があるとされ，本剤以外の治療選択枝も考慮するとされている．

肺癌診療ガイドライン2018年版
②細胞傷害性抗癌薬を行うよう提案する（推奨の強さ：2，エビデンスの強さA）．
・DTX±ラムシルマブ（RAM），ペメトレキセド（PEM）単剤，S-1単剤を行うよう推奨する（推奨の強さ：1，エビデンスの強さ：A）．
・RAMの適応となるPS 0-1症例に対して，DTXにRAMを併用するよう提案する（推奨の強さ：2，エビデンスの強さ：B）．
・75歳以上の症例に対して，DTXにRAMを併用しないよう提案する（推奨の強さ：2，エビデンスの強さ：D）．
・PS 2症例に対して，DTXにRAMを併用しないよう提案する（PS 2／推奨の強さ：2，エビデンスの強さ：D）．
・*EGFR*遺伝子変異陰性もしくは不明の患者に対して，エルロチニブ（ERL）投与を行わないよう提案する（推奨の強さ：2，エビデンスの強さ：C）．

ドセタキセル（DTX）単剤療法

▶プラチナ製剤を含む化学療法無効または再発NSCLCを対象とした無作為化比較第Ⅲ相試験においてビノレルビン（VNR）もしくはイホスファミド（IFM）（V/I群）との比較試験において，主要評価項目であるOSでは有意差を認めないが，ORR，26週無増悪生存割合，1年生存割合で有意な改善を認めた[22]．

▶BSCとの比較試験において主要評価項目であるOSで有意に良好でありさらにQOLの改善も認めた[23]．

ペメトレキセド（PEM）単剤療法

▶再発NSCLCの二次治療におけるDTXとの無作為化比較第Ⅲ相試験において，主要評価項目であるOSの非劣性は証明されなかったが，同等の効果であると考えられる結果だった．

▶毒性は，グレード3/4好中球減少，発熱性好中球減少症（FN），全グレードの脱毛の発現率がDTXで有意に高かった[24]．

▶組織学的解析では扁平上皮癌ではOS，PFSともに有意差をもってDTXが良好であったが，非扁平上皮癌では同等の効果を認めた[25]．

S-1単剤療法

▶NSCLCの二次・三次治療におけるDTXとの第Ⅲ相試験であるEAST-LC試験において，主要評価項目であるOSでDTXに対する非劣性が示された.

▶全グレードの下痢と口内炎の頻度はS-1で高かったが, FNやグレード3以上の好中球減少はDTXで高く, 忍容性が高いことが示された[26].

DTX/RAM併用療法

▶PS 0-1のNSCLCにおけるDTXとの第III相試験であるREVEL試験において, 主要評価項目であるOSはDTXに対して有意に延長することが示された.

▶グレード3/4の好中球減少, FNはDTX/RAMで高頻度であったが忍容可能と考えられる[27].

▶わが国でのNSCLCにおけるDTXとの比較第II相試験であるJVCG試験において, OS, PFSともにREVEL試験と同等の結果が示された.

▶FNはDTX/RAMで高頻度であったが忍容可能と考えられる[28].

▶REVEL試験において75歳以上のサブグループが不明であり, JVCG試験においても75歳以上の症例が少数であるために75歳以上での有効性と安全性のデータが十分ではない.

エルロチニブ（ERL）単剤療法

▶既治療*EGFR*遺伝子変異陰性NSCLCを対象としERLとDTXを比較した第III相試験であるTAILOR試験では, OSがDTXで有意に良好であることが示された[29].

▶*EGFR*遺伝子変異の有無を問わない既治療NSCLCを対象としERLとDTXを比較した第III相試験であるDELTA試験では, 主要評価項目であるPFS, 副次的評価項目であるOSにおいてERLはDTXに対して有意差を認めなかった.

▶EGFR変異陰性例のサブグループ解析において, OSに差は認めなかったが, DTXがPFSを有意に延長することが示された[30].

▶免疫チェックポイント阻害薬やDTX/RAMはDTXより有意にOSの延長を示し, S-1ではDTXに対し非劣性が証明されていることより, これらの薬剤を先行して使用すべきと考えられる.

（水谷英明）

参考文献

1) Mitsudomi T, et al: Updated overall survival results of WJTOG 3405, a randomized phase Ⅲ trial comparing gefitinib (G) with cisplatin plus docetaxel (CD) as the first-line treatment for patients with non-small cell lung cancer harboring mutations of the epidermal growth factor receptor (EGFR). J Clin Oncol, 30(15_suppl): 7521, 2012.
2) Inoue A, et al: Updated overall survival results from a randomized phase Ⅲ trial comparing gefitinib with carboplatin-paclitaxel for chemo-naive non-small cell lung cancer with sensitive EGFR gene mutations (NEJ002). Ann Oncol, 24(1): 54-59, 2013.
3) Inoue A, et al: Characteristics and overall survival of EGFR mutation-positive non-small cell lung cancer treated with EGFR tyrosine kinase inhibitors: a retrospective analysis for 1660 Japanese patients. Jpn J Clin Oncol, 46(5): 462-467, 2016.
4) Socinski MA, et al; IMpower150 Study Group. Atezolizumab for First-Line Treatment of Metastatic Nonsquamous NSCLC. N Engl J Med, 378(24): 2288-2301, 2018.
5) Socinski MA, et al: Overall survival (OS) analysis of IMpower150, a randomized Ph 3 study of atezolizumab (atezo) + chemotherapy (chemo) ± bevacizumab (bev) vs chemo + bev in 1L nonsquamous (NSQ) NSCLC. J Clin Oncol, 36(suppl; abstr 9002), 2018.
6) Lee CK, et al: Checkpoint Inhibitors in Metastatic EGFR-Mutated Non-Small Cell Lung Cancer-A Meta-Analysis. J Thorac Oncol, 12(2): 403-407, 2017.
7) Gainor JF, et al: EGFR Mutations and ALK Rearrangements Are Associated with Low Response Rates to PD-1 Pathway Blockade in Non-Small Cell Lung Cancer: A Retrospective Analysis. Clin Cancer Res, 22(18): 4585-4593, 2016.
8) Mok TS, et al: Osimertinib or Platinum-Pemetrexed in EGFR T790M-Positive Lung Cancer. N Engl J Med, 376(7): 629-640, 2017.
9) Ou SH, et al: Alectinib in Crizotinib-Refractory ALK-Rearranged Non-Small-Cell Lung Cancer: A Phase Ⅱ Global Study. J Clin Oncol, 34(7): 661-668, 2016.
10) Gadgeel SM, et al: Safety and activity of alectinib against systemic disease and brain metastases in patients with crizotinib-resistant ALK-rearranged non-small-cell lung cancer (AF-002JG): results from the dose-finding portion of a phase 1/2 study. Lancet Oncol, 15(10): 1119-1128, 2014.
11) Shaw AT, et al: Alectinib in ALK-positive, crizotinib-resistant, non-small-cell lung cancer: a single-group, multicentre, phase 2 trial. Lancet Oncol, 17(2): 234-242, 2016.
12) Hotta K, et al: Updated Data from JP28927 Study of Alectinib in ALK plus NSCLC Patients with or without History of ALK Inhibitor Treatment. J Thorac Oncol, 10(9): S648, 2015.
13) Shaw AT, et al: Ceritinib in ALK-rearranged non-small-cell lung cancer. N Engl J Med, 370(13): 1189-1197, 2014.
14) Crinò L, et al: Multicenter Phase Ⅱ Study of Whole-Body and Intracranial Activity With Ceritinib in Patients With ALK-Rearranged Non-Small-Cell Lung Cancer Previously Treated With Chemotherapy and Crizotinib: Results From ASCEND-2. J Clin Oncol, 34(24): 2866-2873, 2016.
15) Nishio M, et al: Phase I Study of Ceritinib (LDK378) in Japanese Patients with Advanced, Anaplastic Lymphoma Kinase-Rearranged Non-Small-Cell Lung Cancer or Other Tumors. J Thorac Oncol, 10(7): 1058-1066, 2015.
16) Shaw AT, et al: Lorlatinib in non-small-cell lung cancer with ALK or ROS1 rearrangement: an international, multicentre, open-label, single-arm first-in-man phase 1 trial. Lancet Oncol, 18(12): 1590-1599, 2017.
17) Besse B, et al: Lorlatinib in patients (Pts) with previously treated ALK+ advanced non-small cell lung cancer (NSCLC): Updated efficacy and safety. 2018 ASCO Annual Meeting. J Clin Oncol, 36(suppl; abstr 9032), 2018.
18) Herbst RS, et al: Pembrolizumab versus docetaxel for previously treated, PD-L1-positive, advanced non-small-cell lung cancer (KEYNOTE-010): a randomised controlled trial. Lancet, 387(10027): 1540-1550, 2016.
19) Brahmer J, et al: Nivolumab versus Docetaxel in Advanced Squamous-Cell Non-Small-Cell Lung Cancer. N Engl J Med, 373(2): 123-135, 2015.
20) Borghaei H, et al: Nivolumab versus Docetaxel in Advanced Nonsquamous Non-Small-Cell Lung Cancer. N Engl J Med, 373(17): 1627-1639, 2015.
21) Rittmeyer A, et al: Atezolizumab versus docetaxel in patients with previously treated non-small-cell lung cancer (OAK): a phase 3, open-label, multicentre randomised controlled trial. Lancet, 389(10066): 255-265, 2017.
22) Fossella FV, et al: Randomized phase Ⅲ trial of docetaxel versus vinorelbine or ifosfamide in patients with advanced non-small-cell lung cancer previously treated with platinum-containing chemotherapy regimens. The TAX 320 Non-Small Cell Lung Cancer Study Group. J Clin Oncol, 18(12): 2354-2362, 2000.
23) Shepherd FA, et al: Prospective randomized trial of docetaxel versus best supportive care in patients with non-small-cell lung cancer previously treated with platinum-based chemotherapy. J Clin Oncol, 18(10): 2095-2103, 2000.
24) Hanna N, et al: Randomized phase Ⅲ trial of pemetrexed versus docetaxel in patients with non-small-cell lung cancer previously treated with chemotherapy. J Clin Oncol, 22(9): 1589-1597, 2004.
25) Scagliotti G, et al: The differential efficacy of pemetrexed according to NSCLC histology: a review of two Phase Ⅲ studies. Oncologist, 14(3): 253-263, 2009.
26) Nishio M, et al: EAST-LC: Randomized controlled phase Ⅲ trial of S-1 versus docetaxel in patients with non-small-cell lung cancer who had received a platinum-based treatment. Annals of Oncol, 27(Suppl 6): 1218PD, 2016.
27) Garon EB, et al: Ramucirumab plus docetaxel versus placebo plus docetaxel for second-line treatment of stage Ⅳ non-small-cell lung cancer after disease progression on platinum-based therapy (REVEL): a multicentre, double-blind, randomised phase 3 trial. Lancet, 384(9944): 665-673, 2014.
28) Yoh K, et al: A randomized, double-blind, phase Ⅱ study of ramucirumab plus docetaxel vs placebo plus docetaxel in Japanese patients with stage Ⅳ non-small cell lung cancer after disease progression on platinum-based therapy. Lung Cancer, 99: 186-193, 2016.
29) Garassino MC, et al: Erlotinib versus docetaxel as second-line treatment of patients with advanced non-small-cell lung cancer and wild-type EGFR tumours (TAILOR): a randomised controlled trial. Lancet Oncol, 14(10): 981-988, 2013.
30) Kawaguchi T, et al: Randomized phase Ⅲ trial of erlotinib versus docetaxel as second- or third-line therapy in patients with advanced non-small-cell lung cancer: Docetaxel and Erlotinib Lung Cancer Trial (DELTA). J Clin Oncol, 32(18): 1902-1908, 2014.

2 海外での標準治療にかかわる大規模無作為化比較試験（ICI以外）

▶ 進行非小細胞肺癌（進行NSCLC）に対する，プラチナダブレット増悪後の二次化学療法における標準治療は，20年近くドセタキセル（DTX）単剤であった．

▶ 進行NSCLCに対する二次治療における新たな標準治療開発のため，DTX単剤を対照群とした臨床試験が多数行われてきた（**表1**）．本項においてはその中で，標準治療に関わる海外での大規模無作為化比較試験（免疫チェックポイント阻害薬以外）について，報告された年順に述べる．

ドセタキセル（DTX）の二次治療における標準化学療法としての確立

1. TAX317試験[1]

▶ TAX317試験はプラチナ既治療の二次治療以後における，BSCに対するDTX単剤の有効性を検証した第Ⅲ相試験である．DTX単剤群に104例（75 mg/m^2：55例，100 mg/m^2：49例），BSC群に100例が割り付けられた．

▶ 主要評価項目である全生存期間（OS）において，DTX群はBSC群と比較し，生存期間中央値（MST）：DTX群 7.0ヵ月 vs BSC群 4.6ヵ月と有意にOSの延長を示した（P＝0.0047）．

表1　既治療NSCLCに対する海外大規模無作為化比較試験（ICI以外）まとめ（全生存期間）

試験名	レジメン	症例数	生存期間中央値（月）
TAX317[1]	DTX（100 or 75 mg/m^2）	104	7.0
	BSC	100	4.6
TAX320[2]	DTX（100 mg/m^2）	125	5.5
	DTX（75 mg/m^2）	125	5.7
	VNR or IFM	123	5.6
JMEI[4]	PEM	283	8.3
	DTX	288	7.9
BR21[6]	ERL	488	6.7
	プラセボ	243	4.7
TAILOR[8]（*EGFR*遺伝子変異陰性を対象）	DTX	110	8.2
	ERL	112	5.4
REVEL[9]	DTX／RAM	628	10.5
	DTX／プラセボ	625	9.1
AvaALL[11]	SOC／BEV	245	11.9
	SOC	240	10.2

また1年生存割合は，DTX群 29% vs BSC群 19%であった．

▶ DTX 75 mg/m^{2}群においては，MSTは7.5ヵ月，1年生存割合は37%であり，BSC群と比較して有意にOSの延長効果を示した（P=0.0010）が，DTX 100 mg/m^{2}群においては，MSTは5.9ヵ月，1年生存割合は19%であり，BSC群と比較してOSの延長効果は認められなかった（P=0.780）．

▶ 発熱性好中球減少症（FN）がDTX 75 mg/m^{2}群 1.8%，DTX 100 mg/m^{2}群 22.4%に認められた．DTX 100 mg/m^{2}では毒性が強く，5例（10%）に治療関連死が認められたため，プロトコル改訂が行われた後，75 mg/m^{2}へ減量して登録が行われた．

2. TAX320試験[2)]

▶ TAX320試験は，プラチナ製剤既治療の二次治療以後における，ビノレルビン（VNR）またはイホスファミド（IFM）に対するDTX 75 mg/m^{2}およびDTX 100 mg/m^{2}の効果を検証した第Ⅲ相試験である．DTX 100 mg/m^{2}群，DTX 75 mg/m^{2}群，VNR or IFM群におのおの125例，125例，123例が割り付けられた．

▶ 主要評価項目であるOSにおいて，DTX 100 mg/m^{2}群，DTX 75 mg/m^{2}群，VNR or IFM群のMSTは5.5ヵ月，5.7ヵ月，5.6ヵ月であり有意な差は認められなかったが，1年生存割合では21%，32%，19%であり，VNR or IFM群と比較して有意にDTX 75 mg/m^{2}群が優れていた（P=0.025）．また，奏効率（RR）は10.8%，6.7%，0.8%でありVNR or IFM群と比較して有意にDTX群が優れていた（P=0.01, P=0.036）．

・これらの結果，DTX 75 mg/m^{2}の3週ごとの投与が，二次治療における標準治療として確立された．わが国においては，欧米よりも少ない用量であるDTX 60 mg/m^{2}の3週ごとの投与が一次治療，二次治療において検討されてきた．二次治療としてDTX 60 mg/m^{2}の効果を検討する第Ⅱ相試験が行われ，22例が登録された[3)]．ORR 18.2%，MST 7.8ヵ月，1年生存割合 25%であり，上述した2つの海外第Ⅲ相試験で用いられたDTX 75mg/m^{2}と同等の効果が認められた．これにより，わが国においては二次化学療法としてDTX 60 mg/m^{2}の3週ごとの投与が標準治療と考えられている．

ペメトレキセド（PEM）の二次治療における有効性の検討

1. JMEI試験[4)]

▶ JMEI試験は，二次治療におけるDTX（75 mg/m^2, 3週ごと）に対するPEM（500 mg/m^2, 3週ごと）のOSにおける非劣性を証明するために行われた第Ⅲ相試験である．PEM群に283例，DTX群に288例が割り付けられた．

▶ PEM群，DTX群のMSTは8.3ヵ月，7.9ヵ月であり，主要評価項目であるOSにおいて非劣勢は証明されなかったが，ほぼ同等の効果が示された．RR，無増悪生存期間（PFS）中央値は，PEM群，DTX群，9.1% vs 8.8%，2.9ヵ月 vs 2.9ヵ月であり，ほぼ同等であった．

▶一方，グレード3/4の好中球減少，FN，全グレードの脱毛の発現率がDTX群で有意に高く，毒性に関してはPEM群で軽度であった．

▶本試験においては，扁平上皮癌がPEM群，DTX群におのおの27.6%，32.3%含まれていた．後方視的に組織学的に解析した結果，OSは非扁平上皮癌において，PEM群，DTX群おのおの9.3ヵ月 vs 8.0ヵ月（HR：0.78，95% CI：0.61-1.00，P=0.047）と有意にPEM群で良好であった[5]．

▶この結果より，非扁平上皮NSCLCにおける二次化学療法としてPEMは標準治療の1つと考えられている．

EGFRチロシンキナーゼ阻害薬の二次治療における有効性の検討

1. BR21試験[6]

▶BR21試験は，1レジメンまたは2レジメンの化学療法既治療の症例における，プラセボ群に対するエルロチニブ（ERL）のOSにおける優越性を証明するために行われた第III相試験である．731例が2：1に割り付けられた（ERL群：488例，プラセボ群：243例）．

▶ERL群，プラセボ群のMSTは6.7ヵ月，4.7ヵ月（HR：0.70，95% CI：0.58-0.85，P <0.001），1年生存率は31.2%，21.5%であり，主要評価項目であるOSにおいてERL群で有意に優れていた．

▶PFSにおいても，ERL群，プラセボ群は2.2ヵ月，1.8ヵ月（HR：0.61，95% CI：0.51-0.74，P<0.001）とERL群で有意に優れていた．

▶BR21試験の成績が報告された当時，*EGFR*活性型遺伝子変異の有無がEGFRチロシンキナーゼ阻害薬（EGFR-TKIs）の治療効果を反映するバイオマーカーである可能性が報告されていたが，実際の臨床試験では証明されていなかった．BR21試験において，探索的研究として*EGFR*遺伝子変異がERLの効果に及ぼす影響について検討が行われたが，*EGFR*遺伝子変異陽性症例においてERL群とプラセボ群でOSに有意な差を認めなかった[7]．これは，*EGFR*活性型遺伝子変異のExon 19欠失変異，Exon 21点突然変異（L858R）が同定された症例は全体で47例と少なかったことが影響している可能性が示唆される．

▶このような背景から，ERLは*EGFR*遺伝子変異陰性症例においても二次治療以後の標準治療の1つとなったが，その後，*EGFR*遺伝子変異がEGFR-TKIsのバイオマーカーであることが臨床試験にて示されたこと，下記に述べるTAILOR試験の結果によって*EGFR*遺伝子変異陰性症例においてERLはDTXに対して効果が劣ることが示されたため，現在，*EGFR*遺伝子変異陰性症例に対する二次治療としてのERLの使用は推奨されていない．

2. TAILOR試験[8]

▶TAILOR試験は，*EGFR*遺伝子変異陰性（野生型）のNSCLCに対する二次治療における

DTX（75 mg/m^2，3週ごと）とERLの効果を比較した第Ⅲ相試験である．*EGFR*遺伝子変異陰性が確認された222例が，DTX群に110例，ERL群に112例が割り付けられた．

▶DTX群，ERL群のMSTは8.2ヵ月，5.4ヵ月（HR：0.73，95％ CI：0.53-1.00，P=0.05），PFS中央値は2.9ヵ月，2.4ヵ月（HR：0.71，95％ CI：0.53-0.95，P=0.02），RRは15.5％，3.0％であり，DTX群で良好であり，*EGFR*遺伝子変異陰性症例においてERLはDTXに対して効果が劣ることが示された．

血管新生阻害薬の二次治療における化学療法への上乗せ効果の検討

1. REVEL試験[9]

▶ラムシルマブ（RAM）は血管内皮増殖因子（VEGF）の受容体であるVEGFR-2に対するIgG1完全ヒトモノクローナル抗体である．

▶REVEL試験は，プラチナ製剤既治療の進行NSCLCの二次治療におけるDTX（75 mg/m^2，3週ごと）に対するRAM（10 mg/kg）の上乗せ効果を，OSにおいて検証した二重盲検無作為化第Ⅲ相試験である．扁平上皮癌，非扁平上皮癌を問わず登録可能であった．DTX/RAM群に628例，DTX/プラセボ群に625例が割り付けられた．

▶DTX/RAM群，DTX/プラセボ群のMSTは10.5ヵ月，9.1ヵ月（HR：0.86，95％ CI：0.75-0.98，P=0.023）であり，主要評価項目であるOSにおいてRAM上乗せ群で有意に優れていた．

▶PFS中央値においてもDTX/RAM群4.5ヵ月，DTX/プラセボ群3.0ヵ月（HR：0.76，95％ CI：0.68-0.86，P=0.02）とRAM上乗せ群で有意に優れていた．RR，病勢制御率はおのおのDTX/RAM群で23％，64％であり，DTX/プラセボ群で14％，53％でDTX/RAM群で良好であった．一方，FNはDTX/RAM群で16％，DTX/プラセボ群で10％であり，RAM併用群で多く認められた．

▶わが国で行われた無作為化第Ⅱ相試験においても，RAM併用群はDTX単剤群と比較して良好なPFS（中央値：5.2ヵ月 vs 4.2ヵ月），RR（28.9％ vs 18.5％）が再現された[10]．一方，FNはDTX/RAM群で34％と海外（REVEL試験）と比較し，さらに高頻度に認めた．わが国においては，FNの一次予防としてG-CSF製剤を使用する頻度が少なかったことが原因の1つと考えられている．FNの発現頻度が20％を超えるレジメンに対しては，ペグフィルグラスチムなどのG-CSF製剤の一次予防投与が推奨されており，DTX/RAMの使用の際にはG-CSF製剤の一次予防投与を考慮すべきである．

2. AvaALL試験[11]

▶ベバシズマブ（BEV）はVEGFに対するIgG1ヒト化モノクローナル抗体であり，肺癌に対しては非扁平上皮NSCLCに適応を有し，OSにおいてカルボプラチン（CBDCA）/パクリタキセル（PTX）への上乗せ効果が示されている薬剤である．

- 進行大腸癌においては，初回化学療法にBEVを併用し増悪を認めた後，二次化学療法にBEVを引き続き上乗せする，いわゆるbeyond PDを行うことでOSの延長が認められている[12]．

- AvaALL試験は，BEV併用のプラチナ製剤既治療の症例を対象に，二次治療と三次治療においてBEV上乗せを行うBEVのbeyond PD効果をOSで検証を試みた第III相試験である．Investigator choiceの標準治療（SOC）とBEV併用群に245例，SOC群に240例が割り付けられた．

- SOC/BEV群，SOC群のMSTはおのおの11.9ヵ月，10.2ヵ月（HR：0.84，90% CI：0.71-1.00，P=0.1044）であり，主要評価項目であるOSにおいてBEV上乗せのbeyond PD効果を示すことができなかった．

- 二次治療（SOC2）における無増悪生存期間（PFS2）はSOC2＋BEV群，SOC2群において中央値が5.5ヵ月 vs 4.0ヵ月（HR：0.83，90% CI：0.70-0.98，P=0.0573）と有意差を認めなかった．三次治療（SOC3）における無増悪生存期間（PFS3）はSOC3群において中央値が4.0ヵ月 vs 2.6ヵ月（HR：0.63，90% CI：0.49-0.83，P=0.0045）と有意差を認めた．

- OS，PFS2，PFS3においてbeyond PDが良好な傾向にはあるものの，OSにおける延長効果は示されておらず，BEVのbeyond PD使用は意義に乏しいと考えられる．

（岩間映二）

参考文献

1) Shepherd FA, et al: Berille, Prospective randomized trial of docetaxel versus best supportive care in patients with non-small-cell lung cancer previously treated with platinum-based chemotherapy, J Clin Oncol, 18(10): 2095-2103, 2000.

2) Fossella FV, et al: Hammershaimb, Randomized phase III trial of docetaxel versus vinorelbine or ifosfamide in patients with advanced non-small-cell lung cancer previously treated with platinum-containing chemotherapy regimens. The TAX 320 Non-Small Cell Lung Cancer Study Group, J Clin Oncol, 18(12): 2354-2362, 2000.

3) Mukohara T, et al: Japanese experience with second-line chemotherapy with low-dose (60 mg/M2) docetaxel in patients with advanced non-small-cell lung cancer, Cancer Chemother Pharmacol, 48(5): 356-360, 2001.

4) Hanna N, et al: Randomized phase III trial of pemetrexed versus docetaxel in patients with non-small-cell lung cancer previously treated with chemotherapy, J Clin Oncol, 22(9): 1589-1597, 2004.

5) Scagliotti G, et al: The differential efficacy of pemetrexed according to NSCLC histology: a review of two Phase III studies, Oncologist, 14(3): 253-263, 2009.

6) Shepherd FA, et al: National Cancer Institute of Canada Clinical Trials, Erlotinib in previously treated non-small-cell lung cancer, N Engl J Med, 353(2): 123-132, 2005.

7) Tsao MS, et al: Erlotinib in lung cancer - molecular and clinical predictors of outcome, N Engl J Med, 353(2): 133-144, 2005.

8) Garassino M.C, et al: Erlotinib versus docetaxel as second-line treatment of patients with advanced non-small-cell lung cancer and wild-type EGFR tumours (TAILOR): a randomised controlled trial, Lancet Oncol, 14(10): 981-988, 2013.

9) Garon EB, et al: Ramucirumab plus docetaxel versus placebo plus docetaxel for second-line treatment of stage IV non-small-cell lung cancer after disease progression on platinum-based therapy (REVEL): a multicentre, double-blind, randomised phase 3 trial, Lancet, 384(9944): 665-673, 2014.

10) Yoh K, et al: A randomized, double-blind, phase II study of ramucirumab plus docetaxel vs placebo plus docetaxel in Japanese patients with stage IV non-small cell lung cancer after disease progression on platinum-based therapy, Lung Cancer, 99: 186-193, 2016.

11) Gridelli C, et al: Safety and Efficacy of Bevacizumab Plus Standard-of-Care Treatment Beyond Disease Progression in Patients With Advanced Non-Small Cell Lung Cancer: The AvaALL Randomized Clinical Trial, JAMA Oncol, e183486, 2018.

12) Bennouna J, et al: M.L.S. Investigators, Continuation of bevacizumab after first progression in metastatic colorectal cancer (ML18147): a randomised phase 3 trial, Lancet Oncol, 14(1): 29-37, 2013.

3 免疫チェックポイント阻害薬による治療

▶進行非小細胞肺癌（進行NSCLC）に対する一次治療後に病勢増悪をきたした症例に対して，標準治療であるドセタキセル（DTX）と比較して免疫チェックポイント阻害薬であるPD-1阻害薬，PD-L1阻害薬の生存期間延長効果が複数の試験で示されている．

▶PD-1阻害薬としてニボルマブ，ペムブロリズマブ，PD-L1阻害薬としてはアテゾリズマブが再発進行NSCLCに対しては適応を取得している（2018年現在）．

▶本項では再発進行NSCLCに対するDTXとPD-1/PD-L1阻害薬の大規模無作為化比較試験について解説する．

CheckMate017/CheckMate057試験[1〜3]

1. 背景・目的と試験計画

▶進行再発NSCLCに対する標準治療はDTX単剤治療であり，マルチキナーゼ阻害薬を含め，DTXへの追加または直接比較により全生存期間（OS）を延長することが証明された試験はなかった．

▶ニボルマブはPD-1をターゲットとした完全ヒト化IgG4モノクローナル抗体であり，PD-1とPD-L1またはPD-L2との結合を阻害し，抗腫瘍免疫を再活性化する薬剤である．

▶ニボルマブの第Ⅰ/Ⅱ相試験では再発NSCLCに対して奏効率（RR）15〜17%，1年生存割合は41%，3年生存割合は18%と報告されている[4,5]．

▶再発扁平上皮癌（CheckMate017試験），再発非扁平上皮癌（CheckMate057試験），それぞれを対象とした大規模第Ⅲ相試験が計画，実施された（**図1A，B**）．

2. 結　果

▶CheckMate017試験

・ニボルマブとDTXの比較においては無増悪生存期間（PFS）-HR：0.62（0.47-0.81），OS-HR：0.59（0.44-0.79）と有意にニボルマブが優れる結果であり，PD-L1の発現にかかわらず，PFS，OSの延長効果は認められた（**表1**）．

・ニボルマブに関連する有害事象は甲状腺機能低下（4%），下痢（8%），肺炎（5%），クレアチニン上昇（3%），皮疹（4%）などであったが治療中止にいたる有害事象は3%であり，忍容性は良好であった．

臨床病期ⅢB/Ⅵ期
プラチナ療法耐性二次治療
再発扁平上皮癌患者
18歳以上
ECOG-PS 0-1

ドセタキセル 75mg/m²(n=137)
ニボルマブ 3mg/kg(n=135)

主要評価項目:全生存期間
副次的評価項目:奏効率, 無増悪生存期間, Patient reported outcome, PD-L1発現による有効性の違い, 安全性

図1A 試験デザイン（CheckMate017試験）

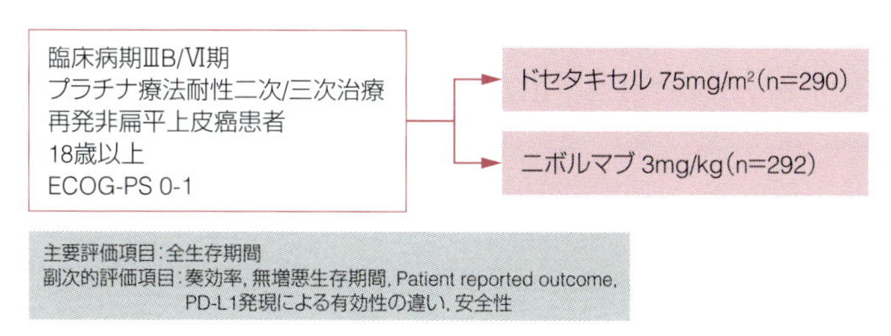

図1B 試験デザイン（CheckMate057試験）

表1 各試験のまとめ

試験名	n	薬剤	ORR (%)	PFS中央値 (月)	HR (95% CI)	OS中央値 (月)	HR (95% CI)
CheckMate017[1]	137	DTX	9	2.8	0.62	6	0.59
	135	Nivo	20	3.5	(0.47-0.81)	9.2	(0.44-0.79)
CheckMate057[2]	290	DTX	12	4.2	0.92	9.4	0.73
	292	Nivo	19	2.3	(0.77-1.11)	12.2	(0.59-0.89)
KEYNOTE-010[7]	343	DTX	9	4	—	8.5	—
	344	Pemb2	18	3.9	0.88 (0.74-1.05)	10.4	0.71 (0.58-0.88)
	346	Pemb10	18	4	0.79 (0.66-0.94)	12.7	0.61 (0.49-0.75)
KEYNOTE-010[7]	152	DTX	8	4.1	—	8.2	—
TPS≧50%	139	Pemb2	30	5	0.59 (0.45-0.78)	14.9	0.54 (0.37-0.77)
	151	Pemb10	29	5.2	59 (0.45-0.78)	17.3	0.5 (0.36-0.70)
OAK[9]	425	DTX	13	4.1	0.91	9.6	0.73
	425	Atezo	14	2.8	(0.74-1.12)	13.8	(0.62-0.87)

DTX；ドセタキセル，Nivo；ニボルマブ，Pemb；ペムブロリズマブ，Atezo；アテゾリズマブ，ORR；全奏効率，PFS；無増悪生存期間，OS；全生存期間，HR；ハザード比

▶ CheckMate057試験

・2012年11月から2013年12月までに582例で無作為化が行われた．

・年齢中央値は61歳で75歳以上の高齢者の割合は7%，*EGFR*遺伝子変異陽性例は15%，*ALK*遺伝子転座陽性例は4%登録された．

・ニボルマブとDTXの比較において，PFS-HR：0.92（0.77-1.11）と有意差はみられなかったが，OS-HR：0.73（0.59-0.89）と有意にニボルマブが優れる結果であった**（表1）**．

・OSのサブグループ解析では三次治療症例（HR：1.34），*EGFR*遺伝子変異陽性例（HR：1.18），

PD-L1＜1%（HR：0.90）においてニボルマブの効果が乏しい可能性が示唆された．
・ニボルマブに関連する有害事象は皮疹（9%），発熱（8%），下痢（8%），肺炎（3%）などであったが治療中止にいたる有害事象は5%であり，忍容性は良好であった．

▶ **CheckMate017/057試験統合解析：3年フォローアップデータと肝転移サブグループ**[6)]
・ニボルマブの3年生存割合は17%（95% CI：14-21）とDTXの8%と比較して有意に優れており，OS-HRも0.70（95% CI：0.61-0.81）と有意にニボルマブが優れていた．
・3年PFS割合はニボルマブ群で10%（95% CI：7-14）であり，長期奏効例の存在が示唆された．
・肝転移は進行期NSCLCの予後因子の1つであるが，ニボルマブは肝転移陽性例においても同様のベネフィットが示された（HR：0.68）．

3. 考察・結論

▶ ニボルマブは扁平上皮癌，非扁平上皮癌それぞれを対象として，標準治療DTXと比較して前向きにOS延長を示した初めてのPD-1阻害薬である．

▶ 扁平上皮癌ではPD-L1発現にかかわらず効果が示されているのに対して，非扁平上皮癌ではPD-L1発現が低くなるに従い効果が落ちる傾向が示されている．

▶ 2018年現在，わが国では厚生労働省の最適使用推進ガイドラインによりPD-L1発現＜1%の非扁平上皮癌症例に対するニボルマブの投与に注意喚起がなされている．

▶ 最新の3年観察データでは10%の3年PFS割合，17%の3年生存割合が示されており，約10人に1人の症例ではいわゆる治癒を期待させるような長期奏効が得られていることがうかがえる．

KEYNOTE-010試験[7)]

1. 背景・目的と試験計画

▶ ペムブロリズマブはPD-1をターゲットとしたヒト化IgG4モノクローナル抗体であり，ニボルマブと同様にPD-1とPD-L1またはPD-L2との結合を阻害し，抗腫瘍免疫を再活性化する薬剤である．

▶ PD-L1発現とペムブロリズマブの奏効の相関が第Ⅰ相試験であるKEYNOTE-001試験で検討され，PD-L1≧50%においてRR 45.2%と，PD-L1 50%が奏効を予測するための最もよいカットオフラインとされた[8)]．

▶ 標準治療であるDTXとの無作為化比較第Ⅱ/Ⅲ相試験であるKEYNOTE-010試験では，PD-L1発現が陽性（≧1%）の症例を対象としているが，PD-L1≧50%の集団でも主解析が行われている（**図2**）．

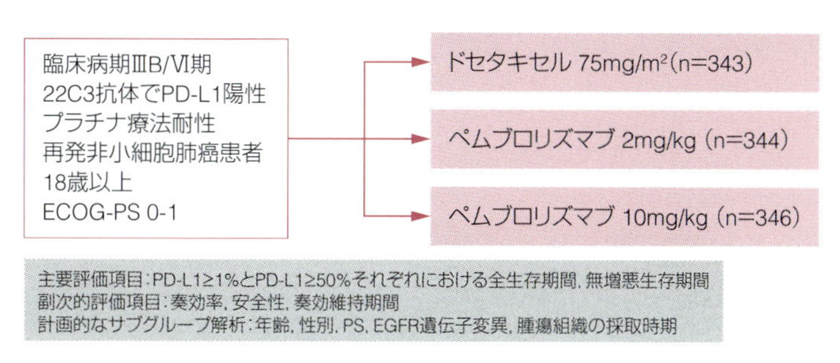

図2 試験デザイン（KEYNOTE-010試験）

2. 結　果

▶2013年8月から2015年2月までに2,699例のスクリーニングが実施され，2,222症例（82.3%）でPD-L1発現解析が可能とされ，1,475症例（54.6%）でPD-L1発現が陽性（≧1%）と診断された．そのうち1,034例が適格とされ無作為化が行われた．

▶年齢中央値はPD-L1≧1%/≧50%ともに63歳であった（75歳以上の解析は未報告）．非扁平上皮癌が約70%，扁平上皮癌が約20%含まれており，*EGFR*遺伝子変異陽性例は8～9%含まれていた．

▶DTXとのOSの比較ではPD-L1≧1%，PD-L1≧50%，また2mg/kg群，10mg/kg群いずれにおいても明らかなベネフィットが示されている**（表1）**．

▶PFSの比較では，PD-L1≧1%においては2mg/kg群ではHR：0.88と有意差が得られなかったが，10mg/kg群ではHR：0.79と有意差が認められた．

▶OSのサブグループ解析ではほとんどのサブグループでペムブロリズマブが良好な傾向を示したが*EGFR*遺伝子変異陽性例のみでHR：0.88（0.45-1.70）とベネフィットが乏しい可能性が示唆された．

▶ペムブロリズマブに関連する有害事象（2mg/10mg）は甲状腺機能低下症（8%/8%），肺炎（5%/4%），甲状腺機能亢進症（4%/6%），などが報告されている．

3. 考察・結論

▶ペムブロリズマブはPD-L1発現陽性の症例に絞りこみ開発を進めることでニボルマブとの差別化が図られた．

▶2mg/kgと10mg/kgの両群でペムブロリズマブの有効性は示されたが，全体として10mg/kgで効果は高い傾向があった．最終的にはPD-L1陽性例（≧1%）のみに適応が限定され，200mg/bodyの固定用量（60kgの患者で3.3mg/kg換算）で承認されている．

▶ニボルマブとの直接比較の前向き試験はなく，両剤の優劣はつけ難い．ただ，PD-L1に基づく奏効期待値などを治療選択に考慮したい場合などはペムブロリズマブのデータは参考になる．

OAK試験[9)]

1. 背景・目的と試験計画

▶アテゾリズマブはPD-L1をターゲットとしたヒト化IgG1モノクローナル抗体であり，ニボルマブ，ペムブロリズマブと同様にPD-1とPD-L1の結合を阻害し，抗腫瘍免疫を再活性化する薬剤である．

▶ペムブロリズマブでは腫瘍上のPD-L1発現がバイオマーカーとして検討されていたが，アテゾリズマブではSP142抗体を用いて腫瘍上のPD-L1発現（TC）の他に免疫細胞上のPD-L1発現（IC）も評価してバイオマーカー検討がなされている[10)]．

▶DTXとの無作為化第Ⅱ相試験であるPOPLAR試験では，PD-L1発現（TC/IC）が高くなるに伴いアテゾリズマブの有効性が高まるデータが得られている．さらに，活性化T細胞上のIFNγ発現（T-effector-IFNγ-associated gene expression）が新たなバイオマーカーとして示唆されたが，いまだ実用にはいたっていない[11)]．OAK試験はDTXとの無作為化比較第Ⅲ相試験である（図3）．

2. 結　果

▶主要評価項目はOSで，当初850例の登録予定で開始されたが，PD-L1高発現症例における解析の検出力を確保するため最終的に1,225例まで登録された（OSの解析は850例中70%のイベント発生で解析）．2014年3月から2014年11月までに主解析である850例が登録され，2015年4月までに1,225例までの追加症例が登録された．

▶登録症例の年齢中央値は64歳（33～85歳）であり，非扁平上皮癌が74%，*EGFR*遺伝子変異陽性例は10%含まれていた．

▶TC3/IC3（PD-L1高発現）症例は16%，TC0/IC0（PD-L1未発現）症例は45%含まれていた．

▶主要評価項目であるDTXとのOSの比較ではHR：0.73とアテゾリズマブが優れる結果であった（表1）．

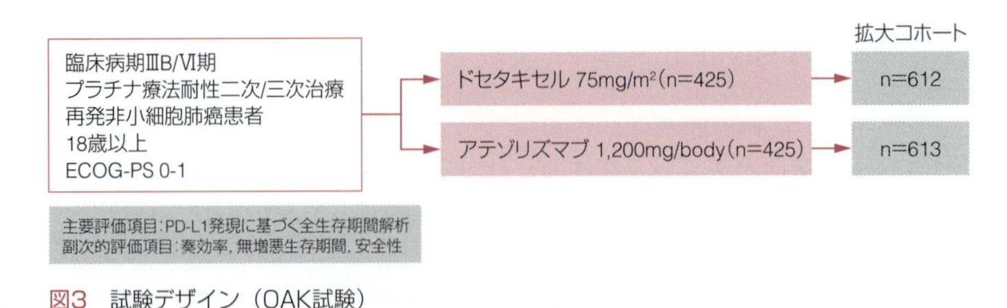

図3　試験デザイン（OAK試験）

▶ PD-L1発現に伴う解析では，発現の高低にかかわらずアテゾリズマブが優れる結果であり，特にTC0/IC0（PD-L1未発現）症例においてもHR：0.75（95% CI：0.59-0.96）とアテゾリズマブが優れていた（図4）.

▶ アテゾリズマブに関連する免疫関連の有害事象は肺炎（1%未満），肝炎（1%未満），大腸炎（1%未満）などが報告されているが，おしなべて忍容性は良好であった.

3. 考察・結論

▶ アテゾリズマブは肺癌領域で初めて承認されたPD-L1阻害薬である.

▶ TC0/IC0（PD-L1未発現）症例におけるOSの延長効果はニボルマブ，ペムブロリズマブでは示されておらず，OAK試験の特徴とされる.

▶ なぜPD-L1未発現例でOS延長にいたったのかに関する考察や検討はいまだ不十分である. PD-L1阻害薬はプライミング相にも効果がある可能性や，beyond PDでの積極的な使用などがあげられているがまだその根拠は前向きに明らかにされていない.

▶ TC3/IC3（PD-L1高発現）例における検出力を確保するために拡大した最終登録症例1,225例におけるOS解析ではPD-L1高発現例においてOS-HR：0.40（95% CI：0.27-0.61）と明らかなベネフィットが確認されたが，PD-L1未発現例においてはHR：0.77（95% CI：0.57-1.03）とprimary analysisで得られていたベネフィットがみられなくなっていた（図4B）[12]. ただし，

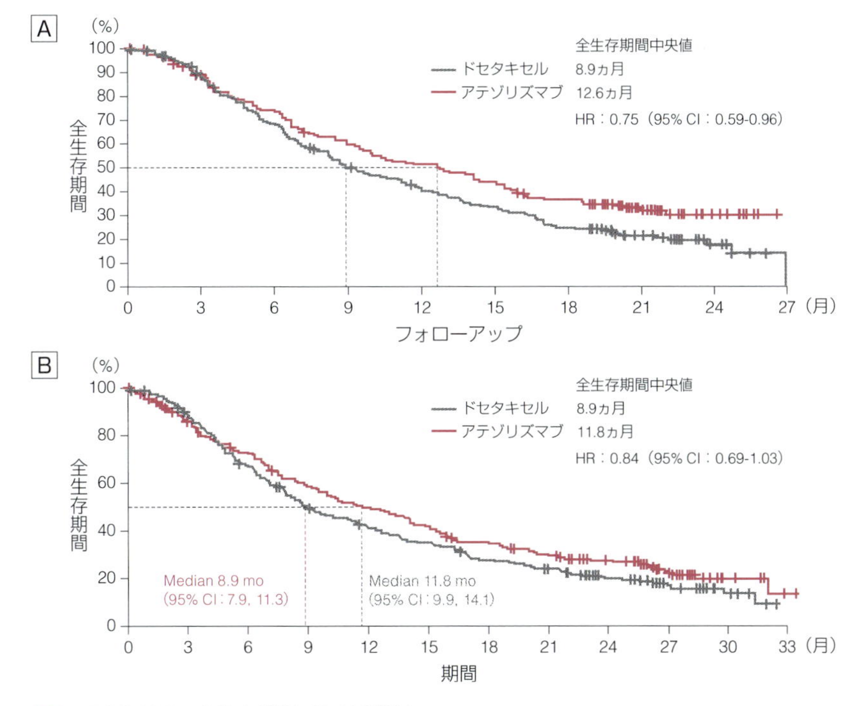

図4 TC0/IC0の全生存期間（OAK試験）

PD-L1未発現例に関する解析はあくまでも探索的解析であることに注意が必要である.

まとめ

▶再発NSCLCにおけるニボルマブ, ペムブロリズマブ, アテゾリズマブの主要試験をまとめた.

▶3剤の使い分けやPD-1阻害薬とPD-L1阻害薬の違いについては, さまざまな議論が行われているが, 直接比較試験がない以上決定的な結論を導くことは難しい.

▶重要なことは何らかの形でいずれかの免疫チェックポイント阻害薬を患者の状態がよいうちに届けることである.

▶患者選択のバイオマーカーや自己免疫疾患合併例への投与可否, hyper-progressionとpseudo-progressionの問題など, 免疫チェックポイント阻害薬単剤療法にはまだまだ課題は残っている.

(三浦　理)

参考文献

1) Brahmer J, et al: Nivolumab versus Docetaxel in Advanced Squamous-Cell Non-Small-Cell Lung Cancer. N Engl J Med, 373(2): 123-135, 2015.
2) Borghaei H, et al: Nivolumab versus Docetaxel in Advanced Nonsquamous Non-Small-Cell Lung Cancer. N Engl J Med, 373(17): 1627-1639, 2015.
3) Horn L, et al: Nivolumab Versus Docetaxel in Previously Treated Patients With Advanced Non-Small-Cell Lung Cancer: Two-Year Outcomes From Two Randomized, Open-Label, Phase Ⅲ Trials (CheckMate 017 and CheckMate 057). J Clin Oncol, 35(35): 3924-3933, 2017.
4) Gettinger SN, et al: Overall Survival and Long-Term Safety of Nivolumab (Anti-Programmed Death 1 Antibody, BMS-936558, ONO-4538) in Patients With Previously Treated Advanced Non-Small-Cell Lung Cancer. J Clin Oncol, 33(18): 2004-2012, 2015.
5) Rizvi NA, et al: Activity and safety of nivolumab, an anti-PD-1 immune checkpoint inhibitor, for patients with advanced, refractory squamous non-small-cell lung cancer (CheckMate 063): a phase 2, single-arm trial. Lancet Oncol, 16(3): 257-265, 2015.
6) Vokes EE, et al: Nivolumab versus docetaxel in previously treated advanced non-small-cell lung cancer (CheckMate 017 and CheckMate 057): 3-year update and outcomes in patients with liver metastases. Ann Oncol, 29(4): 959-965, 2018.
7) Herbst RS, et al: Pembrolizumab versus docetaxel for previously treated, PD-L1-positive, advanced non-small-cell lung cancer (KEYNOTE-010): a randomised controlled trial. Lancet, 387(10027): 1540-1550, 2016.
8) Garon EB, et al: Pembrolizumab for the treatment of non-small-cell lung cancer. N Engl J Med, 372(21): 2018-2028, 2015.
9) Rittmeyer A, et al: Atezolizumab versus docetaxel in patients with previously treated non-small-cell lung cancer (OAK): a phase 3, open-label, multicentre randomised controlled trial. Lancet, 389(10066): 255-265, 2017.
10) Herbst RS, et al: Predictive correlates of response to the anti-PD-L1 antibody MPDL3280A in cancer patients. Nature, 515(7528): 563-567, 2014.
11) Fehrenbacher L, et al: Atezolizumab versus docetaxel for patients with previously treated non-small-cell lung cancer (POPLAR): a multicentre, open-label, phase 2 randomised controlled trial. Lancet, 387(10030): 1837-1846, 2016.
12) Fehrenbacher L, et al: Updated Efficacy Analysis Including Secondary Population Results for OAK: A Randomized Phase Ⅲ Study of Atezolizumab versus Docetaxel in Patients with Previously Treated Advanced Non-Small Cell Lung Cancer. J Thorac Oncol, 13(8): 1156-1170, 2018.

第Ⅷ章

高齢者Ⅳ期非小細胞肺癌

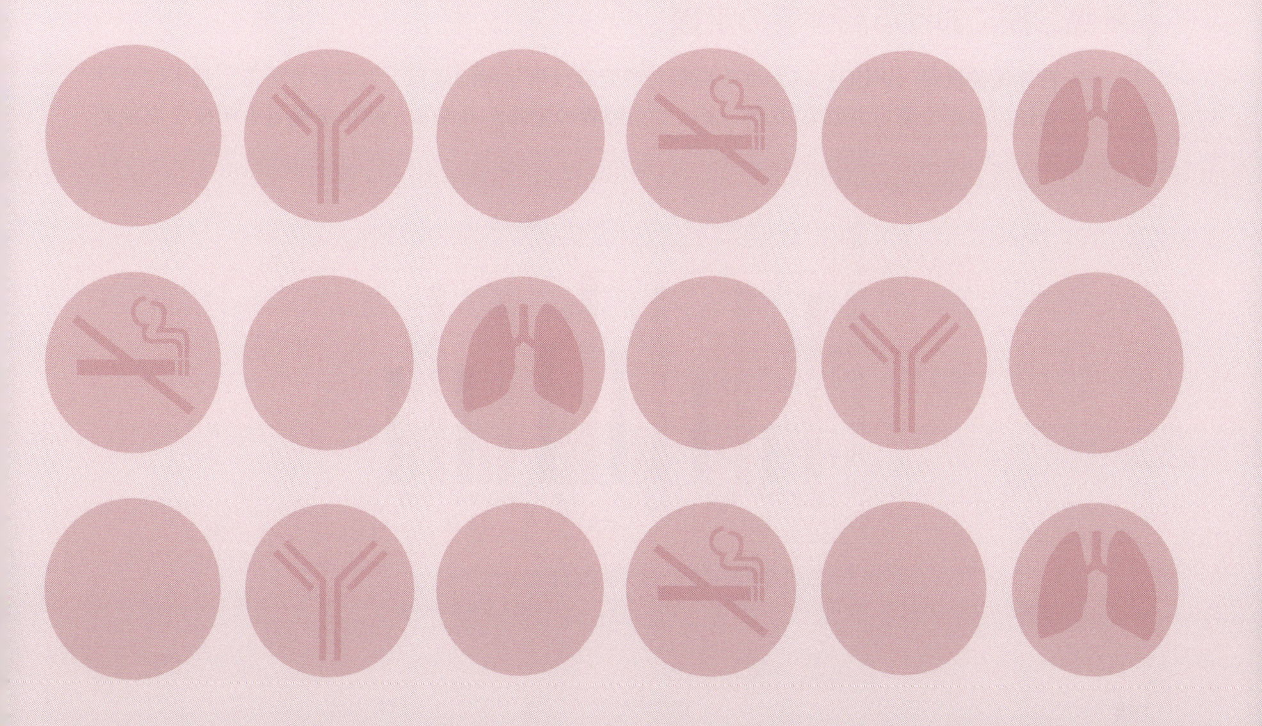

1 高齢者の治療戦略 —問題点と今後の方向性—

日本の高齢化の現状

▶日本は先進国の中でも急速に高齢化の進んだ国として知られている．2015年の全人口における65歳以上の割合は26.6％であるが，2036年には33.3％と，全人口の3人に１人を高齢者が占めることが予測されている[1]．

▶国立がん研究センターがん情報サービス「がん登録・統計」（人口動態統計より作成）の2016年の癌死亡数によれば，癌死亡数は372,986人であり，うち70歳以上の高齢者の占める割合は73％と高率であった[2]．

▶同報告の肺癌死亡数は男性52,430人，女性21,408人の計73,838人であり，70歳以上の割合は，男性74％，女性80％，肺癌全体で76％であった．肺癌以外の癌と比較すると，男性で2％，女性で6％高く，男性の肺癌死亡の40％が80歳以上であることは，肺癌以外の癌と大きな差を有していた（図1）[2]．

▶少子高齢化の状況は今後も続くことが予想されており，肺癌患者に占める高齢者の割合はさらに増加することが予想される．少子化を伴う高齢化現象は，介護者の減少を意味するため，その治療戦略には社会福祉的なアプローチを必要とする．

肺癌診療における高齢者の定義

▶世界保健機関（WHO）における高齢者の定義は暦年齢65歳以上とされている．日本においては，省庁や適応される法令によって高齢者の定義が異なる．厚生労働省も明確な高齢者

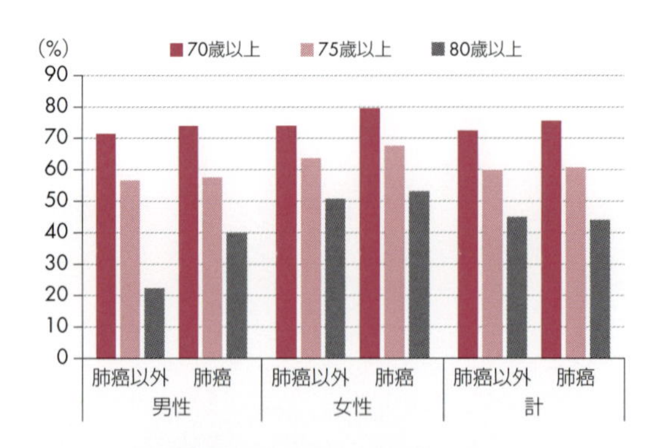

図1　2016年癌死亡における高齢者の割合（%）
（文献2より著者作成）

の定義は行っていないが，高齢者医療制度の枠組みにおいては，65～74歳を「前期高齢者」，75歳～89歳を「後期高齢者」とよぶ．また，90歳以上を「超高齢者」と定義する場合もある．

▶「肺癌診療ガイドライン2018年版」（以下，ガイドライン）においては，Ⅳ期非小細胞肺癌（NSCLC）は75歳以上を高齢者と定義している[3]．

▶肺癌診療における高齢者の定義は，それまで行われた臨床試験の研究対象者の年齢設定に基づくものであり，変化するものとして認識すべきである．

高齢者肺癌の問題点

▶**身体機能障害**：高齢患者は，臓器機能低下による身体機能障害を有する割合が高い．加齢による臓器機能の低下は特に腎血流量や肺活量などで顕著であり，70歳を超えると25歳時より30％以上低下することが知られている[4]．

▶**認知機能障害**：高齢患者は，身体機能障害のうちでも特に認知機能障害の頻度が高く，80歳以上では50％に何らかの認知機能低下が認められる．

▶**多併存症・多剤服用**：高齢者肺癌患者は，多くの併発疾患を有する．特に，高血圧症や糖尿病などの生活習慣病の併発が多い．併発症自体による問題だけでなく，併発症に対する複数の服薬についても注意が必要である．検査や手術時に問題となる抗凝固薬や，癌薬物治療の際に問題となる薬物相互作用のある薬剤には特に注意が必要である．また，併発症の中には，肺癌以外の他の癌腫も含まれるため，治療方針決定の際には臓器横断的な連携が重要となる．

▶**症状の多様性**：高齢者の場合，癌による症状の表現形が非典型的である場合が多い．医療者が患者の自覚症状を把握することが困難であるだけでなく，誤解を生む場合もある．

▶**生活機能障害**：高齢者では，身体機能障害とともに生活機能障害の頻度が高いので注意が必要である．身体機能障害があれば，当然生活機能障害を生じ得るが，身体機能が保たれていても，独居や経済基盤の不安定，通院交通手段の喪失などの社会的リスクの増悪により，生活機能障害を生じ得る．

高齢者肺癌の治療戦略

▶**治療目標の設定**：理想的なEBM実現のためには，臨床試験結果だけでなく患者の価値観を診療に反映させることが重要である．高齢者に対する適切な治療については，「生存期間の延長」をエンドポイントとした臨床試験結果だけを重要視すべきかどうかに議論がある．

▶高齢者を対象とした欧米の調査研究において，「生存期間の延長」よりも「生活機能障害の軽減」や「QOL（生活の質）の改善」の優先度が高かったことが報告された[5]．日本人高齢肺癌患者でも同様の傾向かどうかは不明であるが，患者の意向・価値観を把握することは治療目標の設定に重要である．

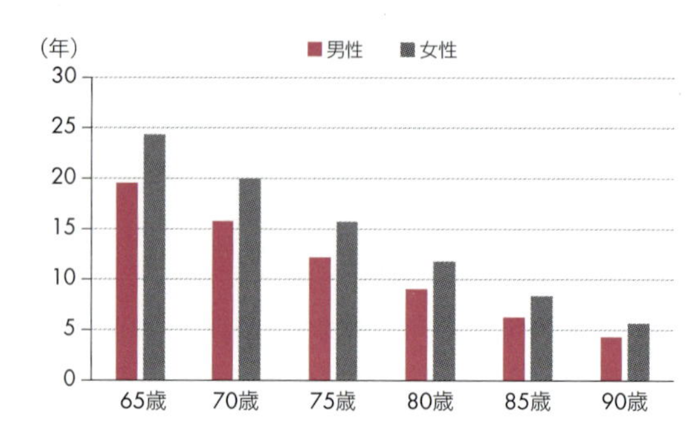

図2 平成29年簡易生命表に基づく年齢別平均余命
（厚生労働省平成 29 年簡易生命表の概況より著者作成
http://www.mhlw.go.co.jp/toukei/saikin/hw/life/life17/dl/life17-02.pdf）

▶高齢進行肺癌患者の治療目標の設定において，治療による延命効果にどのような価値を見い出すかという点で，年齢別の平均余命を伝えることは重要である．平成29年簡易生命表に基づく年齢別の平均余命は，**図2**に示す通りであり，男性は70歳で15～16年，75歳で約12年，80歳だと約9年となる．女性は，70歳で約20年，75歳で15～16年，80歳で11～12年であった[6]．

▶**治療対象者の選別**：高齢癌患者はさまざまな問題を有するため，治療対象となるかどうかの選別を行う必要がある．高齢者では若年者と同様にPSや 臓器機能を中心とする身体機能評価に加え，認知機能評価や生活機能評価も含んだ総合的な評価が必要であり，高齢者総合的機能評価（comprehensive geriatric assessment：CGA）が有用であることが報告されている[7]．

▶国際老年腫瘍学会（International Society of Geriatric Oncology：SIOG）では，高齢癌患者にがん治療を考慮する場合，身体機能（ADL），生活機能（IADL），認知機能，精神機能，併存症，社会環境と支援体制，栄養，老年症候群などの項目についてCGAによる評価を行うことを推奨している**（表1）**[8]．しかしながら，現時点でガイドライン上の推奨はなく実臨床で使用している施設は少ない．

▶高齢患者全例にCGA全項目の評価を行うことは，医療者負担や患者負担が大きく現実的でない．CGAを行うべきかどうかのスクリーニングツールとして，G8, VES-13などが使用される[9]．

▶**治療方法の選択**：治療目標を設定し，治療可能な患者を選別した上で，その患者に対して若年者と同様の治療が可能であるのかどうか，高齢者の標準治療に適応するかどうか，投与量や投与間隔および支持療法を工夫する必要があるかどうかなどの検討が必要である．

▶Ⅳ期NSCLCにおいては，高齢者であってもドライバー遺伝子変異の有無，PD-L1タンパク発現，PSが重要な治療法選択の指標となる．

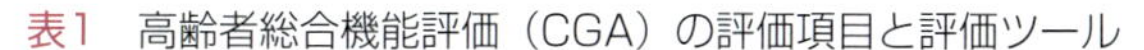

表1 高齢者総合機能評価（CGA）の評価項目と評価ツール

評価項目	代表的なCGA評価ツール
生活状態と社会性	生活状況調査（婚姻状況，経済基盤など）
	MOS Social Activity Survey
	Caregiver burden
	MOS Social Support Survey
併存症・併存疾患	Charlson Comorbidity Index (CCI)
	Cumulative Illness Rating Scale (CIRS)
	Cumulative Illness Rating Scale-Geritric (CIRS-G)
	New York Heart Association (NYHA)
身体機能・生活機能	Activity of daily living (ADL): Katz index など
	Instrumental activity of daily living (IADL): Lawton scale など
	Timed Get Up and Go
	ECOG PS
認知機能	Mini Mental State Examination (MMSE)
	Informant Questionnaire on Cognitive Decline in the Elderly
	Clock-drawing test
	Blessed Orientation-Memory-Concentration Test
精神状態（鬱）	Geriatric Depression Scale
	Center for Epidemiologic Studies Depression Scale
	Hospital Anxiety and Depression Scale
	Mental health index
栄養状態	Body-mass index（身長と体重）
	Weight loss（3カ月，6カ月の体重減少）
	Mini Nutritional Assessment
	Short Nutritional Assessment Questionnaire
疲労状況	MOB-T (Mobility Tiredness Test)
多剤服用	Beers criteria
	STOPP (Screening Tool of Older Person's Prescriptions)and START (Screening Tool to Alert Doctors to Right Treatment) criteria
老年症候群	認知症
	せん妄
	骨粗しょう症・骨折
	転倒の回数の自己報告

（文献8より引用）

ドライバー遺伝子変異/転座陽性の高齢者Ⅳ期非小細胞肺癌のエビデンス

▶75歳以上の*EGFR*遺伝子変異陽性NSCLCを対象とした国内のゲフィチニブ（GEF）単剤の第Ⅱ相試験，エルロチニブ（ERL）単剤の第Ⅱ相試験の高齢者サブセット解析で，それぞれ若年者と同等の有効性と安全性が報告された[10,11]．

▶70歳以上の*EGFR*遺伝子変異陽性NSCLCを対象とした国内のアファチニブ 30 mg/dayの投与量の第Ⅱ相試験においても，若年者とそん色のない有効性と安全性が確認された[12]．

- 第1世代EGFR阻害薬とオシメルチニブを比較した第Ⅲ相試験（FLAURA試験）においてオシメルチニブが有意に無増悪生存期間（PFS）を延長し，65歳以上のサブグループにおいても同様の結果であった[13]．

- GEFとダコミチニブを比較した第Ⅲ相試験（ARCHER-1050試験）が行われ，ダコミチニブが有意に無再発生存期間を延長し，65歳以上のサブグループにおいても同様の有効性を示したが，ダコミチニブ群では有意に治療関連有害事象が多かった[14]．

- 75歳以上のEGFR uncommon mutation，*ALK*融合遺伝子転座，*ROS1*遺伝子転座，*BRAF*遺伝子変異に関する75歳以上の高齢者を対象とした臨床試験の報告はないが，ガイドラインではそれぞれのキナーゼ阻害薬を第一選択薬として推奨している．

ドライバー遺伝子変異/転座陰性の高齢者Ⅳ期非小細胞肺癌のエビデンス

- ドライバー遺伝子変異/転座陰性の高齢者Ⅳ期NSCLCに対しては，高齢者対象の臨床試験や第Ⅲ相試験のサブグループ解析の結果から，第3世代殺細胞性抗癌薬単剤療法が推奨される．

- 欧米の高齢者対象のELVIS試験において，症状緩和ケアのみよりビノレルビン（VNR）単剤療法が全生存期間（OS）を延長し，QOLを改善することが報告された[15]．

- MILES試験でゲムシタビン（GEM）単剤療法がVNR単剤療法と同等に高齢者に有効であることが示された[16]．

- 日本においては，WJTOG9904試験にてドセタキセル（DTX）単剤療法がVNR単剤療法に対して有効である傾向が示された[17]．

- ドライバー遺伝子変異/転座陰性の高齢者Ⅳ期NSCLCに対するプラチナ併用療法の有効性が比較試験にて報告されており，カルボプラチン（CBDCA）併用療法についてはガイドライン上選択肢の一つである．

- IFCT0501試験は第3世代単剤療法とCBDCA/weeklyパクリタキセル（PTX）療法を比較する第Ⅲ相試験であるが，単剤治療に比較しプラチナ併用療法が有意にOSを延長することが報告された[18]．

- JCOG0803/WJOG4307L試験で，DTX単剤療法とシスプラチン（CDDP）＋DTX療法との比較第Ⅲ相試験が行われたが，75歳以上の高齢者におけるCDDPの上乗せ効果は示せなかった[19]．

- JCOG1210/WJOG7813L試験は75歳以上の進行非扁平NSCLCを対象とし，DTX単剤療法とCBDCA＋ペメトレキセド（PEM）併用療法を比較する第Ⅲ相試験で，すでに登録は終了しており最終解析結果が待たれる．

- 75歳以上の高齢者非扁平NSCLCにおいて，プラチナ併用療法＋血管新生阻害薬ベバシズマブ

（BEV）はガイドライン上推奨されない．

▶ECOG4599試験の70歳以上高齢者サブセット解析において，高齢者においてはBEVの無再発生存期間・OS延長効果が乏しく，毒性も強かったことが報告された[20]．

▶ECOG4599試験とPointBreak試験の統合解析における75歳以上サブセット解析において，BEV群に動脈血栓塞栓症が増加することが報告された[21]．

▶PD-L1陽性細胞50％以上の高齢者NSCLCに対して，免疫チェックポイント阻害薬（抗PD-1抗体薬）ペムブロリズマブ単剤療法の有効性・安全性を示す十分なエビデンスはない．

▶KEYNOTE-024試験はPS 0-1を対象にプラチナ併用療法と免疫チェックポイント阻害薬ペムブロリズマブ単剤療法を比較した第Ⅲ相試験で，ペムブロリズマブ療法がOSを延長し，重篤な有害事象が少なかった[22]．

▶KEYNOTE-024試験のアップデート報告では65歳以上の（WHOの定義による）高齢者サブセットにおいて，ペムブロリズマブ単剤療法がプラチナ併用療法よりOSの延長を示した[23]．75歳以上のサブセット解析は行われていないため，ガイドライン上は積極的には推奨されていないが，PD-L1陽性細胞50％以上かつPS 0-1でプラチナ（CBDCA）併用療法の適応になるような高齢者は，ペムブロリズマブ単剤療法も選択肢の一つになると考えられる．

▶PD-L1陽性細胞50％未満もしくは不明である高齢者NSCLCに対して，プラチナ併用療法＋抗PD-1/PD-L1抗体の有効性・安全性を示す十分なエビデンスはない．

▶KEYNOTE-189試験とKEYNOTE-407試験は，それぞれPS 0-1の非扁平上皮癌と扁平上皮癌を対象にプラチナ併用療法とプラチナ併用療法＋ペムブロリズマブ比較した第Ⅲ相試験で，ペムブロリズマブ併用療法が毒性は増加するもののOSは延長した[24,25]．

▶KEYNOTE-189試験では，65歳以上の高齢者サブセットにおいても，ペムブロリズマブ併用療法がプラチナ併用療法よりOSを有意に延長した（HR：0.64）．しかし，そのハザード比は，65歳未満（HR：0.43）より高く，75歳以上のサブセット解析は行われていない．

▶KEYNOTE-407試験の65歳以上のサブセットにおいては，OSにおいてペムブロリズマブ併用療法はプラチナ併用療法よりOSを有意に延長しなかった（HR：0.74, 95％ CI：0.51-1.07）．KEYNOTE-189試験と同様に，そのハザード比は，65歳未満（HR：0.52）より高く，75歳以上のサブセット解析は行われていない．

▶IMpower150試験は，PS 0-1の非扁平上皮癌を対象にCBDCA/PTX/BEVとCBDCA/PTX/BEV＋アテゾリズマブを比較した第Ⅲ相試験で，アテゾリズマブ併用療法が毒性は増加するもののOSは延長した[26]．

▶IMpower150試験は，計800例の第Ⅲ相試験であり75歳以上の患者も含まれているが，78例（9.8％）に過ぎず，BEVを使用する治療であるので高齢者に推奨できない．

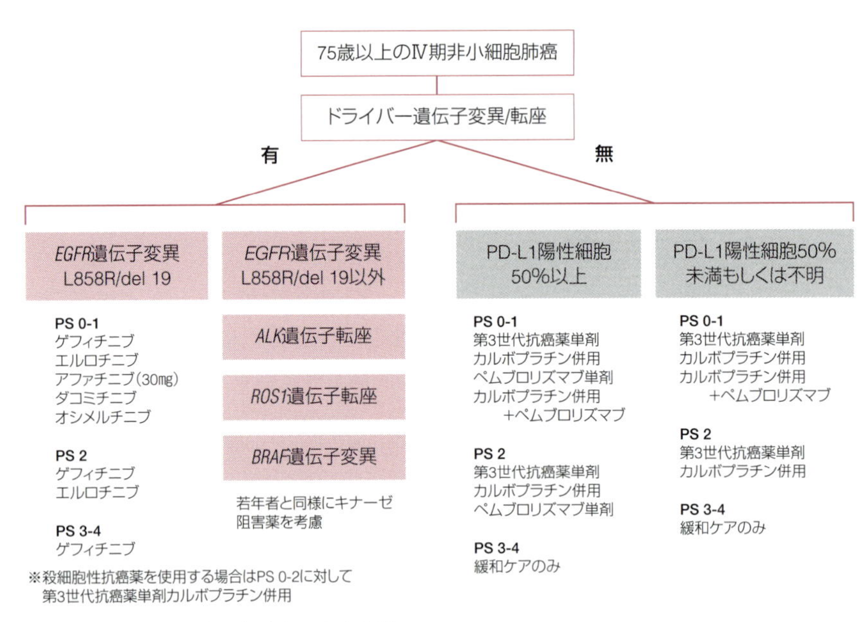

図3　高齢者Ⅳ期非小細胞肺癌の治療方針

▸ PD-L1陽性細胞50%未満もしくは不明かつPS 0-1でプラチナ（CBDCA）併用療法の適応になるような高齢者は，ペムブロリズマブ併用療法は考慮し得る治療であるが，毒性は確実に増強することから実臨床で使用できる患者は極めて少ないと思われる．

▸「肺癌診療ガイドライン2018年版」と前述のエビデンスに基づき，現時点で考える高齢者Ⅳ期NSCLCの治療方針を図3に示す．

今後の方向性

▸ 高齢者Ⅳ期NSCLCにおいても，若年者と同様にドライバー遺伝子変異/転座の有無，PD-L1発現細胞の割合など，最適な治療選択のためにバイオマーカーの情報収集が必須である．

▸ 高齢者ではバイオマーカーを把握した上で，PSではなくCGAもしくはその簡易ツールによる機能評価を加えた上で治療方針を決定する方向へ進むと思われるため，高齢者対象の臨床試験でツールそのものを検証していく必要がある．

▸ 高齢者Ⅳ期NSCLCにおいても，早期の緩和ケアは重要と思われるが，Temelらの無作為化臨床試験のサブグループ解析にて，高齢者グループ（65歳以上）では，全体で認めた早期の緩和ケアの有意なQOL改善効果を認めなかった[27]．緩和ケア・緩和治療おいても高齢者を対象とした介入法・治療法の開発が必要である．

▸ 高齢者ではアドバンスケアプランニング（Advance Care Planning：ACP）がより重要であり，早期の緩和ケアの一つとして実地臨床で実践できるような医療環境の整備が必要である．

（佐々木治一郎）

参考文献

1) 国立社会問題研究所 日本の将来推計人口：平成29年推計 人口問題研究資料第336号 平成29年7月31日. http://www.ipss.go.jp/ppzenkoku/j/zenkoku2017/pp29_ReportALL.pdf
2) 国立がん研究センターがん情報サービス「がん登録・統計」.
3) 日本肺癌学会：肺がん診療ガイドライン 2018年版. 金原出版, 2018年.
4) 林 恭史ほか：高齢者診療マニュアル（日本医師会編）. メジカルレビュー社, 2009.
5) Robert H, et al：Setting priorities for measures of performance for geriatric medical service. Age and aging, 23：154-157, 1994.
6) 厚生労働省 平成29年簡易生命表の概況. https://www.mhlw.go.jp/toukei/saikin/hw/life/life17/dl/life17-02.pdf
7) Hurria A, et al：Developing a cancer-specific geriatric assessment：a feasibility study. Cancer, 104 (9)：1998-2005, 2005.
8) Pallis AG, et al：Management of elderly patients with NSCLC；updated expert's opinion paper：EORTC Elderly Task Force, Lung Cancer Group and International Society for Geriatric Oncology. Ann Oncol, 25：1270-1283, 2014.
9) Decoster L, et al：Screening tools for multidimensional health problems warranting a geriatric assessment in older cancer patients：an update on SIOG recommendations. Ann Oncol, 26：288-300, 2015.
10) Maemondo M, et al：First-line gefitinib in patients aged 75 or older with advanced nin-small cell lung cancer harboring epidermal growth factor receptor mutations：NEJ 003 study. J Thorac Oncol, 7 (9)：1417-1422, 2012.
11) Goto K, et al：A prospective, phase II, open-label study (JO22903) of first-line erlotinib in Japanese patients with epidermal growth factor receptor (EGFR) mutation-positive advanced non-small-cell lung cancer (NSCLC). Lung Cancer, 82 (1)：109-114, 2013.
12) Imai H, et al：A phase II study of afatinib treatment for elderly patients with previously untreated advanced non-small-cell lung cancer harboring EGFR mutations. Lung Cancer, 126：41-47, 2018.
13) Soria JC, et al：Osimertinib in untreated EGFR-mutated advanced non–small-cell lung cancer. N Engl J Med, 378 (2)：113-125, 2018.
14) Wu YL, et al：Dacomitinib versus gefitinib as first-line treatment for patients with EGFR-mutation-positive non-small-cell lung cancer (ARCHER 1050)：a randomised, open-label, phase 3 trial. Lancet Oncol, 18：1454-1466, 2017.
15) The Elderly Lung Cancer Vinorelbine Italian Study Group：Effect of vinorelbine on quality of life and survival of elderly patients with advanced non-small-cell lung cancer. J Natul Cancer Inst, 91 (1)：66-72, 1999.
16) Gridelli C, et al：Chemotherapy for elderly patients with advanced non-small-cell lung cancer：the Multicenter Italian Lung Cancer in the Elderly Study (MILES) phase III randomized trial. J Natul Cancer Inst, 95 (5)：362-372, 2003.
17) Kudoh S, et al：Phase III study of docetaxel compared with vinorelbine in elderly patients with advanced non-small-cell lung cancer：results of the West Japan Thoracic Oncology Group Trial (WJTOG9904). J Clin Oncol, 24 (22)：3657-3663, 2006.
18) Quoix E, et al：Carboplatin and weekly paclitaxel doublet chemotherapy compared with monotherapy in elderly patients with advanced non-small-cell lung cancer：IFCT-0501 randomized, phase 3 trial. Lancet, 378 (9796)：1079-1088, 2011.
19) Abe T, et al：Randomized phase III trial of comparing weekly docetaxel plus cisplatin versus docetaxel monotherapy every 3 weeks in elderly patients with advanced non-small-cell lung cancer：the intergroup trial JCOG0803/WJOG4307L. J Clin Oncol, 33 (6)：419-426, 2015.
20) Ramalingam SS, et al：Outcomes for elderly, advanced-stage non-small-cell lung cancer patients treated with bevacizumab in combination with carboplatin and paclitaxel：analysis of Eastern Cooperative Oncology Group Trial 4599. J Clin Oncol, 26 (1)：60-65, 2008.
21) Langer CJ, et al：Isolating the role of bevacizumab in elderly patients with previously untreated nonsquamous non-small cell lung cancer：Secondary analyses of the ECOG 4599 and PointBreak trials. Am J Clin Oncol, 39 (5)：441-447, 2016.
22) Reck M, et al：Pembrolizumab versus chemotherapy for PD-L1–positive non–small-cell lung cancer. N Engl J Med, 375 (19)：1823-1833, 2016.
23) Reck M, et al：Updated analysis of KEYNOTE-024：Pembrolizumab versus platinum-based chemotherapy for advanced non–small-cell lung cancer with PD-L1 tumor proportion score of 50% or greater. J Clin Oncol, 37 (7)：537-546, 2019.
24) Gandhi L, et al：Pembrolizumab plus chemotherapy in metastatic non–small-cell Lung cancer. N Engl J Med, 378 (22)：2078-2092, 2018.
25) Paz-Ares L, et al：Pembrolizumab plus chemotherapy for squamous non–small-cell lung cancer. N Engl J Med, 379 (21)：2040-2051, 2018.
26) Socinski MA, et al：Atezolizumab for first-line treatment of metastatic nonsquamous NSCLC. N Engl J Med, 378 (24)：2288-2301, 2018.
27) Nipp RD, et al：Age and gender moderate the impact of early palliative care in metastatic non-small cell lung cancer. The Oncologist, 21 (1)：119-126, 2016.

2 標準治療にかかわる大規模無作為化比較試験

▶わが国の人口は2008年にピークとなり2011年以降継続して減少している．一方，65歳以上の人口に占める割合は1950年以降一貫して増加している．

▶2017年の時点で総人口に占める65歳以上の割合は27.7％，70歳以上が19.9%，75歳以上が13.8%，80歳以上が8.5%と，総人口に占める高齢者の割合は世界でトップとなっている[1]．

▶高齢化率や，非小細胞肺癌（NSCLC）は高齢者に罹患率が高いことを考えると，高齢者に対する治療開発の重要性は高まっている．

高齢者に対する臨床試験の問題点

▶肺癌の治療において，EBMに基づいた診療が広く受け入れられているがEBM実践には無作為化比較試験の結果による高いエビデンスが必要である．

▶高齢者でも標準治療が可能ならば集学的治療を行うべきという北米中心の考え方に基づき，多くの国際共同試験では対象患者の年齢上限は決められていないが，参加できる高齢者は，PSや主要臓器機能，併存疾患などの観点からごく一部である．

▶Ⅳ期NSCLCの一次治療を第Ⅲ相試験として実施した成績のサブグループ解析の結果では，65歳以上と65歳以下で治療効果の差は認めず，暦年齢よりも日常生活自立度が予後に関係していた[2]．また，別に報告された同様のサブグループ解析でも，80歳以上でPS 0-1と良好な群の全生存期間（OS）は7ヵ月であり，80歳未満の群のOS 11ヵ月と比べてOSに差はなく（$P=0.20$），毒性についても明らかな差を認めなかったと報告されている[3]．

▶暦年齢のみで薬物療法の対象外とするべきではないと考えられており，いわゆる肉体年齢が重要であると考えられるが，それを正確に評価する方法は確立されていない．

▶わが国における現行の「肺癌診療ガイドライン2018年版」では75歳以上を高齢者と定義している．

2000年前後に発表された単剤による前向き無作為化臨床試験

▶ELVIS試験は70歳以上，PS 0-1を対象とした試験で，BSC群のOS中央値が21週であったのに対し，ビノレルビン（VNR）群が28週と統計学的有意差を示した（HR：0.65，$P=0.03$）[4]．VNR群の奏効率（RR）は19.7%でQOLも良好であった．しかしこの試験は，症例集積が進まず予定登録数の約半数で終了となったため，解釈に注意が必要と考えられていた．

▶ MILES試験は，70歳以上，PS 0-2を対象とした試験で，ゲムシタビン（GEM）とVNRの併用療法の有効性をGEMもしくはVNR単剤と比較した試験であった．主要評価項目であるOSに関して併用療法群は改善を認めなかった（GEM/VNR vs VNR vs GEM＝30週 vs 36週 vs 28週）上に，毒性も悪化していた[5]．

▶ SICOG試験は70歳以上，PS 0-2を対象とした試験で，GEMとVNRの併用療法の有効性をVNR単剤と比較した試験であった[6]．主要評価項目であるOSに関して，VNR単剤が18週であったのに対し，併用療法群は29週と統計学的有意に延長していた（HR：0.48，P＜0.01）．

▶ わが国ではWJTOG9904試験が行われた（**図1**）．70歳以上，PS 0-2を対象とした試験で，ドセタキセル（DTX）単剤とVNR単剤を比較した第Ⅲ相試験であった[7]．ここで注意すべきは，欧米でのDTXの標準用量は75mg/m^{2}であるが，既治療NSCLCを対象とした国内第Ⅱ相試験[8]においては，DTX 60mg/m^{2}の用量でRR，OSともに良好な結果を示したことから，わが国でのNSCLCにおける推奨用量は60mg/m^{2}となっており，WJTOG9904試験でも60mg/m^{2}で施行された．RRはDTX群 vs VNR群＝22.7% vs 9.9%（P＝0.019），無増悪生存期間（PFS）もDTX群 vs VNR群＝5.5ヵ月 vs 3.1ヵ月（HR：0.606，P＜0.001）とDTX群が有意に良好であったが，主要評価項目であるOSについてはDTX群 vs VNR群＝14.3ヵ月 vs 9.9ヵ月（HR：0.78，P＝0.138）と有意差を示すことができなかった．しかしOSの実値を比較すると4ヵ月以上の差があったたため，わが国ではDTX単剤療法が高齢者の標準的治療であると考えられるようになった．

カルボプラチンベースの併用療法

▶ 単剤による治療が標準的治療であると考えられる一方で，高齢者に対するプラチナ併用療法の有効性は，いくつかの無作為化第Ⅲ相比較試験のサブグループ解析で示されていたことから期待されてきた[9~12]．

▶ カルボプラチン（CBDCA）とGEMの併用療法とCBDCAとパクリタキセル（PTX）の併用療法を比較した第Ⅲ相試験（alpha oncology trial）[12]では，参加者1,135人のうち70歳以上が338人と約3割を占めていた．70歳以上と未満のOSを比較するサブグループ解析において70歳未満のOS vs 70歳以上のOS＝8.6ヵ月 vs 7.9ヵ月（P＝0.46）と70歳以上の高齢者におい

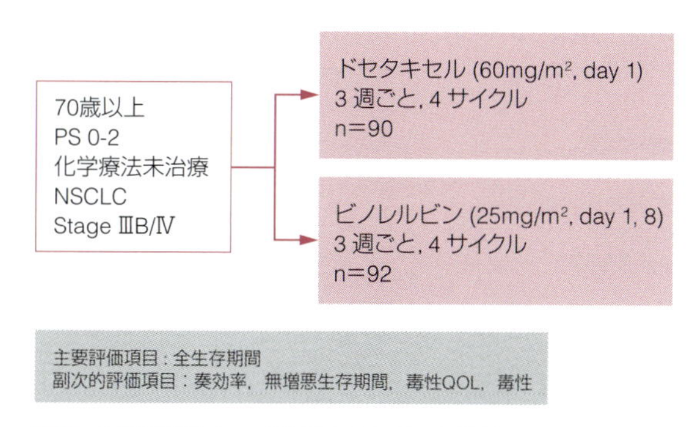

図1　試験デザイン（WJTOG9904試験）

てより良好な治療成績を示した．これらを考慮し，全身状態が良好な70歳以上の高齢者においてCBDCAベースの併用療法の効果と忍容性が期待できると考えられるようになった．

▶フランスからIFCT0501試験の結果が報告された（**図2**）[13]．70歳以上89歳以下，PS 0-2の451人を対象として，VNRもしくはGEM単剤を標準治療とし，CBDCAとPTXの併用療法の有効性を比較した第Ⅲ相試験であった．この試験の参加者の年齢中央値は77歳であり，投与量についてはCBDCAがAUC6，PTXは90mg/m^{2}の毎週投与のプロトコルとなっていた．主要評価項目であるOSに関して，標準療法 vs CBDCA/PTX群＝6.9ヵ月 vs 10.3ヵ月（HR：0.64，P＜0.0001），1年生存割合については標準療法 vs CBDCA/PTX群＝44.5% vs 25.4%（HR：0.64，P＜0.0001）とCBDCA/PTX群が有意に良好であったことから，高齢者に対するCBDCA併用療法の有効性が示された．しかし，先述したWJTOG9904試験におけるDTX群のOSが14.3ヵ月と単剤でも良好な成績であったこと，IFCT0501試験の単剤群の中にDTXが含まれていないこと，IFCT0501試験における治療関連死が4.4%と高率であったことから，わが国では標準療法と認められるところまではいたらなかった．

▶70歳以上の患者を対象として，わが国ではCBDCAとPTX毎週投与の併用療法とDTX単剤療法の無作為化第Ⅱ相試験（North Japan Lung Cancer Group 0801試験）[14]を行った．PTX投与量と登録症例数が上述のIFCT0501試験よりも少なかったが，RR（CBDCA/PTX群 vs 標準療法＝54% vs 24%）およびPFS（CBDCA/PTX群 vs 標準療法＝6.6ヵ月 vs 3.3ヵ月）において有意に併用療法が優れていることが示され，OSも延長傾向であった．毒性もおおむね軽微で治療関連死もなかったことから，CBDCAとPTX毎週投与の併用療法は投与量を考慮すれば，高齢者NSCLC患者の治療の選択肢となり得る．

▶70歳以上を対象として，フランスではCBDCAとペメトレキセド（PEM）の併用療法の第Ⅱ相試験[15]，アメリカではCBDCAとPEM，ベバシズマブ（BEV）の併用療法の第Ⅱ相試験（Alliance試験）[16]，PEMとGEM，BEVの3剤併用療法とCBDCAとPEM，BEVの3剤併用療法の無作為化第Ⅱ相試験[17]が行われた．CBDCA/PEM併用療法とAlliance試験では比較的忍容性は良好であるものの，主要評価項目が達成できなかった．3剤併用療法の無作為化第Ⅱ相試験ではCBDCA/PEM/BEV療法で良好な効果は認めたものの治療関連死が認められ，どれも標準治療として認められていない．

▶わが国では，PS 0-1で75歳以上の進行非扁平上皮NSCLC患者を対象として，DTX単剤療法

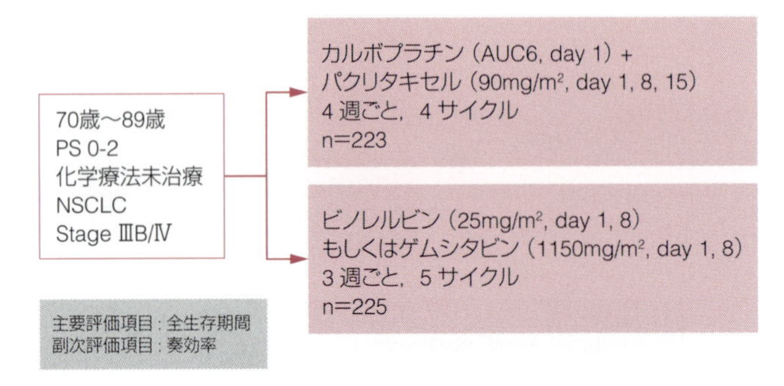

図2 試験デザイン（IFCT0501試験）

とCBDCA＋PEM併用後のPEM維持療法を比較する第Ⅲ相試験（JCOG1210/WJOG7813L試験）が行われた（図3）[18]．この試験はCBDCA＋PEM療法がDTX療法に対してOSで非劣性を示すことを検証する目的で行われた．OSは，CBDCA＋PEM群 vs DTX群＝18.7ヵ月 vs 15.5ヵ月（HR：0.85，95% CI：0.684-1.056）と95% CI上限が事前に設定された非劣性マージン1.154を下回り，主要評価項目が達成された．RRはCBDCA＋PEM群 vs DTX群＝36.8% vs 28.2%（P＝0.074），PFSもCBDCA＋PEM群 vs DTX群＝6.4ヵ月 vs 4.3ヵ月（HR：0.739，95% CI：0.609-0.896）とCBDCA＋PEM群で良好であった．グレード3以上の有害事象に関しては，CBDCA＋PEM群で貧血や血小板減少を多く認めたものの，DTX群では白血球減少や発熱性好中球減少症（FN）を多く認め，QOLはCBDCA＋PEM群の方が良好であった．以上より，わが国ではCBDCA＋PEM併用後のPEM維持療法は，高齢者の進行非扁平上皮NSCLC患者の治療選択肢の一つに位置づけられた．

シスプラチンベースの併用療法

- シスプラチン（CDDP）の薬物動態に関し，年齢による差はないと報告されている[19]が，高齢者に対するCDDP併用療法の有用性を検証できた第Ⅲ相試験は現状で報告がない．

- わが国では，PS 0-1で70歳以上を対象として，DTXを標準治療とし，CDDPとDTXの併用療法を比較した無作為化第Ⅲ相試験（JCOG0207試験）が行われた（図4）[20]．この試験はWJTOG9904試験と異なり，投与量が併用療法群ではCDDP 25mg/m^2，DTX 20mg/m^{2}の分割投与で，DTX単剤投与群は25mg/m^{2}の分割投与のプロトコルとなっていた．予定登録数

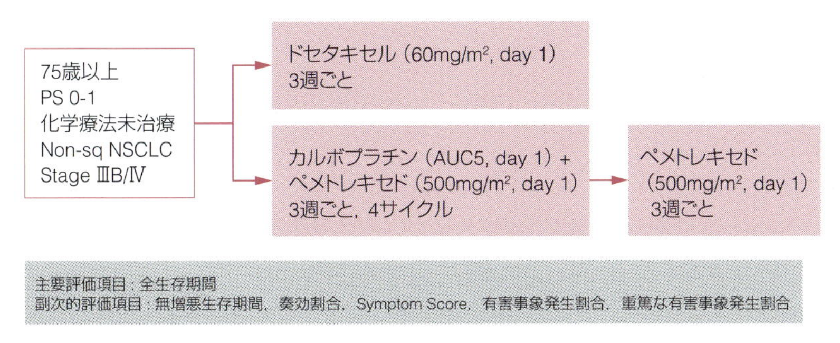

図3 試験デザイン（JCOG1210/WJOG7813L試験）

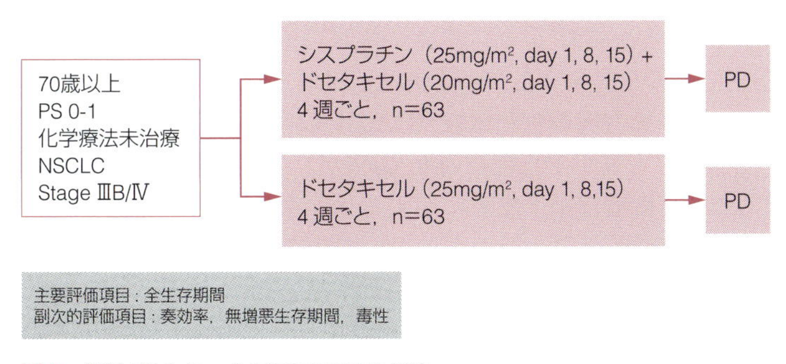

図4 試験デザイン（JCOG0207試験）

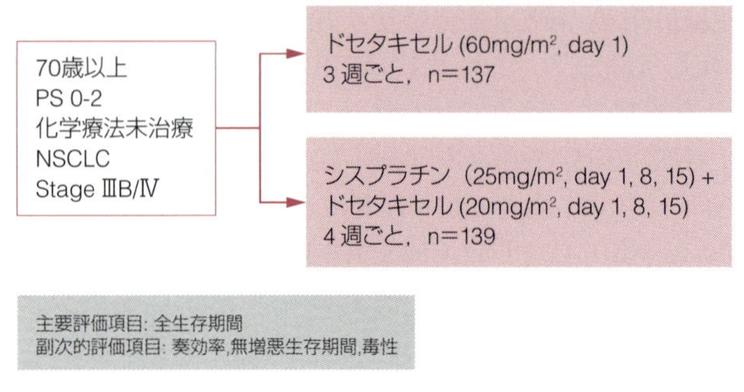

図5 試験デザイン（JCOG0803/WJOG4307L試験）

の半数を超えた時点での中間解析において，70～74歳におけるシスプラチン併用療法の方が単剤に勝っている結果が示唆され，プロトコルは早期中止となった．

▶JCOG0207試験では，DTX単剤群の分割投与自体が不適切であった可能性が指摘され，同じ対象に対する無作為化第Ⅲ相試験であるJCOG0803/WJOG4307L試験（図5）が行われた[21]．本試験における標準治療群のDTX投与量やスケジュールは，WJTOG9904試験の時の投与量（60mg/m^2）およびスケジュール（3週ごと）に変更され，CDDPの上乗せによる優越性を検証する目的で行われた．結果はJCOG0207試験の時と異なり，中間解析で主要評価項目であるOSにおいてCDDP/DTX併用療法がDTX単剤療法に勝る確率が1％以下と非常に低いと判明（HR：1.18，95％ CI：0.83-1.669）しプロトコルは無効中止となった．

▶以上より，現状では組織型にかかわらず，高齢者進行NSCLCにおけるわが国の標準療法はDTX単剤（60mg/m^2，3週ごと）と考えられている．

今後の展望

▶最近になり，FACT-L（Functional Assessment of Cancer Therapy-Lung）の中のLCS（Lung Cancer Subscale）をJCOG0207試験とJCOG0803/WJOG4307L試験に登録された70歳以上の症例について評価したところ，元来のLCSが高い症例においてはOSやPFSを改善するということが報告された[22]．

▶暦年齢で治療選択を決定するべきではないが，一方で濫用は避けるべきでもあり，適切な治療選択にかかわる因子の探索が強く望まれる．

▶未治療進行NSCLC患者を対象として行われたCBDCA/nab-PTX併用療法とCBDCA/PTX併用療法を比較する国際共同第Ⅲ相試験（CA031試験）において，CBDCA/nab-PTX併用群が非扁平上皮癌よりも扁平上皮癌に対してRRが良好であり，70歳以上の症例に対しOS延長効果を認めた．高齢者扁平上皮癌に関する化学療法については，このようなCA031試験のサブグループ解析をもとに，わが国において70歳以上を対象としてCBDCA/nab-PTX併用療法の有用性を検証する第Ⅲ相試験（CAPITAL試験）が進行中である（図6）[24]．

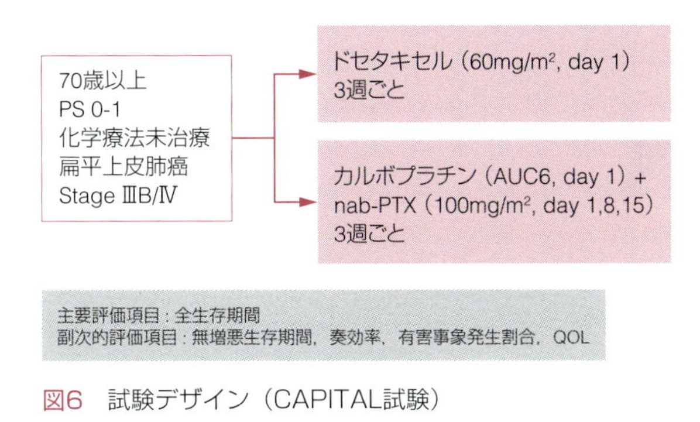

図6　試験デザイン（CAPITAL試験）

（市川靖子／関　順彦）

参考文献

1）統計から見た我が国の高齢者（65歳以上）総務省統計局.
2）Maione P, et al: Pretreatment quality of life and functional status assessment significantly predict survival of elderly patients with advanced non-small-cell lung cancer receiving chemotherapy: a prognostic analysis of the multicenter Italian lung cancer in the elderly study. J Clin Oncol, 23(28): 6865-6872, 2005.
3）Hesketh PJ, et al: Chemotherapy in patients > or = 80 with advanced non-small cell lung cancer: combined results from SWOG 0027 and LUN 6. J Thorac Oncol, 2(6): 494-498, 2007.
4）Gridelli C: The ELVIS trial: a phase Ⅲ study of single-agent vinorelbine as first-line treatment in elderly patients with advanced non-small cell lung cancer. Elderly Lung Cancer Vinorelbine Italian Study. Oncologist, 6(Suppl 1): 4-7, 2001.
5）Gridelli C, et al: Chemotherapy for elderly patients with advanced non-small-cell lung cancer: the Multicenter Italian Lung Cancer in the Elderly Study (MILES) phase Ⅲ randomized trial. J Natl Cancer Inst, 95(5): 362-372, 2003.
6）Frasci G, et al: Gemcitabine plus vinorelbine yields better survival outcome than vinorelbine alone in elderly patients with advanced non-small cell lung cancer. A Southern Italy Cooperative Oncology Group (SICOG) phase Ⅲ trial. Lung Cancer, 34(Suppl 4): S65-69, 2001.
7）Kudoh S, et al: Phase Ⅲ study of docetaxel compared with vinorelbine in elderly patients with advanced non-small-cell lung cancer: results of the West Japan Thoracic Oncology Group Trial (WJTOG 9904). J Clin Oncol, 24(22): 3657-3663, 2006.
8）Mukohara T, et al: Japanese experience with second-line chemotherapy with low-dose (60 mg/M2) docetaxel in patients with advanced non-small-cell lung cancer. Cancer Chemother Pharmacol, 48(5): 356-360, 2001.
9）Belani CP, et al: Elderly subgroup analysis of a randomized phase Ⅲ study of docetaxel plus platinum combinations versus vinorelbine plus cisplatin for first-line treatment of advanced non small cell lung carcinoma (TAX 326). Cancer, 104(12): 2766-2774, 2005.
10）Fossella F, et al: Randomized, multinational, phase Ⅲ study of docetaxel plus platinum combinations versus vinorelbine plus cisplatin for advanced non-small-cell lung cancer: the TAX 326 study group. J Clin Oncol, 21(16): 3016-3024, 2003.
11）Lilenbaum RC, et al: Single-agent versus combination chemotherapy in advanced non-small-cell lung cancer: the cancer and leukemia group B (study 9730). J Clin Oncol, 23(1): 190-196, 2005.
12）Ansari RH, et al: A retrospective analysis of outcomes by age in a three-arm phase Ⅲ trial of gemcitabine in combination with carboplatin or paclitaxel vs. paclitaxel plus carboplatin for advanced non-small cell lung cancer. Crit Rev Oncol Hematol, 78(2): 162-171, 2011.
13）Quoix E, et al: Carboplatin and weekly paclitaxel doublet chemotherapy compared with monotherapy in elderly patients with advanced non-small-cell lung cancer: IFCT-0501 randomised, phase 3 trial. Lancet, 378(9796): 1079-1088, 2011.
14）Maemondo M, et al: Randomized phase Ⅱ trial comparing carboplatin plus weekly paclitaxel and docetaxel alone in elderly patients with advanced non-small cell lung cancer: north japan lung cancer group trial 0801. Oncologist, 19(4): 352-353, 2014.
15）Gervais R, et al: Pemetrexed and carboplatin, an active option in first-line treatment of elderly patients with advanced non-small cell lung cancer (NSCLC): a phase Ⅱ trial. Lung Cancer, 80(2): 185-190, 2013.
16）Dy GK, et al: NCCTG N0821 (Alliance): a phase Ⅱ first-line study of pemetrexed, carboplatin, and bevacizumab in elderly patients with advanced nonsquamous non-small-cell lung cancer with good performance status. J Thorac Oncol, 9(8): 1146-1153, 2014.
17）Spigel DR, et al: A randomized phase Ⅱ trial of pemetrexed/gemcitabine/bevacizumab or pemetrexed/carboplatin/bevacizumab in the first-line treatment of elderly patients with advanced non-small cell lung cancer. J Thorac Oncol, 7(1): 196-202, 2012.
18）https://upload.umin.ac.jp/cgi-open-bin/ctr/ctr.cgi?function=brows&recptno=R000013291&language=J
19）Minami H, et al: Comparison of pharmacokinetics and pharmacodynamics of docetaxel and Cisplatin in elderly and non-elderly patients: why is toxicity increased in elderly patients? J Clin Oncol, 22(14): 2901-2908, 2004.
20）Tsukada H, et al: Randomized controlled trial comparing docetaxel-cisplatin combination with weekly docetaxel alone in elderly patients with advanced non-small-cell lung cancer: Japan Clinical Oncology Group (JCOG) 0207. Jpn J Clin Oncol, 45(1): 88-95, 2015.
21）Abe T, et al: Randomized phase Ⅲ trial comparing weekly docetaxel plus cisplatin versus docetaxel monotherapy every 3 weeks in elderly patients with advanced non-small-cell lung cancer: the intergroup trial JCOG0803/WJOG4307L. J Clin Oncol, 33(6): 575-581, 2015.
22）Mizutani T, et al: Prognostic value of Lung Cancer Subscale in older patients with advanced non-small cell lung cancer: An integrated analysis of JCOG0207 and JCOG0803/WJOG4307L (JCOG1414A). J Geriatr Oncol, pii: S1879-4068(18) 30154-30151, 2018.
23）UMIN-CTR: https://upload.umin.ac.jp/cgi-open-bin/ctr/ctr.cgi?function=brows&recptno=R000013291&language=J
24）UMIN-CTR: https://upload.umin.ac.jp/cgi-open-bin/ctr/ctr.cgi?function=brows&language=J&recptno=R000018715

3 PS不良

PSの定義

▶ECOG PSは全身状態を表す指標であり，0-4でランク付けされ，通常は0, 1をPS良好，2, 3, 4をPS不良と呼ぶ（表1）.

▶PS良好例は一般的に化学療法の適応となる．PS 2の症例は化学療法の適応に関してはボーダーラインとされ，判断は難しく，個々の症例に合わせた判断が必要となる．PS 3, 4の症例は一般的には化学療法の適応とはならない（ただし，ドライバー遺伝子の変化陽性例では各々の分子標的治療が適応となる）（図1）.

ドライバー遺伝子の変化がある症例

▶PS 2-4の症例で各々の遺伝子変化に合わせた分子標的治療が適応となる．*EGFR*遺伝子変異陽性例ではEGFR-TKIであるゲフィチニブ（GEF）およびエルロチニブ（ERL）が，*ALK*融合遺伝子陽性例ではALK-TKIのアレクチニブ，*ROS1*融合遺伝子陽性例ではROS1に対する阻害作用を持つクリゾチニブ（ALKにも阻害活性あり），*BRAF*遺伝子変異陽性例ではBRAF阻害薬のダブラフェニブとMEK阻害薬のトラメチニブの併用療法がそれぞれ適応となる.

▶PS不良に対する前向き試験は，EGFR-TKIのGEFとALK-TKIのアレクチニブに関する試験の2つのみだが[1, 2]，その効果と忍容性から，ROS1やBRAFに関する阻害薬の投与も考慮される（そもそもROS1やBRAFなどの希少頻度のものでは，PS不良に限定した試験の遂行は

表1　ECOG PS

ECOG（Eastern Cooperative Oncology Group）のPerformance Status

スコア	定　義
0	まったく問題なく活動できる．発病前と同じ日常生活が制限なく行える.
1	肉体的に激しい活動は制限されるが，歩行可能で，軽作業や座っての作業は行うことができる. 例：軽い家事，事務作業
2	歩行可能で，自分の身の回りのことはすべて可能だが作業はできない. 日中の50％以上はベッド外で過ごす.
3	限られた自分の身の回りのことしかできない. 日中の50％以上をベッドか椅子で過ごす.
4	まったく動けない. 自分の身の回りのことは全くできない. 完全にベッドか椅子で過ごす.

出典：Common Toxicity Criteria, Version2.0 Publish Date April 30, 1999

（JCOGホームページhttp://www.jcog.jp/より引用）

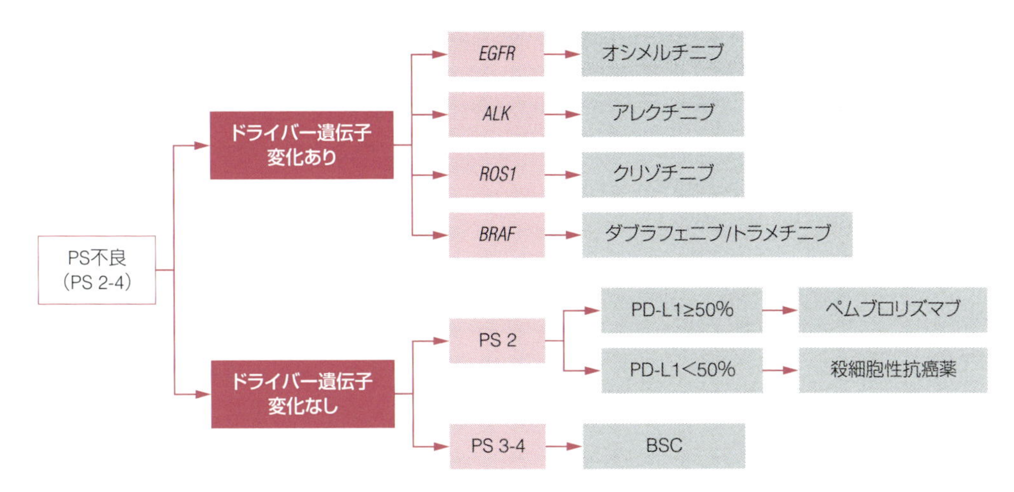

図1 PS不良例における治療のフローチャート

困難である）．また，2018年9月に*EGFR*遺伝子変異陽性例に対しては，オシメルチニブが一次治療においても承認され，その効果と安全性から判断すると，エビデンスはないものの，PS不良例においては汎用されるであろう（図1）．

PD-L1≧50%に対する初回治療での免疫療法

▶PS良好例では初回治療のペムブロリズマブが推奨される．しかし，PS不良例に関する免疫療法のデータは少なく，PS不良例での効果は限定的であるとされる．ただし，奏効した場合の生存への寄与の大きさや，通常の抗癌薬が適応になりにくいことを考えると，PS 2程度であれば，多くの場合はペムブロリズマブが選択され得る．PS 3, 4に関しては免疫療法は推奨されず，BSCが通常は選択される．

ドライバー遺伝子変化なしかつPD-L1＜50%の症例

▶分子標的治療も免疫療法も適応とならないため，通常の殺細胞性抗癌薬が選択される．

▶わが国の「肺癌診療ガイドライン2018年版」では第3世代の殺細胞性抗癌薬単剤がグレード1Aにて推奨されている[3]．

▶カルボプラチン（CBDCA）を中心とした併用療法も，少なからずその有用性が報告されている[4,5]．毒性には留意する必要があるが，若年者や臓器機能障害がなく，癌によるPS低下で，奏効によるPS改善が期待できる場合は高い奏効率（RR）を期待して投与を考慮してもよい．

PS不良例に対する血管新生阻害薬

▶エビデンスの不足と毒性増強の懸念より，わが国の「肺癌診療ガイドライン2018年版」ではベバシズマブ（BEV）やラムシルマブ（RAM）の血管新生阻害薬はPS不良例に対しては推奨されていない[3]．しかしながら，筆者の個人的意見ではあるが，PSの低下が癌による場合は，血管新生阻害薬併用療法の高いRRを期待して，投与を考慮してもよい場合があるかもしれない．小規模な比較第Ⅱ相試験では，PS 2の患者においても，BEVの追加でRRの上乗せと無増悪生存期間（PFS）の延長を期待できることが示唆されている[6]．

まとめ

▶ 特にPS 2の症例はheterogenous（不均一）な集団とされ，判断する医師，患者によりかなりPSの判断にバラツキがあるとの報告もある[7]．PSのみでなく，年齢，臓器機能，患者自身の治療意思の程度，家族からのサポートの有無など多方面からの情報を考慮しつつ，化学療法をすべきなのか，治療するのであればどのレジメンを選択すべきかなどの判断が求められる．

（秦　明登）

参考文献

1) Inoue A, et al: First-line gefitinib for patients with advanced non-small-cell lung cancer harboring epidermal growth factor receptor mutations without indication for chemotherapy. J Clin Oncol, 27(9): 1394-1400, 2009.
2) Iwama E, et al: Alectinib for Patients with ALK Rearrangement-Positive Non-Small Cell Lung Cancer and a Poor Performance Status (Lung Oncology Group in Kyushu 1401). J Thorac Oncol, 12(7): 1161-1166, 2017.
3) EBMの手法による肺癌診療ガイドライン 2017年版 ver1.1 悪性胸膜中皮腫・胸腺腫瘍含む．
4) Kosmidis PA, et al: Gemcitabine versus gemcitabine-carboplatin for patients with advanced non-small cell lung cancer and a performance status of 2: a prospective randomized phase Ⅱ study of the Hellenic Cooperative Oncology Group. J Thorac Oncol, 2(2): 2135-2140, 2007.
5) Zukin M, et al: Randomized phase Ⅲ trial of single-agent pemetrexed versus carboplatin and pemetrexed in patients with advanced non-small-cell lung cancer and Eastern Cooperative Oncology Group performance status of 2. J Clin Oncol, 31(23): 2849-2853, 2013.
6) Spigel DR, et al: Randomized phase 2 trial of pemetrexed, pemetrexed/bevacizumab, and pemetrexed/carboplatin/bevacizumab in patients with stage ⅢB/Ⅳ non-small cell lung cancer and an Eastern Cooperative Oncology Group performance status of 2. Cancer, 124(9): 1982-1991, 2018.
7) Blagden SP, et al: Performance status score: do patients and their oncologists agree?. Br J Cancer, 89(6): 1022-1027, 2003.

第Ⅸ章

ドライバー遺伝子異常を有するⅣ期非小細胞肺癌

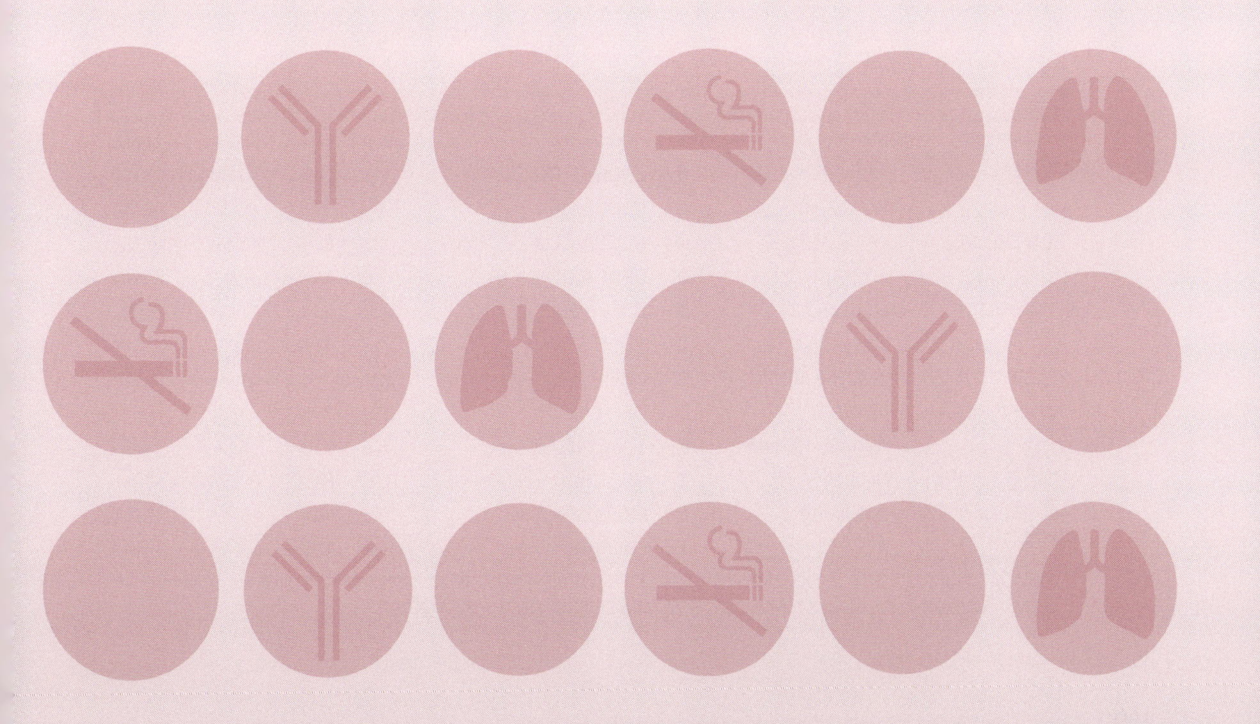

1 *EGFR*変異を有するⅣ期NSCLCの治療戦略

▶「肺癌診療ガイドライン2018年度版」では，*EGFR*遺伝子変異を有するⅣ期非小細胞癌（NSCLC）の一次治療としてオシメルチニブを行うよう強く推奨され（1B），従来のEGFR-TKI〔ゲフィチニブ（GEF），エルロチニブ（ERL），アファチニブ〕は行うよう弱く推奨されている（2A）.

▶2018年のASCOでは，第2世代EGFR-TKIであるダコミチニブが，GEFと比較し有意に全生存期間（OS）を延長させることを示したが，GEFと比較し毒性も強かった.「肺癌診療ガイドライン2018年版」では，一次治療としてダコミチニブを行うよう弱く推奨されている（2B）.

▶2018年版では，EGFR-TKIと抗癌薬の併用療法〔GEF/カルボプラチン（CBDCA）/ペメトレキセド（PEM）〕，EGFR-TKIとVEGF抗体の併用療法〔ERL/ベバシズマブ（BEV）〕についても行うよう提案されている（いずれも2B）.

▶*EGFR*遺伝子変異を有する未治療/既治療Ⅳ期NSCLCに対するEGFR-TKIの効果について**表1**に示す.

一次治療

▶IPASS試験やNEJ002試験，WJTOG3405試験[1~3]の結果からGEFが，OPTIMAL試験や

表1　EGFR-TKIの効果

治療内容	臨床試験	相	標準治療群	n	RR	mPFS	mOS
ゲフィチニブ	IPASS[1]	Ⅲ	CBDCA/PTX	609	71%	9.6M	21.6M
	NEJ002[2]	Ⅲ	CBDCA/PTX	115	74%	10.8M	27.7M
	WJTOG3405[3]	Ⅲ	CBDCA/DTX	88	62%	9.2M	36.0M
エルロチニブ	OPTIMAL[4]	Ⅲ	CBDCA/GEM	83	83%	13.1M	22.8M
	EURTAC[5]	Ⅲ	CBDCA/DTX/GEM	86	74%	9.7M	22.9M
アファチニブ	LUX-Lung 3[6]	Ⅲ	CDDP/PEM	230	56%	11.1M	28.2M
	LUX-Lung 6[7]	Ⅲ	CDDP/GEM	242	67%	11M	23.1M
ダコミチニブ	ARCHER 1050[8,9]	Ⅲ	GEF	227	−	14.9M	34.1M
オシメルチニブ	FLAURA[11]	Ⅲ	GEF/ ERL	279	80%	19M	−
	AURA3[12] *既治療	Ⅲ	プラチナ製剤/PEM	279	71%	10M	−
抗癌薬との併用	NEJ009[15]	Ⅲ	GEF/CBDCA/PEM vs GEF	170	84%	20.9M	52.2M
VEGF抗体との併用	JO25567[16]	Ⅱ	ERL/BEV vs ERL	75	69%	16.0M	47.0M
	RELAY[18]	Ⅲ	ERL/RAM vs ERL	224	76%	19.4M	−

CBDCA：カルボプラチン，PTX：パクリタキセル，DTX：ドセタキセル，GEM：ゲムシタビン，CDDP：シスプラチン，PEM：ペメトレキセド，GEF：ゲフィチニブ，ERL：エルロチニブ；BEV，ベバシズマブ.

EURTAC試験[4, 5]の結果からERLが，LUX-Lung 3/6試験[6, 7]の結果からアファチニブが標準治療として選択されてきた．

- ARCHER-1050試験[8, 9]の結果から，ダコミチニブが*EGFR*遺伝子変異を有するIV期NSCLCの一次治療として2019年にわが国で保険承認された．

- FLAURA試験[10, 11]の結果から，*EGFR*遺伝子変異を有するIV期NSCLCの一次治療として，オシメルチニブがわが国でも保険承認された．

二次治療以降

- AURA3試験[12]の結果から，T790M陽性が判明したEGFR-TKI抵抗性IV期NSCLCの二次治療以降において，オシメルチニブが適応となる．

- オシメルチニブ使用後にEGFR-TKI耐性となった症例については，複数の耐性機序が存在することがESMO2018で発表された．*EGFR T790M*遺伝子変異による獲得耐性は認められず，最も多く検出されたのは*MET*遺伝子増幅（15%），次いで*EGFR C797S*遺伝子変異（7%）であった[13]．

- 一次治療としてオシメルチニブを使用した場合の耐性獲得後の治療については，耐性機序の個別同定が保険診療として可能となるまでは，*EGFR*遺伝子変異をはじめとしたdriver mutation陰性症例と同様に，細胞傷害性抗癌薬の使用が標準治療であると考えられる．

ダコミチニブとオシメルチニブの比較

- ダコミチニブは第III相試験の一次治療において，GEFと比較し有意にOSの延長を認めた（OS中央値はダコミチニブ群＝34.1ヵ月，ゲフィチニブ群＝26.8ヵ月）[9]．

- ARCHER-1050試験における投与開始から24ヵ月時点の無増悪生存率は，ダコミチニブ30.6%，GEF 9.6%であった．なお，ARCHER-1050試験では中枢神経病変を有する症例は除外されている．

- またダコミチニブ群ではGEF群より下痢，爪囲炎，皮疹，胃炎の頻度が高く，66%で有害事象が原因となる減量を要したことが報告されており，毒性コントロールの問題が残る[8]．

- オシメルチニブは第III相試験の一次治療において，GEFと比較し有意に無増悪生存期間（PFS）中央値の延長を認めた（オシメルチニブ群＝18.9ヵ月，GEF群＝10.2ヵ月）．OSの解析ではオシメルチニブ群でOS中央値未到達であり，今後の報告が待たれる．

- FLAURA試験において，オシメルチニブ群におけるグレード3以上（≧G3）の有害事象の発現率は標準治療である第1世代EGFR-TKIsよりも低く（34% vs 45%），オシメルチニブ群の全グレードでの有害事象は，皮疹または座瘡〔58%（≧G3：1%）〕，下痢〔58%（≧G3：2%）〕および皮膚乾燥〔36%（≧G3：1%未満）〕の順に多かった．

*EGFR*遺伝子変異を有するⅣ期NSCLCの治療戦略（common mutation）

▶ *EGFR*遺伝子変異を有するⅣ期NSCLCに対する化学療法につき，2018年10月時点で考えられる治療を**図1**に示す．OSは**表1**にあげた各第Ⅲ相試験の結果を参考に記載した数値であり，単純に比較はできない．

▶ EGFR-TKIのGEF，ERL，アファチニブの3剤を初回TKI治療で使用した場合のPFS中央値はいずれも約10～12ヵ月である．これらの薬剤が耐性となった患者の約50％はT790M陽性であり[14]，オシメルチニブが有効である．

▶ 二次治療でのオシメルチニブの効果を検討したAURA3試験において，PFS中央値は〔10.1ヵ月（対照群のプラチナ製剤/ペメトレキセド（PEM）は4.4ヵ月〕であった．

▶ 一次治療と二次治療を併せたPFS中央値は単純計算では約20ヵ月まで延長する．

▶ しかしながら，EGFR-TKI抵抗性となった症例のすべてに再生検が行えるわけではなく，再生検に伴う患者負担は大きい．上記の単純計算どおりに予後が延長する患者はさらに限られると考えられる．

▶ オシメルチニブはGEFと比較し有意にPFSを延長した点，less-toxic new drugと考えられる点から，前述のEGFR-TKIに優先されると考えられる．

EGFR-TKIと抗癌薬の併用

▶ **GEFとプラチナダブレットの併用**：NEJ009試験では，一次治療としてGEF/カルボプラチン（CBDCA）/PEM併用療法とGEF単剤療法の有効性が比較された．主要評価項目である初回無増悪生存期間（PFS1）中央値は併用群20.9ヵ月に対して単剤群11.2ヵ月であり，併用群で有意に長かった．またOS中央値は併用群52.2ヵ月に対してGEF単剤群38.8ヵ月であ

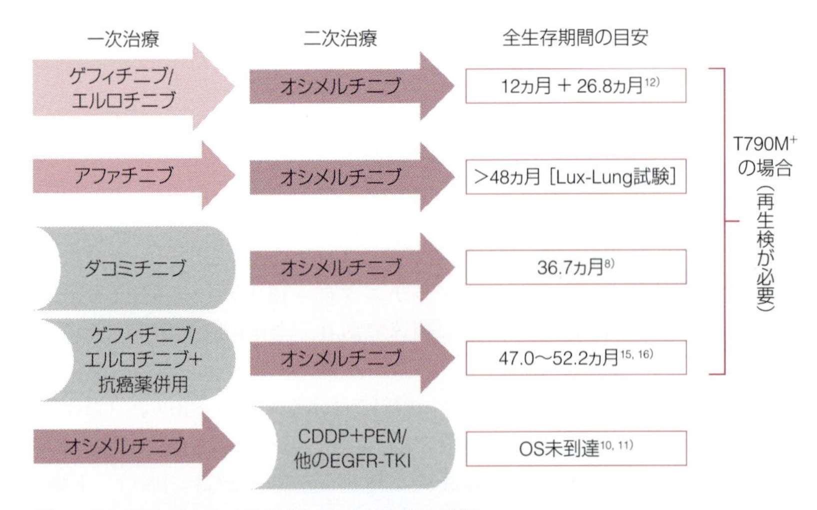

図1　*EGFR*変異を有するⅣ期NSCLCの治療戦略

り，併用群で有意に長かった[15].

EGFR-TKIとVEGF抗体の併用

- **ERLとベバシズマブ（BEV）の併用**：無作為化第II相試験であるJO25567試験では，一次治療としてERL/BEVはERL単剤と比較しPFSを有意に延長させることが示された（PFS中央値は併用群16.0ヵ月に対して単剤群9.7ヵ月）[16].

- しかしながら，無作為化後のOS中央値はERL/BEV群で47.0ヵ月に対し，ERL群で47.4ヵ月であり，有意なOSの延長を認めなかった.

- ERL/BEV併用療法とERL単剤療法の有効性を比較検証した第III相試験であるNEJ026試験では，主要評価項目であるPFS中央値は併用療法群16.9ヵ月に対して単剤療法群13.3ヵ月であった[17]．OSの解析結果が待たれる.

- **ERLとラムシルマブの併用**：無作為化第III相試験であるRELAY試験では，一次治療としてERL＋ラムシルマブ併用はERL単剤と比較しPFSを有意に延長した（PFS中央値は併用群19.4ヵ月に対して単剤群12.4ヵ月）[18]．OS中央値は両群未到達である.

第1世代EGFR-TKIの位置づけ

- *EGFR*遺伝子変異陽性でPS 3/4が大多数を占める予後不良群を対象としてGEFの投与が行われたNEJの試験では，約80％の患者でPSが改善し，奏効率（RR）66％，OS中央値17.8ヵ月，PFS中央値6.5ヵ月と良好な治療効果が得られた[19].

- PSが良好でない患者背景におけるオシメルチニブのエビデンスは乏しいため（現在複数の試験が進行中である），GEFはPS 3以上の初回治療として現時点では考慮される.

免疫チェックポイント阻害薬の位置づけ

- *EGFR*遺伝子変異を有するIV期NSCLC の二次治療として免疫チェックポイント阻害薬の効果について検討したメタアナリシス〔対象薬剤はニボルマブ（n＝292），ペムブロリズマブ（n＝691），アテゾリズマブ（n＝144）〕では，*EGFR*遺伝子変異陽性のサブグループ（n＝186）において，ドセタキセル（DTX）と比較した場合の免疫チェックポイント阻害薬によるOSの延長は認められなかった〔HR：1.05（0.70-1.55），P＜0.81，相互作用P＝0.03〕[20].

- 前向き介入試験の中には，*EGFR*遺伝子変異の有無にかかわらず免疫チェックポイント阻害薬の効果を認めるとする報告もあるが，いずれも患者数が少なくサブセット解析である.

- オシメルチニブの使用成績調査（中間報告）では，ニボルマブの前治療歴がある患者に対してオシメルチニブを投与した際に間質性肺疾患を発現した症例が33例報告された．上記患者に対する薬剤性肺障害は投与後5ヵ月以内に起こることが多く，注意が必要である[21].

▶以上より，*EGFR*遺伝子変異を有するⅣ期NSCLCにおける免疫チェックポイント阻害薬の治療は，標準治療を終えた後の次治療として検討するべきと考えられる．

EGFR uncommon mutationに対する治療戦略

▶「肺癌診療ガイドライン 2018年版」では，*EGFR*遺伝子変異陽性の一次治療について，エクソン19欠失・L858R変異（common mutation）とそれ以外の変異（uncommon mutation）とで治療方針を区別している．

▶T790Mとエクソン20の挿入変異（exon 20 insertion）以外のuncommon mutationでは，EGFR-TKIにて48～71％のRRを認めている[22, 23]．

▶エクソン20の挿入変異の報告は少なく，EGFR-TKIのRRも10％弱であることから，一次治療としてEGFR-TKIを行わないよう推奨している[23, 24]（グレード1C）．

まとめ

▶第2世代のEGFR-TKIであるダコミチニブは，第1世代のEGFR-TKIと比較してOSを延長する．

▶第3世代のEGFR-TKIであるオシメルチニブは，第1世代のEGFR-TKIと比較してPFSを延長し，毒性も軽度である．

▶*EGFR*遺伝子変異を有するⅣ期NSCLCの一次治療としてオシメルチニブが承認されるまでの標準治療は，GEF/ERL/アファチニブの後にT790M変異を確認してオシメルチニブであった．

▶*EGFR*遺伝子変異を有するⅣ期NSCLCの一次治療として，今後はオシメルチニブが標準治療として頻用されると考えられる．

▶オシメルチニブの耐性機序はさまざまであり，一次治療としてオシメルチニブを投与した後，抵抗性となった場合の細胞傷害性抗癌薬は，依然として*EGFR*遺伝子変異を有するⅣ期NSCLCの治療に重要な役割を果たす．

（川村卓久／釼持広知）

参考文献

1）Mok TS, et al: Gefitinib or carboplatin-paclitaxel in pulmonary adenocarcinoma. N Engl J Med, 361: 947-957, 2009.

2）Maemondo M, et al: Gefitinib or chemotherapy for non-small-cell lung cancer with mutated EGFR. N Engl J Med, 362: 2380-2388, 2010.

3）Mitsudomi T, et al: Gefitinib versus cisplatin plus docetaxel in patients with non-small-cell lung cancer harbouring mutations of the epidermal growth factor receptor (WJTOG3405): an open label, randomised phase 3 trial. Lancet Oncol, 11: 121-128, 2010.

4）Zhou C, et al: Erlotinib versus chemotherapy as first-line treatment for patients with advanced EGFR mutation-positive non-small-cell lung cancer (OPTIMAL, CTONG-0802): a multicentre, open-label, randomised, phase 3 study. Lancet Oncol, 12: 735-742, 2011.

5）Rosell R, et al: Erlotinib versus standard chemotherapy as first-line treatment for European patients with advanced EGFR mutation-positive non-small-cell lung cancer (EURTAC): a multicentre, open-label, randomised phase 3 trial. Lancet Oncol, 13: 239-246, 2012.

6）Sequist LV, et al: Phase Ⅲ study of afatinib or cisplatin plus pemetrexed in patients with metastatic lung adenocarcinoma with EGFR mutations. J Clin Oncol, 31: 3327-3334, 2013.

7) Wu YL, et al: Afatinib versus cisplatin plus gemcitabine for first-line treatment of Asian patients with advanced non-small-cell lung cancer harbouring EGFR mutations (LUX-Lung 6): an open-label, randomised phase 3 trial. Lancet Oncol, 15: 213-222, 2014.

8) Wu YL, et al: Dacomitinib versus gefitinib as first-line treatment for patients with EGFR-mutation-positive non-small-cell lung cancer (ARCHER 1050): a randomised, open-label, phase 3 trial. Lancet Oncol, 18: 1454-1466, 2017.

9) Mok TS, et al: Improvement in Overall Survival in a Randomized Study That Compared Dacomitinib With Gefitinib in Patients With Advanced Non-Small-Cell Lung Cancer and EGFR-Activating Mutations. J Clin Oncol, 36: 2244-2250, 2018.

10) Cho BC, et al: Osimertinib versus Standard of Care EGFR TKI as First-Line Treatment in Patients with EGFRm Advanced NSCLC: FLAURA Asian Subset. J Thorac Oncol, 14(1): 99-106, 2019.

11) Soria JC, et al: Osimertinib in Untreated EGFR-Mutated Advanced Non-Small-Cell Lung Cancer. N Engl J Med, 378: 113-125, 2018.

12) Mok TS, et al: Osimertinib or Platinum-Pemetrexed in EGFR T790M-Positive Lung Cancer. N Engl J Med, 376: 629-640, 2017.

13) Ramalingam SS, et al: Mechanisms of acquired resistance to first-line osimertinib: preliminary data from the phase III FLAURA study. ESMO 2018 Congress #LBA50.

14) Kawamura T, et al: Rebiopsy for patients with non-small-cell lung cancer after epidermal growth factor receptor-tyrosine kinase inhibitor failure. Cancer Sci, 107: 1001-1005, 2016.

15) Nakamura A, et al: Phase III study comparing gefitinib monotherapy (G) to combination therapy with gefitinib, carboplatin, and pemetrexed (GCP) for untreated patients (pts) with advanced non-small cell lung cancer (NSCLC) with EGFR mutations (NEJ009). J Clin Oncol, 36(suppl; abstr 9005), 2018.

16) Seto T, et al: Erlotinib alone or with bevacizumab as first-line therapy in patients with advanced non-squamous non-small-cell lung cancer harbouring EGFR mutations (JO25567): an open-label, randomised, multicentre, phase 2 study. Lancet Oncol, 15: 1236-1244, 2014.

17) Furuya N, et al: Phase III study comparing bevacizumab plus erlotinib to erlotinib in patients with untreated NSCLC harboring activating EGFR mutations: NEJ026. J Clin Oncol, 36(suppl; abstr 9006), 2018.

18) Nakagawa K, et al: RELAY: A multinational, double-blind, randomized Phase 3 study of erlotinib (ERL) in combination with ramcirumab (RAM) or placebo (PL) in previously untreated patients with epidermal growth factor receptor mutation-positire (EGPRm) metastatic non-small cell lung cancer (NSCLC). J Clin Oncol, 37(suppl; abstr 9000), 2019.

19) Inoue A, et al: First-line gefitinib for patients with advanced non-small-cell lung cancer harboring epidermal growth factor receptor mutations without indication for chemotherapy. J Clin Oncol, 27: 1394-1400, 2009.

20) Lee CK, et al: Checkpoint Inhibitors in Metastatic EGFR-Mutated Non-Small Cell Lung Cancer-A Meta-Analysis. J Thorac Oncol, 12: 403-407, 2017.

21) タグリッソ使用成績調査.

22) Wu JY, et al: Effectiveness of tyrosine kinase inhibitors on "uncommon" epidermal growth factor receptor mutations of unknown clinical significance in non-small cell lung cancer. Clin Cancer Res 17: 3812-3821, 2011.

23) Yang JC, et al: Clinical activity of afatinib in patients with advanced non-small-cell lung cancer harbouring uncommon EGFR mutations: a combined post-hoc analysis of LUX-Lung 2, LUX-Lung 3, and LUX-Lung 6. Lancet Oncol, 16: 830-838, 2015.

24) Yasuda H, et al: EGFR exon 20 insertion mutations in non-small-cell lung cancer: preclinical data and clinical implications. Lancet Oncol, 13: e23-31, 2012.

2 第1・2世代EGFR-TKIによる標準治療にかかわる大規模無作為化比較試験

▶わが国では，2002年に世界に先駆けてゲフィチニブ（GEF）の製造販売が承認され臨床応用できることになったが，その時点では効果を予測する分子生物学的マーカーは不明であり，女性，腺癌，非喫煙者，アジア人においては従来の殺細胞傷害性薬剤による治療では経験し得ない著明な治療効果を認めた.

▶一方，患者を臨床背景で選択しない臨床試験においては，GEFを含む第Ⅲ相比較試験は期待していた結果を示せなかった.

▶2004年になってEGFR-TKIが有効な患者に*EGFR*の遺伝子変異が存在することが報告され，わが国でも*EGFR*遺伝子変異陽性肺癌におけるEGFR-TKI，特にその時点で認可されていたGEFの治療効果を検証する複数の第Ⅱ相試験が行われた.

▶そのような状況の中，患者を臨床的背景因子により選択し，GEFと従来の化学療法〔カルボプラチン（CBDCA）/パクリタキセル（PTX）〕の比較検討したのが第Ⅲ相IPASS試験である.結果としてサブグループ解析ではあったものの，EGFR-TKIの効果予測因子が*EGFR*遺伝子変異である可能性が示唆された.

▶その後，わが国から*EGFR*遺伝子変異で患者選択をした初の第Ⅲ相試験が2つ報告された.それは，GEFとCBDCA/PTXを比較したNEJ002試験，GEFとシスプラチン（CDDP）/ドセタキセル（DTX）を比較したWJTOG3405試験である．ともに主要評価項目は無増悪生存期間（PFS）であり，初回治療においてGEFがプラチナ併用療法を凌駕する目覚ましい治療効果をもたらすことが報告された.

▶続いて，エルロチニブ（ERL）を用いた試験として中国からOPTIMAL試験，西欧からEURTAC試験が報告された．さらにEGFRファミリーを不可逆的に阻害する，いわゆる第2世代EGFR-TKIであるアファチニブを用いたLUX-Lung 3試験，LUX-Lung 6試験が行われた.いずれにおいても，EGFR-TKIが化学療法に対してPFSを有意に延長することが示された.

▶上述した*EGFR*遺伝子変異陽性非小細胞肺癌（NSCLC）治療における初回治療としてのEGFR-TKIと殺細胞性抗癌薬を検討した国内外の臨床試験を7つ示す（**表1**）.

IPASS試験[1)]

▶対象・方法

・非喫煙者・軽喫煙者の未治療NSCLC患者を対象にGEFとプラチナ併用療法（CBDCA/PTX）との無作為化第Ⅲ相比較試験を行った.

表1 未治療進行非小細胞肺癌に対する免疫チェックポイント阻害薬の第III相比較試験

試験（n）	レジメン	RR（%）	PFS（月）	HR（95% CI）	OS（月）	HR（95% CI）
IPASS（n＝261）	GEF vs CBDCA/PTX	71 vs 47	9.5 vs 6.3	0.48（0.36-0.64） P＜0.0001	21.6 vs 21.9	1.00（0.76-1.13）
NEJ002（n＝238）	GEF vs CBDCA/PTX	74 vs 31	10.8 vs 5.4	0.30（0.22-0.41） P＜0.001	27.7 vs 26.6	0.89（0.63-1.24）
WJTOG3405（n＝172）	GEF vs CDDP/DTX	62 vs 32	9.6 vs 6.6	0.56（0.41-0.77） P＜0.0001	34.8 vs 37.3	1.25（0.88-1.78）
OPTIMAL（n＝165）	ERL vs CBDCA/GEM	83 vs 36	13.7 vs 4.6	0.16（0.11-0.26） P＜0.0001	22.8 vs 27.2	1.19（0.83-1.71）
EURTAC（n＝174）	ERL vs CDDP or CBDCA/ DTX or GEM	61 vs 18	9.7 vs 5.2	0.37（0.25-0.54） P＜0.0001	22.9 vs 19.6	0.92（0.63-1.35）
LUX-Lung3（n＝345）	アファチニブ vs CDDP/PEM	56 vs 23	11.1 vs 6.9	0.58（0.43-0.78） P＝0.001	28.2 vs 28.2	0.88（0.66-1.17）
LUX-Lung6（n＝363）	アファチニブ vs CDDP/ GEM	74 vs 31	11.0 vs 5.6	0.28（0.20-0.39） P＜0.0001	23.1 vs 23.5	0.93（0.72-1.22）

・主要評価項目はPFS，副次的評価項目は全生存期間（OS），奏功率（RR），QOL，症状の改善，安全性，さらに*EGFR*遺伝子変異に基づく効果の評価も探索的に解析した．

▶結　果

・PFS中央値はGEF群5.7ヵ月，CBDCA/PTX群5.8ヵ月，1年無増悪生存割合はGEF群24.9%，CBDCA/PTX群6.7%であり，GEFの優越性が証明された（HR：0.74，95% CI：0.65-0.85，P＜0.001）．

・OSはGEF群21.6ヵ月，CBDCA/PTX群21.9ヵ月と有意差を認めなかった（HR：1.00，95% CI：0.76-1.33）．

・*EGFR*遺伝子変異に基づくサブグループ解析で，*EGFR*遺伝子変異陽性ではHR：0.48（95% CI：0.36-0.64）とGEF群でPFSが長く，逆に*EGFR*遺伝子変異陰性ではHR：2.85（95% CI：2.05-3.98）とGEF群のほうでPFSが短かった．

・また，後治療としてGEF群の38.9%がCBDCA/PTX療法を受け，CBDCA/PTX群の39.5%がGEF療法を受けた．

▶考察・結論

・臨床背景で選択された患者において，GEFは標準治療であるCBDCA/PTXよりもPFSを有意に延長した．しかし，無増悪生存曲線が交差しており，GEF群において早期に増悪している集団が存在した．一方で，長く治療効果のある集団も存在することが予想された．

・本試験でもっとも重要であったのは，*EGFR*遺伝子変異に基づくサブグループ解析であった．すなわち*EGFR*遺伝子変異陽性ではGEFのほうがプラチナ併用療法群より有意にPFSが長く，*EGFR*遺伝子変異陰性では逆の結果になった．

・上記の結果より，あらためてドライバー遺伝子異常である*EGFR*遺伝子変異陽性のNSCLC症例に対するEGFR-TKIでの治療の重要性が再認識された．

NEJ002試験[2)]

▶ **目的・方法**

・75歳以下で*EGFR*遺伝子変異陽性の未治療NSCLC患者を対象にGEFとプラチナ併用療法（CBDCA/PTX）との無作為化第Ⅲ相比較試験を行った．

・主要評価項目はPFS，副次的評価項目は，OS，RR，PS低下までの期間，毒性であった．

▶ **結　果**

・中間解析の結果，統計学的に有意と判断され試験が中止された．

・PFSは，GEF群：10.8ヵ月，化学療法群：5.4ヵ月であった（HR：0.30，95％ CI：0.22-0.41，*P*＜0.001）．後治療としてGEF群の66.7％に化学療法が行われ，化学療法群の98.2％にEGFR-TKIの投与が行われた．

・OSは，GEF治療群：27.7ヵ月，化学療法群：26.6ヵ月となり，両群間にOSの差を認めなかった（HR：0.89，95％ CI：0.63-1.24）[12)]．

WJTOG3405試験[3)]

▶ **目的・方法**

・75歳以下で*EGFR*遺伝子変異陽性の未治療NSCLC患者を対象にGEFとプラチナ併用療法（CDDP/DTX）との無作為化第Ⅲ相比較試験を行った．

・主要評価項目は，PFS，副次的評価項目は，OS，RR，安全性，病勢制御率，遺伝子変異特有の生存率であった．

▶ **結　果**

・論文投稿時の観察期間中央値は81日（2.7ヵ月）と短いが，その時点での主解析では，PFSはGEF群：9.6ヵ月，化学療法群：6.6ヵ月であった（HR：0.56，95％ CI：0.41-0.77，*P*＜0.001）[13)]．

・後治療としてGEF群の52人（61％）が化学療法を受け，化学療法群の78人（91％）がEGFR-TKIを投与された．OSは，GEF治療群：34.8ヵ月，化学療法群：37.3ヵ月となり，両群間にOSの差を認めなかった（HR：1.252，95％ CI：0.883-1.775）．

▶ **NEJ002試験，WJTOG3405試験のまとめ**

・上記2つの臨床試験は，化学療法群のほとんどの症例でEGFR-TKIが後治療で使用されたため（クロスオーバー），副次的評価項目であるOSに差を認めなかった．しかし，これら試験の結果はNSCLCにおける個別化医療の始まりをつげた．

NEJ001試験PS不良の*EGFR*遺伝子変異陽性患者の治療[4)]

▶ **背　景**

・PS不良で非選択のNSCLC患者を対象としたEGFR-TKIの臨床試験は成果が示せず，PS不良患者に対してEGFR-TKI投与は行うべきではないとされていた．

・また，GEFによる薬剤性間質性肺炎（ILD）が社会的に問題となっており，特にPS不良例に起こりやすいことが知られていた．

▶ **目的・方法**

・標準治療である抗癌薬治療の適応がなく（75歳未満：PS3以上，75～79歳：PS2以上，80歳以上：PS1-4，かつ，緩和医療による予測生存期間が4ヵ月未満），*EGFR*遺伝子変異陽性の未治療NSCLC患者を対象に，GEF単剤治療の第Ⅱ相試験を行った．
・CT画像から間質性肺炎または肺線維症が臨床的に問題となると判断される患者は除外された．
・主要評価項目は，RR，副次的評価項目は，GEF投与前のベースラインからのPS改善率，毒性，PFS，OSであった．

▶ **結　果**

・2例の治療開始後1ヵ月以内の死亡と1例のグレード4のILDのために，試験を一時中止したが，その後再開となり試験は完遂した．
・RRは66％（90％ CI：51-80）であり，PFSは6.5ヵ月，OSは17.8ヵ月であった．一方，*EGFR*遺伝子変異陰性のPS不良患者のOSは3.5ヵ月であった．
・PSの改善を示した患者は79％であった（90％ CI：67-92）．さらに，治療前にPS4であった22人の患者の68％がPS0-1に回復した（図1）．

▶ **考　察**

・PS3/4が大多数にもかかわらずGEFの投与により，極めて良好な治療効果が得られた．つまり*EGFR*遺伝子変異陽性であれば，化学療法が適応とならないPS不良患者に対してもBSCを選択せずにEGFR-TKIによる治療が推奨され，これによりPS3/4でもEGFR-TKIが標準治療となっている．
・一方で，PS2以上では間質性肺障害発症の危険因子とも報告されており，CT画像から臨床的に問題となる間質性肺炎または肺線維症を有する場合は投与に際し慎重な判断が必要と考える．

OPTIMAL試験（中国）[5)]

▶ **背景・目的**

・ERLは二次治療においてBSCよりもOSを延長した．*EGFR*遺伝子変異陽性肺癌におけるERLの効果と安全性を，中国での標準治療であるCBDCA/GEMと比較するために行われた．

▶ **対象・方法**

・PS0-2で*EGFR*遺伝子変異陽性（L858RまたはDel 19）の未治療NSCLC患者患者を対象に，ERLとプラチナ併用療法（CBDCA/GEM）との無作為化第Ⅲ相比較試験を行った．
・主要評価項目はPFS，副次的評価項目はOS，RR，効果持続期間，安全性，QOLであった．

▶ **結　果**

・PFSはERL群13.1ヵ月，CBDCA/GEM群4.6ヵ月（HR：0.16，95％ CI：0.10-0.26）とERLの優越性が証明された．RRはERL群83％，CBDCA/GEM群36％（P＜0.0001）であった．
・GEF群，化学療法群ともに後治療はほとんど行われなかった（後治療を行ったのは36.6％，22.2％）．
・OSは，ERL治療群：22.8ヵ月，化学療法群：27.2ヵ月となり，両群間にOSの差を認めなかった（HR：1.19，95％ CI：0.83-1.71，P＝0.266）．

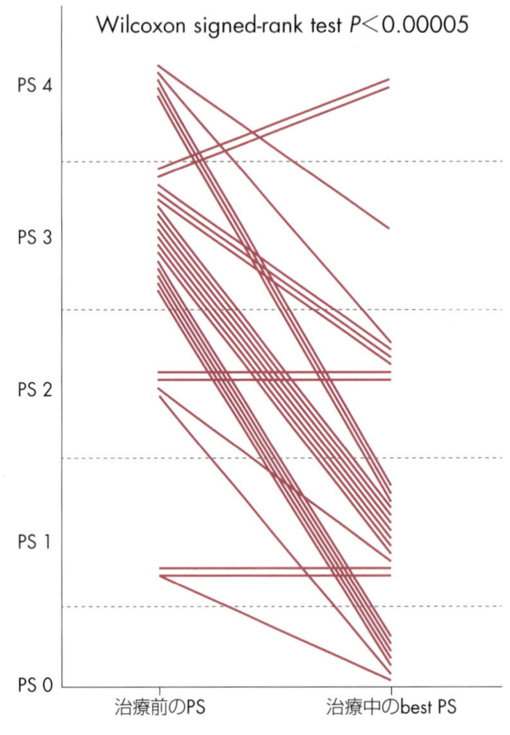

図1　PSの変化（NEJ001試験）

▶ **考察・結論**

・*EGFR*遺伝子変異陽性肺癌患者の一次治療において，ERLがプラチナ併用療法と比較してPFSを有意に延長することを初めて示した．

EURTAC試験（欧州：フランス/イタリア/スペイン）[6)]

▶ **背景・目的**

・東洋人を対象にした第Ⅲ相比較試験で，GEFとERLは従来の化学療法よりも有意に，PFSの延長を示した．西欧人におけるERLの有効性，安全性をプラチナ併用療法と比較するのが目的である．

▶ **対象・方法**

・PS 0-2で*EGFR*遺伝子変異陽性（L858RまたはDel 19）の未治療NSCLC患者を対象に，ERLとプラチナ併用療法〔CDDP（CBDCA）/DTX or CDDP（CBDCA）/GEM〕の無作為化第Ⅲ相比較試験を行った．

・主要評価項目はPFS，副次的評価項目はOS，RR，血清での*EGFR*遺伝子解析であった．

▶ **結　果**

・予定されていた中間解析でPFSにおいてERLの優越性が証明されたため症例集積は中止された．最終解析でPFSはERL群9.7ヵ月，化学療法群5.2ヵ月であり，HR：0.37（95％ CI：0.25-0.54）であった．

・ERL群の2例で完全奏効（CR），48例（56％）で部分奏効（PR），化学療法群の13例（15％）で部分奏効した．後治療としてERL群の48％が化学療法，37％がEGFR-TKIを受け，化学療法群の64％がEGFR-TKIを投与された．
・OSはERL群22.9ヵ月，化学療法群19.6ヵ月であり，HR：0.92（95％ CI：0.63-1.35）と両群に有意差を認めなかった．また治療前の血清を入手できた109人のうち，58人で血清から*EGFR*遺伝子変異を検出できた．

▶考察・結論

・*EGFR*遺伝子変異陽性肺癌の一次治療において，ERLがプラチナ併用療法と比較してPFSを有意に延長することを非東洋人で初めて示した．
・OPTIMAL試験，EURTAC試験でERLは，化学療法に比べてPFSは有意に延長を示したが，OSに有意差はなくGEFと同様の結果であった．OPTIMAL試験とEURTAC試験の結果により，*EGFR*遺伝子変異陽性にはGEFと並んでERLが推奨されている．

LUX-Lung 3試験（西欧諸国・日本）[7)]

▶背景・目的

・EGFR-TKIは従来のプラチナ併用療法よりもPFSを延長した．PEMはCDDP併用の一次治療において，非扁平上皮NSCLCに対してGEMを含むレジメンよりもサブグループ解析ではあるがOSの延長を示した．
・*EGFR*遺伝子変異陽性患者で，アファチニブがPEMを含むレジメンより優れていることを示すことが目的である．

▶対象・方法

・PS 0-1で*EGFR*遺伝子変異陽性の未治療NSCLC患者を対象に，アファチニブとプラチナ併用療法（CDDP/PEM）との無作為化第Ⅲ相比較試験を行った．CDDP/PEM群でのPEM維持療法は不可であった．
・主要評価項目はPFS，副次的評価項目はOS，RR，病勢制御率，安全性，有害事象，薬物動態，さらにcommon *EGFR*遺伝子変異（Del 19またはL858R）のある患者のみでの解析も予定した．

▶結　果

・PFSはアファチニブ群11.1ヵ月，CDDP/PEM群6.9ヵ月，HR：0.58（95％ CI 0.43-0.78）とアファチニブの優越性が証明された．アファチニブ群，CDDP/PEM群のRRは56％と23％（P＝0.001），病勢制御率は90％と81％（P＝0.001）であった．
・後治療のクロスオーバーについてはアファチニブ群の71％で化学療法が施行され，CDDP/PEM群の75％でEGFR-TKIが投与された．
・OSに有意差はなかったが，common mutation（exon19欠失変異，exon21 L858R変異）でのOSの解析では，HR：0.78（95％ CI：0.58-1.06）と有意差はないもののアファチニブ群でよい傾向であった．
・アファチニブ群においては有害事象のため120人（52％）が減量を要した．

LUX-Lung 6試験（日本を除いたアジア諸国）[8]

▶背景・目的

・アジアにおいて標準治療とされているCBDCA/GEMよりアファチニブが優れていることを示すことが目的である.

▶対象・方法

・PS0-1で*EGFR*遺伝子変異陽性の未治療NSCLC患者を対象に，アファチニブとプラチナ併用療法（CDDP/GEM）との無作為化第Ⅲ相比較試験を行った.
・主要評価項目はPFS，副次的評価項目はOS，全奏効率，病勢制御率，DR，安全性，有害事象，薬物動態の解析であった.

▶結　果

・PFSはアファチニブ群11.0ヵ月，CDDP/PEM群5.6ヵ月，HR：0.28（95% CI：0.20-0.39）とアファチニブの優越性が証明された．アファチニブ群，CDDP/PEM群のRRは74%と31%（P<0.001），病勢制御率は92.6%と76.2%（P<0.001）であった.
・後治療のクロスオーバーについてはアファチニブ群の54.6%で化学療法が施行され，CDDP/PEM群の48.4%でEGFR-TKIが投与された.
・アファチニブ群においては38人（15.9%）が50mg/dayに増量し，一方，有害事象のため67人（28%）が減量を要した.

▶LUX-Lung 3試験，LUX-Lung 6試験の考察・結論[9]

・*EGFR*遺伝子変異陽性肺癌の一次治療において，アファチニブは両試験においてプラチナ併用療法と比較してPFSを有意に延長したが，OSではそれぞれで有意差はなかった.これまでのプラチナ併用療法とEGFR-TKIの比較のデータはほぼ一致しており，第1世代TKI（GEF，ERL）・第2世代TKI（アファチニブ）ともにPFSのみ延長が得られ，OSの延長は認められないという結果であった.
・アファチニブとプラチナ併用療法を比較した2つの第Ⅲ相試験（LUX-Lung3/6試験）では事前にOSの統合解析が計画されていた.
・Common mutationにおいて各試験ではOSに有意差はなかったが，2つの試験の統合解析ではアファチニブ群でOSを有意に延長することが示された（アファチニブ27.3ヵ月 vs CDDP/PEM/GEM24.3ヵ月，HR：0.81，95% CI：0.66-0.99，P=0.037）.
・さらに，exon19欠失変異を有する症例では化学療法群のOSが20.7ヵ月であるのに対し，アファチニブ群では31.7ヵ月と有意に延長した（HR：0.59，95% CI：0.45-0.77，P=0.0001）．一方，exon21 L858R変異を有する症例では，アファチニブ群22.1ヵ月，化学療法群26.9ヵ月（HR：1.25，95% CI：0.92-1.71）と差がなかった.
・後に，EGFR-TKI同士の直接比較が行われ，その結果を踏まえると，この統合解析の結果はよりEGFR-TKIの効果が高いexon19欠失変異ではプラチナ併用療法よりOSが優れ，効果が乏しいexon21 L858Rでは，プラチナ併用療法に比べてOSで劣っていたと考えられる.

EGFR-TKIと他剤との併用のエビデンスと将来展望

▶ EGFR-TKIと他の薬剤の併用療法を検討した臨床試験の報告が相次いでいる.その中で第Ⅲ相試験として報告されている2つの試験を解説する.

1 NEJ026試験[10)]

▶ 背　景

・非小細胞肺癌患者を対象に二次治療としてERL＋ベバシズマブ（BEV）（EB療法）とERL単剤との比較する無作為化第Ⅲ相比較試験（Be Ta Lung試験）が行われた．サブグループ解析で*EGFR*遺伝子変異陽性例ではBEV併用によりOSの延長の可能性が示唆され，これをもとに第Ⅱ相試験であるJO25567試験が行われ，一次治療でのBEVの上乗せ効果を示した.

▶ 目的・方法

・PS0-2で*EGFR*遺伝子変異陽性（Del 19またはL858R）の未治療非小細胞肺癌患者患者を対象に，EB療法とERLとの無作為化第Ⅲ相比較試験を行った.
・病勢進行後，被験群はプラチナ製剤/PEMで治療を受け，続いてPEMで維持治療を受けた.対照群はプラチナ製剤/PEM/BEV，その後PEM/BEVで治療を続けた.
・主要評価項目はPFS，副次評価項目はOS，ORR，DCR，奏功期間，QOL，安全性であった.

▶ 結　果

・PFS中央値はEB療法群16.9ヵ月，ERL群13.3ヵ月，HR：0.605（95％ CI：0.417-0.877）とERLにBEVを上乗せすることでPFSの有意な延長を示した. RRはEB療法群，ERL群で72％と66％（$P=0.31$），病勢制御率は95％と96％（$P=0.52$）であった.
・サブグループ解析で，exon21 L858R変異ではPFSがより長い傾向にあった（EB療法17.4ヵ月 vs ERL13.7ヵ月，HR：0.57（95% CI：0.33-0.97）がexon19欠失変異ではその傾向は認めなかった.胸水や脳転移症例においてBEVの上乗せ効果は認めなかった.

2 NEJ009試験[11)]

▶ 背　景

・TRIBUTE試験（ERL/CBDCA/PTX vs CBDCA/PTX）において，サブグループ解析において*EGFR*遺伝子変異陽性群で生存の長期化傾向がみられ，これをもとにNEJ005試験が行われ，有望な結果であった.

▶ 目的・方法

・PS0/1で*EGFR*遺伝子変異陽性の未治療非小細胞肺癌患者を対象にGEF/CBDCA/PEM（GCP群）とG群との無作為化第Ⅲ相比較試験を行った.
・主要評価項目は，初回無増悪生存期間（PFS1），2回目の病勢進行までの期間（PFS2），OS．対照群における二度目の病勢進行および被験群における最初の病勢進行の期間の比較をPFS2と定めた．副次評価項目はORR，安全性，QOLとした.
・GCPを4～6サイクル行い，病勢進行までGPを維持療法として投与した.一方，対照群は，病勢進行までGEFを受け，二次治療にはプラチナ併用化学療法が推奨された.

▶**結　果**

・PFS1はGCP群20.9ヵ月，G群11.2ヵ月，HR 0.484（95% CI：0.391-0.625）と併用療法で優位にPFSの延長を認めた.しかし，PFS2においてはGCP群20.9ヵ月，G群20.7ヵ月，HR 0.966（95% CI：0.766-1.220，$P=0.774$）と両群間で有意差を認めなかった。
・OSはGCP群52.2ヵ月，GEF群38.8ヵ月，HR，0.695（95% CI：0.520-0.927）であった.
・G群のほとんどが最初の病勢進行の後にプラチナ併用療法を受けたにもかかわらず，PD1からの生存率に差は認めなかった（19.3ヵ月 vs 23.0ヵ月；HR：1.037）.最初の病勢進行までの期間の延長（PFS1の延長）は重要である.

▶**NFJ026試験とNEJ009試験のまとめ**

・第一世代・第二世代TKIにおいて他剤との併用は有用な結果を示した．オシメルチニブについては他項に譲るが，現在オシメルチニブと他剤との併用療法検証する臨床試験が進められており，結果が待たれる.

まとめ

▶*EGFR*遺伝子変異陽性肺癌の一次治療で，第1・2世代EGFR-TKIが従来のプラチナ併用療法よりもPFSで優れていることが複数の試験で示された．これらにより，肺癌における分子標的治療が標準治療として確立したといえる.

▶*EGFR*遺伝子変異陽性で患者選択をしても必ずしも全例に効くわけではなく，RRは6-8割程度である．いずれの試験でも，PFSはおおむね10～13ヵ月で頭打ちになっており，一貫して第1・2世代EGFR-TKI単剤のOSにおける優越性は確認されていない.

▶第1・2世代の使い分けについては現時点では明確な基準はなく，「日本肺癌学会ガイドライン 2018年版」においても両者の推奨に違いはない.

▶いずれの臨床試験も*EGFR*変異陽性例に対しては第1・2世代EGFR-TKIが初回治療として有意に優れたPFSの延長効果を示し，オシメルチニブの一次治療適応拡大承認までは初回標準療法とされていた．今後，オシメルチニブが使用できない症例において，これらの試験は参考になると考える.

（竹安優貴／後藤　悌）

参考文献

1) Mok TS, et al: Gefitinib or carboplatin-paclitaxel in pulmonary adenocarcinoma. N Engl J Med, 361 (10) : 947-957, 2009.
2) Maemondo M, et al: Gefitinib or chemotherapy for nonsmall-cell lung cancer with mutated EGFR. N Engl J Med, 362 (25) : 2380-2388, 2010.
3) Mitsudomi T, et al: Gefitinib versus cisplatin plus docetaxel in patients with non-small-cell lung cancer harbouring mutations of the epidermal growth factor receptor (WJTOG3405) : an open label, randomised phase 3 trial. Lancet Oncol, 11 (2) : 121-128, 2010.
4) Inoue A, et al: First-line gefitinib for patients with advanced non-small-cell lung cancer harboring epidermal growth factor receptor mutations without indication for chemotherapy. J Clin Oncol, 27 (9) : 1394-1400, 2009.
5) Zhou C, et al: Erlotinib versus chemotherapy as first-line treatment for patients with advanced EGFR mutationpositive non-small-cell lung cancer (OPTIMAL, CTONG0802) : a multicentre, open-label, randomised, phase 3 study. Lancet Oncol, 12 : 735-742, 2011.
6) Rosell R, et al: Erlotinib versus standard chemotherapy as first-line treatment for European patients with advanced EGFR mutation-positive non-small-cell lung cancer (EURTAC) : a multicentre, open-label, randomised phase 3 trial. Lancet Oncol, 13 : 239-246, 2012.
7) Lecia V., et al: Phase Ⅲ Study of Afatinib or Cisplatin Plus Pemetrexed in Patients With Metastatic Lung Adenocarcinoma With EGFR Mutations. J Clin Oncol, 31(27): 3327-3334, 2013.
8) Wu YL, et al: Afatinib versus cisplatin plus gemcitabine for first-line treatment of Asian patients with advanced non-small-cell lung cancer harbouring EGFR mutations (LUX-Lung6): an open-label,randomized phase 3 trial. Lancet Oncol 15:213-222,2014
9) Yang JC,et al: Afatinib versus cisplatin-based chemotherapy for EGFR mutation-positive lung adenocarcinoma (LUX-Lung 3 and LUX-Lung 6): analysis of overall survival data from two randomised, phase 3 trials. Lancet Oncol, 16:141–151,2015.
10) Haruhiro S, et al: Erlotinib plus bevacizumab versus erlotinib alone in patients with EGFR-positive advanced non-squamous non-small-cell lung cancer (NEJ026): interim analysis of an open-label, randomised, multicentre, phase 3 trial. Lancet Oncol, 20(5): 625-635, 2019.
11) Nakamura A, et al: Phase Ⅲ study comparing gefitinib monotherapy (G) to combination therapy with gefitinib, carboplatin, and pemetrexed (GCP) for untreated patients (pts) with advanced non-small cell lung cancer (NSCLC) with EGFR mutations (NEJ009) . 2018 ASCO annual meeting. J Clin Oncol, 36, 2018 (suppl; abstr 9005) .

3 第3世代EGFR-TKIによる治療にかかわる比較試験

▶ *EGFR*遺伝子変異陽性肺癌患者に対する一次治療として第1世代，第2世代EGFR阻害薬による治療が第一選択とされたがほぼすべての患者で耐性化をきたすことがわかっている[1]．

▶ EGFR阻害薬に対するもっとも高頻度な耐性化メカニズムは50～60%程度の患者で認められるT790M変異の出現である[2]．

▶ T790M変異による耐性化克服のため，T790M変異に感受性を有する第3世代EGFR阻害薬の開発が進められた．

▶ 本項では第3世代EGFR-TKIとして開発され，すでにわが国でも保険承認されたオシメルチニブについて臨床試験をもとに解説する．

第Ⅰ相試験

1. AURA試験（第Ⅰ相部分）[3]

▶ 背景・目的

- オシメルチニブはEGFR感受性変異，T790M変異の双方に活性をもつ不可逆的EGFR阻害薬として開発された．
- Preclinical dataでは特にT790M変異陽性の腫瘍に対して高い抗腫瘍活性を示しており，実臨床での効果を期待されていた4)．
- これを受けてAURA試験はオシメルチニブの国際共同第Ⅰ/Ⅱ相試験として計画立案された．

▶ 対象・方法

- 対象として初回EGFR阻害薬に耐性化をきたした18歳以上，PS 0-1，適切な臓器機能を有すること，評価可能病変をもつことが主な適格基準とされた．間質性肺炎を合併した症例は除外されたが，局所治療の有無にかかわらず無症候性の脳転移は許容された．前治療として殺細胞性抗癌薬が1レジメン以上入ることも許容された．
- 主要評価項目はオシメルチニブの安全性と治療効果とされた．
- 試験デザインは2段階に分かれており，まずdose-escalationコホートでは20mg/dayからの投与を行い，その用量で安全性が確認できた場合にオシメルチニブを増量したコホートが行われ，最大240mg/dayまでのコホートが行われるよう設計された．
- Dose-escalationコホートで安全性と効果が確認された段階でdose-expansionコホートが施行され，それぞれの用量に対して30人の患者を追加し，安全性と治療効果をさらに確認するようデザインされた．
- EGFR阻害薬，殺細胞性抗癌薬のいずれかにかかわらずオシメルチニブ投与直前の治療に耐性化後の病変に対して再生検を行い，T790M変異の有無を確認した.

▶**結　果**

・31人がdose-escalation コホート，222人がdose-expansion コホート に登録された.
・Dose-escalation コホートではいずれの用量でも明らかな用量制限毒性は観察されず，すべての用量がdose-expansion コホートに進んだ．dose-expansion コホートも含め毒性として下痢（47%），痤瘡様皮疹（40%），吐き気（22%）があげられた．グレード3以上の有害事象は全体の治療に関連するSAEは全体の6%程度であり，毒性は許容範囲と考えられた．ざ瘡様皮疹，下痢などは160mg/day投与群，240mg/day投与群でより高い頻度で認められる傾向があった.
・奏効率（RR）はT790M変異陽性群で21%，T790M変異陰性群で61%であった．無増悪生存期間（PFS）中央値はT790M変異陽性患者で9.6ヵ月，陰性患者では2.8ヵ月であった．オシメルチニブはT790M変異陽性患者でより高い治療効果が認められた．T790M変異陽性患者においてはいずれの用量群でもほぼ同等のRRが得られた.

▶**考　察**

・本試験の結果よりオシメルチニブの初回投与量は80mg/dayが推奨された.
・T790M変異陽性群でより高い治療効果が得られる一方，T790M変異陰性例では治療効果に乏しく期待ができないと考えられた.
・本試験のdose-expansionコホートでは上記以外にも探索的なコホートがいくつか計画実施された.
・そのうち，前治療のないEGFR遺伝子変異陽性肺癌患者に対する投与を行うコホートでは，良好な結果を得られており，後のFLAURA試験につながることとなった.

第Ⅱ相試験

▶第Ⅰ相試験の結果を受けて2つの第Ⅱ相試験が行われた.

1. AURA延長試験（AURA試験：第Ⅱ相部分）[5)]

▶**背景・目的**

・AURA試験の第Ⅰ相部分による良好な治療効果と用量決定を受け，予定されていた第Ⅱ相部分が多施設国際共同試験として施行された.

▶**対象・方法**

・対象患者は第Ⅰ相試験と同様とされたが，適格条件にすべての患者で前治療とオシメルチニブ投与の間に腫瘍への再生検を行い，組織検体からT790M変異陽性が証明されていることが追加された.
・単群で行われ，すべての患者にオシメルチニブ80mgを1日1回投与が行われた．主要評価項目はRR，副次的評価項目は奏効期間，病勢コントロール割合，PFS，全生存期間（OS），安全性とされた.

▶結　果

・401人がスクリーニングされ，201人が適格しプロトコル治療が行われた．対象患者へのオシメルチニブ投与は二次治療で行われた患者が61人，三次治療以降で行われた患者が140人含まれていた．
・主要評価項目であったRRは62％（95％ CI：54-68）であり，T790M変異陽性肺癌に対してオシメルチニブは高い治療効果を示した．病勢コントロール割合は90％，PFS中央値は12.3ヵ月（95% CI：9.5-13.8）と良好な結果を得られた．生存期間中央値は論文公表時には未到達であった．
・二次治療での投与，三次治療以降での投与にかかわらず良好なRR，PFSが得られた（RR：62% vs 61%，PFS：11.0ヵ月 vs 12.4ヵ月）．
・有害事象として下痢（43%），痤瘡様皮疹（40%）の頻度が高かったが，いずれもグレード3を超えるような重篤なものは1%未満であった．間質性肺炎は全体で8人（4%）に起こり，うち人種別にみると日本人で多い傾向がみられた（9%）．その他の有害事象としてQT延長が6人（3%）で報告された．

2. AURA2試験[6)]

▶背景・目的

・第Ⅰ相試験の結果を受けてFDAへの認可を見越し，再現性があることを示すためにAURA延長試験以外に国際共同第Ⅱ相試験としてAURA2試験が計画立案された．

▶対象・方法

・対象患者はAURA延長試験と同様とされた．オシメルチニブの内服用量，主要評価項目，副次的評価項目もAURA延長試験と同様に設定された．

▶結　果

・472人がスクリーニングされ，262人が適格しプロトコル治療が行われた．二次治療でプロトコル治療が行われた患者が63人，三次治療以降で行われた患者が136人含まれていた．
・RRは全体で70%（95% CI：64-77），PFS中央値は9.9ヵ月（95% CI：8.5-2.3）と高い治療効果が示された．サブセット解析ではAURA延長試験同様，治療シークエンスにかかわらず高い治療効果が認められた．
・下痢，皮疹の頻度が高かったが，グレード3を超える重篤なものは1%未満だった．間質性肺炎は2人に起こり，うち1人は死亡した．QT延長症候群は11人（6%）で認められた[5)]．

▶考　察

・2つの第Ⅱ相試験でT790M変異陽性肺癌に対してオシメルチニブは再現性をもって高い治療効果と安全性が認められた．これを受けてFDAはEGFR-TKI治療後に進行を認めたT790M変異陽性肺癌に対するオシメルチニブの使用を承認した．
・後に行われた2つの試験の統合解析では，全生存期間中央値が26.8ヵ月（95% CI：24.2-未到達）で極めて良好であることも示された．また，二次治療での投与か三次治療以降での導入かにかかわらず治療効果が良好であることも示された．

第Ⅲ相試験

1. AURA3試験[7)]

▶背景・目的

・2つの第Ⅱ相試験の結果を受けて，国際共同第Ⅲ相無作為化比較試験としてAURA3試験が計画立案された．

▶対象・方法

・対象患者は一次治療のEGFR-TKIに対して耐性化を示し，組織検体でT790M変異陽性が確認された非小細胞肺癌（NSCLC）患者とされた．18歳以上，PS0-1，適切な臓器機能を有することが主な適格条件とされた．症状のないコントロールされた脳転移を有する患者は適格とされた．
・適格した患者はオシメルチニブ80mg/m^{2}投与群とシスプラチン（CDDP）75mg/m^{2}もしくはカルボプラチン（CBDCA）（AUC5）とペメトレキセド（PEM）500mg/m^{2}のプラチナ製剤を含む2剤併用化学療法投与群へ2：1の割合で割り付けられた．
・主要評価項目はPFS，副次的評価項目は奏効期間，病勢コントロール割合，OS，安全性とされた．プロトコル治療終了後に治療がクロスオーバーすることは許容された．
・化学療法投与群のPFSを6ヵ月と仮定し，オシメルチニブ投与群ではPFSはHR：0.67で3ヵ月の延長が望めると仮定した．当初，両側検定で検出力を95%，閾値を5%と設定し，必要な死亡もしくは病勢悪化（PD）のイベント数は400と算出された．これより678人の患者が必要と考えられ，スクリーニングされた患者の55%で*T790M* 遺伝子変異が検出されると想定し，スクリーニング数の目標数は1,540人とされた．
・しかし，上記の2つの第Ⅱ相試験でいずれも極めて良好なHRを得られていることから，検出力は80%に再設定されることとなった．この結果必要なイベント数は221となり，これを根拠に症例の集積が行われた．

▶結　果

・1,036人がスクリーニングされうち419人が無作為化された．
・PFSはオシメルチニブが化学療法群を有意差（10.1ヵ月 vs 4.4ヵ月，HR：0.30，95% CI：0.23-0.41，$P<0.001$）をもって上回り，本試験は主要評価項目を達成した．RR（71% vs 31%）でもオシメルチニブ群が有意に上回る結果であった．
・グレード3以上の有害事象はオシメルチニブ群が化学療法群に比して少ない傾向があった（23% vs 47%）．
・オシメルチニブ投与群では下痢（41%），皮疹（34%）が有害事象として比較的多かった．間質性肺炎，QT延長はいずれもオシメルチニブ群で10人（4%）に起こった．

▶考　察

・OSは2018年現在，未報告であり今後の報告が待たれている．
・日本人でエントリーされた41人のサブセット解析も報告されており，PFS 12.5ヵ月，RR 70.7%と良好な結果を得られている．ILDは3人（7.3%）で起こっており，全体よりもやや高い割合であった．
・無作為比較化された第Ⅲ相試験において，オシメルチニブは既存の標準治療を大きく上回る治療効果を示した．また安全性についても既報と変わらず忍容性良好と考えられた．
・この結果より，T790M変異を獲得した*EGFR*遺伝子変異陽性肺癌に対して，オシメルチニブは第一選択薬であることが確立された．

▶備　考

・AURA試験はいずれもcobas法，もしくはcobas法ver2.0がT790Mの検出に用いられておりこれをもって，T790M変異検出においてcobas法がコンパニオン診断薬として承認されている．
・AURA，AURA2，AURA延長試験では血漿検体によるT790M変異検査を含む，*EGFR*遺伝子変異同定に対する付随研究が行われている．血漿検体でのT790M陽性患者は，腫瘍検体でのT790M陽性患者と同等の利益を得られており，この結果リキッドバイオプシーによるT790M変異検出はわが国でも保険承認された．ただし，血漿検体におけるT790M検出感度は70％と報告されており，偽陰性の可能性に留意する必要がある[8)]．

2. FLAURA試験[9)]

▶背景・目的

・前述のAURA試験において未治療*EGFR*遺伝子変異陽性肺癌に対しても良好な効果を得られたことから，未治療*EGFR*遺伝子変異陽性肺癌患者に対するオシメルチニブの国際共同第Ⅲ相無作為比較試験として，FLAURA試験が計画立案された．

▶対象・方法

・対象は前治療歴のない*EGFR*遺伝子変異陽性肺癌患者とされ，適格条件として18歳以上，適切な臓器機能を有すること，PS 0-1とされた．遺伝子変異はcommon mutation（Exon19 deletionもしくはL858R）のみが適格とされた，中枢神経転移については明らかな神経学的症状がない場合は適格とされ，ステロイド治療を含む局所治療は終了してから2週間以上が経過していることが適格条件とされた．
・二重盲検試験として実施され，オシメルチニブ80mg1日1回投与もしくは標準治療群としてゲフィチニブ（GEF）250mg1日1回，エルロチニブ（ERL）150mg1日1回投与いずれかを1：1で無作為に割り付けた．標準治療群は施設ごとにいずれかを選択できるものとされた．
・標準治療群は，PD後に組織もしくは血漿検体でT790M変異が陽性であることが確認された場合，オシメルチニブを投与されることは許容された．
・主要評価項目はPFS，副次的評価項目はOS，RR，奏効期間，病勢コントロール割合，安全性，腫瘍縮小率とされた．
・症例数は標準治療群のPFSを10ヵ月と想定し，オシメルチニブ投与群はHR：0.71で4ヵ月の改善が得られると想定された．これにより両側検定で検出力90％，閾値を5％と設定し359のイベントが必要と考えられ，これを根拠に530人が目標登録数とされた．

▶結　果

・29ヵ国132施設で556人の患者が登録された．
・PFS中央値はオシメルチニブ群で18.9ヵ月，標準治療群で10.2ヵ月（HR：0.46，95％ CI：0.37-0.57，P＜0.001）であり，本試験は主要評価項目を達成した．
・RRはオシメルチニブ群で80％，標準治療群では76％で明らかな差を認めなかった．奏効期間中央値はオシメルチニブ群で17.2ヵ月，標準治療群で8.5ヵ月であった．

・安全性は両群で同等であったが，オシメルチニブ群でグレード3以上の重篤な有害事象が少なく（34% vs 45%），治療の中止率も低かった（13% vs 18%）．一方，ILDはオシメルチニブ群でやや多かった（4% vs 2%）．また，QT延長はオシメルチニブ群で10%観察されたが，致死的イベントにいたった例は認められなかった．

▶考　察

・この試験の結果をもって，オシメルチニブは未治療*EGFR*遺伝子変異陽性肺癌において標準治療の1つとされた．

・未治療*EGFR*遺伝子変異陽性肺癌に対する治療において，オシメルチニブと第2世代EGFR-TKIとの直接比較試験はいまだになく，どちらが優先される治療かは不明である．

・OSの最終結果は未発表であり，今後の発表が待たれる．前述の発表時に公表されたデータは中間解析の結果であり，HR：0.63，$P=0.007$でオシメルチニブが上回っていた．しかし，中間解析では$P \geqq 0.0015$を統計学的に有意としていたため，さらなるフォローアップ後の結果を待たなくてはならない．

・Preclinical dataではオシメルチニブは第1世代EGFR-TKIに比べて中枢神経転移に効果があることが示唆されている[10]ことから，FLAURA試験では中枢神経転移症例についても解析が行われた．その結果，中枢神経転移の無増悪生存率はオシメルチニブが未到達に対して標準治療群では13.9ヵ月（HR：0.48，95% CI：0.26-0.86，$P=0.014$）であり，測定可能病変を有する患者においては，RRがオシメルチニブ群で91%に対して標準治療群で68%と，いずれもオシメルチニブ群で良好な結果であった[11]．

（加藤泰裕／細見幸生）

参考文献

1) Kobayashi S, et al: An alternative inhibitor overcomes resistance caused by a mutation of the epidermal growth factor receptor. Cancer Res, 65(16):7096-7101, 2005.
2) Nguyen KS, et al: Acquired resistance to epidermal growth factor receptor tyrosine kinase inhibitors in non-small-cell lung cancers dependent on the epidermal growth factor receptor pathway. Clin Lung Cancer, 10(4):281-289, 2009.
3) Janne PA, et al: AZD9291 in EGFR inhibitor-resistant non-small-cell lung cancer. N Engl J Med, 30;372(18):1689-1699, 2015.
4) Cross DA, et al: AZD9291, an irreversible EGFR TKI, overcomes T790M-mediated resistance to EGFR inhibitors in lung cancer. Cancer Discov, 4(9):1046-1061, 2014.
5) Yang JC, et al: Osimertinib in Pretreated T790M-Positive Advanced Non-Small-Cell Lung Cancer: AURA Study Phase Ⅱ Extension Component. J Clin Oncol, 35(12):1288-1296, 2017.
6) Goss G, et al: Osimertinib for pretreated EGFR Thr790Met-positive advanced non-small-cell lung cancer (AURA2): a multicentre, open-label, single-arm, phase 2 study. Lancet Oncol, 17(12):1643-1652, 2016.
7) Mok TS, et al: Osimertinib or Platinum-Pemetrexed in EGFR T790M-Positive Lung Cancer. N Engl J Med, 376(7):629-640, 2017.
8) Oxnard GR, et al: Association Between Plasma Genotyping and Outcomes of Treatment With Osimertinib (AZD9291) in Advanced Non-Small-Cell Lung Cancer. J Clin Oncol, 34(28):3375-3382, 2016.
9) Soria JC, et al: Osimertinib in Untreated EGFR-Mutated Advanced Non-Small-Cell Lung Cancer. N Engl J Med, 378(2):113-125, 2018.
10) Ballard P, et al: Preclinical Comparison of Osimertinib with Other EGFR-TKIs in EGFR-Mutant NSCLC Brain Metastases Models, and Early Evidence of Clinical Brain Metastases Activity. Clin Cancer Res, 22(20):5130-5140, 2016.
11) Reungwetwattana T, et al: CNS Response to Osimertinib Versus Standard Epidermal Growth Factor Receptor Tyrosine Kinase Inhibitors in Patients With Untreated EGFR-Mutated Advanced Non-Small-Cell Lung Cancer. J Clin Oncol, JCO2018783118, 2018.

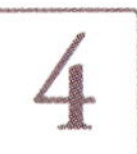

EGFR-TKI同士の比較にかかわる比較試験

▶本項では第1・2世代のEGFR-TKI同士の無作為化試験について紹介する.

ゲフィチニブとエルロチニブの比較試験

▶既治療進行肺腺癌を対象とし，ゲフィチニブ（GEF）とエルロチニブ（ERL）の第Ⅲ相試験がわが国で行われた（WJOG5108L試験）**（図1）**．適格規準で*EGFR*遺伝子変異の有無を問わない設定であった．主要評価項目は担当医判定による無増悪生存期間（PFS）であり，ERL群に対するGEF群の非劣性を検証する試験デザインであった（非劣性マージン1.30）.

▶*EGFR*遺伝子変異（L858Rまたはexon19欠失）陽性症例は全体の66%であった．PFS中央値はERL群（n＝280）で7.5ヵ月，GEF群（n＝279）で6.5ヵ月，HR：1.125（95% CI：0.940-1.347）であり，非劣性は示されなかった．全生存期間（OS）中央値はそれぞれ24.5ヵ月 vs 22.8ヵ月，HR：1.038（95% CI：0.833-1.294）であった.

▶Uncommon mutationを含む*EGFR*遺伝子変異陽性401例におけるPFS中央値は8.3ヵ月 vs 10.0ヵ月，HR：1.093（95% CI：0.879-1.358），OS中央値は26.5ヵ月 vs 31.4ヵ月，HR：1.189（95% CI：0.900-1.570）であり，統計学的有意差はなかった[1].

▶現在，EGFR-TKIは*EGFR*遺伝子変異陽性例にのみ承認されているが，*EGFR*遺伝子変異陽性例に限ったサブ解析でも，GEFとERLの有効性に大きな差は示されていない.

アファチニブとゲフィチニブの比較試験

▶*EGFR*遺伝子変異（L858Rまたはexon19欠失）陽性の未治療進行非小細胞癌（NSCLC）を対象とした，アファチニブとGEFの国際共同無作為化第ⅡB相試験が行われた（LUX-Lung 7試験）**（図2）**．主要評価項目は中央判定によるPFS，治療成功期間，OSであった．本試験に日本は参加していない.

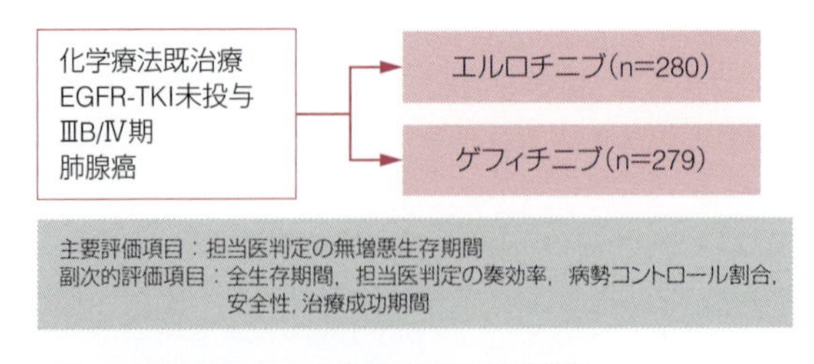

図1　試験デザイン（WJOG5108L試験）

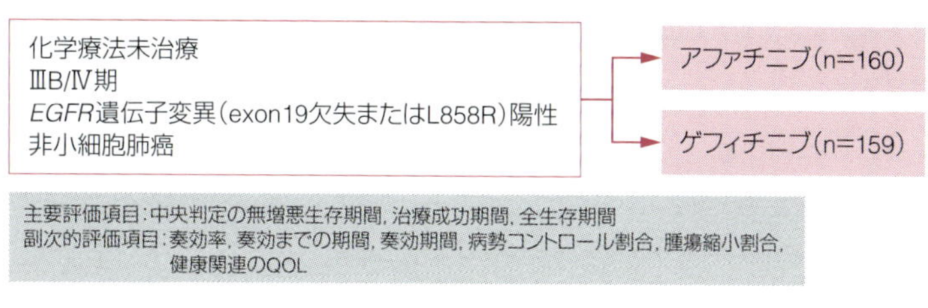

図2 試験デザイン（LUX-Lung7試験）

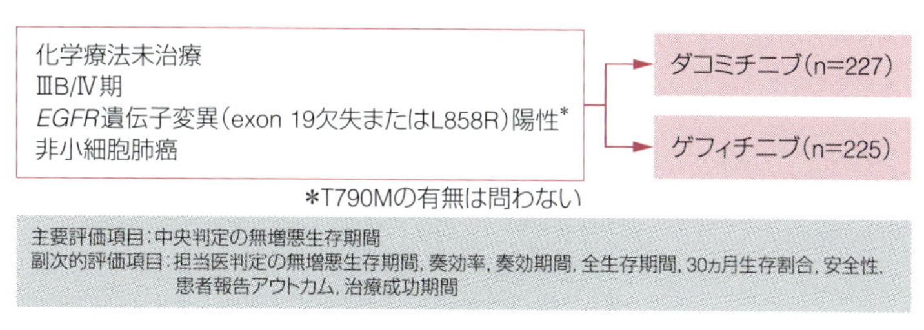

図3 試験デザイン（ARCHER-1050試験）

- PFS中央値はアファチニブ群（n＝160）で11.0ヵ月，GEF群（n＝159）で10.9ヵ月，HR：0.73（95% CI：0.57-0.95），治療成功期間中央値は13.7ヵ月 vs 11.5ヵ月，HR：0.73（95% CI：0.58-0.92），奏効率（RR）は70% vs 56%（P＝0.0083）であり，いずれもアファチニブ群が良好な結果であった[2]．

- 生存期間中央値はアファチニブ群で27.9ヵ月，GEF群で24.5ヵ月，HR：0.86（95% CI：0.66-1.12）と有意差はなかった[3]．

- グレード3以上の毒性の頻度は，下痢が13% vs 1%，ざ瘡様皮疹が9% vs 3%，粘膜炎が4% vs 0%，倦怠感が6% vs 0%とアファチニブ群で高い傾向であった．

- 本試験は探索的な第ⅡB相試験として計画されており，仮説検定を行う設定にはなっていない．

ダコミチニブとゲフィチニブの比較試験

- *EGFR*遺伝子変異（L858Rまたはexon19欠失）（T790M変異の有無は問わない）陽性の未治療進行NSCLCを対象とした，ダコミチニブとGEFの国際共同無作為化第Ⅲ相試験が行われた（ARCHER-1050試験）**（図3）**．中枢神経転移のある症例は除外された．主要評価項目は中央判定によるPFSであった．

- PFS中央値はダコミチニブ群（n＝227）で14.7ヵ月，ゲフィチニブ群（n＝225）で9.2ヵ月，HR：0.59（95% CI：0.47-0.74）と有意にダコミチニブ群が良好であった**（図4）**．グレード3以上の毒性の頻度は，下痢が8% vs 1%，痤瘡様皮疹が14% vs 0%，爪囲炎が7% vs 1%，粘膜炎が4% vs ＜1%とダコミチニブ群で高い傾向であった[4]．

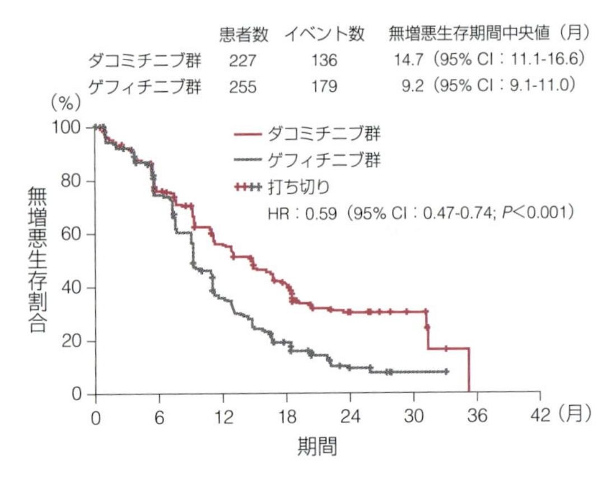

図4 中央判定による無増悪生存期間（ARCHER-1050試験）

（文献4より改変）

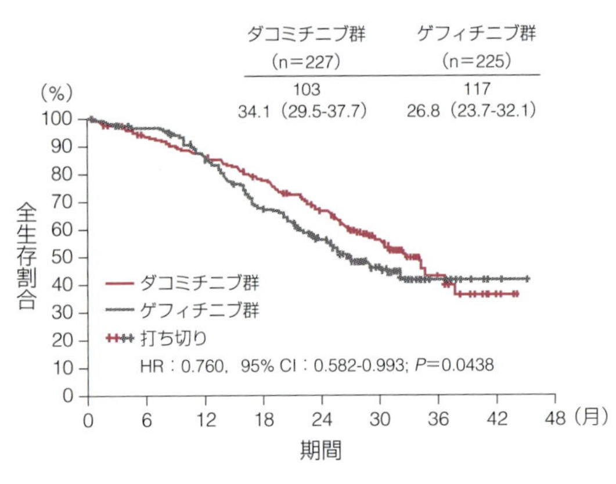

図5 全生存期間（ARCHER-1050試験）

（文献5より改変）

- OS中央値は34.1ヵ月 vs 26.8ヵ月，HR：0.76（95% CI：0.582-0.993）と有意にダコミチニブ群が良好であった（図5）[5]．

- 本試験結果を元に，2018年9月に米国FDAでダコミチニブは承認され，わが国でも2019年1月に製造販売承認が得られた．

（仁保誠治）

参考文献

1) Urata Y, et al: Randomized phase Ⅲ study comparing gefitinib with erlotinib in patients with previously treated advanced lung adenocarcinoma: WJOG 5108L. J Clin Oncol, 34(27): 3248-3257, 2016.
2) Park K, et al: Afatinib versus gefitinib as first-line treatment of patients with EGFR mutation-positive non-small-cell lung cancer (LUX-Lung 7): a phase 2B, open-label, randomised controlled trial. Lancet Oncol, 17(5): 577-589, 2016.
3) Paz-Ares L, et al: Afatinib versus gefitinib in patients with EGFR mutation-positive advanced non-small-cell lung cancer: overall survival data from the phase Ⅱb LUX-Lung 7 trial. Ann Oncol, 28(2): 270-277, 2017.
4) Wu YL, et al: Dacomitinib versus gefitinib as first-line treatment for patients with EGFR-mutation-positive non-small-cell lung cancer (ARCHER 1050): a randomised, open-label, phase 3 trial. Lancet Oncol, 18(11): 1454-1466, 2017.
5) Mok TS, et al: Improvement in Overall Survival in a Randomized Study That Compared Dacomitinib With Gefitinib in Patients With Advanced Non-Small-Cell Lung Cancer and EGFR-Activating Mutations. J Clin Oncol, 36(22): 2244-2250, 2018.

5 *ALK*変異を有するⅣ期NSCLCの治療戦略にかかわる比較試験

- *ALK*陽性肺癌は非小細胞肺癌（NSCLC）全体の5%と稀少ではあるが，これまでに多くの比較試験がなされ薬剤開発も活発な領域である．

- *ALK*融合遺伝子異常はNSCLCにおける多くのドライバー遺伝子変異のなかでも初期（*EGFR*変異に続いて2番目）に発見された．

- その開発の過程はまさに標準治療が細胞傷害性抗癌薬からチロシンキナーゼ阻害薬へとシフトしていく時期に当たることから，いくつかの試験ではデザインの妥当性についても活発な議論がなされた．

- 本項では比較試験を対象としており，主に第Ⅲ相試験を中心に概説する．

クリゾチニブに関する臨床試験

- 当初ROS1阻害薬として開発されたクリゾチニブであるが，途中でALKに対する阻害活性を併せもつことが判明し，ALK阻害薬として最初に承認された．日米における承認は第I相試験[1)]のみをもとになされ，「高い効果を有するものの，比較試験を経ていない薬剤」として衝撃的な登場であった．

- これまで第Ⅲ相試験は2つ行われている．1つは化学療法既治療例において化学療法単剤〔ドセタキセル（DTX）もしくはペメトレキセド（PEM）〕との比較を（PROFILE1007試験[2)]），その後に未治療例を対象にプラチナ併用療法との比較が行われ（PROFILE1014試験[3)]），いずれの試験においても主要評価項目である無増悪生存期間（PFS）は前者で有意に上回っていた．

- この頃から，分子標的薬の効果指標として，waterfall plotが頻繁に取り上げられるようになり，PROFILE試験でも奏効率（ORR）65～74%と良好な効果が示されている．

- 毒性について，クリゾチニブ群で消化器毒性や特徴的な視覚異常は認めるものの，骨髄抑制などは化学療法より軽かった．

- 2018年にPROFILE試験のフォローアップ結果が報告されており[4)]，全生存期間（OS）は中央値に未到達，4年生存率は56.6ヵ月と非常に良好な結果であった**（図1）**．

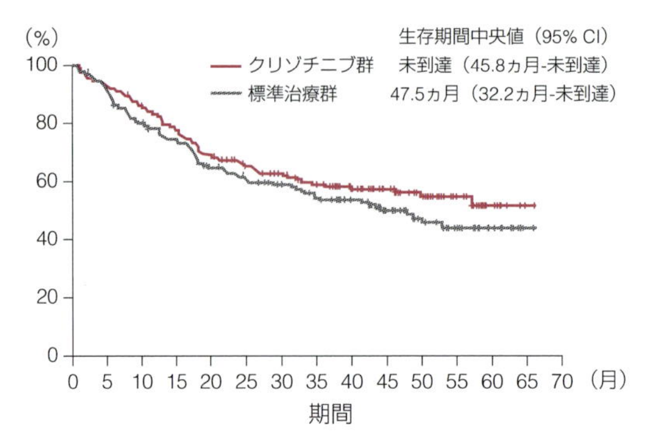

図1 全生存期間（PROFILE1014試験）

アレクチニブ

- ALKに対してより阻害活性の高い薬剤として開発されたアレクチニブも，非常に良好な早期試験の結果[5]をもとに，第Ⅲ相試験を待たずにわが国で承認された．

- 第Ⅲ相試験は先行するクリゾチニブの開発状況を念頭に置いて計画された．すなわち，細胞傷害性抗癌薬を標準治療とせず，クリゾチニブとの比較試験を日米で行ったのである．

- わが国での第Ⅲ相試験（J-ALEX試験）がまず報告され[6]，主要評価項目であるPFSはアレクチニブ群で中央値未到達，クリゾチニブ（PFS中央値10.2ヵ月）に対するHR：0.34という圧倒的な結果であった**（図2）**．引き続いて米国における第Ⅲ相試験（ALEX試験）も報告され[7]，ほぼ同様の治療成績が報告された．

- 一方で注目されたのは，二次治療以降の選択である．前臨床試験の結果から，アレクチニブ耐性変異の大多数でクリゾチニブは無効なのに対して，クリゾチニブ耐性後にアレクチニブは一定の有効性を示す可能性が示唆されており，実臨床でも同様の結果が裏付けられていたからである[8]．

- 初回治療としてどちらを選択すべきかの最終的な判断については，第Ⅲ相試験のOS解析を待たなければ結果は明らかにならない．しかしJ-ALEX試験が二次治療以降でクリゾチニブ→アレクチニブへのクロスオーバーを許容しているのに対して，ALEX試験ではこのクロスオーバーが許容されていない．この点，試験デザインの点でJ-ALEX試験のほうが実地臨床での臨床的疑問に答え得ると思われる．

- 後方視的解析ではあるが，わが国では非常に大規模な研究が登録を完了しており[9]，この結果も重要であろう**（図3）**．

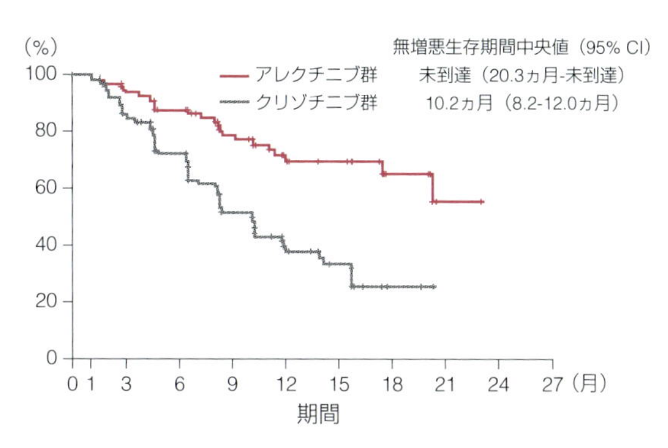

図2　無増悪生存期間（J-ALEX試験）

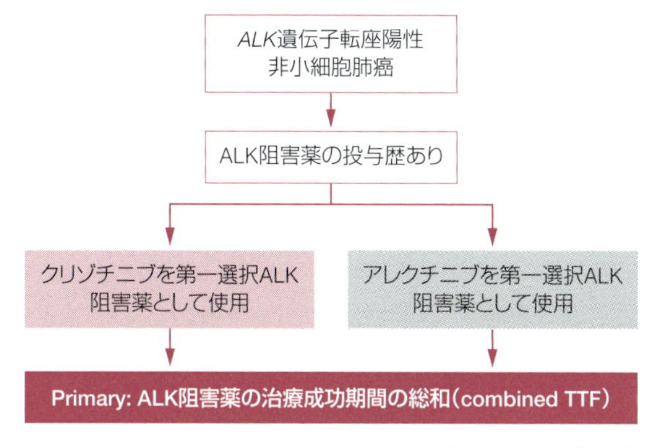

図3　WJOG9516L試験（ALK陽性肺癌に対する後ろ向き研究）

セリチニブ

- 同時期に開発された第2世代ALK-TKIとしてセリチニブがあげられる.
- セリチニブはこれまで2つの第Ⅲ相試験を行っており，いずれも細胞傷害性抗癌薬を標準治療群としておいている.
- 既治療例では，プラチナ併用療法とクリゾチニブ後の症例を対象とし，DTXとの比較を行った（ASCEND-5試験[10]）．PFS中央値は5.4ヵ月，1.6ヵ月とセリチニブ群で有意に優れていたが，残念ながらわが国における先行ALK-TKIの承認状況・使用状況，ならびにセリチニブの毒性（主には消化器毒性）を加味すると，実臨床へ応用しづらい結果となってしまった.
- その後に行われたASCEND-4試験[11]は初回治療例を対象として，プラチナ併用療法との比較を行い，16.6ヵ月という良好なPFS中央値を得た（プラチナ併用群では8.1ヵ月）．しかしながら，同じく対象を化学療法としたために先行するクリゾチニブ・アレクチニブとの優劣が判断しにくい状況となっている.

ロルラチニブ

- 第3世代ALK-TKIとして知られる薬剤で，わが国では2018年11月にALK阻害薬既治療例に対して承認された．
- 前臨床試験では，従来のALK-TKI耐性時に生じる変異の多くに有効性が示されており，脳への移行が良好であることも非常に興味深い．
- 本項では多くを割かないが，臨床研究としては単群試験の結果がすでに報告されており[12]，わが国でも承認されている．
- *EGFR*変異陽性例に対する第3世代TKIの開発と同様に，ロルラチニブも初回治療例を対象にクリゾチニブとの比較試験を行っており，結果が待たれる．

まとめ

- わが国で承認されたALK-TKIを中心に概説した．少ない対象ではあるものの，これ以外にもbrigatinibをはじめとするいくつかの薬剤が開発中である．
- 一方で，今後比較試験を計画する上では，いくつかの制限が生じてしまう．①稀少癌腫であること，②承認された*ALK*変異の測定系では耐性変異が明らかにならないこと，③アレクチニブなどこれまでのTKIの中で非常に有効性の高い薬剤がすでに標準治療として存在すること，などである．
- これらのいくつかはドライバー変異を有する癌腫いずれもが直面している問題であり，今後新たな試験デザインの方法論や承認状況の変化によっては解決が図られる可能性もある．

（赤松弘朗）

参考文献

1) Kwak EL, et al: Anaplastic lymphoma kinase inhibition in non-small-cell lung cancer. N Engl J Med, 363(18): 1693-1703, 2010.
2) Shaw AT, et al: Crizotinib versus chemotherapy in advanced ALK-positive lung cancer. N Engl J Med, 368(25): 2385-2394, 2013.
3) Solomon BJ, et al: First-line crizotinib versus chemotherapy in ALK-positive lung cancer. N Engl J Med, 371(23): 2167-2177, 2014.
4) Solomon BJ, et al: Final Overall Survival Analysis From a Study Comparing First-Line Crizotinib Versus Chemotherapy in ALK-Mutation-Positive Non–Small-Cell Lung Cancer. J Clin Oncol, 36(22): 2251-2258, 2018.
5) Seto T, et al: CH5424802 (RO5424802) for patients with ALK-rearranged advanced non-small-cell lung cancer (AF-001JP study): a single-arm, open-label, phase 1-2 study. Lancet Oncol, 14(7): 590-598, 2013.
6) Hida T, et al: Alectinib versus crizotinib in patients with ALK-positive non-small-cell lung cancer (J-ALEX): an open-label, randomised phase 3 trial. Lancet, 390(10089): 29-39, 2017.
7) Peters S, et al: Alectinib versus Crizotinib in Untreated ALK-Positive Non-Small-Cell Lung Cancer. N Engl J Med, 377(9): 829-838, 2017.
8) Ou SH, et al: Alectinib in Crizotinib-Refractory ALK-Rearranged Non-Small-Cell Lung Cancer: A Phase Ⅱ Global Study. J Clin Oncol, 34(7): 661-668, 2016.
9) ALK 陽性肺癌に関するレトロスペクティブ研究（WJOG9516L）．http://www.wjog.jp/study/WTOG9516L_V1.00.pdf
10) Shaw AT, et al: Ceritinib versus chemotherapy in patients with ALK-rearranged non-small-cell lung cancer previously given chemotherapy and crizotinib (ASCEND-5): a randomised, controlled, open-label, phase 3 trial. Lancet Oncol, 18(7): 874-886, 2017.
11) Soria JC, et al: First-line ceritinib versus platinum-based chemotherapy in advanced ALK-rearranged non-small-cell lung cancer (ASCEND-4): a randomised, open-label, phase 3 study. Lancet, 389(10072): 917-929, 2017.
12) Solomon BJ, et al: Lorlatinib in patients with ALK-positive non-small-cell lung cancer: results from a global phase 2 study. Lancet Oncol, 19(12): 1654-1667, 2018.

6 ALK-TKIによる一次治療にかかわる比較試験

- 日本の実地臨床ではALK阻害薬（ALK-TKI）として第1世代ALK-TKIであるクリゾチニブ，第2世代ALK-TKIであるアレクチニブとセリチニブ，および第3世代ALK-TKIであるロルラチニブが使用可能である．

- 「肺癌診療ガイドライン 2018年版」では，PS 0–1の*ALK*融合遺伝子陽性肺癌の一次治療としてアレクチニブのエビデンスレベルをA，推奨度を1と強く推奨している．一方，クリゾチニブとセリチニブはともに，エビデンスレベルB，推奨度2と弱く推奨されている[1]．

- 本項では，*ALK*融合遺伝子陽性肺癌の一次治療の根拠となった臨床試験について概説する（**表1**）．

化学療法とALK-TKIの比較試験

- *ALK*融合遺伝子陽性のⅣ期非小細胞肺癌（NSCLC）に対する一次治療として，化学療法とALK-TKIとを比較したPROFILE1014試験[2,3]（クリゾチニブ vs プラチナ併用療法）とASCEND-4試験[4]（クリゾチニブ vs プラチナ併用療法）が報告されている．

- PROFILE1014試験およびASCEND-4試験において，ALK-TKIは化学療法と比較し無増悪生存期間（PFS）を有意に改善することが示され，*ALK*融合遺伝子陽性肺癌の一次治療としてプラチナ併用療法に優先してALK-TKIを使用する根拠となった．

ALK-TKIの比較試験

- *ALK*融合遺伝子陽性肺癌のⅣ期NSCLCに対する一次治療としてクリゾチニブとアレクチニブを比較したJ-ALEX試験[5,6]（日本）とALEX試験[7]（海外）が報告されている（**図1, 2**）．

表1　*ALK*融合遺伝子陽性肺癌の一次治療にかかわる比較試験

試験名	ALK阻害薬（試験群）	対照群	対象	患者数	奏効率（%）	無増悪生存期間中央値（月）	全生存期間中央値（月）
PROFILE1014	クリゾチニブ	化学療法	未治療	172	74 vs 45	10.9 vs 7.0	未到達 vs 47.5
ASCEND-4	セリチニブ	化学療法	未治療	189	73 vs 27	16.6 vs 8.1	未到達 vs 26.2
J-ALEX	アレクチニブ	クリゾチニブ	ALK-TKI未治療	103	92 vs 79	25.9 vs 10.2	未到達 vs 未到達
ALEX	アレクチニブ	クリゾチニブ	未治療	152	83 vs 76	25.7 vs 10.4	未到達 vs 未到達
ALTA-1L	ブリガチニブ	クリゾチニブ	ALK-TKI未治療	275	71 vs 60	未到達 vs 9.8	未到達 vs 未到達

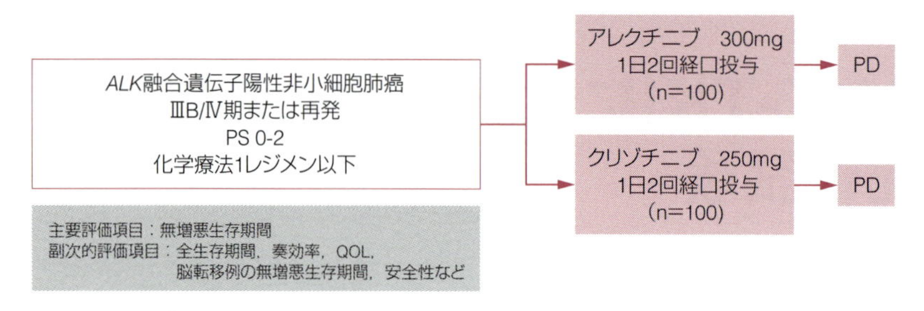

図1　試験デザイン（J-ALEX試験）

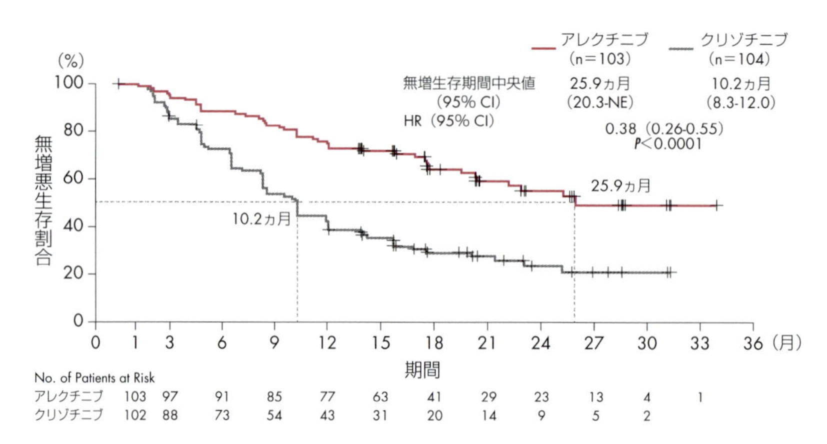

図2　*ALK*融合遺伝子陽性肺癌における無増悪生存期間（J-ALEX試験）

表2　J-ALEX試験とALEX試験の試験デザインの主な違い

試験名	ALK検査	前治療	割付調整因子	アレクチニブの用量	主要評価項目
J-ALEX試験	IHCおよびFISHまたはRT-PCR	1レジメンの化学療法を許容	臨床病期 化学療法レジメン数 PS	300㎎/回，1日2回	無増悪生存期間 (独立評価機関による判定)
ALEX試験	IHCのみ	なし	人種 脳転移の有無 PS	600㎎/回，1日2回	無増悪生存期間 (研究者による判定)

▶J-ALEX試験とALEX試験では，ALK検査，前治療，割付調整因子，アレクチニブの用量，主要評価項目などの試験デザインに違いがある（**表2**）．

▶現時点では全生存期間（OS）に関するデータは不十分であり，どのALK-TKIを優先して使用すべきか不明である．しかし，J-ALEX試験およびALEX試験により，アレクチニブのクリゾチニブに対するPFSにおける優越性が示され，さらにグレード3以上の有害事象頻度が少ないことや，中枢神経病変への効果がより高い可能性が示唆されていることから，*ALK*融合遺伝子陽性の一次治療薬としてアレクチニブを使用することが推奨される．

▶アレクチニブの第Ⅰ/Ⅱ相試験（AF-001JP試験）[8,9]においてOSはイベント不足のため評価不能であったが，3年生存割合は78％（95％ CI：63–88）と日本人患者における良好な成績が報告されている．

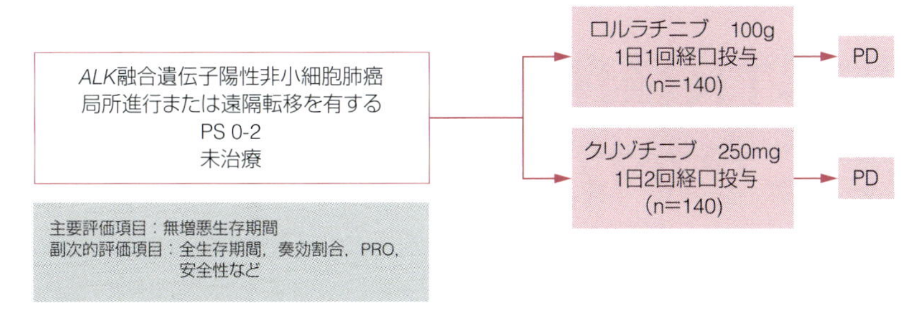

図3 試験デザイン（NCT03052608試験）

▶また，ALTA-1L試験[10]でブリガチニブがクリゾチニブと比較し優位にPFSを延長することが示されており，今後，ブリガチニブも*ALK*融合遺伝子陽性肺癌の一次治療の選択肢となり得ることが予想される．

現在進行中のALK-TKIの比較試験

▶現在，未治療の*ALK*融合遺伝子陽性肺癌を対象にクリゾチニブに対するロルラチニブのPFSにおける優越性を検証する第Ⅲ相試験が行われている（NCT03052608試験）（図3）．

ALK-TKIの耐性化の問題

▶アレクチニブやbrigatinibなどの次世代ALK-TKIの開発により，*ALK*融合遺伝子陽性肺癌のPFSは延長しているが，最終的に多くの症例でALK-TKIに耐性を示す．ALK-TKIの耐性化機序は複雑で，一次治療に用いるALK-TKIにより耐性化機序の頻度が異なり，その結果，次治療に使用するALK-TKIの感受性に違いが認められる．今後はリキッドバイオプシーなど耐性化機序を簡便にかつ高感度に検出できる検査法の確立と耐性化機序に基づいた治療戦略の開発が望まれる．

（西條敦郎／軒原　浩）

参考文献

1) 日本肺癌学会 編：肺癌診療ガイドライン 2018年版，金原出版，2018.
2) Solomon BJ, et al: First-Line Crizotinib versus Chemotherapy in ALK -Positive Lung Cancer. N Engl J Med, 371: 2167, 2014.
3) Solomon BJ, et al: Final overall survival analysis from a study comparing first-line crizotinib versus chemotherapy in alk-mutation-positive non–small-cell lung cancer. J Clin Oncol, 36: 2251, 2018.
4) Soria JC, et al: First-line ceritinib versus platinum-based chemotherapy in advanced ALK-rearranged non-small-cell lung cancer (ASCEND-4): a randomised, open-label, phase 3 study. Lancet, 389: 917, 2017.
5) Hida T, et al: Alectinib versus crizotinib in patients with ALK-positive non-small-cell lung cancer (J-ALEX): an open-label, randomised phase 3 trial. Lancet, 390: 29, 2017.
6) Nishio M, et al: Analysis of central nervous system efficacy in the J-ALEX study of alectinib versus crizotinib in ALK-positive non-small-cell lung cancer. Lung Cancer, 121: 37, 2018.
7) Peters S, et al: Alectinib versus Crizotinib in Untreated ALK -Positive Non–Small-Cell Lung Cancer. N Engl J Med, NEJMoa1704795, 2017.
8) Seto T, et al: CH5424802 (RO5424802) for patients with ALK-rearranged advanced non-small-cell lung cancer (AF-001JP study): A single-arm, open-label, phase 1-2 study. Lancet Oncol, 14: 590, 2013.
9) Tamura T, et al: Three-year follow-up of an alectinib phase Ⅰ/Ⅱ study in ALK-positive non–small-cell lung cancer: AF-001JP. J Clin Oncol, 35: 1515, 2017.
10) Camidge DR, et al: Brigatinib versus Crizotinib in ALK -Positive Non–Small-Cell Lung Cancer. N Engl J Med, NEJMoa1810171, 2018.

7 ALK-TKI耐性時の治療にかかわる比較試験

▶ALK肺癌の治療は，2012年のクリゾチニブ承認以降，劇的な進化を遂げてきた．

▶ALK-TKIは，ALK肺癌に対し非常に高い効果を示すが，10ヵ月～数年程度でほとんどの症例が耐性となる．ALKの耐性機序はEGFRと比較し多彩で，*ALK*融合遺伝子の二次的耐性変異や増幅，バイパス経路の活性化，P糖タンパク質（MDR-1）の関与が報告されている．

▶そのため，ALK肺癌に対し，クリゾチニブ（第1世代），アレクチニブ（第2世代），セリチニブ（第2世代），ロルラチニブ（第3世代）の4剤が投与可能となった今，ALK-TKI耐性時に再生検検体で機序を解明し，それを克服する薬剤選択を行うことで，より長期の生存をかなえるSequential therapyがALK肺癌の治療戦略において，重要な鍵となる．

ALK-TKIの耐性機序とその後の治療

1. クリゾチニブ耐性

▶クリゾチニブによる無増悪生存期間（PFS）は8～11ヵ月程度であり，その後，耐性となる．

▶クリゾチニブの耐性機序は，Gainorらの報告では，約20～36％がL1196M，G1269A，C1156Y，G1202R，I1171T，S1206YなどのALKキナーゼ内の二次的耐性変異を有していた**（表1，2）**[1,2]．

▶クリゾチニブの耐性を克服するため，より強いALK阻害活性をもつ次世代のALK-TKIが開発されてきている．

▶二次的耐性変異以外の耐性機序としては，EGFRの活性化やIGF-IRの活性化と発現上昇などが報告されている[3]．

a クリゾチニブ後のセリチニブ－ASCEND-1試験，ASCEND-2試験

▶第2世代であるセリチニブはクリゾチニブより高いALK阻害活性を有する薬剤である．また，セリチニブはALKの二次的耐性変異であるL1196M，G1269A，I1171I/T，S1206Yに有効で，IGF-1Rの活性化と発現上昇による耐性にも有効とされている[4]．

▶クリゾチニブ耐性後のALK陽性肺癌80例を含むセリチニブの第Ⅰ相試験では，奏効率（RR）56％であった[5]．クリゾチニブ既治療例に対するセリチニブの全奏効率ORRは，第Ⅰ相試験（ASCEND-1試験），第Ⅱ相試験（ASCEND-2試験），第Ⅲ相試験（ASCEND-5試験）で報告

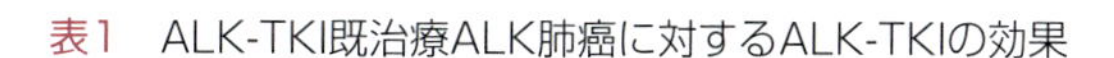

表1 ALK-TKI既治療ALK肺癌に対するALK-TKIの効果

試験名	相		症例数	前治療	試験治療薬	奏効率(%)	PFS(月)	OS(月)
ASCEND-1[6)]	Ⅰ	海外	83	クリゾチニブ	セリチニブ	56.4 (48.5-64.2)	6.9 (5.6-8.7)	—
ASCEND-2[7)]	Ⅱ	Global	140 (JP:24)	プラチナダブレット クリゾチニブ	セリチニブ	38.6 (30.5-47.2)	5.7 (5.4-7.6)	—
ASCEND-5[8)]	Ⅲ	—	115 116	プラチナダブレット およびクリゾチニブ	セリチニブ または PEM/DTX	39.1 6.9	5.4 1.6	18.1 20.1
ASCEND-9[16)]	Ⅱ	日本	20	アレクチニブのみ アレクチニブ+クリゾチニブ	セリチニブ	25 (8.7-49.1)	3.7 (1.9-5.3)	—
セリチニブ 国内第Ⅰ相試験	Ⅰ	日本	NSCLC19 (IMT 1)	ALK-TKI 15 ALK-TKI以外4	セリチニブ	52.6	—	—
セリチニブ[5)]	Ⅰ	海外	80 (130)	クリゾチニブ	セリチニブ	56 (45-67)	7.0 (5.6-9.5)	—
alectinib[11)]	Ⅱ	Global	138	クリゾチニブ	アレクチニブ	50 (41-59)	8.9 (5.6-11.3)	—
alectinib[12)]	Ⅱ	海外	87	クリゾチニブ	アレクチニブ	48 (36-60)	8.1 (6.2-12.6)	—
JP28927[9)] Pharmacologic study		日本	20	クリゾチニブ	アレクチニブ	65 (40.8-84.6)	—	—
AF002JG[10)]	Ⅰ/ Ⅱ	海外	24	クリゾチニブ	アレクチニブ	55	—	—
Brigatinib[15)]	Ⅱ	—	110	クリゾチニブ	ブリガチニブ	54 (43-65)	12.9 (11.1-)	—
ALTA[14)]	Ⅱ	—	222	クリゾチニブ	ブリガチニブ (90) (180)	48 (39-58) 53 (43- 62)	13.8 13.8	—
ロルラチニブ[19)]	Ⅰ	—	41	ALK-TKI	ロルラチニブ	46 (31-63)	—	—
ロルラチニブ[17)]	Ⅱ	—	275	クリゾチニブEXP2~3A クリゾチニブ以外(EXP3B) 2または3レジメンの ALK阻害薬(XP4-5)	ロルラチニブ	69.50 33.30 38.70	— 5.5 6.9	—

されている．ASCEND-1試験，ASCEND-2試験では，RRはそれぞれ56.4%（95% CI：48.5-64.2），と38.6%（30.5-47.2）で，PFS中央値は6.9ヵ月（5.6-8.7）と5.7ヵ月（5.4-7.6）であった[6,7)]．

▶ さらに，プラチナダブレットおよびクリゾチニブ耐性後の症例を対象としたセリチニブ vs ペメトレキセド（PEM）or ドセタキセル（DTX）を比較する第Ⅲ相試験（ASCEND-5試験）では，主要評価項目であるPFSは 5.4ヵ月と1.6ヵ月で，セリチニブが有意に延長していた[8)]．

b クリゾチニブ後のアレクチニブ－JP28927試験，AF002JG試験

▶ 第2世代であるアレクチニブはALK選択性が高く，クリゾチニブより高いALK阻害活性を有する薬剤である．また，アレクチニブはALKの二次性変異であるL1196M，G1269A，C1156Y，F1174Lに対し，有効とされている[4,11,12)]．

表2　ALK耐性変異に対するALK-TKI活性の比較

	ALKリン酸化平均IC50（nM）				
Mutation status	クリゾチニブ	セリチニブ	アレクチニブ	ブリガチニブ	ロルラチニブ
Parental Ba/F3	763.9	885.7	890.1	2774.0	11293.8
EML4-ALK V1	38.6	4.9	11.4	10.7	2.3
EML4-ALK C1156Y	61.9	5.3	11.6	4.5	4.6
EML4-ALK I1171N	130.1	8.2	397.7	26.1	49.0
EML4-ALK I1171S	94.1	3.8	177.0	17.8	30.4
EML4-ALK I1171T	51.4	1.7	33.6	6.1	11.5
EML4-ALK F1174C	115.0	38.0	27.0	18.0	8.0
EML4-ALK L1196M	339.0	9.3	117.6	26.5	34.0
EML4-ALK L1198F	0.4	196.2	42.3	13.9	14.8
EML4-ALK G1202R	381.6	124.4	706.6	129.5	49.9
EML4-ALK G1202del	58.4	50.1	58.8	95.8	5.2
EML4-ALK D1203N	116.3	35.3	27.9	34.6	11.1
EML4-ALK E1210K	42.8	5.8	31.6	24.0	1.7
EML4-ALK G1269A	117.0	0.4	25.0	ND	10.0
EML4-ALK D1203N+F1174C	338.8	237.8	75.1	123.4	69.8
EML4-ALK D1203N+E1210K	153.0	97.8	82.8	136.0	26.6

（文献2より引用）

▶クリゾチニブ耐性後のALK肺癌に対し，アレクチニブによる治療が行われた．

▶わが国ではPharmacologic study（JP28927試験）20/30例がクリゾチニブ耐性後の症例であったが，65％（95％ CI：40.8-84.6）に奏効した[9]．

▶米国では，クリゾチニブ既治療例を含めたALK肺癌に対し，アレクチニブの第I/Ⅱ相試験を行った．ORRは54%であり，中枢神経系転移を有する症例においても奏効が得られた（AF002JG試験）[10]．

▶他にも，クリゾチニブ既治療例にアレクチニブを投与した第Ⅱ相試験が2報あり，ORRは50%と48%，PFS中央値は8.9ヵ月と8.1ヵ月と効果が報告されている[11, 12]．

▶このようにクリゾチニブ耐性後のアレクチニブによる治療はある一定の効果を示しており，後ろ向き研究ではあるが，クリゾチニブ耐性後にアレクチニブで治療を行った症例と，クリゾチニブまたはアレクチニブを単独で治療した症例のOSを比較した報告もある[13]．

c クリゾチニブ耐性後のブリガチニブ－ALTA試験ほか

▶第2世代であるブリガチニブはクリゾチニブより高いALK阻害活性を有する薬剤で，L1196M変異をはじめとするクリゾチニブ耐性変異に対しても阻害活性が認めらている．

▶クリゾチニブ治療中に進行したALK肺癌にブリガチニブを投与したALTA試験では，ORRは90 mg群で48％（95％ CI：39-58），180 mg群で53％（95％ CI：43-62）だった．奏効期間中央値は両群とも13.8ヵ月であった[14]．

▶Kimらが報告した第Ⅱ相試験でも，ほぼ同様の結果が得られている（ORR 54％，PFS 12.9ヵ月）[15]．これらの結果から，第2世代のALK阻害薬であるブリガチニブはクリゾチニブ耐性後の治療薬として米国では承認されているが，わが国では未承認の第2世代ALK-TKIである．

▶以上より，クリゾチニブ耐性症例においても，セリチニブ，アレクチニブ，ブリガチニブなどのALK-TKIで比較的高い効果を示すが，それぞれのALK-TKI同士を直接比較した試験は行われておらず，どの薬剤が最適かは結論づけられない．耐性機序が解明できた症例においてはそれを克服できる薬剤を選択するのが最善であるが，不明な場合は副作用プロファイル，PFS，使用経験などを考慮して，薬剤を選択することになる．

2. アレクチニブ耐性

▶アレクチニブによる耐性機序は，G1202R，I1171T，I1171N，I1171S，L1196MなどのALKキナーゼ内の二次的耐性変異を約半数で認めた[2]．

▶二次的耐性変異以外の耐性機序としては，c-METの増幅，EGFR活性などが報告されている．

a アレクチニブ耐性後のセリチニブ－ASCEND-9試験

▶アレクチニブ耐性後のALK肺癌20例で，セリチニブの腫瘍縮小効果をみた第Ⅱ相試験（ASCEND-9試験）の結果が報告され，ORR 25％，PFS 3.7ヵ月であった[16]．アレクチニブ耐性症例においても，セリチニブが効果を示す可能性が示唆された．

b アレクチニブ耐性後のロルラチニブ－EXP3B

▶ロルラチニブの第Ⅱ相試験のコホートEXP3Bは，クリゾチニブ以外のALK阻害薬1レジメンによる治療を受けた症例が登録されており，アレクチニブ耐性症例も含まれている．コホートEXP3BのORRは33.3％（9/27；95％ CI：16.5-54.0）であり，アレクチニブ耐性症例においてもロルラチニブが効果を示すことが示唆された[17]．

3. セリチニブ耐性

▶セリチニブ耐性機序は，G1202R，F1174C，F1174VなどのALK二次的耐性変異が約50%を占め，double mutationを認めることもある[2]．

▶他の耐性化機序としては，*EMT*，*MAP2K1*変異，Src活性などが報告されているが[2]，著者らはP糖タンパクの関与がセリチニブの耐性に関与していることを報告した．P糖タンパク質（MDR-1）は血液脳関門や薬剤耐性癌細胞膜上に発現するトランスポーターであり，P糖タンパク質（MDR-1）の過剰発現による薬剤排出促進がALK-TKIに対する耐性の原因となっている[18]．

a セリチニブ耐性後のロルラチニブーEXP3B

▶セリチニブに耐性となったALK二次的耐性変異を有する患者由来の細胞株にロルラチニブが奏効したと報告された[2]．

▶ロルラチニブの第Ⅱ相試験のコホートEXP3Bでは，クリゾチニブ以外のALK阻害薬1レジメンによる治療を受けた症例が登録されており，セリチニブ耐性症例も含まれている．コホートEXP3BのORR は 33.3%（9/27；95% CI：16.5-54.0）であり，セリチニブ耐性症例においてもロルラチニブが効果を示すことが示唆された[17]．

4. ブリガチニブ耐性

▶第2世代のALK阻害薬であるブリガチニブはクリゾチニブ耐性後の治療薬として，米国で承認された薬剤である．わが国では未承認のALK-TKIである．

▶ブリガチニブ治療後に耐性となった6例では，71%でALK二次的耐性変異を認め，43%はG1202Rであった[2]．

5. ロルラチニブ

▶ロルラチニブはクリゾチニブを分子進化させた薬剤で，G1202Rを含む耐性変異の克服や脳転移への有効性が期待される．

▶ロルラチニブは，ALK-TKI耐性を克服するために必要な高いPotency（ATPポケットに到達する能力，結合親和性，代謝，排出されない能力）を有しており，特にローブレナ分子内の水素結合によりP糖タンパクによる排出を回避できることから中枢神経系（CNS）への移行性が高い．

▶ロルラチニブの第Ⅰ相試験では，ALK-TKI治療歴のある19/41例で奏効し，ORR 46%（95% CI：31-63）であった[18]．

- ロルラチニブの第Ⅱ相試験では，275人を対象に，6つのコホートに割り付けられ，ロルラチニブのORRと頭蓋内(IC-ORR)と安全性を検討した[19]．未治療例とROS1症例を除くコホートEXP2-5症例では，ORRは47.2%，IC-ORRは53.0%，副次的評価項目であるPFSは7.4ヵ月であった．

- クリゾチニブによる前治療歴があるコホートEXP2～3AではORRは69.5%（41/59；95% CI：56.1-80.8），IC-ORRは67.6%（25/37；95% CI：50.2-82.0）であった．クリゾチニブ以外のALK阻害薬1レジメンによる前治療歴あるコホートEXP3BではORRは33.3%（9/27；95% CI：16.5-54.0），IC-ORRは41.7%（5/12；95% CI：15.2-72.3）．2または3レジメンのALK阻害薬による前治療歴あるコホートEXP4-5ではORRは38.7%（43/111；95% CI：29.6-48.5），IC-ORRは48.2%（40/83；95% CI：37.1-59.4）であった．

- これらの結果から，ロルラチニブは，前治療のALK-TKIの種類やレジメン数にかかわらず，ALK-TKI耐性後の次治療として効果が期待される．

ALK-TKI耐性後のSequential therapyを考える

- ALK陽性肺癌の一次治療は，クリゾチニブ，アレクチニブ，セリチニブの3剤が承認されているが，副作用が軽微で効果も高いことからアレクチニブで開始することが多い．

- クリゾチニブ耐性の機序は，約1/3がALK-TKI二次的耐性変異であり，第2世代のALK-TKIの効果が期待される．

- アレクチニブ耐性後の治療としては，耐性機序が二次的耐性変異である場合には，その耐性変異の種類によってセリチニブ，ブリガチニブ，ロルラチニブで効果が期待できる．

- 二次的耐性変異の中でもG1202R変異は，第1世代第2世代のどちらのALK-TKIにも耐性を示す変異もあるが，ロルラチニブは有効性が高い．

- バイパス経路の活性化により耐性となった症例おいては，c-Met増幅であればクリゾチニブ，IGF-1R活性化ではセリチニブ，P糖タンパクの関与ではアレクチニブまたはロルラチニブなどで効果が得られる可能性がある．

- ALK肺癌にはPEMを含む化学療法も奏効するため，ALK治療経過の中で行うことが望ましい．

まとめ

- ALK-TKIによる治療は目覚ましく進化し，治療の選択肢は年々増加してきている．
- ALKの耐性機序は多彩であることから，ALK-TKI耐性時にはできるだけ耐性機序を解明した上で，次治療戦略を組み立てるのが望ましい．
- しかし再生検ができても，実地臨床においてはALK-TKIの耐性機序を検索できる施設は少ないのが現状であるため，耐性機序不明のまま次治療を選択せざるを得ないことも多い．
- 今後はALK肺癌治療中に耐性機序をモニタリングすることが重要となるため，くり返し行うことができる侵襲が少なく簡便な検査法の導入が望まれる，組織による再生検を行わずとも耐性機序を検索できるリキッドバイオプシーを用いた検査が候補となっている．

（柳谷典子）

参考文献

1) Gainor JF, et al: ALK rearrangements are mutually exclusive with mutations in EGFR or KRAS: an analysis of 1, 683 patients with non-small cell lung cancer. Clin Cancer Res, 19: 4273-4281, 2013.
2) Gainor JF, et al: Molecular Mechanisms of Resistance to First- and Second-Generation ALK Inhibitors in ALK-Rearranged Lung Cancer. Cancer Discov, 6: 1118-1133, 2016.
3) Lovly CM, et al: Rationale for co-targeting IGF-1R and ALK in ALK fusion-positive lung cancer. Nat Med, 20: 1027-1034, 2014.
4) Katayama R, et al: Therapeutic targeting of anaplastic lymphoma kinase in lung cancer: a paradigm for precision cancer medicine. Clin Cancer Res, 21: 2227-2235, 2015.
5) Shaw AT, et al: Ceritinib in ALK-rearranged non-small-cell lung cancer. N Engl J Med, 370: 1189-1197, 2014.
6) Kim DW, et al: Activity and safety of ceritinib in patients with ALK-rearranged non-small-cell lung cancer (ASCEND-1): updated results from the multicentre, open-label, phase 1 trial. Lancet Oncol, 17: 452-463, 2016.
7) Crinò L, et al: Multicenter Phase Ⅱ Study of Whole-Body and Intracranial Activity with Ceritinib in Patients With ALK-Rearranged Non-Small-Cell Lung Cancer Previously Treated With Chemotherapy and Crizotinib: Results From ASCEND-2. J Clin Oncol, 34: 2866-2873, 2016.
8) Shaw AT, et al: Ceritinib versus chemotherapy in patients with ALK-rearranged non-small-cell lung cancer previously given chemotherapy and crizotinib (ASCEND-5): a randomised, controlled, open-label, phase 3 trial. Lancet Oncol, 18: 874-886, 2017.
9) Hida T, et al: Pharmacologic study (JP28927) of alectinib in Japanese patients with ALK+ non-small-cell lung cancer with or without prior crizotinib therapy. Cancer Sci, 107: 1642-1646, 2016.
10) Gadgeel SM, et al: Safety and activity of alectinib against systemic disease and brain metastases in patients with crizotinib-resistant ALK-rearranged non-small-cell lung cancer (AF-002JG): results from the dose-finding portion of a phase 1/2 study. Lancet Oncol, 15: 1119-1128, 2014.
11) Ou SH, et al: Alectinib in Crizotinib-Refractory ALK-Rearranged Non-Small-Cell Lung Cancer: A Phase Ⅱ Global Study. J Clin Oncol, 34: 661-668, 2016.
12) Shaw AT, et al: Alectinib in ALK-positive, crizotinib-resistant, non-small-cell lung cancer: a single-group, multicentre, phase 2 trial. Lancet Oncol, 17: 234-242, 2016.
13) Ito K, et al: Sequential Therapy with Crizotinib and Alectinib in ALK-Rearranged Non-Small Cell Lung Cancer-A Multicenter Retrospective Study. J Thorac Oncol, 12: 390-396, 2017.
14) Ahn M, et al: Brigatinib in crizotinib-refractory ALK+ NSCLC: Updated efficacy and safety results from ALTA, a randomized phase 2 trial. J Thorac Oncol, 12: S1755-S1756, 2017.
15) Kim DW, et al: Brigatinib in patients with crizotinib-refractory anaplastic lymphoma kinase-positive non-small-cell lung cancer: A randomized, multicenter phase Ⅱ trial. J Clin Oncol, 35: 2490-2498, 2017.
16) Hida T, et al: Phase Ⅱ study of ceritinib in alectinib-pretreated patients with anaplastic lymphoma kinase-rearranged metastatic non-small-cell lung cancer in Japan: ASCEND-9. Cancer Sci, 109: 2863-2872, 2018.
17) Shaw AT, et al: Lorlatinib in non-small-cell lung cancer with ALK or ROS1 rearrangement: an international, multicentre, open-label, single-arm first-in-man phase 1 trial. Lancet Oncol, 18: 1590-1599, 2017.
18) Katayama R. et al: P-glycoprotein Mediates Ceritinib Resistance in Anaplastic Lymphoma Kinase-rearranged Non-small Cell Lung Cancer. EBioMedicine, 3: 54, 2015.
19) Felip Font E, et al: Efficacy and safety of lorlatinib in patients with ALK+ non-small cell lung cancer (NSCLC) previously treated with 2nd-generation ALK TKIs. Ann Oncol, 28: v460, 2017.

8 その他の治療にかかわる比較試験

稀な遺伝子変異

▶ *ROS1*, *BRAF*, *RET*, *MET*遺伝子変異はそれぞれ非小細胞肺癌（NSCLC）の1～3%に存在し，希少頻度のため大規模比較試験の実施は容易ではなく，主に単群の非盲検臨床試験が実施されている．

▶ ただし，標的遺伝子に対して選択性の高い分子標的薬が複数開発されており，今後は有効性が証明された分子標的薬同士の比較試験が設定される可能性はある．

▶ わが国では，2017年5月に*ROS1*陽性肺癌に対して，クリゾチニブ（ザーコリ®）が，2018年3月にBRAF V600E陽性肺癌にダブラフェニブ（タフィンラー®）とトラメチニブ（メキニスト®）の併用療法が保険承認されている．また，2018年3月にMET阻害薬であるテポチニブが厚生労働省の先駆け審査指定制度の対象品目として指定されており，今後，がんゲノム医療の拡大に伴い，RETやMETに関しても早期に分子標的薬が承認されることが期待される．

ROS1 融合遺伝子

▶ *ROS1* 融合遺伝子は，染色体の転座や部分的欠失などで遺伝子再構成が起こり，ROS1の全チロシンキナーゼドメインと種々のパートナー遺伝子が融合することで発生する．*ROS1*陽性となる頻度はNSCLCの1～2%であり，多くが非扁平上皮NSCLCで，人種間差は認められていない[1, 2]．

▶ ROS1はタンパク質の構造がALKのチロシンキナーゼ領域と類似しており，クリゾチニブはALKとROS1のどちらにも高い親和性をもつ．

▶ 海外で行われたクリゾチニブの第Ⅰ相試験（PROFILE1001試験）[3]の拡大コホートにおいて，*ROS1*陽性進行NSCLC患者50人のうち，完全奏効が3例，部分奏効が33例で，奏効率（RR）は72%，奏効期間中央値は17.6ヵ月，無増悪生存期間（PFS）中央値は19.2ヵ月であった**（図1）**．

▶ また，東アジアで実施された第Ⅱ相試験（OO12-01試験）[4]では，127人が登録され，RRは71.7%と海外の試験と同等の結果であった．これらの結果をもって，クリゾチニブはROS1陽性進行NSCLCへ適応拡大が承認された．

▶ *ROS1*陽性肺癌ではクリゾチニブへの耐性機序の解明やセリチニブ[5]，ロラチニブ[6]といった他の分子標的薬の臨床試験も行われている．

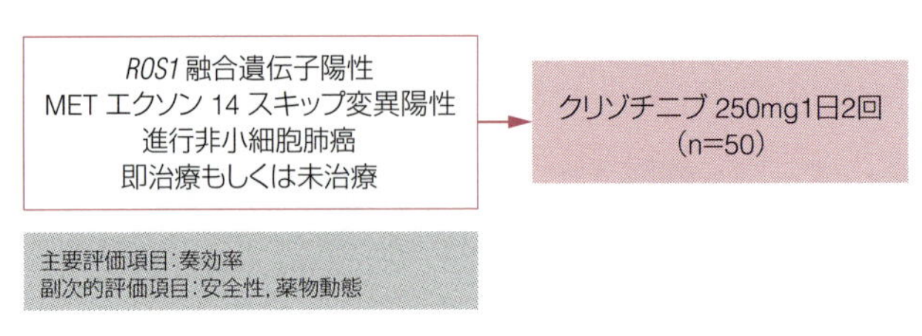

図1　試験デザイン（PROFILE1001試験拡大コホート）

*BRAF*遺伝子変異

▶ *BRAF*遺伝子変異は肺癌以外にも大腸癌，悪性黒色腫などで発生することが知られている．もっとも頻度の高いコドン600（V600）に変異のある悪性黒色腫で，最初にBRAF阻害薬ダブラフェニブとMEK阻害薬トラメチニブが承認された．

▶ 悪性黒色腫以外の*BRAF V600E*変異陽性癌を対象としたBRAF V600キナーゼ阻害薬であるベムラフェニブのバスケット試験[7]において，NSCLCは20人登録され，RRは42%，PFS中央値は7.3ヵ月であった．

▶ *BRAF V600E*陽性の既治療肺癌患者を対象としたダブラフェニブとトラメチニブ併用療法の第Ⅱ相試験（BRF113928試験）[8～10]が行われた**（図2）**．この試験はダブラフェニブ単剤の効果を評価するコホートA，2剤併用の効果を評価するコホートB（既治療例）とコホートC（未治療例）の3群で行われた．RRは単剤群で33%，既治療群で63%，未治療群で64%，PFS中央値は単剤群で5.5ヵ月，既治療群で9.7ヵ月，未治療群で14.6ヵ月であった．単剤群では病態悪化（PD）例が多くみられ，MEK阻害薬併用の必要性が示唆された．

▶ 最近，化学療法との併用試験が行われている免疫チェックポイント阻害薬に関しては，単一の原因遺伝子によるキナーゼの発癌性変化を特徴とする腫瘍では，遺伝子変異数および新生抗原の産生量が少ないことから有効性が劣ると考えられる[11]．しかし，悪性黒色腫ではKEYNOTE-022試験のように，免疫チェックポイント阻害薬と分子標的薬を併用した試験が行われており，今後，*BRAF V600E*陽性NSCLCにおいても同様の試験が行われる可能性がある．

▶ *BRAF*遺伝子変異の半数がV600E以外の変異であるが，上記試験の選択規準から外れており，効果については不明である．現在，V600E以外の変異を対象とした臨床試験が進行中である．

*RET*融合遺伝子

▶ *RET*融合遺伝子は，2012年に報告された遺伝子異常[12]であり，KIF5B-RETがもっとも高頻度だが，その他CCDC6-RETやNCOA4-RET，TRIM33-RETが報告されている[13]．RET阻害活性を有するマルチキナーゼ阻害薬の治療効果が報告されており，RETを選択的に阻害

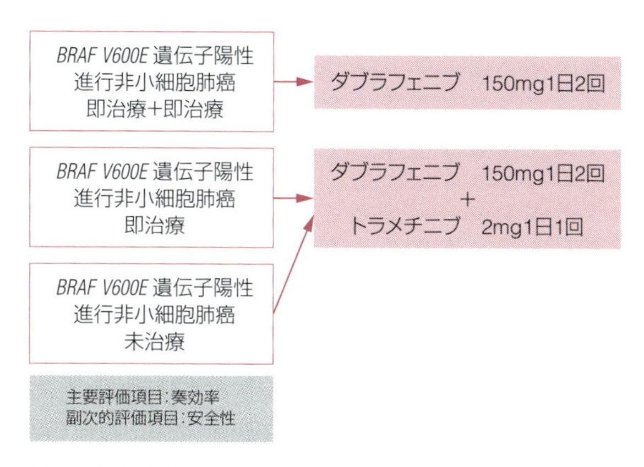

図2 試験デザイン（BRF113928試験）

する分子標的薬については現在開発中である．

▶ *RET*陽性患者を対象としたバンデタニブの第II相試験（LURET試験）[14]ではRRは53%，PFS中央値は4.7ヵ月であった．cabozantinibの第II相試験[15]ではRRは28%でPFS中央値は5.5ヵ月，レンバチニブの第II相試験ではRRは16%，PFS中央値は7.3ヵ月であった．

▶ 各試験で観察された治療効果に差がある要因として，患者の組み入れ基準が異なっていることが指摘されている．いずれの試験も一定の治療効果は認めるものの，*EGFR*変異や*ALK*融合遺伝子を有する肺癌における分子標的薬ほどの治療成績は得られておらず，さらなる治療開発が求められる．

▶ 現在，*RET*陽性肺癌患者を対象として，RET活性を阻害することが知られているアレクチニブの有効性を評価する第I/II相臨床試験（ALL-RET試験）やRETの選択的な阻害薬LOXO-292の有効性を評価する第I相試験などが進行中である．2018年のASCOで，LOXO-292の第I相試験（LIBRETTO-001試験）の結果が報告され，*RET*陽性肺癌患者に対して，RRは65%であった．

*MET*遺伝子異常

▶ 肺癌の有望な治療標的として，METエクソン14スキップ変異と*MET*遺伝子増幅がある．

▶ 前出の（p.225），クリゾチニブの臨床第I相試験（PROFILE1001試験）[16]の拡大コホートにおいて，*MET*エクソン14スキップ変異を認めた進行NSCLC患者に対してクリゾチニブを投与したところ，RRは44%であった（図1）．

▶ また，2018年のASCOでは，METを高度選択的に阻害するテポチニブの第II相試験（VISON試験）[17]の結果が報告され，RRは46%であった．また同年の欧州臨床腫瘍学会では，capmatinibの第II相試験（GEOMETRY mono-1 試験）の結果が報告され，RRは既治療例で39%，未治療例で72%であった．

▶ 耐性化機序についての報告もあり，例えばクリゾチニブに耐性を示したMETエクソン14スキップ変異陽性肺癌症例では，METY1230Cや D1228N変異が耐性化に関わっているとの報告がある[18,19]．

（太田登博／葉　清隆）

参考文献

1） Takeuchi K, et al: RET, ROS1 and ALK fusions in lung cancer. Nat Med, 18: 378-381, 2012.
2） Rikova K, et al: Global survey of phosphotyrosine signaling identifies oncogenic kinases in lung cancer. Cell, 131: 1190-1203, 2007.
3） Shaw AT, et al: Crizotinib in ROS1-rearranged non-small-cell lung cancer. N Engl J Med, 371: 1963-1971, 2014.
4） Wu YL, et al: Phase Ⅱ Study of Crizotinib in East Asian Patients With ROS1-Positive Advanced Non-Small-Cell Lung Cancer. J Clin Oncol, 36: 1405-1411, 2018.
5） Lim SM, et al: Open-Label, Multicenter, Phase Ⅱ Study of Ceritinib in Patients With Non-Small-Cell Lung Cancer Harboring ROS1 Rearrangement. J Clin Oncol, 35: 2613-2618, 2017.
6） Shaw AT, et al: Lorlatinib in non-small-cell lung cancer with ALK or ROS1 rearrangement: an international, multicentre, open-label, single-arm first-in-man phase 1 trial. Lancet Oncol, 18: 1590-1599, 2017.
7） Hyman DM, et al: Vemurafenib in Multiple Nonmelanoma Cancers with BRAF V600 Mutations. N Eng J Med, 373: 726-736, 2015.
8） Planchard D, et al: Dabrafenib plus trametinib in patients with previously untreated BRAF(V600E)-mutant metastatic non-small-cell lung cancer: an open-label, phase 2 trial. Lancet Oncol, 18: 1307-1316, 2017.
9） Planchard D, et al: Dabrafenib in patients with BRAF(V600E)-positive advanced non-small-cell lung cancer: a single-arm, multicentre, open-label, phase 2 trial. Lancet Oncol, 17: 642-650, 2016.
10） Planchard D, et al: Dabrafenib plus trametinib in patients with previously treated BRAF(V600E)-mutant metastatic non-small cell lung cancer: an open-label, multicentre phase 2 trial. Lancet Oncol, 17: 984-993, 2016.
11） Rizvi NA, et al: Cancer immunology. Mutational landscape determines sensitivity to PD-1 blockade in non-small cell lung cancer. Science, 348: 124-128, 2015.
12） Kohno T, et al: KIF5B-RET fusions in lung adenocarcinoma. Nat Med, 18: 375-377, 2012.
13） Drilon A, et al: Response to Cabozantinib in patients with RET fusion-positive lung adenocarcinomas. Cancer discovery, 3: 630-635, 2013.
14） Yoh K, et al: Vandetanib in patients with previously treated RET-rearranged advanced non-small-cell lung cancer (LURET): an open-label, multicentre phase 2 trial. The Lancet Respir Med, 5: 42-50, 2017.
15） Drilon A, et al: Cabozantinib in patients with advanced RET-rearranged non-small-cell lung cancer: an open-label, single-centre, phase 2, single-arm trial. Lancet Oncol, 17: 1653-1660, 2016.
16） Drilon AE, et al: Efficacy and safety of crizotinib in patients (pts) with advanced MET exon 14-altered non-small cell lung cancer (NSCLC). J Clin Oncol, 34: 108, 2016.
17） Felip E, et al: Tepotinib in patients with advanced non-small cell lung cancer (NSCLC) harboring MET exon 14-skipping mutations: Phase Ⅱ trial. J Clin Oncol, 36: 9016, 2018.
18） Ou S-HI, et al: Emergence of pre-existing METY1230 C mutation as a resistance mechanism to crizotinibin NSCLC with MET exon 14 skipping. J Thorac Oncol, 12: 137-140, 2017.
19） Heist RS, et al: Acquired Resistance to Crizotinib in NSCLC with MET Exon 14 Skipping. J Thorac Oncol, 11: 1242-1245, 2016.

第X章

限局型小細胞肺癌

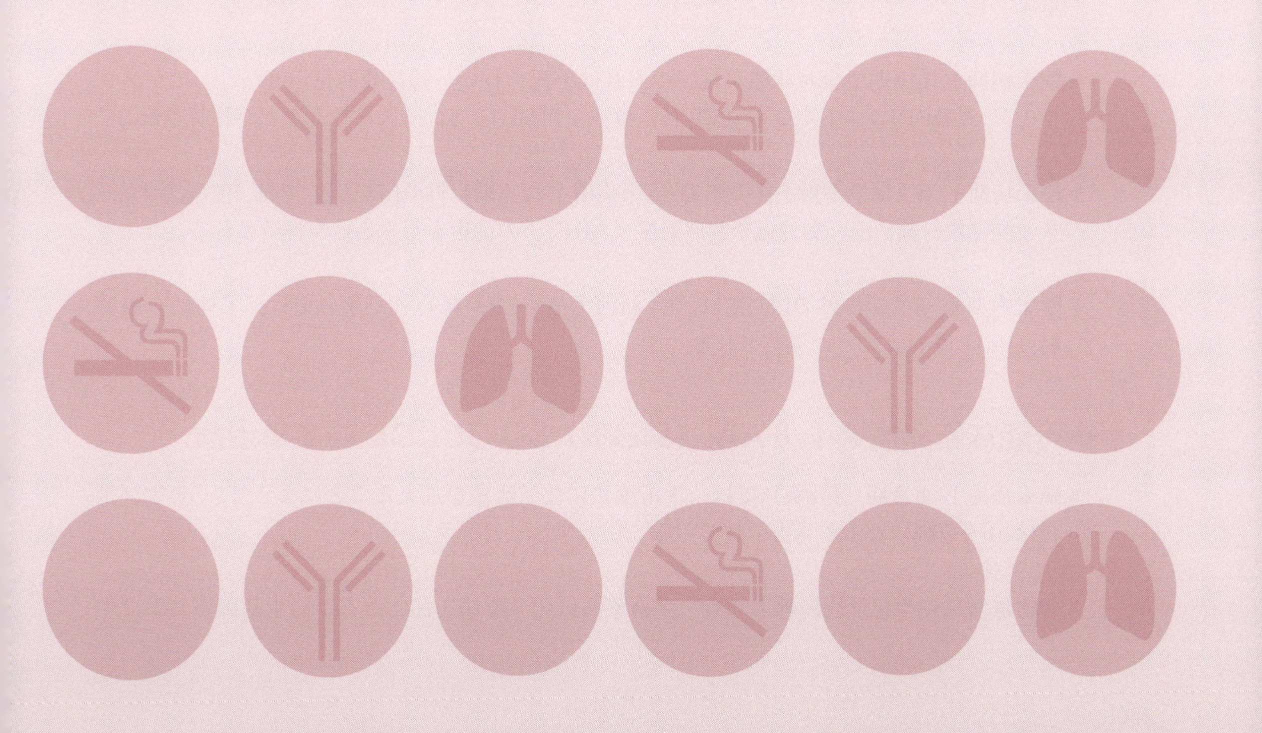

1 LD-SCLCの治療戦略

限局型小細胞肺癌とは

▶限局型小細胞肺癌（SCLC）は新規肺癌の約13%程度を占めている．90%以上が元もしくは現喫煙者であるが，その割合は年々減少傾向にある．極めて悪性度の高い腫瘍であるが，化学療法および放射線治療に対する感受性は高い[1]．

▶SCLCに対する病期分類は，TNM分類とは別に，治療選択に合わせて限局型（LD）と進展型（ED）に分類され，臨床的に広く用いられている．

▶LDは腫瘍が一側胸郭内に存在し，同側肺門リンパ節，両側縦隔リンパ節，両側鎖骨上窩リンパ節に限局している場合とし，上記以外の場合をEDとしている．悪性胸水・心嚢水に関しては統一された見解がない[2]．

▶LD-SCLCはSCLCの約30～40%を占め，初回治療によって一部の患者に治癒が期待でき，生存期間中央値 15～20ヵ月，2年生存割合20～40%と長期生存が期待できる場合もある[1]．

わが国における限局型小細胞肺癌の治療アルゴリズム

▶「肺癌診療ガイドライン 2018年版」[3]の治療アルゴリズムを**図1**に，治療レジメンを**表1**に示す．

▶臨床病期 I，II A期で全身状態が良好であれば手術を行い，術後補助化学療法としてシスプラチン（CDDP）/エトポシド（VP-16）療法（PE療法）4コースを行うことが推奨される．

▶臨床病期 I，II A期で手術不能の患者，臨床病期 I，II A期以外のLD-SCLCでは，PE療法 4コースと胸部放射線治療〔加速過分割照射法（AHF)〕の併用を行うことが推奨される．

▶臨床病期 I，II A期以外のLD-SCLCで，初回治療でCRが得られた患者では，予防的全脳照射（PCI）を行うことが推奨される．

手術可能な臨床病期 I，II A期（第8版）LD-SCLCに対する治療

▶臨床病期 I，II A期（第8版）では，手術療法に化学療法を加えることによって，5年生存割合は40～70%になると報告されている[4～6]．

▶薬物療法単独や化学放射線よりも，手術療法に化学療法を加えた方が局生制御率および生

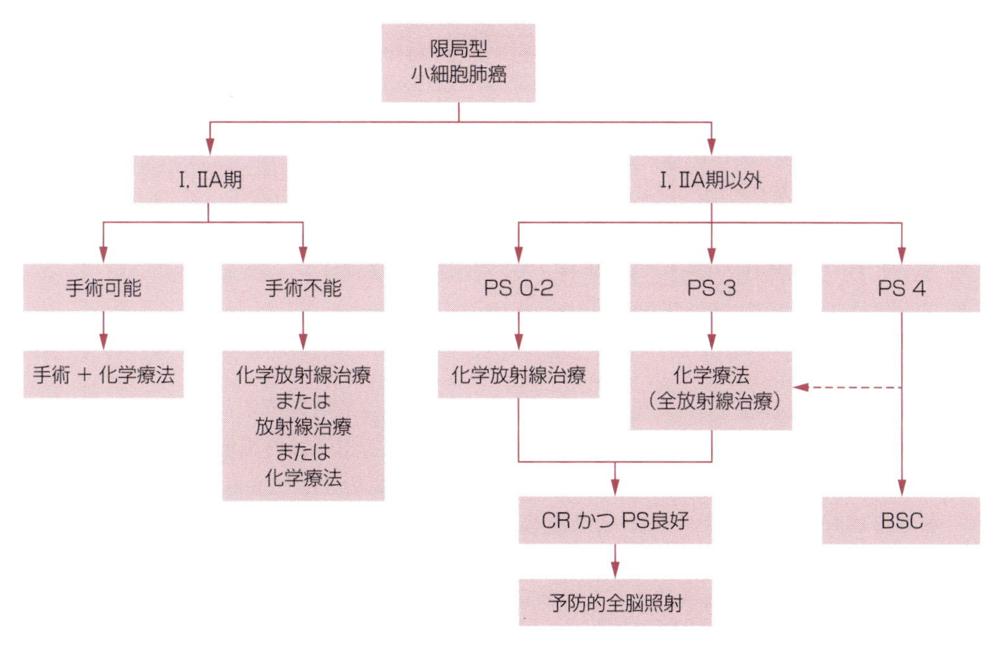

図1 限局型小細胞肺癌の治療アルゴリズム

（文献3より一部改変）

表1 限局型小細胞肺癌の治療レジメン

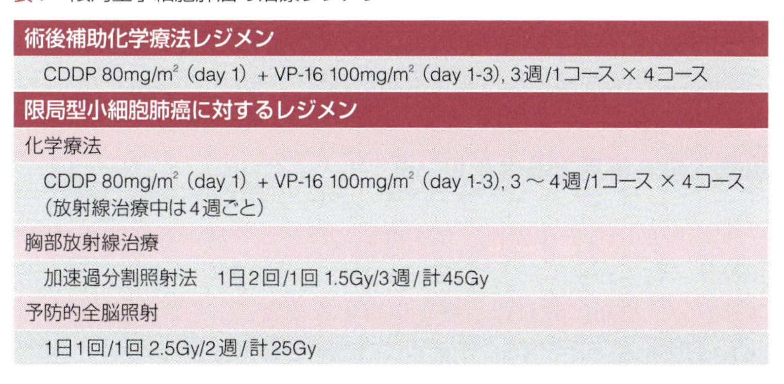

術後補助化学療法レジメン
CDDP 80mg/m² (day 1) + VP-16 100mg/m² (day 1-3), 3週/1コース × 4コース
限局型小細胞肺癌に対するレジメン
化学療法
CDDP 80mg/m² (day 1) + VP-16 100mg/m² (day 1-3), 3〜4週/1コース × 4コース（放射線治療中は4週ごと）
胸部放射線治療
加速過分割照射法 1日2回/1回 1.5Gy/3週/計45Gy
予防的全脳照射
1日1回/1回 2.5Gy/2週/計25Gy

（文献3より作成）

存期間中央値が有意に良好であると報告されている[7]．

▶完全切除されたLD-SCLCを対象に術後補助化学療法（PE療法）の有用性を検証する第II相試験（JCOG9101試験）が施行され，全体の3年生存割合は61%，I期では68%と良好な成績であった[8]．

▶以上の結果より，臨床病期I，II A期（第8版）のLD-SCLCに対しては，手術療法＋術後補助化学療法（PE療法）4コースが推奨される．

手術不能な臨床病期Ⅰ，ⅡA期（第8版）LD-SCLCに対する治療

▶手術不能な臨床病期Ⅰ，ⅡA期（第8版）LD-SCLCに対する明確なエビデンスはなく，臨床病期Ⅰ期以外のLD-SCLCに準じて，化学放射線療法が治療選択肢となる．全身状態不良例においては，化学療法単独もしくは放射線療法単独も治療選択肢となり得る．

臨床病期Ⅰ，ⅡA期以外LD-SCLCに対する治療

1. 化学放射線療法

▶Pignonらは，LD-SCLCに対して化学療法単独群と化学放射線療法群を比較した13の比較試験のメタアナリシスを行い，化学療法単独群に対して化学放射線療法群の相対死亡リスク0.86（95% CI：0.78-0.941，P＝0.001）であり，3年生存割合は化学療法単独群 8.9%，化学放射線療法群 14.3%（P＝0.001）と化学放射線療法群で有意に改善すると報告した[9]．

▶Wardeらは，化学療法単独群と化学放射線療法群を比較した11の比較試験のメタアナリシスを行い，放射線治療を併用することで，2年生存割合が5.4%（95% CI：1.1-9.7，$P < 0.05$）改善し，局所制御割合は25.3%改善すると報告した[10]．

▶これらのメタアナリシスの報告により，化学療法に放射線療法を併用することの有用性が示されており，化学放射線療法が推奨されている．

▶化学放射線療法に併用する化学療法のレジメンに関して，比較検討した試験はない．多くの化学療法と放射線療法の同時併用の比較試験においてPE療法が用いられる．

2. 胸部放射線治療を併用するタイミング

▶Friedらは，早期同時併用療法（化学療法1・2コース以内に放射線治療を開始）と後期同時併用療法（化学療法3コース以降に放射線治療を開始）した7つの比較試験のメタアナリシスを行い，早期に放射線治療を併用することによる2年生存割合の相対危険度は1.17（95% CI：1.02–1.35，P＝0.03）と有意に改善すると報告した[11]．

▶わが国では，Takadaら施行した，化学療法と同時にAHFを行う同時併用群（化学療法の開始と同時に照射も開始）と化学療法後にAHFを行う逐次併用群の比較試験（JCOG9104試験）が行われた．生存期間中央値は同時併用群で27.2ヵ月，逐次併用群で19.7ヵ月と同時併用群で良好な結果であった[12]．

▶以上の結果より，放射線治療はできるだけ早期から同時併用することが推奨される．

3. 胸部放射線治療の照射法

▶化学療法と胸部放射線治療の併用療法において，通常照射法（1日1回/1回1.8Gy/5週/計45Gy）とAHF（1日2回/1回1.5Gy/3週/計45Gy）のどちらが優れているかを検討する比較

試験が行われている．5年生存割合は通常照射法 16%，AHF 26%とAHFが有意に良好な結果であった．グレード3の食道炎はAHFで多く，注意が必要である[13]．

▶上記より，胸部放射線治療の照射法は，AHF 1日2回/1回1.5Gy/3週/計45Gyが推奨されている．

▶過分割照射における急性障害が懸念される場合は，通常照射も治療の選択肢となる．

4. 高齢者・PS不良例に対する治療

▶LD-SCLCに対する臨床試験は，70歳もしくは75歳以上の高齢者に限定した臨床試験は行われておらず，エビデンスは十分ではない．同様にPS 3-4に対する試験も行われてはいない．

▶同時併用化学放射線療法（CCRT）が困難な場合は，化学療法を先行させ，全身状態が改善した場合は胸部放射線治療を逐次的に併用することが勧められる．

▶PS 4に対する薬物療法のエビデンスは極めて少ない．PS 4に関しては毒性を考慮する必要があり，治療を勧める根拠に乏しい．

5. 予防的全脳照射（PCI）

▶Aupérinらは，PCIに対する7つの比較試験のメタアナリシスを行い，CRとなったSCLCの患者に対してPCIを行うことによって，相対死亡リスク 0.84（95% CI：0.73-0.97，P＝0.01）であり，3年生存割合はコントロール群 15.3%に対しPCI群 20.7%と5.4%改善することを報告した．また，3年以内の脳転移発生頻度はコントロール群 58.6%に対しPCI群 33.3%と有意に減少を示した[14]．

▶6ヵ月以上経ってからのPCIは有意に脳転移の出現を抑制しないことから，できるだけ早期（治療開始から6ヵ月以内）にPCIをすることが勧められる[14]．

▶PCIの線量に関しては，1回2.5Gy/10回/計25Gyと1回2Gy/18回/計36Gyを比較した無作為化比較試験を行い，2年脳転移再発頻度に有意差は認めなかった[15]．

▶晩期有害事象として，軽度の会話能力の低下，下肢の筋力低下，知的障害や記銘力の低下が報告されている[16]．

▶以上より，PCIは25Gy/10回の線量が推奨される．

まとめ

▶LD-SCLCに対する新たなエビデンスは乏しく，ここ数年で標準治療は変化していないのが現状である．免疫療法を用いたいくつかの試験が進行中であり，それらの結果に期待したい．

（中村　敦）

参考文献

1) van Meerbeeck JP, et al : Small-cell lung cancer. Lancet, 378(9804): 1741-1755, 2011.
2) Vallières E, et al : The IASLC Lung Cancer Staging Project: proposals regarding the relevance of TNM in the pathologic staging of small cell lung cancer in the forthcoming (seventh) edition of the TNM classification for lung cancer. J Thorac Oncol, 4(9):1049-1059, 2009.
3) 日本肺癌学会 編 : 肺癌診療ガイドライン 2018年版, p.238 金原出版, 2018.
4) Rea F, et al : Long term results of surgery and chemotherapy in small cell lung cancer. Eur J Cardiothorac Surg, 14(4):398-402, 1998.
5) Shepherd FA, et al : Adjuvant chemotherapy following surgical resection for small-cell carcinoma of the lung. J Clin Oncol, 6(5):832-838, 1988.
6) Inoue M, et al: Surgical results for small cell lung cancer based on the new TNM staging system. Thoracic Surgery Study Group of Osaka University, Osaka, Japan. Ann Thorac Surg, 70(5): 1615-1619, 2000.
7) Badzio A, et al: A retrospective comparative study of surgery followed by chemotherapy vs non-surgical management in limited-disease small cell lung cancer. Eur J Cardiothorac Surg, 26(1): 183-188, 2004.
8) Tsuchiya R, et al : Phase Ⅱ trial of postoperative adjuvant cisplatin and etoposide in patients with completely resected stage Ⅰ-Ⅲa small cell lung cancer: the Japan Clinical Oncology Lung Cancer Study Group Trial (JCOG9101). J Thorac Cardiovasc Surg, 129(5):977-983, 2005.
9) Pignon JP, et al : A meta-analysis of thoracic radiotherapy for small-cell lung cancer. N Engl J Med, 327(23):1618-1624, 1992.
10) Warde P, et al : Does thoracic irradiation improve survival and local control in limited-stage small-cell carcinoma of the lung? A meta-analysis. J Clin Oncol, 10(6):890-895, 1992.
11) Fried DB, et al : Systematic review evaluating the timing of thoracic radiation therapy in combined modality therapy for limited-stage small-cell lung cancer. J Clin Oncol, 22(23):4837-4845, 2004.
12) Takada M, et al : Phase Ⅲ study of concurrent versus sequential thoracic radiotherapy in combination with cisplatin and etoposide for limited-stage small-cell lung cancer: results of the Japan Clinical Oncology Group Study 9104. J Clin Oncol, 20(14):3054-3060, 2002.
13) Turrisi AT 3rd, et al : Twice-daily compared with once-daily thoracic radiotherapy in limited small-cell lung cancer treated concurrently with cisplatin and etoposide. N Engl J Med, 340(4):265-271, 1999.
14) Aupérin A, et al : Prophylactic cranial irradiation for patients with small-cell lung cancer in complete remission. Prophylactic Cranial Irradiation Overview Collaborative Group. N Engl J Med, 341(7):476-484, 1999.
15) Le Péchoux C, et al : Standard-dose versus higher-dose prophylactic cranial irradiation (PCI) in patients with limited-stage small-cell lung cancer in complete remission after chemotherapy and thoracic radiotherapy (PCI 99-01, EORTC 22003-08004, RTOG 0212, and IFCT 99-01): a randomised clinical trial. Lancet Oncol, 10(5):467-474, 2009.

2 わが国での標準治療にかかわる大規模無作為化比較試験

▶ 小細胞肺癌（SCLC）は，肺癌の10～15％を占める．非小細胞肺癌（NSCLC）と比較し，腫瘍増殖スピードが速く，化学療法および放射線治療の感受性は高いとされる．

▶ 治療戦略は，限局型（LD）と進展型（ED）に大別して考える必要がある．LDは，病巣が1側胸郭内に限局し，同側肺門リンパ節，両側縦隔リンパ節，両側鎖骨上窩リンパ節に留まると定義されており，根治を目指すことが可能な病期であるため，治療のコンプライアンスをいかに上昇させるかが重要である．

▶ LD-SCLCにおける日本肺癌研究者の果たした役割は大きく，代表的な2試験（JCOG9104試験，JCOG0202試験）について本項では取り上げる．

JCOG9104試験[1)]

▶ 231例のLD-SCLCを対象に，シスプラチン（CDDP）（80mg/m^2, day 1）/エトポシド（VP-16）（100mg/m^2, day 1-3）を3週ごとに4サイクル投与するレジメンに，1日2回（1回1.5Gy，合計45Gy）の過分割照射を用いた放射線同時併用と逐次併用の比較試験である（図1）．

▶ 登録患者背景は，平均年齢は65歳で，臨床病期は2～3B，PSは2まで組み入れ可能であったが，95％の症例はPS 0-1であった．

▶ 有害事象については，「同時併用群」において，白血球減少，好中球減少，血小板減少，貧血の有害事象が「逐次併用群」と比較し増加傾向であったが，治療関連死は「同時併用群」3%，「逐次併用群」4％と明らかな増加は認められなかった．

▶ 主要評価項目である全生存期間（OS）において，「同時併用群」と「逐次併用群」は，それぞれ生存期間中央値は27.2ヵ月と19.7ヵ月（P＝0.097）と同時併用群で良好な傾向を示した（図2）．

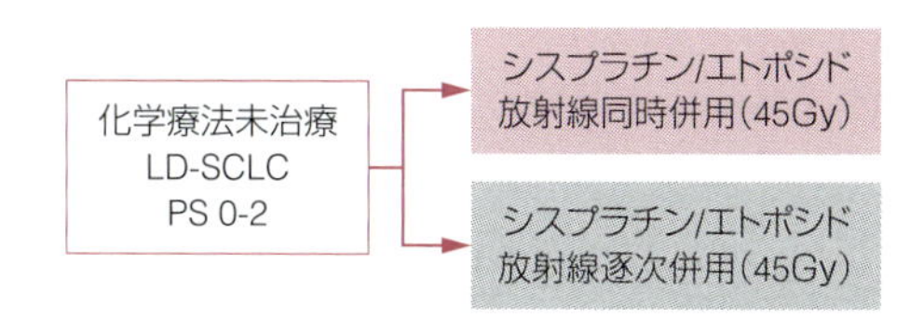

図1　試験デザイン（JCOG9104試験）

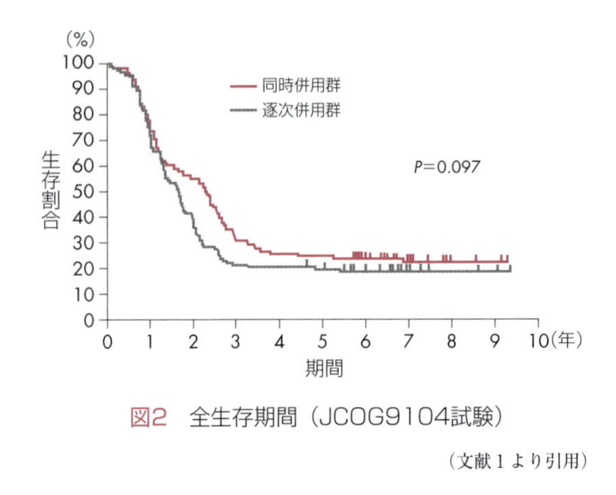

図2　全生存期間（JCOG9104試験）

（文献1より引用）

- 2年，3年，5年生存割合は，「同時併用群」54.4%，29.8%，23.7%で，「逐次併用群」は35.1%，20.2%，18.3%と，「同時併用群」で良好な傾向を示した．

- 放射線治療を早期に導入することにより，患者の脳転移などの致命的な遠隔転移が抑えられる可能性があること，副作用がやや増強する可能性があるものの，放射線照射と化学療法を同時に行うほうの治療効果が優れていると結論づけている．

JCOG0202試験[2)]

- LD-SCLCに対する，1コースのVP-16/CDDPと胸部放射線過分割照射同時併用療法に引き続く，VP-16/CDDP療法とイリノテカン（CPT-11）/CDDP療法の比較試験である（**図3**）．

- 20～70歳，ECOG PS 0-1，臓器機能が保たれている．治療歴のないLD-SCLCに対し，導入化学療法1サイクル（VP-16 100mg/m^2 day 1-3/CDDP 80mg/m^2 day1）＋加速過分割照射（45Gy/30回/3週）を実施後，non-PD症例を維持化学療法：VP-16/CDDP（EP療法群）vs CPT-11（60mg/m^2，day 1, 8, 15）/CDDP（60mg/m^2，day 1）（IP療法群）に無作為化した．

- 281例が登録され，272例がVP-16/CDDP併用加速過分割照射後，258例が最終的に無作為化された．

- 主要評価項目であるOSは，EP群 3.2年，IP群2.8年であり，両群間に統計学的有意差は認められなかった（HR：1.09, 95% CI：0.80-1.46, one-sided stratified log rank P=0.70）（**図4**）．

- 主なグレード3/4有害事象は，EP療法群 vs IP療法群で，好中球減少 120例（95%）vs 101例（78%），貧血 44例（35%）vs 50例（39%），血小板減少症26例（21%）vs 6例（5%），発熱性好中球減少症（FN）21例（17%）vs 18例（14%），下痢 2例（2%）vs 13例（10%）．

- 各群1例に治療関連死亡が認められた（EP群 放射線肺臓炎，IP群 脳梗塞）．

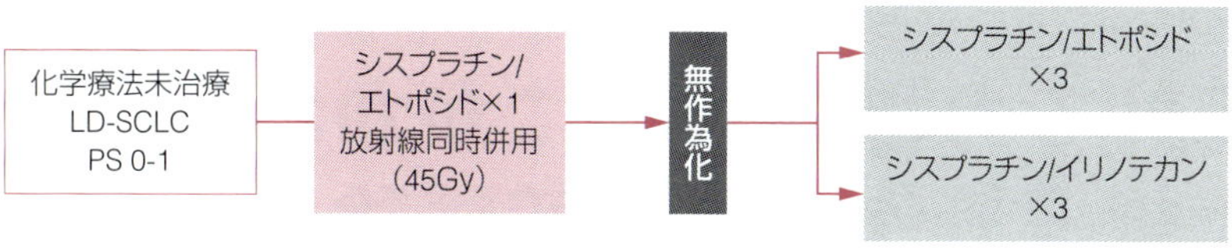

化学療法未治療
LD-SCLC
PS 0-1
シスプラチン/
エトポシド×1
放射線同時併用
(45Gy)
無作為化
シスプラチン/エトポシド
×3
シスプラチン/イリノテカン
×3

図3 試験デザイン（JCOG0202試験）

(%)
100
90
80
70
60
50
40
30
20
10
0
生存割合
エトポシド／シスプラチン群
イリノテカン／シスプラチン群
0
1
2
3
4
5
6
7
8
9
(年)
期間

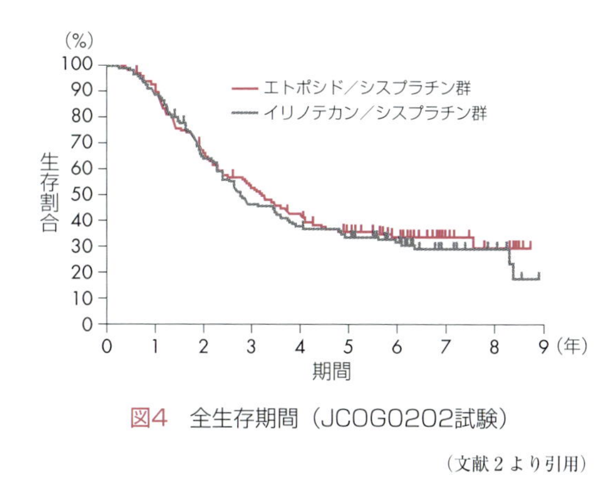

図4 全生存期間（JCOG0202試験）

（文献2より引用）

まとめ

▶LD-SCLCの最大の目的は根治率の上昇であり，放射線併用化学療法は，逐次から同時併用，放射線量・回数の工夫により進歩してきた感があるが，現在の殺細胞性抗癌薬の組み合わせではその治療効果はプラトーであることも否めない．NSCLCでは，放射線化学療法後のデュルバルマブが生存改善効果に寄与していることが証明されたため，今後は免疫チェックポイント阻害薬を含めたマルチモダリティにより，治癒率の向上を期待したい．

（武田真幸）

参考文献

1）Takada M, et al: Phase Ⅲ study of concurrent versus sequential thoracic radiotherapy in combination with cisplatin and etoposide for limited-stage small-cell lung cancer: results of the Japan Clinical Oncology Group Study 9104. J Clin Oncol, 20 (14): 3054-3060, 2002.
2）Kubota K, et al: Randomized Phase Ⅲ Study of Etoposide and Cisplatin versus Irinotecan and Cisplatin in Patients with Limited Small-Cell Lung Cancer Treated with Etoposide and Cisplatin plus Concurrent Accelerated Hyperfractionated Thoracic Radiotherapy: JCOG0202. Lancet Oncol, 15: 106-113, 2014.
3）Antonia SJ, et al: Overall Survival with Durvalumab after Chemoradiotherapy in Stage Ⅲ NSCLC. N Engl J Med, 379 (24): 2342-2350, 2018.

3 海外での標準治療にかかわる大規模無作為化比較試験

▶小細胞肺癌（SCLC）に対する根治的な治療戦略として，肉眼的，あるいは潜在的な遠隔転移に対応した治療が必要であり，全身化学療法が主たる治療となる．一方で，化学療法単独での局所効果が不十分であることから，臨床病期Ⅰ-ⅡA期を除く限局型小細胞肺癌（LD-SCLC）に対する現在の標準治療は，全身化学療法と胸部放射線治療（TRT）の同時併用とされている．

▶増殖能が旺盛であるSCLCでは，放射線治療期間中に生じ得る腫瘍細胞の遠隔転移や加速再増殖に対応した治療法の開発を目的として，同時化学放射線療法（CCRT）の適切な併用タイミングや放射線治療の至適な線量分割法の開発，あるいは，局所制御後の脳内再発を予防し，結果的に生存率を改善する目的としてTRT後の全脳照射に関する臨床試験が行われてきた．

▶本項では，LD-SCLCに対して，現在の「肺癌診療ガイドライン2018年版」で推奨されている標準治療の根拠となった海外の比較臨床試験結果について紹介する．

化学放射線療法の有効性に関する臨床試験

▶LD-SCLCに対する化学療法単独治療とTRTを化学療法に加えた併用治療とを比較する臨床試験が，70年代後半から行われてきた[1,2]．90年代には，これらの試験を含んだ2つのメタアナリシスが行われ[3,4]，放射線療法を併用することで治療関連死の頻度は増加するものの，局所制御の向上による全生存率の改善が得られることが明らかとなり，LD-SCLCに対しては，化学療法とTRTの併用が標準治療と位置づけられている．

化学療法と放射線療法の併用タイミングに関する臨床試験

▶化学療法とTRTの至適な併用タイミングを検討する目的で，同時併用と逐次併用，また，同時併用の場合には，早期の併用と後期の併用とでどちらが優れた治療法であるかを検討する複数の比較試験が行われた（**表1**）．

▶CALGB8083試験[5,6]では，TRTの早期併用（1・2コース目），後期併用（4・5コース目），および化学療法単独治療の3群が比較された．TRTは通常分割法（50 Gy/25回/5週）で行われ，早期併用群，後期併用群，化学療法単独群の生存期間中央値（MST）は，それぞれ13.0ヵ月，14.5ヵ月，13.6ヵ月であり，全生存期間（OS），無再発生存期間はいずれもTRT併用群が化学療法単独群に比較して優れていたが，併用時期に関しては，早期と後期では差は認めなかった．

表1　小細胞肺癌に対する臨床試験と治療成績

	著者	症例数	同時併用時期	総線量（Gy）	1回線量（Gy）	照射回数/日（回）	照射期間（日）	生存期間中央値(月)	全生存率（5年）
併用時期の比較	Perry[5,6]	125	早期	50	2.0	1	33	13	NA
		145	後期	50	2.0	1	33	14	NA
	Murray[7]	155	早期	40	2.67	1	19	21	20%
		153	後期	40	2.67	1	19	10	11%
	Jeremic[8]	52	早期	54	1.5	2	24	34	30%
		51	後期	54	1.5	2	24	26	15%
線量分割の比較	Turrisi[10]	211	早期	45	1.5	2	19	23	26%
		206	早期	48	1.8	1	33	19	16%
	Bonner[11], Schild[12]	130	後期	48	1.5	2	38（休止あり）	20	22%
		131	後期	50.4	1.8	1	38	20	21%
	Faivre-Finn[13,14]	274	早期	45	1.5	2	19	30	34%
		273	早期	66	2.0	1	45	25	31%

▶NCI-Canadaでは，TRTを2コース目と6コース目に併用した2群を比較した[7]．化学療法はシクロホスファミド（CPA）/ビンクリスチン（VCR）/ドキソルビシン（ADM）とシスプラチン（CDDP）/エトポシド（VP-16）（EP療法）を交互に3コース（計6コース），TRTは寡分割法（40 Gy/15回/3週）が用いられ，早期併用群のMSTは21.2ヵ月，5年生存率は20%で，後期併用群の10.8ヵ月，11%と比較して良好であった（$P=0.008$）．

▶加速過分割法（54 Gy/36回/3.6週）によるTRTと化学療法の早期併用（1コース目）と後期併用（3コース目）が比較された[8]．照射日ごとにカルボプラチン（CBDCA）/VP-16が施行され，早期併用群ではTRT後に，後期併用群ではTRT前後に，EP療法が計4コース追加された．早期併用群，後期併用群のMSTおよび5年生存率はそれぞれ34ヵ月 vs 26ヵ月，30% vs 15%と，早期併用群で良好であった（$P=0.023$）．

▶以上の試験を含めた2つのメタアナリシスでも，早期併用時の2年生存率が良好であることが明らかとなり，LD-SCLCに対する化学療法とTRTの同時併用では，早期併用が至適なタイミングと位置づけられた．

放射線治療の線量分割法に関する概念

▶放射線治療の線量分割法として，1日1回，1.8～2.0 Gyで行う通常分割法が基本であるが，その他に，過分割法，加速過分割法，寡分割法などがあり，腫瘍の生物学的特徴に応じて使い分けられているが（図1），SCLCに対する代表的な線量分割法は，加速過分割法である．

▶腫瘍の分割照射中の再増殖は治療期間の延長に伴って加速されることが知られているが，特に小細胞肺癌（SCLC）のように潜在的な増殖能が高い疾患では，治療期間が短いほうが抗腫瘍効果の点で有利とされている[9]．

▶治療期間を短くする手段として，1回線量を高くして照射回数を減じた寡分割法では晩期障

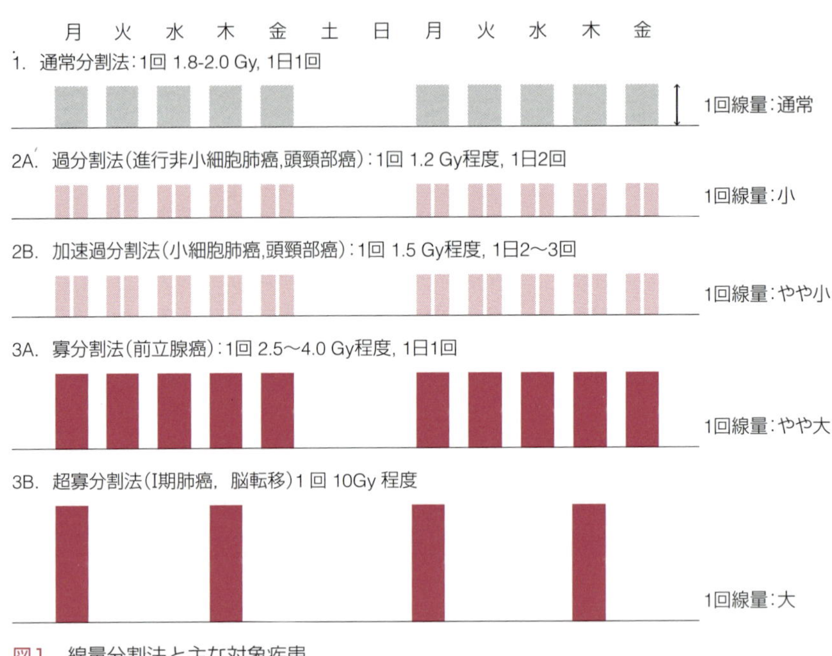

図1　線量分割法と主な対象疾患
1日に複数回の治療を行う過分割法には，有害事象を増やさずに総線量を増やすために，通常分割法よりも1回線量を極端に減じる方法（2A）と，治療中の再増殖に配慮し，治療期間を短縮させる加速過分割法（2B）がある．

害のリスクが高まるため，安全に照射期間を短縮する方法として加速過分割法がある．これは，1回1.5 Gy程度の照射線量を1日2回で行うが，正常組織における照射後の回復に必要な6時間程度の間隔をあけて2回行うことが肝要である．

放射線治療の線量分割方法に関する試験

- RTOGとECOGによるIntergroup0096試験では，早期同時併用で，通常分割法（45 Gy/25回/5週）と加速過分割法（45 Gy/30回/3週）が比較された[10]．化学療法は，3週ごとのEP療法が計4コース施行され，1コース目の第1日目からTRTが同時併用された．その結果，通常分割群のMSTは19ヵ月に対し，加速過分割群では23ヵ月，5年全生存率についても，通常分割群で16%，加速過分割群では26%と，加速過分割群で有意に良好であった（$P=0.04$）．

- NCCTG89-20-52試験[11, 12]では，後期同時併用（4コース以降）で，通常分割法 50.4 Gy/28回/38日と加速過分割法48 Gy/32回（2.5週の照射休止あり）が比較された．化学療法は，4週ごとのEP療法が計6コース施行された．両群ともMSTは20.6ヵ月で差を認めなかった（$P=0.68$）．TRTの治療期間が2群で同様であったことが，成績に影響した可能性が指摘されている．

- 3週ごとのEP療法（計4〜6コース）と，2コース目の第1日目から放射線治療を同時併用し，高い線量を用いた通常分割法によるTRT（66 Gy/33回/45日）が，加速過分割法（45 Gy/30回/19日）による標準線量での治療成績を上回るかについて検証する試験（CONVERT

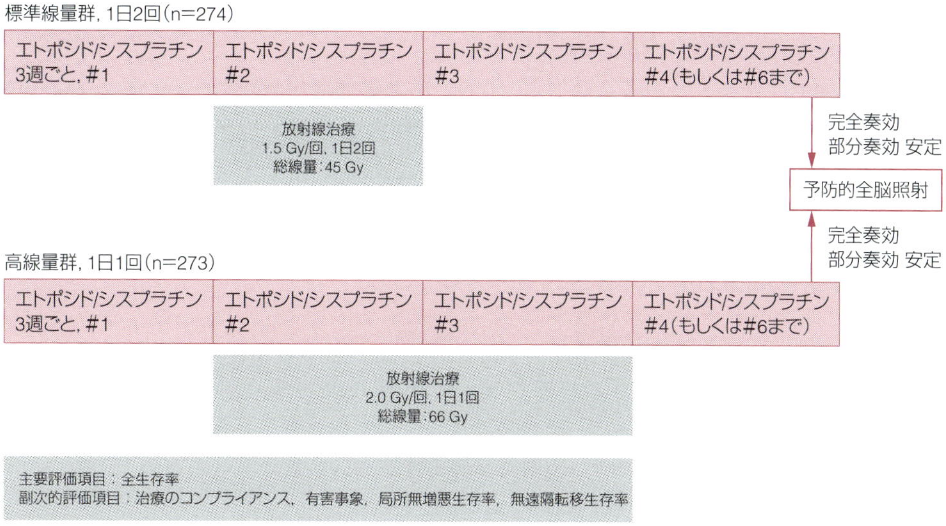

標準線量群, 1日2回（n=274）
エトポシド/シスプラチン 3週ごと, #1
エトポシド/シスプラチン #2
エトポシド/シスプラチン #3
エトポシド/シスプラチン #4（もしくは#6まで）
放射線治療 1.5 Gy/回, 1日2回 総線量：45 Gy
完全奏効 部分奏効 安定
予防的全脳照射
完全奏効 部分奏効 安定
高線量群, 1日1回（n=273）
エトポシド/シスプラチン 3週ごと, #1
エトポシド/シスプラチン #2
エトポシド/シスプラチン #3
エトポシド/シスプラチン #4（もしくは#6まで）
放射線治療 2.0 Gy/回, 1日1回 総線量：66 Gy
主要評価項目：全生存率
副次的評価項目：治療のコンプライアンス, 有害事象, 局所無増悪生存率, 無遠隔転移生存率

図2　試験デザイン（CONVERT試験）

(%)
100
80
60
40
20
0
全生存率
生存期間中央値
1日1回照射 25ヵ月
1日2回照射 30ヵ月
HR：1.18（95% CI：0.95-1.45）；P=0.14
0
12
24
36
48
60
72
84
(月)
治療後月数

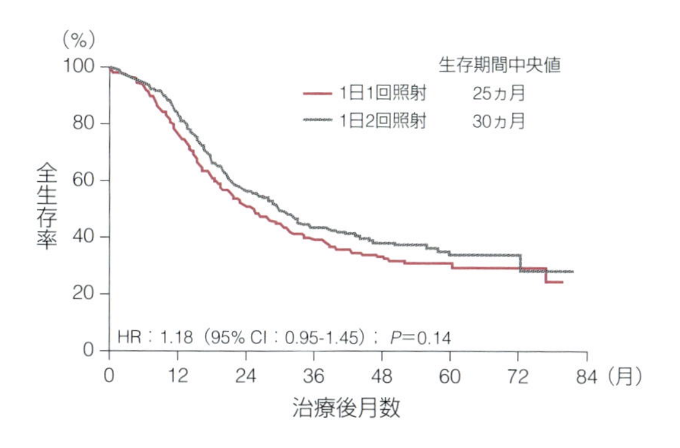

図3　線量分割法の違いによる全生存率の比較

（文献 17 より改変）

試験）が施行された（**図2**）[13, 14]．MSTは高線量群が25ヵ月，標準線量群で30ヵ月，2年生存率は高線量群で51%，標準線量群は56%であり，全生存率，局所無増悪生存率，無遠隔転移生存率に関して，通常分割照射による高線量照射の優越性は示されなかった（**図3**）．

- CONVERT試験の結果では通常分割法の優越性は示されなかったが，その解釈としては，化学療法とTRTの早期同時併用における線量分割法は加速過分割法45 Gy/30回が標準であることには変わりないが，加速過分割法が困難な場合に，66 Gy/33回の通常分割法も選択肢の1つであると考えられる．

- 現在，早期同時併用（EP療法4コース）における加速過分割法45 Gy/30回と通常分割法70 Gy/35回の比較試験（CALGB3610/RTOG0538試験）が進行中であり，その結果が待たれる．

予防的全脳照射に関する試験

▶SCLCに対する予防的全脳照射（PCI）の有効性を比較する7つの臨床試験に登録され，初期治療後に完全寛解（CR）が得られた987例を対象としたメタアナリシスが行われ，PCIの追加は3年生存率を5.4%向上させることが示された（PCI非併用群：15.3%，PCI併用群20.7%）[15]．この試験の対象の多くはLD-SCLCの症例であることや，進展型小細胞肺癌（ED-SCLC）に対する試験では，PCIのOS延長が示されなかったため[16]，PCIは，初期治療でCRが得られたLD-SCLCに対して勧められている．

▶PCIの適切な線量分割法を検討する目的で，化学放射線療法後にCRとなった720例に対して，25 Gy/10回/2週（標準線量群），36 Gy/18回/3.6週，および36 Gy/24回/2.4週（いずれも高線量群）が比較された[17]．高線量群では，標準線量群と比較して2年生存率が不良であることに加え（42% vs 37%），晩期の神経毒性が高い結果であったため[18]，25 Gy/10回/2週が標準的な線量分割法と現在は位置づけられている．

（石川　仁／大西かよ子）

参考文献

1) Østerlind K, et al: Chemotherapy versus chemotherapy plus irradiation in limited small cell lung cancer: results of a controlled trial with 5 years follow-up. Br J Cancer, 54(1): 7-17, 1986.
2) Bunn PA Jr, et al: Chemotherapy alone or chemotherapy with chest radiation therapy in limited stage small cell lung cancer: a prospective randomized trial. Ann Intern Med, 106(5): 655-662. 1987.
3) Warde P, et al: Does thoracic irradiation improve survival and local control in limited-stage small-cell carcinoma of the lung? A meta-analysis. J Clin Oncol, 10(6): 890-895, 1992.
4) Pignon JP, et al: A meta-analysis of thoracic radiotherapy for small-cell lung cancer. N Engl J Med, 327(23): 1618-1624, 1992.
5) Perry MC, et al: Chemotherapy with or without Radiation Therapy in Limited Small-Cell Carcinoma of the Lung. N Engl J Med, 316(15): 912-918, 1987.
6) Perry MC, et al: Thoracic radiation therapy added to chemotherapy for small-cell lung cancer: an update of Cancer and Leukemia Group B Study 8083. J Clin Oncol, 16(7): 2466-2467, 1998.
7) Murray N, et al: Importance of timing for thoracic irradiation in the combined modality treatment of limited-stage small-cell lung cancer. J Clin Oncol, 11(2): 336-344, 1993.
8) Jeremic B, et al: Initial versus delayed accelerated hyperfractionated radiation therapy and concurrent chemotherapy in limited small-cell lung cancer: a randomized study. J Clin Oncol, 15(3): 893-900, 1997.
9) Maciejewski B, et al: Radiobiological predictor of tumor and acute normal tissue response in radiotherapy for head and neck cancers. Neoplasma, 38(5), 513-522, 1991.
10) Turrisi AT 3rd, et al: Twice-daily compared with once-daily thoracic radiotherapy in limited small-cell lung cancer treated concurrently with cisplatin and etoposide. N Eng J Med, 340(4): 265-271, 1999.
11) Bonner JA, et al: Phase Ⅲ comparison of twice-daily split course irradiation versus once-daily irradiation for patients with limited stage small-cell lung carcinoma. J Clin Oncol, 17(9): 2681-2691, 1999.
12) Schild SE, et al: Long-term results of a phase Ⅲ trial comparing once-daily radiotherapy with twice-daily radiotherapy in limited-stage small-cell lung cancer. Int J Radiat Oncol Biol Phys, 59(4): 943-951, 2004.
13) Faivre-Finn C, et al: Protocol for the CONVERT trail-Concurrent ONce-daily VErsus twice-daily RadioTherapy: an international 2-arm randomised controlled trial of concurrent chemoradiotherapy comparing twice-daily and once-daily radiotherapy schedules in patients with limited stage small cell lung cancer (LS-SCLC) and good performance status. BMJ Open. 6: e009849, 2016.
14) Faivre-Finn C, et al: Concurrent once-daily versus twice-daily chemoradiotherapy in patients with limited-stage small-cell lung cancer (CONVERT): an open-label, phase 3, randomised, superior trial. Lancet Oncol, 18(8): 1116-1125, 2017.
15) Aupérin A, et al: Prophylactic cranial irradiation for patients with small-cell lung cancer in complete remission. Prophylactic Cranial Irradiation Overview Collaborative Group. N Engl J Med, 341(7): 476-484, 1999.
16) Takahashi T, et al: Prophylactic cranial irradiation versus observation in patients with extensive-disease small-cell lung cancer: a multicentre, randomised, open-label, phase 3 trial. Lancet Oncol, 18(5): 663-671, 2017.
17) Le Péchoux C, et al: Standard-dose versus higher-dose prophylactic cranial irradiation (PCI) in patients with limited-stage small-cell lung cancer in complete remission after chemotherapy and thoracic radiotherapy (PCI 99-01, EORTC 22003-08004, RTOG 0212, and IFCT 99-01): a randomised clinical trial. Lancet Oncol, 10(5): 467-474, 2009.
18) Wolfson AH, et al: Primary analysis of a phase Ⅱ randomized trial Radiation Therapy Oncology Group (RTOG) 0212: impact of different total doses and schedules of prophylactic cranial irradiation on chronic neurotoxicity and quality of life for patients with limited-disease small-cell lung cancer. Int J Radiat Oncol Biol Phys, 81(1): 77-84, 2011.

第Ⅺ章

進展型小細胞肺癌

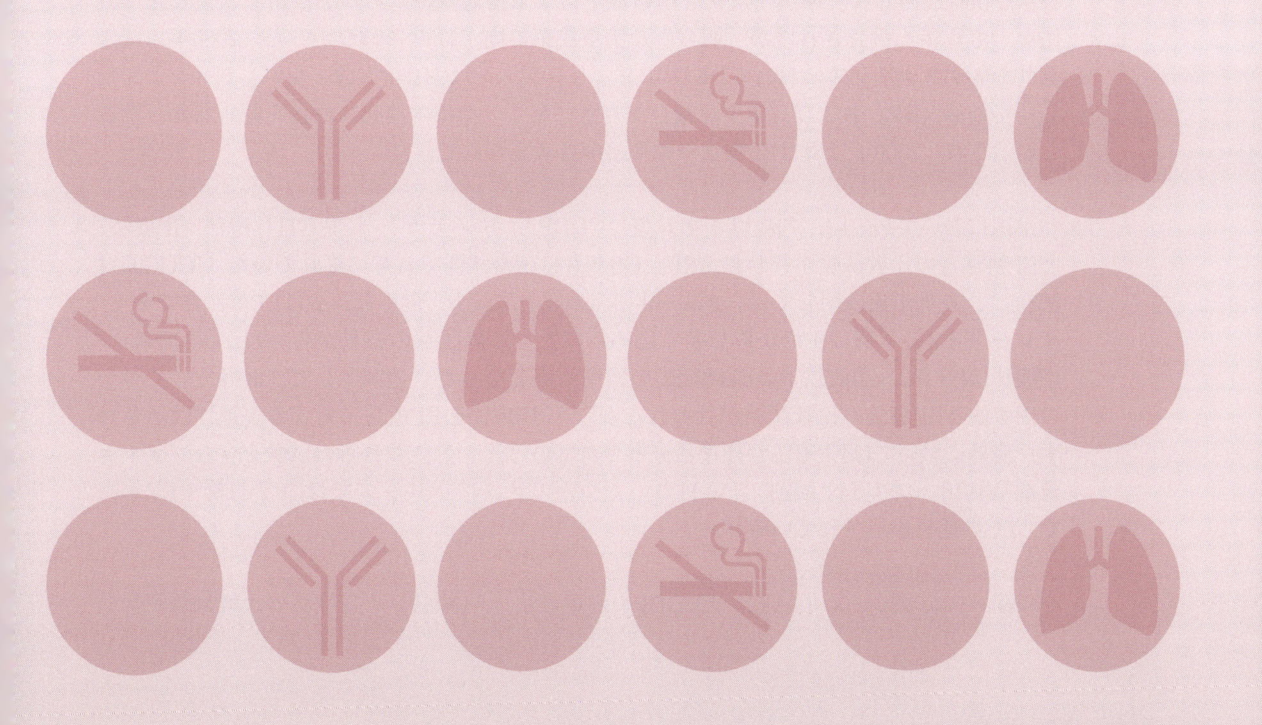

1 ED-SCLCの治療戦略

▶小細胞肺癌（SCLC）は肺癌の中でも特に増殖速度が速く，早期にリンパ節転移や遠隔転移を認める悪性度の高い腫瘍であるが，放射線療法や薬物療法に対する感受性が高いことが特徴である．約80％の症例で初診時に何らかの症状を有しており，抗利尿ホルモン不適合分泌症候群（SIADH）のような腫瘍随伴症候群を伴うことがある．

▶SCLCの治療選択においては，通常のTNM分類に加えて，限局型（LD）と進展型（ED）の分類が使用される．LDは病巣が片側胸郭内に限局し，根治照射が可能と考えられる範囲に腫瘍が限局する症例（同側肺門リンパ節，両側縦隔リンパ節，両側鎖骨上窩リンパ節転移を含む）で，EDはLDの範囲を超えて腫瘍が進展している症例と定義されており，EDの頻度は60～70％である．ED-SCLCの治療の主体は薬物療法であり，治療目標は延命と症状緩和である．

ED-SCLCに対する薬物療法

1. 初回治療

▶SCLCは薬物療法に対する感受性が高く，薬物療法によって全生存期間（OS）の延長が示されている．2000年まではシスプラチン（CDDP）/エトポシド（VP-16）療法（EP療法）やシクロホスファミド（CPA）を含む併用療法が用いられ，治療成績の向上のために交替療法やdose intensive 療法，自家骨髄移植や自家末梢血幹細胞移植を併用した大量化学療法なども数多く検討されたが，明らかな治療成績の向上はみられなかった．2000年に報告されたメタアナリシスにおいて，CDDPを含むレジメンはCDDPを含まないレジメンと比較し，奏効率（RR）および 1年生存割合が有意に高く，治療関連死には差を認めなかったことが示され，2000年以降はEP療法が標準治療と考えられてきた[1]．

▶わが国においてPS 0-2，70歳以下を対象にCDDP/イリノテカン（CPT-11）療法（IP療法）とEP療法との比較試験が行われ，RR，OSともにIP療法群で有意に優れていた（JCOG9511試験）[2]．有害事象に関しては，グレード3/4の好中球減少，血小板減少はEP療法群で多く，グレード3/4の下痢はIP療法群で多く認められた．この試験の結果から，わが国においてIP療法はPS 0-2，70歳以下のED-SCLCの標準治療となった．追試として，海外でいくつかのIP療法とEP療法の比較試験が行われたが[3～5]，IP療法のEP療法に対する優越性は示されず，海外においてはEP療法が標準治療とされている．一方，これらの試験を含むプラチナ製剤/VP-16とプラチナ製剤/CPT-11のいくつかのメタアナリシスではCPT-11群でRRが高く，OSの延長が示されている[6,7]．

▶その後，アムルビシン（AMR）とCDDPの併用療法（AP療法）とIP療法の比較試験が行われたが，OSにおいてAP療法のIP療法に対する非劣性は示されなかった（JCOG0509試験）[8]．有害事象に関してもAP療法において発熱性好中球減少（FN）や好中球減少症の頻度が高かったことが報告されている．

▶高齢者に関しては，わが国において70歳以上かつPS 0-2もしくは70歳以下のPS 3を対象とした分割PE療法とカルボプラチン（CBDCA）/VP-16療法（CE療法）の第Ⅲ相試験が行われ，高齢者のサブグループにおいてほぼ同等の治療効果が報告されている（JCOG9702試験）[9]．有害事象に関しては，グレード3/4の血小板減少はCE療法群で高かったが，その他の有害事象に差は認めず両レジメンともに忍容可能であった．この試験の結果から，高齢者に対する薬物療法としてCE療法または分割PE療法が標準治療となっている．

▶PS不良（PS 3/4）に関しては，前述したJCOG9702試験においてもPS 3の登録は8％であり，PS 3/4を含んだ海外での2つの比較試験においても，少人数のデータしかなくエビデンスに乏しい．SCLCは薬物療法に対する感受性が良好であることから，PS 不良例に対しても症状緩和やPSの改善が期待できると考えられるため，薬物療法を検討するが，PS 4においては有害事象の増強や治療関連死亡のリスクを十分に考慮する必要があり，対症療法が主体となる．

▶以上より，ED-SCLCの初回薬物療法は，PS 0-2，70歳以下ではIP療法が，PS 0-2，71歳以上75歳未満ではPE療法が，75歳以上もしくはPS 3においてはCE療法もしくは分割PE療法が推奨されるレジメンである（**図1**）．投与コースについては，IP療法，PE療法，CE療法ともに4コースが一般的であり，非小細胞肺癌（NSCLC）で行われている維持療法に関してはSCLCにおいて有効性が示されていない．CPT-11は，間質性肺炎を有する患者には禁忌とされており，間質性肺炎合併症例や下痢が懸念される症例においてはPE療法が適応となる．また，上大静脈症候群合併例などのCDDPの一括投与が困難な場合にはCE療法が選択される．

ED-SCLCに対する予防的全脳照射

▶ED-SCLCにおいて初回治療に反応があった症例に対する予防的全脳照射（PCI）の有効性を検証する第Ⅲ相試験が海外で行われ，PCI施行群でOSの延長が示された[10]．しかしながら，この試験において無作為化時点で画像検査による脳転移の否定が必須でない，PCIの照射線量が一定ではないなどの試験デザインの問題が指摘されていた．

▶その後，日本においてプラチナ併用療法に奏効し，脳転移のないED症例に対するPCI施行群とPCI未施行群の第Ⅲ相試験が行われ，PCI施行群で脳再発率は少なかったもののOSの延長は示されず早期中止となった（**図2**）[11]．この結果から，わが国においてはED症例に対するPCIは推奨されていない．

再発時の治療

▶SCLCは初回治療によりいったん奏効が認められても，大部分で再発，増悪をきたす．再発SCLCは，初回治療が奏効し，初回治療の終了から再発までの期間が90日以上をsensitive

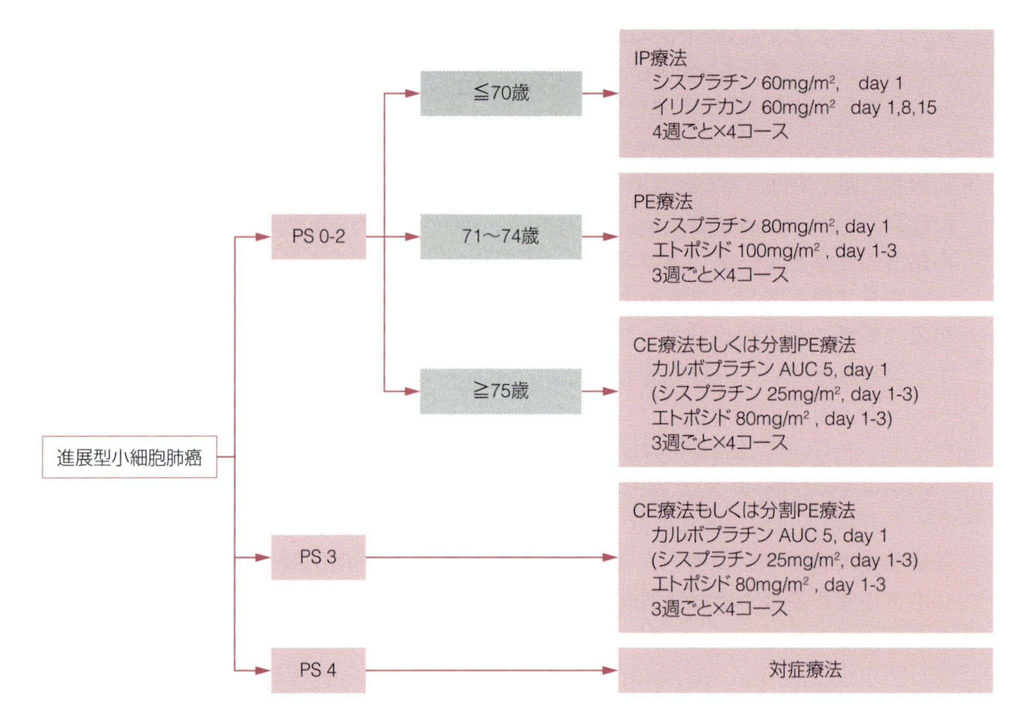

図1　ED-SCLCの治療フローチャート

relapse，初回治療が無効または初回治療の終了から再発までの期間が90日未満をrefractory relapseに分類され，一般的にはsensitive relapseで二次治療の効果が期待されrefractory relapseは予後不良である．

- sensitive relapseに対しては，海外で行われた比較試験の結果からノギテカン（NGT）単剤が標準治療と考えられているが，日本においてPS 0-1のsensitive relapseに対するCDDP/VP-16/CPT-11療法（PEI療法）とNGT単剤の比較試験が行われ，PEI群で有意なOSの延長が報告された（JCOG0605試験）[12]．しかしながら，PEI群において予防的G-CSF投与下においてもFNを約30％に認めており，治療選択に関しては適応を検討する必要がある．一方，AMRとNGTの比較試験では，OSに差はなかったがAMR群でRR，無増悪生存期間（PFS）は有意に良好で，サブグループ解析においてrefractory relapse群における有意なOSの延長が報告されている[13]．わが国で行われたrefractory relapse症例に対するAMRの第Ⅱ相試験においてもRR 32.9％，生存期間中央値 8.9ヵ月と良好な結果が示されており[14]，AMR単剤はrefractory relapse症例に対する薬剤として推奨されている．

まとめ

- ED-SCLCの新たな治療戦略として，現在までに新規抗癌薬や分子標的薬を含むさまざまな検討が行われてきたが，初回治療に関しては約20年間変化のない状況が続いている．再発治療の薬剤選択肢の増加などから少しずつ予後は改善しているものの，ED-SCLCの生存期間中央値は約12～14ヵ月（5年生存率 1～2％）と十分ではない．しかしながら，ED-

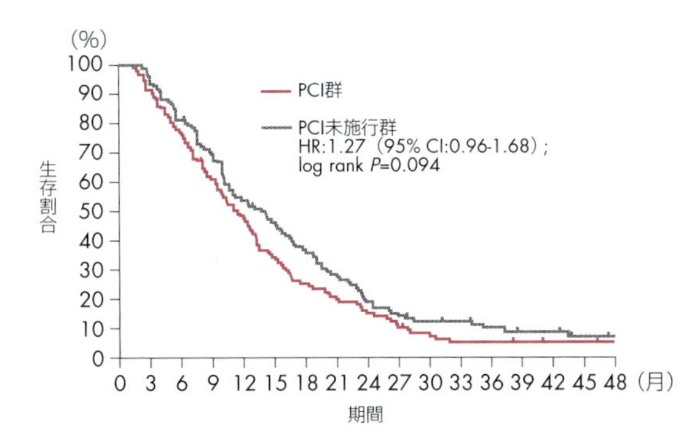

図2 ED-SCLCにおけるPCI施行群とPCI未施行群の全生存期間

(文献11より引用)

SCLCの初回治療で免疫チェックポイント阻害薬であるアテゾリズマブとCE療法の併用療法が，CE療法と比較し有意にPFSとOSを延長するという比較試験の結果も報告されており[15]，ED-SCLCにおける今後の治療成績の向上が期待される．

(駄賀晴子)

参考文献

1) Pujol JL, et al: Is there a case for cisplatin in the treatment of small-cell lung cancer? A meta-analysis of randomized trials of a cisplatin-containing regimen versus a regimen without this alkylating agent. Br J Cancer, 83 (1): 8-15, 2000.
2) Noda K, et al: Irinotecan plus cisplatin compared with etoposide plus cisplatin for extensive small-cell lung cancer. N Engl J Med, 346 (2): 85-91, 2002.
3) Hanna N, et al: Randomized phase Ⅲ trial comparing irinotecan/cisplatin with etoposide/cisplatin in patients with previously untreated extensive-stage disease small-cell lung cancer. J Clin Oncol, 24 (13): 2038-2043, 2006.
4) Lara PN, et al: Phase Ⅲ trial of irinotecan/cisplatin compared with etoposide/cisplatin in extensive-stage small-cell lung cancer: clinical and pharmacogenomic results from SWOG S0124. J Clin Oncol, 27 (15): 2530-2535, 2009.
5) Zatloukal P, et al: A multicenter international randomized phase Ⅲ study comparing cisplatin in combination with irinotecan or etoposide in previously untreated small-cell lung cancer patients with extensive disease. Ann Oncol, 21 (9): 1810-1816, 2010.
6) Jiang J, et al: A meta-analysis of randomized controlled trials comparing irinotecan/platinum with etoposide/platinum in patients with previously untreated extensive-stage small cell lung cancer. J Thorac Oncol, 5 (6): 867-873, 2010.
7) Han D, et al: Comparison of irinotecan/platinum versus etoposide/platinum chemotherapy for extensive-stage small cell lung cancer: A meta-analysis. Eur J Cancer Care, 26(6), doi: 10.1111/ecc, 12723, 2017.
8) Satouchi M, et al: Phase Ⅲ study comparing amrubicin plus cisplatin with irinotecan plus cisplatin in the treatment of extensive-disease small-cell lung cancer: JCOG 0509. J Clin Oncol, 32 (12),262-268, 2014.
9) Okamoto H, et al: Randomised phase Ⅲ trial of carboplatin plus etoposide vs split doses of cisplatin plus etoposide in elderly or poor-risk patients with extensive disease small-cell lung cancer: JCOG 9702. Br J Cancer, 97(2): 162-169, 2007.
10) Slotman B, et al: EORTC Radiation Oncology Group and Lung Cancer Group. Prophylactic cranial irradiation in extensive small-cell lung cancer. N Engl J Med, 357(7): 664-672, 2007.
11) Takahashi T, et al: Prophylactic cranial irradiation versus observation in patients with extensive-disease small-cell lung cancer: a multicentre, randomised, open-label, phase 3 trial. Lancet Oncol, 18(5): 663-671, 2017.
12) Goto K, et al: Combined chemotherapy with cisplatin, etoposide, and irinotecan versus topotecan alone as second-line treatment for patients with sensitive relapsed small-cell lung cancer (JCOG0605): a multicentre, open-label, randomised phase 3 trial. Lancet Oncol, 17(8): 1147-1157, 2016.
13) von Pawel J, et al: Randomized phase Ⅲ trial of amrubicin versus topotecan as second-line treatment for patients with small-cell lung cancer. J Clin Oncol, 32(35): 4012-4019, 2014.
14) Murakami H, et al: A single-arm confirmatory study of amrubicin therapy in patients with refractory small-cell lung cancer: Japan Clinical Oncology Group Study(JCOG0901). Lung Cancer, 84(1): 67-72, 2014.
15) Horn L, et al: First-Line Atezolizumab plus Chemotherapy in Extensive-Stage Small-Cell Lung Cancer. N Engl J Med, DOI: 10.1056/NEJMoa1809064, 2018.

2 わが国での標準治療にかかわる大規模無作為化比較試験

JCOG9511/JCOG9702/JCOG0509試験

- 小細胞肺癌（SCLC）は肺癌の約15％を占め，患者のほとんどが喫煙歴を有する．

- TNM分類とともに，腫瘍が一側胸郭に限局し，同側肺門，縦隔，鎖骨上窩リンパ節転移にとどまるものを限局型（LD），それを超えて広がるものを進展型（ED）とする分類が用いられ，60～70%が診断時にはEDと診断される．

- SCLCは腫瘍の増殖速度が速く，無治療での予後はLDが3，4ヵ月，EDでは2，3ヵ月程度とされ，ED-SCLCの標準治療は化学療法単独となる．

- 本項ではわが国で行われたED-SCLCに対する第Ⅲ相試験を3つ解説し，ED-SCLC初回治療についての現状を述べる．

JCOG9511試験

1. 背　景

- 1960年代にシクロホスファミド（CPA）単剤とプラセボとの無作為化試験にてCPA群が有意に予後良好であった[1]．

- 1970年代にはCPA併用化学療法群の予後が良好であり標準治療として確立した[2]．

- 1990年代にはED症例に対してCAV〔CPA，ドキソルビシン（ADM），ビンクリスチン（VCR）併用〕療法，PE〔シスプラチン（CDDP），エトポシド（VP-16）併用〕療法，CAV/PE交代療法の3群比較試験が2つ行われ，Rothらの報告では3群間で奏効率（RR），全生存期間（OS）とも有意差を認めず[3]，Fukuokaらの報告ではRRはPE療法，CAV/PE交代療法が有意に優れ，CAV/PE交代療法でOSの有意な優越性が認められ，PE療法は他の治療に比べて血液毒性が軽い傾向にあり，コンセンサスとして標準化学療法と考えられるようになった[4]．

- JCOG9511試験はED-SCLCにおける新しい治療法であるイリノテカン（CPT-11）/CDDPの有効性を標準的治療であるVP-16/CDDPとの無作為化比較試験において検討した第Ⅲ相比較試験である．

2. 対象・方法

▶対象は以下を満たす症例であった.
①組織診または細胞診でED-SCLCと診断された，②前治療がない，③測定可能または評価可能病変を有する，④PS（ECOG）0-2，⑤少なくとも3ヵ月以上の生存が可能と考えられる，⑥年齢70歳以下，⑦骨髄，肝，腎機能が保持されている，⑧重篤な心肺合併症，3年以内に活動性の重複癌がない.

▶治療方法は下記のとおりである.

CP療法 vs EP療法			
A群（CP療法）	CPT-11　60mg/m² day 1，8，15	CDDP 60mg/m² day 1	4週ごと4コース
B群（EP療法）	VP-16　100mg/m² day 1，2，3	CDDP 80mg/m² day 1	3週ごと4コース

▶主要評価項目は延命効果〔全生存期間（OS），生存割合〕，副次的評価項目はCR率，全奏効率，奏効期間，再発形式，毒性，QOLであった.

▶予定症例数は230例（1群115例），登録期間3年（改訂により4年），追跡期間18ヵ月とされた.

3. 結　果

▶1998年8月に予定登録数の半数が登録された時点のデータを用いて第1回中間解析が行われた．この際に有意ではないもののOSに差があることが示唆され，効果安全性評価委員会（monitoring committee）は，登録完了した時点で行われる予定であった2回目の中間解析の前倒しを指示した．次に4ヵ月後の1998年12月に第2回中間解析が行われ，2群間の有意差が確認されたため，早期中止が勧告されて早期中止となった．この間に154例が登録済みであった[5].

▶CP療法が主要評価項目であるOSを有意に延長することが示された（生存期間中央値9.4ヵ月 vs 12.8ヵ月，$P=0.002$）．また1年生存割合，および2年生存割合はCP群でそれぞれ58.4%，19.5%であり，EP群で37.7%，5.2%であった.

▶PFSもCP療法が有意にOSを延長することが示された（PFS中央値6.9ヵ月 vs 4.8ヵ月，$P=0.03$）．CP群，EP群それぞれにおいてCR率は2.6%と9.1%であり，全奏効率は84.4%と67.5%であった（$P=0.02$）.

▶グレード3/4の白血球減少，好中球減少，血小板減少はEP群に有意に頻度が高く，グレード3/4の下痢はCP群で有意に高頻度であった．治療関連死はCP群3例，EP群1例だった.

4. 考察・問題点

▶この結論を受けて海外にていくつかの追試が行われたが，CP療法の優越性は示されなかった[6～8].

▶JCOG9511試験では少人数で偶然有意差が得られて途中有効中止となった可能性，CPT-11の薬物動態における人種差，CP療法のクロスオーバーの可否などが可能性として考えられ，以上より欧米の標準治療はEP療法となっている．

▶しかし，CP療法とEP療法におけるRCTのメタアナリシスでは，CP療法群の奏効率（RR）が有意に高く，OSも延長する傾向を示しており日本において標準治療と考えられるにいたっている[9]．

JCOG9702試験

1. 背　景

▶本研究立案段階にて高齢者もしくは抗癌薬高リスクのSCLCに対する標準的治療は確立されていなかった．

▶JCOGは高齢者SCLCに対するCE併用療法の第Ⅱ相試験（JOCG9409試験）の良好な成績を報告していた[10]．

▶CDDPを分割し（SPE療法）VP-16と併用することにより，高齢者や抗癌薬高リスクに対しても安全かつ有効に投与し得ることが他の第Ⅱ相試験で報告された[11]．

▶CBDCA/VP-16併用療法（CE療法）とCDDP分割投与/VP-16併用療法（SPE療法）の無作為化比較試験を行い，いずれかの優位性を判定することは大変意義深いと思われ，本研究は立案された．

2. 対象・方法

▶対象は以下を満たす症例であった．
①細胞診もしくは組織診にて，SCLCに矛盾しない病理所見が得られている，②ED-SCLCと診断されている，③年齢が70歳以上かつPS 0-2，もしくは70歳未満でPS 3である，④測定可能病変を有する，⑤化学療法，放射線療法いずれの既往もない，⑥適切な臓器機能を有する，⑦試験参加について患者本人から文書で同意が得られている．

▶治療方法は下記のとおりである．

CE療法 vs SPE療法			
A群（CE療法）	VP-16　80mg/m² day 1，2，3	CBDCA（AUC 5）day 1	3～4週ごと4コース
B群（SPE療法）	VP-16　80mg/m² day 1，2，3	CDDP 25mg/m² day 1，2，3	3～4週ごと4コース

▶主要評価項目はOS，副次的評価項目はRR，毒性，効果持続期間，長期生存割合，palliation score，feasibilityであった．

▶この第Ⅲ相試験はOSにおけるCE療法のSPE療法に対する優越性試験としてデザインされ

ていた．CAV/PE療法の高齢者，PS不良に対するデータから仮の比較対照群のMSTを設定し，予定登録数はHR：0.67，α ＝0.025，検出力80%の条件で両群計220人，登録期間：5.5年，追跡期間：1年と設定された．

3. 結　果

- 1998年8月13日登録を開始し，2004年2月5日に予定の220人で登録を終了した．当初は3.5年の登録期間を予定していたが，登録ペースが遅いためプロトコル改訂を申請し5.5年まで登録期間を延長した（図1）[12]．

- 規定の4コースを完遂したのは（CE群/SPE群）63%/67%であった．予定された総コース数に対する実施された総コース数の割合（治療コンプライアンス）は，80%/83%と良好であった．

- RRは両群とも73%であり，無増悪生存期間（PFS）はCE群5.3ヵ月，SPE群4.7ヵ月（P＝0.20），生存期間中央値と1年生存割合はCE群10.6ヵ月/41%，SPE群9.8ヵ月/35%であり有意差はなかった（P＝0.54）．

- 症状緩和スコアによる改善度はCE群63%，SPE群55%であったが，有意差はなかった（P＝0.34）．

- グレード3以上の毒性は，血小板減少のみCE群で有意に高頻度であったが（P＜0.01），グレード3以上の出血は両群とも0%であり，臨床的に問題となるものではなかった．

- 治療関連死（TRD）は220人中4人（CE群：3人，SPE群：1人）であった．4人のTRDはいずれもPSの良好な70歳以上の患者でみられ，かつ好中球減少に関連した感染症で，すべて1コース終了後に発現した．

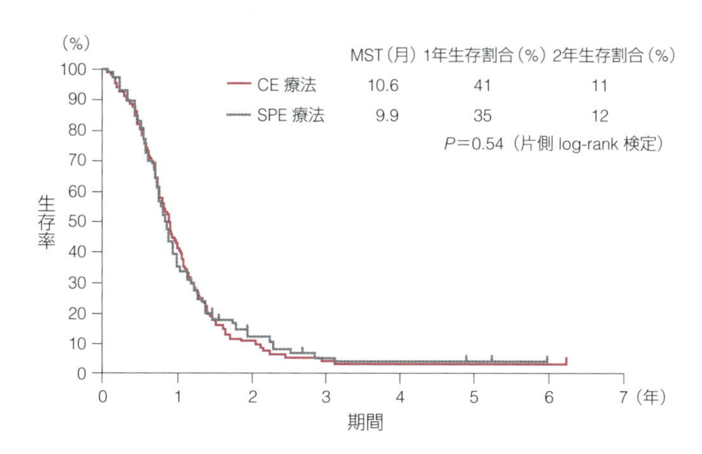

図1　全生存期間（JCOG9702試験）

（文献12より引用）

▶投薬の減量はCE群がSPE群に比べ有意に高頻度であったが（29% vs 10%），コース遅延（41% vs 37%）とG-CSF投与の頻度（52% vs 56%）は両群間で同等であった．

4. 考察・問題点

▶RR，OSとも差はみられなかった．

▶毒性は忍容性があり，症状緩和スコアもほぼ同等であった．若干のコース遅延と次コース減量がCE群で多く，グレード3以上の血小板減少もCE群で有意に高頻度であったが，グレード3以上の出血は両群ともみられず，臨床的には問題とならなかった．

▶対照群がSPE療法，試験治療群がCE療法という研究デザインの観点からはSPE療法が依然標準的治療と位置づけられるが，腫瘍縮小効果と生存は同等であり，毒性の差がこの程度であれば，むしろ補液が少なくてすむCE療法のメリットは実地医療上大きいことから，CE療法を治療オプションの1つとしてよいとされ標準治療の1つとして認識されている．

▶本研究の年齢中央値は74歳，70歳以上が92%，PS 0-1の高齢者が74%を占めた．ただし70歳未満のPS 3患者は，わずか18人（8%）にとどまった．本試験は高齢者もしくはpoor-riskのED-SCLCを対象としたが，実際にはPS良好な高齢者患者が主に登録された臨床試験であった．

▶上記からPS 3患者におけるエビデンスとしては乏しく，また現段階でPS 4を主たる対象にしての前向き試験の評価は行われておらず，ED-SCLCに関するエビデンスはない．

JCOG0509試験

1. 背　景

▶上記JCOG試験によりCPT-11/CDDP併用療法（CP療法）の治療効果が示された後，未治療ED-SCLCに対して第Ⅲ相試験で優越性を示したレジメンはなかった．

▶未治療ED-SCLCに対し，アムルビシン（AMR）/CDDP併用（AP療法）の第Ⅱ相試験では，AP療法はRR：87.8%，MST：13.6ヵ月，1年生存割合：56.1%と有望な結果が得られていた．

▶AP療法がCP療法に優る治療になることが期待されたため，ED-SCLCに対し，AP療法の有用性をCP療法を対照とした無作為化比較第Ⅲ相試験において検証するために立案された．

2. 対象・方法

▶対象は以下を満たす症例であった．
①細胞診もしくは組織診にて，SCLCに矛盾しない病理所見が得られている，②ED-SCLCと診断されている，③年齢が20歳以上70歳以下である，④PS（ECOG）が0，1のいずれかである，⑤測定可能病変の有無は問わない，⑥化学療法，放射線療法いずれの既往もない，⑦適切な臓器機能を有する，⑧登録前にQOL調査が依頼されている，⑨試験参加について

患者本人から文書で同意が得られている.

▶治療方法は下記のとおりである.

CP療法 vs AP療法				
A群（CP療法）	CPT-11	60mg/m² day 1, 8, 15	CDDP 60mg/m² day 1	4週ごと4コース
B群（AP療法）	AMR	35mg/m² day 1, 2, 3*	CDDP 60mg/m² day 1	3週ごと4コース

*毒性のため2009年10月16日にプロトコル改訂を行い，AP群のAMR開始用量を40 mg/m², day 1, 2, 3から35 mg/m², day 1, 2, 3に減量する変更が行われた.

▶本試験は，標準治療であるCP療法に対し，試験治療であるAP療法が，主要評価項目であるOSにおいて許容範囲（非劣性マージン1.31）を超えて下回ることが否定できることを検証する非劣性試験であった.

▶主要評価項目はOS，副次的評価項目はPFS，RR，グレード3/4の下痢発生割合，有害事象，QOLであった.

3. 結　果

▶2007年5月22日より登録を開始した．試験開始時には登録期間を3年としていたが，患者登録が予定していたペースより遅かったため，2010年9月13日に登録期間を3年から4年に延長し，最終的には，2010年12月24日までに35施設から284人（各群142人）が登録された（図2）[13].

▶2011年12月に行われた第2回中間解析にて「AP群のCP群対するOSのハザード比の点推定値が非劣性マージンである1.31を超えて上回った」ため，2011年12月17日に試験中止（無効中止）が勧告され，同12月26日に中止勧告を受け入れ12月26日をもって試験中止となった.

▶プロトコルで規定した4コースを完遂した患者はCP群で115人（81%），AP群で104人（73%）であった.

▶CP群に比べてAP群での骨髄抑制が想定よりも強かったため，AP療法におけるAMRの初

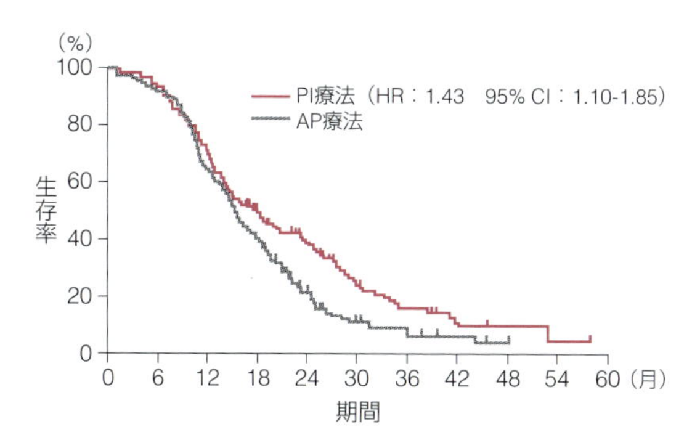

図2　全生存期間（JCOG0509試験）

（文献13より引用）

回投与量を40 mg/m^{2}から35 mg/m^{2}に減量するプロトコル改訂がなされ，重篤な血液毒性はAMRの減量で減少はしているが発熱性好中球減少症（FN）は22.9%と依然として高く，AP療法は高度な血液毒性を伴うレジメンであった．

- 治療関連死はCP群で1人，AP群で2人であった．各群で感染症が1人ずつ，AP群で肺出血が1人に認められた．

- 2011年5月にデータカットオフがなされたデータで行われた第2回中間解析において，CP群，AP群それぞれのMSTは18.3ヵ月 vs 15.0ヵ月であり，HR：1.41（96.3% CI：1.03–1.93）と非劣性マージンの1.31を超え，効果・安全性評価委員会から中止勧告がなされ，本試験は無効中止となった．PFS中央値はCP vs APで5.7ヵ月 vs 5.2ヵ月（HR：1.43, 95% CI：1.13-1.82），RRは，CP vs APで69.5% vs 77.9%であった．

- 2013年12月のカットオフデータを用いた最終解析において，MSTは，CP vs APで17.9ヵ月 vs 14.9ヵ月（HR：1.41，95% CI：1.10-1.80），PFSの中央値は，CP vs APで5.6ヵ月vs 5.1ヵ月（HR：1.41，95% CI：1.11-1.79），RRはCP vs APで72.3% vs 77.9%であった．

4. 考察・問題点

- AP療法のCP療法に対する非劣性が証明されず，有意にCP療法でOSが良好であったこと，CP療法の毒性のプロファイルも既報より良好であったことより，今後もわが国においてCP療法がED-SCLCの標準治療であると結論づけられた．

- 本試験においてRRはAMR療法群が上回り，PFS中央値の差は0.5ヵ月であるにもかかわらずMSTで大きくCP群が上回っており，後治療をみてみると，CP群でAMRが二次治療での61人，三次治療での36人と多くの患者に投与されていたことから二次治療の影響が大きいことが推察される．

- 毒性に関してはCP群におけるグレード3以上の下痢は7.7%とJCOG9511試験で報告された16%より少なかった．

（藤本大智）

参考文献

1) Green RA, et al: Alkylating agents in bronchogenic carcinoma. Am J Med, 46(4): 516-525, 1969.
2) Holoye PY, et al: Combination chemotherapy and radiation therapy for small cell carcinoma. JAMA, 237(12): 1221-1224, 1977.
3) Roth BJ, et al: Randomized study of cyclophosphamide, doxorubicin, and vincristine versus etoposide and cisplatin versus alternation of these two regimens in extensive small-cell lung cancer: a phase Ⅲ trial of the Southeastern Cancer Study Group. J Clin Oncol, 10(2): 282-291, 1992.
4) Fukuoka M, et al: Randomized trial of cyclophosphamide, doxorubicin, and vincristine versus cisplatin and etoposide versus alternation of these regimens in small-cell lung cancer. J Natl Cancer Inst, 83(12): 855-861, 1991.
5) Noda K, et al: Irinotecan plus cisplatin compared with etoposide plus cisplatin for extensive small-cell lung cancer. N Engl J Med, 346(2): 85-91, 2002.
6) Hanna N, et al: Randomized phase Ⅲ trial comparing irinotecan/cisplatin with etoposide/cisplatin in patients with previously untreated extensive-stage disease small-cell lung cancer. J Clin Oncol, 24(13): 2038-2043, 2006.
7) Lara PN, Jr., et al: Phase Ⅲ trial of irinotecan/cisplatin compared with etoposide/cisplatin in extensive-stage small-cell lung cancer:

clinical and pharmacogenomic results from SWOG S0124. J Clin Oncol, 27(15): 2530-2535, 2009.

8) Zatloukal P, et al: A multicenter international randomized phase Ⅲ study comparing cisplatin in combination with irinotecan or etoposide in previously untreated small-cell lung cancer patients with extensive disease. Ann Oncol, 21(9): 1810-1816, 2010.

9) Jiang J, et al: A meta-analysis of randomized controlled trials comparing irinotecan/platinum with etoposide/platinum in patients with previously untreated extensive-stage small cell lung cancer. J Thorac Oncol, 5(6): 867-873, 2010.

10) Okamoto H, et al: Phase Ⅱ study of area under the plasma-concentration-versus-time curve-based carboplatin plus standard-dose intravenous etoposide in elderly patients with small-cell lung cancer. J Clin Oncol, 17(11): 3540-3545, 1999.

11) Westeel V, et al: New combination of the old drugs for elderly patients with small-cell lung cancer: a phase Ⅱ study of the PAVE regimen. J Clin Oncol, 16(5): 1940-1947, 1998.

12) Okamoto H, et al: Randomised phase Ⅲ trial of carboplatin plus etoposide vs split doses of cisplatin plus etoposide in elderly or poor-risk patients with extensive disease small-cell lung cancer: JCOG 9702. Br J Cancer, 97(2): 162-169, 2007.

13) Kotani Y, et al: A phase Ⅲ study comparing amrubicin and cisplatin (AP) with irinotecan and cisplatin (IP) for the treatment of extended-stage small cell lung cancer (ED-SCLC): JCOG0509. J Clin Oncol, 30: (abstr 7003) 2012.

3 海外での標準治療にかかわる大規模無作為化比較試験

日本の標準化学療法（表1）

- 進展型小細胞肺癌（ED-SCLC）の初回治療としては，1990年代初頭にシスプラチン（CDDP）/エトポシド（VP-16），あるいはシクロホスファミド（CPA）/ドキソルビシン（ADM）/ビンクリスチン（VCR）とCDDP/VP-16の交代療法の有効性が証明されて[1]，特に前者が使用されるようになった．

- わが国で行われたJCOG9511試験で70歳以下のPS 0–2を対象として，CDDP/VP-16（PE療法）とCDDP/イリノテカン（CPT-11）（PI療法）が比較され，PI療法が有意に全生存期間（OS）を延長することが示された（OS中央値9.4ヵ月 vs 12.8ヵ月，$P=0.002$）[2]．ただしこの試験は70歳以下を対象としており，高齢者に対する有用性および安全性は不明であった．

- そこで，71歳以上またはPS不良群を対象にカルボプラチン（CBDCA）/VP-16（CE療法）と分割PE療法を比較したJCOG9702試験では2群に有意な差はなく〔OS中央値：10.6ヵ月（CE療法）vs 9.8ヵ月（PE療法），$P=0.54$〕，いずれも標準治療となった[3]．

- 以上より，日本の「肺癌診療ガイドライン2018年版」[4]では，70歳以下のPS 0–2でCDDP/CPT-11投与可能であればPI療法，CPT-11の毒性に不対応の場合はPE療法，71歳以上また

表1　進行型小細胞肺癌・海外での大規模無作為化比較試験

試験	年	症例数(n)	レジメン	n	年齢中央値(y/o)	結果	P
Hanna[7]	2006	331	PE	62	57.3	PFS/OS:4.6/10.2ヵ月	$P=0.37/0.74$
			PI	63	57.5	PFS/OS:4.1/9.3ヵ月	
schmittel[8]	2006	70	CE	110	63	PFS: 6.0ヵ月	$P=0.03$
			CI	106	60	PFS: 9.0ヵ月	
Hermes[9]	2008	209	CE	104	68	OS: 7.1ヵ月	$P=0.02$
			CI	105	67	OS: 8.5ヵ月	
Lara[10]	2009	651	PE	327	63	PFS/OS: 5.2/9.1ヵ月	$P=0.07/0.71$
			PI	324	62	PFS/OS: 5.8/9.9ヵ月	
Pan[11]	2006	61	PE	31	51	—	—
			PI	30	54	—	
Zatloukal[12]	2010	405	PE	203	61	OS: 9.7ヵ月	$P=0.06$
			PI	202	60	OS: 10.2ヵ月	
Shi[13]	2015	62	PE	32	57	PFS/OS: 6.0/15.8ヵ月	no difference
			PI	30	59	PFS/OS: 6.0/18.1ヵ月	

PE: シスプラチン/エトポシド，PI: シスプラチン/イリノテカン，CE: カルボプラチン/エトポシド，CI: カルボプラチン/イリノテカン，PFS: 無増悪生存期間，OS: 全生存期間

はPS不良のためCDDP投与困難であれば，CE療法もしくは分割PE療法を推奨している．

- PI療法は海外では再現性がなく，海外の標準療法はPE療法である．

- CBDCAベースレジメンの開発としてCBDCA/CPT-11（CI療法）とCBDCA/アムルビシン（AMR）（CA療法）を比較した第Ⅱ相試験（NJLCG0901試験）[5]が行われた．奏効率（RR）はCI療法で79%，CA療法で89%，PFS中央値はCI療法で5.1ヵ月，CA療法で6.2ヵ月（HR：0.59，95% CI：0.35-0.98，$P=0.042$）であり，CA療法はCI療法と比較し十分に効果的でありかつ毒性も許容できることが示され第Ⅲ相試験が検討されている．

- CBDCAベースレジメンとして71歳以上の高齢者を対象とし，CI療法とCE療法を比較した第Ⅱ/Ⅲ相試験が現在進行中である（JCOG1201/TORG1528試験）[6]．

海外での大規模無作為化比較試験

- PE療法とPI療法を比較した大規模無作為化比較試験7本が報告されている．

- Hannaらの報告ではPFS中央値はPE療法で4.6ヵ月，PI療法で4.1ヵ月（$P=0.37$），OS中央値は10.2ヵ月（PE療法）vs 9.3ヵ月（PI療法）であり（$P=0.74$）有意な差を認めなかった[7]．毒性はPE療法に血液毒性が多く，PI療法は消化器症状が多かった．

- Schmittelらの報告では主要評価項目のRRはPE療法で59%，PI療法で67%であり有意差はなかった（$P=0.24$）[8]．しかし副次的評価項目のPFS中央値はPE療法で6ヵ月，PI療法で9ヵ月であり，PI療法で延長をみとめた（$P=0.03$）．毒性は血小板減少や好中球減少はPE療法に多く，下痢はPI療法に多く認めた．

- Hermesらの報告では主要評価項目のOS中央値はPE療法で7.1ヵ月，PI療法で8.5ヵ月でありPI療法で延長をみとめた（HR：1.41，95% CI：1.06-1.87，$P=0.02$）[9]．毒性は血球減少に関しては明らかな差がなかったが，下痢はPI療法で多く認めた．

- Schmittelらの報告およびHermesらの報告ではそれぞれPFSおよびOSの延長を認めたものの，Hannaらの大規模試験ではPI療法の優越性が証明できなかった．その理由として，薬剤投与量や投与スケジュールの違いが考えられた．

- そこでLaraらは薬剤投与量および投与スケジュールをJCOG9511試験とまったく同様にして追加試験を行った（SWOG0124試験）[10]．RRはPE療法で57%，PI療法で60%と有意な差は認めなかった．（$P=0.56$）．PFS中央値はPE療法で5.2ヵ月，PI療法で5.8ヵ月（$P=0.07$），OS中央値はPE療法で9.1ヵ月，PI療法で9.9ヵ月と有意な差を認めなかった（$P=0.71$）．毒性は下痢がPI療法で多く，好中球減少と血小板減少はPE療法で多かった．この試験でPI療法の優越性が証明できなかった理由ははっきりせず，メタアナリシスの結果を待つこととなった．HannaらおよびLaraらの大規模試験で優越性が証明できなかったことより，世界的には依然としてPE療法が標準療法となっている．

- その後行われたPanらの報告ではRRはPE療法で61.3%，PI療法で66.7%であり有意差はなかった（P=0.662）[11]．好中球減少や血小板減少はPE療法に多く，重症な下痢はPI療法に多くみられた．

- Zatloukalらの報告では，RRはPE療法で39.1%，PI療法で46.6%，OS中央値はPE療法で9.7ヵ月vs 10.2ヵ月（HR：0.81，95% CI：0.65-1.01，P=0.06）で明らかな有意差は認めなかった．毒性は嘔吐，下痢がPI療法に多く，好中球減少はPE療法に多かった[12]．

- Shiらの報告ではRRはPE療法で71.9%，PI療法で83.3%（P=0.043），PFS中央値はPE療法およびPI療法ともに6ヵ月で有意な差はなかった．OS中央値はPE療法で15.8ヵ月，PI療法で18.1ヵ月で有意差を認めなかった．毒性は血小板減少がPE療法に多く，下痢はPI療法に多かった[13]．

- 以上より海外のほとんどの大規模試験ではPI療法の優越性は証明できていない．

メタアナリシス

- PE療法とPI療法を比較したメタアナリシス3本が報告されている．

- Jiangらの報告ではRRはプラチナ製剤/CPT-11で良好な結果であり（HR：1.10，95% CI：1.00-1.21，P=0.043），OSの延長も認めた（HR：0.81，95% CI：0.66-0.99，P=0.044）．しかしPFSの延長は認めなかった（HR：0.82，95% CI：0.64-1.06，P=0.139）．この報告ではRRとOSで良好な結果を得たことから，プラチナ製剤/CPT-11はプラチナ製剤/VP-16の代替となり得ると結論している[14]．

- Hanらの報告では1年OSがプラチナ製剤/CPT-11で良好であった（HR：0.83，95% CI：0.75-0.91）．血球減少はPE療法で多く，嘔気/嘔吐，下痢，食欲低下，倦怠感はプラチナ製剤/CPT-11で多く認めた．サブ解析では年齢，レジメン，人種（欧米かアジア）で比較したところ，RRにおいてアジアのほうが良好であることが明らかとなった[15]．

- Chenらは毒性に注目した比較を行っている．プラチナ製剤/VP-16では貧血（OR 1.70, 95% CI：1.13-2.56），白血球減少（OR 2.65, 95% CI：1.34-5.28），好中球減少（OR 5.70, 95% CI：2.93-11.10），血小板減少（OR 3.26, 95% CI：1.66-6.38）を多く認めた．下痢（OR 0.09, 95% CI：0.03-0.25）および嘔吐（OR 0.53, 95% CI：0.33-0.84）はプラチナ製剤/CPT-11より少なかった[16]．

- 以上より，メタアナリシスではプラチナ製剤/CPT-11はプラチナ製剤/VP-16より良好な効果を示し，プラチナ製剤/VP-16に代替するレジメンといえる．しかし，毒性が異なるため，患者背景に合わせたレジメン選択が必要である．Hanらの報告にあるように人種による奏効の違いがJCOG9511試験の再現性に関連している可能性が考えられる．

進行型小細胞癌の維持治療

- 現在のところ維持療法の有用性は明らかでない．

- CDDPまたはCBDCA/VP-16で導入し反応性を認めた群に維持療法として，スニチニブとプラセボを比較した第Ⅱ相試験（CALGB30504試験）で，主要評価項目のPFSは有意な延長を示した（3.7ヵ月 vs 2.1ヵ月，HR：1.62，95% CI：1.02-2.06，P=0.02）[17]．

- プラチナベースレジメンで導入し反応性を示した群に維持療法をペムブロリズマブで行う第Ⅱ相試験の結果が発表されている．PFS中央値は1.4ヵ月，OS中央値は9.6ヵ月，PD-L1陽性（n=8）のPFS中央値は6.5ヵ月であった[18]．

- 以上のように新規薬剤を使用したさまざまな維持療法が開発中であり，将来的には標準療法となる可能性も考えられる．

免疫チェックポイント阻害薬の有効性

- 未治療のED-SCLCに対する大規模無作為化比較試験で結果が出ているのは，CTLA-4抗体であるイピリムマブのみである．

- ED-SCLCに対してPE療法へのイピリムマブ併用が検討された第Ⅲ相試験CA184-156二重盲検試験（n=1414）では，OS中央値がイピリムマブ併用群で10.97ヵ月，プラセボ群で10.94ヵ月（HR：0.936，95% CI：0.807-1.085，P=0.3775）で有意差はみられなかった[19]．

- CBDCA/パクリタキセル（PTX）にイピリムマブを同時併用する群，継続併用する群，プラセボで比較した第Ⅲ相試験（n=334）では，免疫関連効果判定基準によるPFSは5.7ヵ月 vs 6.4ヵ月 vs 5.3ヵ月（HR：0.75，95% CI：0.48-1.19，P=0.11/HR：0.64，95% CI：0.40-1.02，P=0.03）であり，継続併用群では有用な傾向を示した．しかし，OSは9.1ヵ月 vs 12.5ヵ月 vs, 10.5ヵ月（HR：0.89，95% CI：0.57-1.39，P=0.41/HR：0.76，95% CI：0.48-1.19，P=0.13）であり有意差を認めなかった[20]．

- PD-1抗体であるペムブロリズマブのSCLCの一次治療に関しては，いまだ開発中である．その根拠となる試験としては，PD-L1陽性の再発進行SCLC（n=24）に対する第ⅠB相試験（KEYNOTE-028試験）の結果が報告され，RRは33.3%だった[22]．以上よりペムブロリズマブの一次治療としての有効性が期待され，未治療進行型SCLCにペムブロリズマブと化学療法を併用する第Ⅲ相試験（KEYNOTE-604試験[23]）/第Ⅱ相試験（REACTION試験[24]）が行われている．

- ニボルマブに関してもSCLCの一次治療に関しては，いまだ開発中である．再発・進行例に対して適応拡大を承認された（2018年8月）．

- その根拠となった，再発進行SCLCに対してニボルマブ単剤治療を施行した第Ⅰ/Ⅱ相試験の結果が報告されている（n=109）（CheckMate032試験）[25]．RRは12%，部分奏効11%，完全奏効率0.9%であった．これらの患者において，奏効持続期間中央値は17.9ヵ月だった．

▶以上の結果を受けてニボルマブは「NCCNガイドライン」に二次治療として記載された[26]．さらに2018年8月にニボルマブは，プラチナベースレジメンと少なくとも他の1ラインの治療歴を有する進行SCLCへの適応拡大の承認を米食品医薬品局（FDA）から獲得した．

▶プラチナ系抗癌薬ベースの一次治療を受けた進展型（ED）SCLCにおいて，ニボルマブとイピリムマブ併用療法あるいはニボルマブ単剤療法による維持療法の有用性を検討した第Ⅲ相試験（CheckMate451試験）の結果が，2019年4月欧州肺癌学会で発表された[27]．ニボルマブ＋イピリムマブ，ニボルマブ単剤，プラセボの3群で比較され，ニボルマブ＋イピリムマブ群のOS中央値は9.2ヵ月，プラセボ群は9.6ヵ月（HR：0.92，95% CI：0.75-1.02，$P = 0.37$）と有意な差を認めず，ニボルマブ単剤群のOS中央値もプラセボ群に比べて有意な延長はなかった（OS中央値：10.4ヵ月 vs 9.6ヵ月，HR：0.84，95% CI：0.69-1.02）．

▶ニボルマブの一次治療に関しては，CDDPまたはCBDCA/VP-16に上乗せする第Ⅱ相試験（EA5161試験）が進行中である．

▶SCLCの一次治療として大規模無作為化比較試験で良好な結果が出ているのは抗PD-L1抗体であるアテゾリズマブである．

▶未治療のED-SCLCに対してアテゾリズマブと化学療法（CE療法）を併用する第Ⅲ相試験（IMpower133試験）の結果が報告されている[28]．OS中央値12.3ヵ月（アテゾリズマブ併用群）vs 10.3ヵ月（化学療法群）（HR：0.70，95% CI：0.54-0.91，P=0.007），PFS中央値5.2ヵ月（アテゾリズマブ併用群）vs 4.3ヵ月（化学療法群）（HR：0.77，95% CI：0.62-0.96，P=0.02）であり，アテゾリズマブ併用群で有意な改善が示された．

▶免疫チェックポイント阻害薬の登場により今まで停滞していたSCLCの薬物治療は転換期を迎えたことになる．IMpower133試験の結果を受けて未治療進行型SCLCの一次治療は大幅に変化することが予想される．ブレイクスルーとなる新規治療法となることを期待したい．

（中谷　綾／倉田宝保）

参考文献

1）Fukuoka M, et al: Randomized trial of cyclophosphamide, doxorubicin, and vincristine versus cisplatin and etoposide versus alternation of these regimens in small-cell lung cancer. J Natl Cancer Inst, 83(12): 855-861, 1991.

2）Noda K, et al: Irinotecan plus cisplatin compared with etoposide plus cisplatin for extensive small-cell lung cancer. N Engl J Med, 346(2): 85-91, 2002.

3）Okamoto H, et al: Randomised phase Ⅲ trial of carboplatin plus etoposide vs split doses of cisplatin plus etoposide in elderly or poor-risk patients with extensive disease small-cell lung cancer: JCOG 9702. Br J Cancer, 97(2): 162-169, 2007.

4）日本肺癌学会編：肺癌診療ガイドライン 2017 年版，ver1.1.〈https://www.haigan.gr.jp/modules/guideline/index.php?content_id=3〉

5）Morikawa N, et al: Randomized phase Ⅱ study of carboplatin plus irinotecan versus carboplatin plus amrubicin in patients with chemo-naïve extensive-stage small-cell lung cancer: North Japan Lung Cancer Study Group (NJLCG) 0901. Lung Cancer, 111: 38-42, 2017.

6）A Phase Ⅱ/Ⅲ study comparing carboplatin and irinotecan with carboplatin and etoposide for the treatment of elderly patients with extensive-disease small-cell lung cancer (JCOG1201) (UMIN000012605).

7）Hanna N, et al: Randomized phase Ⅲ trial comparing irinotecan/cisplatin with etoposide/cisplatin in patients with previously untreated extensive-stage disease small-cell lung cancer. J Clin Oncol, 24(13): 2038-2043, 2006.

8) Schmittel A, et al: A randomized phase Ⅱ trial of irinotecan plus carboplatin versus etoposide plus carboplatin treatment in patients with extended disease small-cell lung cancer. Ann Oncol, 17(4): 663-667, 2006.
9) Hermes A, et al: Irinotecan plus carboplatin versus oral etoposide plus carboplatin in extensive small-cell lung cancer: a randomized phase Ⅲ trial. J Clin Oncol, 26(26): 4261-4267, 2008.
10) Lara PN Jr1, et al: Phase Ⅲ trial of irinotecan/cisplatin compared with etoposide/cisplatin in extensive-stage small-cell lung cancer: clinical and pharmacogenomic results from SWOG S0124. J Clin Oncol, 27(15): 2530-2535, 2009.
11) Pan D, et al: Irinotecan plus cisplatin compared with etoposide plus cisplatin for small cell lung cancer: a randomized clinical trial. Zhongguo Fei Ai Za Zhi. 9(5): 443-446, 2006.
12) Zatloukal P, et al: A multicenter international randomized phase Ⅲ study comparing cisplatin in combination with irinotecan or etoposide in previously untreated small-cell lung cancer patients with extensive disease. Ann Oncol, 21(9): 1810-1816, 2010.
13) Shi Y, et al: Cisplatin combined with irinotecan or etoposide for untreated extensive-stage small cell lung cancer: A multicenter randomized controlled clinical trial. Thorac Cancer, 6(6): 785-791, 2015.
14) Jiang J, et al: A meta-analysis of randomized controlled trials comparing irinotecan/platinum with etoposide/platinum in patients with previously untreated extensive-stage small cell lung cancer. . J Thorac Oncol, 5(6): 867-873, 2010.
15) Han D, et al: Comparison of irinotecan/platinum versus etoposide/platinum chemotherapy for extensive-stage small cell lung cancer: A meta-analysis. Eur J Cancer Care (Engl). 2017 Nov; 26(6). doi: 10.1111/ecc.12723. Epub 2017 Jul 13.
16) Chen Y, et al: Comparing the adverse effects of platinum in combination with etoposide or irinotecan in previously untreated small-cell lung cancer patients with extensive disease: A network meta-analyses. Thorac Cancer, 8(3): 170-180, 2017.
17) Ready NE, et al: Chemotherapy With or Without Maintenance Sunitinib for Untreated Extensive-Stage Small-Cell Lung Cancer: A Randomized, Double-Blind, Placebo-Controlled Phase Ⅱ Study-CALGB 30504 (Alliance). J Clin Oncol, 33(15): 1660-1665, 2015.
18) Gadgeel SM, et al: Phase Ⅱ Study of Maintenance Pembrolizumab in Patients with Extensive-Stage Small Cell Lung Cancer (SCLC). J Thorac Oncol, 13(9): 1393-1399, 2018.
19) Reck M, et al: Phase Ⅲ Randomized Trial of Ipilimumab Plus Etoposide and Platinum Versus Placebo Plus Etoposide and Platinum in Extensive-Stage Small-Cell Lung Cancer. J Clin Oncol, 34(31): 3740-3748, 2016.
20) Reck M, et al: Ipilimumab in combination with paclitaxel and carboplatin as first-line therapy in extensive-disease-small-cell lung cancer: results from a randomized, double-blind, multicenter phase 2 trial. Ann Oncol, 24(1): 75-83, 2013.
21) An Investigational Immuno-therapy Study of Nivolumab, or Nivolumab in Combination With Ipilimumab, or Placebo in Patients With Extensive-Stage Disease Small Cell Lung Cancer (ED-SCLC) After Completion of Platinum-based Chemotherapy (CheckMate 451) (NCT02538666).
22) Ott PA , et al: Pembrolizumab in Patients With Extensive-Stage Small-Cell Lung Cancer: Results From the Phase Ib KEYNOTE-028 Study. J Clin Oncol, 35(34): 3823-3829, 2017.
23) A Study of Pembrolizumab (MK-3475) in Combination With Etoposide/Platinum (Cisplatin or Carboplatin) for Participants With Extensive Stage Small Cell Lung Cancer (MK-3475-604/KEYNOTE-604) (NCT03066778).
24) Pembrolizumab in Untreated Extensive SCLC (REACTION) (NCT02580994).
25) Antonia SJ, et al: Nivolumab alone and nivolumab plus ipilimumab in recurrent small-cell lung cancer (CheckMate 032): a multicentre, open-label, phase 1/2 trial. Lancet Oncol, 17(7): 883-895, 2016.
26) NCCN Clinical Practice Guidelines in Oncology: Small Cell Lung Cancer Version 2:2018. 〈https://www.nccn.org/professionals/physician_gls/pdf/sclc.pdf〉
27) Taofeek K, et al: Nivolumab (nivo) plus ipilimumab (ipi), nivo, or placebo (pbo) as maintenance therapy in patients (pts) with extensive disease small cell lung cancer (ED-SCLC) after first-line (1L) platinum-based chemotherapy (chemo): Results from the double-blind, randomized phase Ⅲ CheckMate 451 study. Annals of Oncology, 30: Supplement2, 2019.
28) Horn L, et al: First-Line Atezolizumab plus Chemotherapy in Extensive-Stage Small-Cell Lung Cancer. N Engl J Med, 379(23):2220-2229, 2018.

4 再発SCLC

▶本項では再発小細胞肺癌（SCLC）に対してわが国で行われた3つの臨床試験（JCOG0901, JCOG0605, NJLCG0402試験）を概説する.

▶再発SCLCに対する治療戦略はsensitive relapseとrefractory relapseに分けて立てられる.

Sensitive relapseとrefractory relapse

▶初回薬物療法が奏効し，かつ初回治療終了後から再発までの期間が長い患者（60～90日以上の場合が多い）は「sensitive relapse」，それ以外は「refractory relapse」と定義されることが多く，sensitive relapseのほうが再発時の薬物療法の効果が高く，全生存期間（OS）が長い.

▶JCOG0901/JCOG0605/NJLCG0402試験では，refractory relapseは「初回化学療法の効果がない，または初回化学療法の効果があったが治療後90日以内に再増悪した症例」，sensitive relapseは「初回化学療法の効果があり，治療終了後90日以上の間隔をおいて再増悪した症例」と定義された.

トポテカン

▶Sensitive relapseとrefractory relapseを含む再発SCLCを対象としたBSCと内服トポテカンを比較する第Ⅲ相試験においてトポテカン群のOSの優越性が示された〔生存期間中央値13.9週 vs 25.9週，HR：0.64（95% CI：0.45–0.90），$P=0.01$〕[1].

▶Sensitive relapseを対象としたトポテカンとシクロホスファミド（CPA）/アドリアマイシン/ビンクリスチン（VCR）（CAV療法）を比較する第Ⅲ相試験では，トポテカンと併用療法群のOSは同等であり（MST 25.0週 vs 24.7週，HR記載なし，$P=0.795$），トポテカン群で症状改善の優越性が確認された[2].

▶Sensitive relapseを対象としたトポテカンと内服トポテカンを比較する第Ⅲ相試験では，トポテカンと内服トポテカン群のOSは同等であった〔MST 35.0週 vs 33.0週, HR：0.98（95% CI：0.77–1.25），P値記載なし〕[3].

▶以上の結果より，トポテカンは世界的にsensitive relapseに対する標準治療とみなされてきた.

アムルビシン

▶わが国において，refractory relapse症例に対するアムルビシン（AMR）の第Ⅱ相試験（JCOG0901試験：図1）が行われた[4]．主要評価項目は奏効率（RR）であり，82例が登録された．

▶RRは32.9%（95% CI：22.9-44.2），無増悪生存期間（PFS）は3.5ヵ月，生存期間中央値は8.9ヵ月であった．

▶エトポシド（VP-16）の前治療なし（40例）とVP-16の前治療あり（42例）のサブグループ解析では，RR（45.0% vs 21.4%，*P*＝0.034），PFS中央値（5.1ヵ月vs 2.9ヵ月，HR：2.108，*P*＝0.0009），OS中央値（13.1ヵ月vs 7.9ヵ月，HR：1.862，*P*＝0.0128）とVP-16の前治療歴がある群で不良であった．

▶イリノテカン（CPT-11）の前治療なし（35例）とCPT-11の前治療があり（47例）では，RR（25.7% vs 38.3%，*P*＝0.25），PFS中央値（3.0ヵ月vs 4.5ヵ月，HR：0.590，*P*＝0.0197），OS中央値（7.9ヵ月vs 10.1ヵ月，HR：0.683，*P*＝0.1234）とCPT-11の前治療歴がある群で良好であった．

シスプラチン/エトポシド/イリノテカン（PEI療法）

▶わが国において，sensitive relapseを対象としたトポテカンとPEI療法を比較する第Ⅲ相試験（JCOG0605試験：図2）が行われた[5]．主要評価項目はOSであり，180例が登録された．

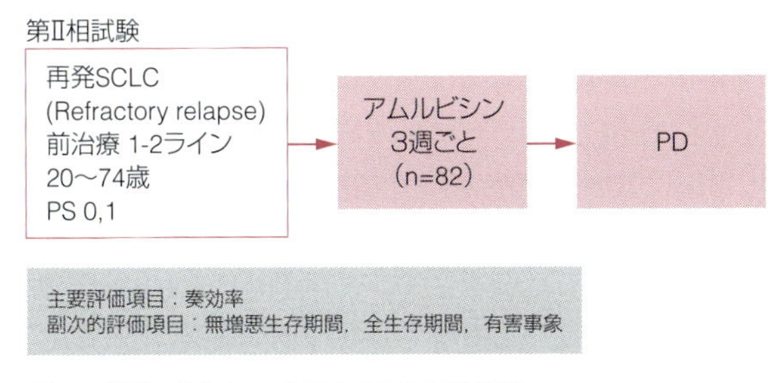

図1　試験デザイン（JCOG0901試験）

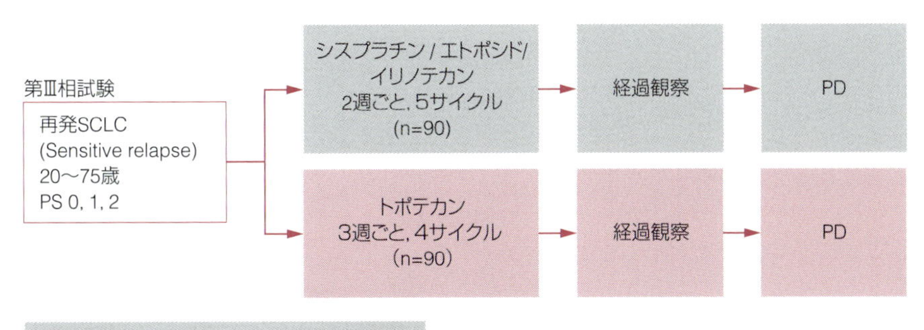

図2　試験デザイン（JCOG0605試験）

▶PEI療法で有意なOS延長効果が示された〔生存期間中央値18.2ヵ月 vs 12.5ヵ月，HR：0.67（95% CI：0.51-0.88），P=0.0079〕.

▶PFS〔中央値5.7ヵ月vs 3.6ヵ月，HR：0.50（95% CI：0.37-0.68）P<0.0001〕，RR（84% vs 27%，P<0.0001）ともにPEI療法で優れていた.

▶治療関連死亡はトポテカンで2例，PEI療法で1例（好中球減少に伴う敗血症）に認められた. PEI療法群では予防的にG-CSFが併用されたにもかかわらず，グレード3/4の発熱性好中球減少症（FN）が31% vs 7%とPEI療法群で明らかに高頻度であった.

アムルビシンとトポテカンの比較

▶わが国で再発SCLCを対象としたAMRとトポテカンを比較する第Ⅱ相試験（NJLCG0402試験；**図3**）が行われた[6]. 主要評価項目はRRであり，60例が登録された.

▶RRはトポテカン12%に対し，AMR 38%とAMR群で有意に高かった（P=0.039）. Sensitive relapse症例では53% vs 21%，refractory relapse症例では17% vs 0%と，ともにAMR群で良好であった.

▶PFSは中央値3.5ヵ月vs 2.2ヵ月とAMR群で良好であったが，OSは中央値8.1ヵ月 vs 8.4ヵ月と同等であった.

▶グレード3/4の好中球減少は97% vs 87%，FNは14% vs 3%で，ともにAMR群で高頻度であった.

▶海外で行われた再発SCLCに対するAMRとトポテカンの第Ⅲ相試験では，主要評価項目のOSは中央値7.8ヵ月 vs 7.5ヵ月，HR：0.880（95% CI：0.7330-1.057），P=0.170と同等であった. サブグループ解析において，sensitive relapse症例では生存期間中央値9.2ヵ月 vs 9.9ヵ月（HR：0.936，P=0.615）と差は認められなかったが，refractory relapse症例においては6.2ヵ月 vs 5.7ヵ月（HR：0.77，P=0.170）とAMR群で良好であった.

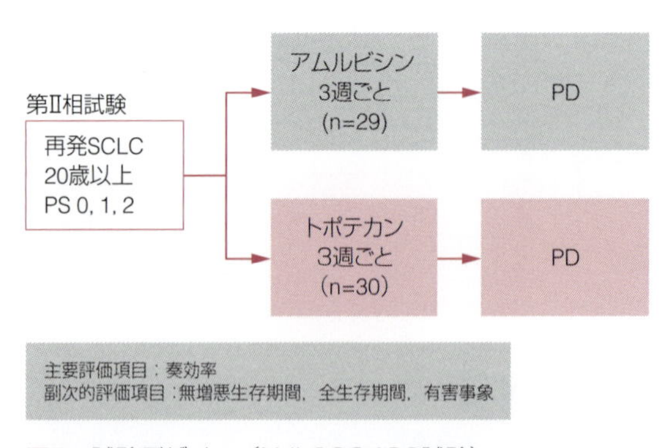

図3 試験デザイン（NJLCG0402試験）

再発小細胞肺癌に対する標準治療

- Sensitive relapse症例に対しては，PEI療法がトポテカンと比較して有意なOS延長効果を示したものの，FNの発症頻度や社会的背景（10週間以上の長期入院を要する）を考慮して，「肺癌診療ガイドライン2018年版」ではトポテカン，AMR，PEI療法のすべてが「行うよう推奨（1で推奨）」と同等の推奨度となっている．

- Refractory relapse症例に対しては，JCOG0901試験で高い治療効果が示されたことから，「肺癌診療ガイドライン2018年版」ではAMR治療が「行うように強く推奨（1で推奨）」と唯一推奨されている．

まとめ

- PD-1阻害薬のニボルマブが三次治療以降のSCLCに対して，2018年8月に適応拡大の承認を米国食品医薬品局（FDA）から獲得した．

- 未治療の進展型小細胞肺癌（ED-SCLC）に対する第Ⅲ相試験（IMpower133試験）において，アテゾリズマブと化学療法との併用によりOS延長効果が示され[7]，今後は初回治療からPD-L1阻害薬と化学療法の併用療法が標準治療になると予想される．

- 抗DLL3抗体薬物複合体のROVA-Tが再発SCLCを対象とした第I/Ⅱ相試験で有望な効果を示し[8]，DLL3高発現の再発SCLCを対象とした第Ⅲ相試験も進行中である．

- 免疫チェックポイント阻害薬などの新薬により再発SCLCの治療成績が向上することを強く期待する．

（野崎　要）

参考文献

1) O'Brien ME, et al: Phase Ⅲ trial comparing supportive care alone with supportive care with oral topotecan in patients with relapsed small-cell lung cancer. J Clin Oncol, 24(34): 5441-5447, 2006.
2) von Pawel J, et al: Topotecan versus cyclophosphamide, doxorubicin, and vincristine for the treatment of recurrent small-cell lung cancer. J Clin Oncol, 17(2): 658-667, 1999.
3) Eckardt JR, et al: Phase Ⅲ study of oral compared with intravenous topotecan as second-line therapy in small-cell lung cancer. J Clin Oncol, 25(15): 2086-2092, 2007.
4) Murakami H, et al: A single-arm confirmatory study of amrubicin therapy in patients with refractory small-cell lung cancer: Japan Clinical Oncology Group Study (JCOG0901). Lung Cancer, 84(1): 67-72, 2014.
5) Goto K, et al: Combined chemotherapy with cisplatin, etoposide, and irinotecan versus topotecan alone as second-line treatment for patients with sensitive relapsed small-cell lung cancer (JCOG0605): a multicentre, open-label, randomised phase 3 trial. Lancet Oncol, 17(8): 1147-1157, 2016.
6) Inoue A, et al: Randomized phase Ⅱ trial comparing amrubicin with topotecan in patients with previously treated small-cell lung cancer: North Japan Lung Cancer Study Group Trial 0402. J Clin Oncol, 26(33): 5401-5406, 2008.
7) Horn L, et al: First-Line Atezolizumab plus Chemotherapy in Extensive-Stage Small-Cell Lung Cancer. N Engl J Med, 379(23): 2220-2229, 2018.
8) Rudin CM, et al: Rovalpituzumab tesirine, a DLL3-targeted antibody-drug conjugate, in recurrent small-cell lung cancer: a first-in-human, first-in-class, open-label, phase 1 study. Lancet Oncol, 18(1): 42-51, 2017.

5 今後の治療の展望

- 小細胞肺癌（SCLC）は化学療法に最初は反応するが，奏効は一時的にすぎない．5年生存率はわずか1～3%，全生存期間中央値（mOS）は10ヵ月と予後不良である．
- SCLCに関する治療は20年以上にわたり停滞していたが，免疫チェックポイント阻害薬など新たな治療法に関する試験が発表されてきている．

免疫チェックポイント阻害薬

- SCLCも非小細胞肺癌（NSCLC）と同様に体細胞遺伝子変異率が高く，免疫チェックポイント阻害薬の効果が期待されている．

1. 一次治療

- 未治療の進行期SCLCに対して，標準化学療法カルボプラチン（CBDCA）/エトポシド（VP-16）に抗PD-L1抗体アテゾリズマブの追加効果を評価する第Ⅲ相試験（IMpower133試験）の結果が発表された[1]．
- 全生存期間中央値（mOS）はアテゾリズマブ群で12.3ヵ月，プラセボ群で10.3ヵ月であり，死亡リスクを30%低下させた．無増悪生存期間中央値（mPFS）はアテゾリズマブ群で5.2ヵ月，プラセボ群で4.3ヵ月（HR：0.77，P=0.02）と有意にアテゾリズマブ群で良好であった．奏効率（ORR）はアテゾリズマブ群で60.2%，プラセボ群で64.4%で両群に差は認められなかった．免疫関連有害事象の種類や発生率はアテゾリズマブ単剤療法でのものと同等であった．
- 今後化学療法＋アテゾリスマブが新たな治療の選択肢になると思われる．

2. 二次治療以降

- 治療歴のある進行期SCLCに対して，ニボルマブ単剤とニボルマブ/イピリムマブ併用群を比較した第Ⅰ/Ⅱ相試験（CheckMate032試験）が行われた[2]．
- ORRは単剤療法群で11%，併用療法群で25%であった．併用群で3例が完全奏効を達成した．グレード3/4の治療に関連する投与中止率は，併用群で10%，単剤群で4%であった．
- さらに腫瘍の遺伝子変異量（TMB）を高レベル，中レベル，低レベルのサブグループに分類した結果が第18回世界肺癌学会で発表された．TMBが高レベルの患者における奏効率は，単剤療法群で22%，併用療法群では2倍以上となる46%であった．さらに1年生存率は，単剤療法群で35%，併用療法群では2倍に近い62%であった．2つの免疫チェックポイント阻害薬による併用療法の効果を予測するバイオマーカーとして，遺伝子変異量が有効であることが示唆された．

PARP阻害薬

- PARP阻害薬はDNA修復経路を遮断し，BRCA変異型の転移性乳癌および卵巣癌の治療に承認されている．SCLCでもPARP1が高度に発現していることがわかっている．

- 無作為化第Ⅱ相試験において，PARP阻害薬veliparibを標準的な化学療法テモゾロミドに加えることで，SCLC患者のORRが改善された（veliparib群39% vs プラセボ群14%）．また，腫瘍にSLFN11が高レベルで発現している患者群では，PARP阻害薬によりmPFSが有意に延長（5.7ヵ月 vs 3.6ヵ月）し，mOSも有意に延長（12.2ヵ月 vs 7.5ヵ月）した[3]．SLFN11発現がSCLCにおけるPARP阻害薬の効果を予測する有望なバイオマーカーとなることが期待される．

抗DLL3抗体

- Delta-like Protein3（DLL3）は，SCLC患者の約2/3に高発現するNotchリガンドである．

- DLL3陽性再発SCLCの三次治療以降として抗DLL3抗体に細胞傷害性物質を結合させた抗体薬物複合体であるRovalpituzumab tesirine（Rova-T）の有効性が期待されており，第Ⅱ相TRINITY試験が2018年のASCOで発表された．

- ORRは全患者において12.4%，DLL3高発現例では14.3%であり，mOSは全患者では5.6ヵ月，DLL3高発現例では5.7ヵ月であった．主なグレード3/4の治療関連有害事象は血小板減少，光線過敏症，貧血，疲労，胸水貯留であった．

（恩田直美／酒井　洋）

参考文献

1) Subodh Verma, et al: Aortic Dilatation in Patients with Bicuspid Aortic Valve. N Engl J Med, 370: 1920-1929, 2014.
2) Antonia SJ, et al: Nivolumab alone and nivolumab plus ipilimumab in recurrent small-cell lung cancer (CheckMate 032): a multicentre, open-label, phase 1/2 trial. Lancet Oncol, 17(7): 883-895, 2016.
3) Pietanza MC, et al: Randomized, Double-Blind, Phase Ⅱ Study of Temozolomide in Combination With Either Veliparib or Placebo in Patients With Relapsed-Sensitive or Refractory Small-Cell Lung Cancer. J Clin Oncol, 36(23): 2386-2394, 2018.

第XII章

肺癌化学療法のKey Drugs

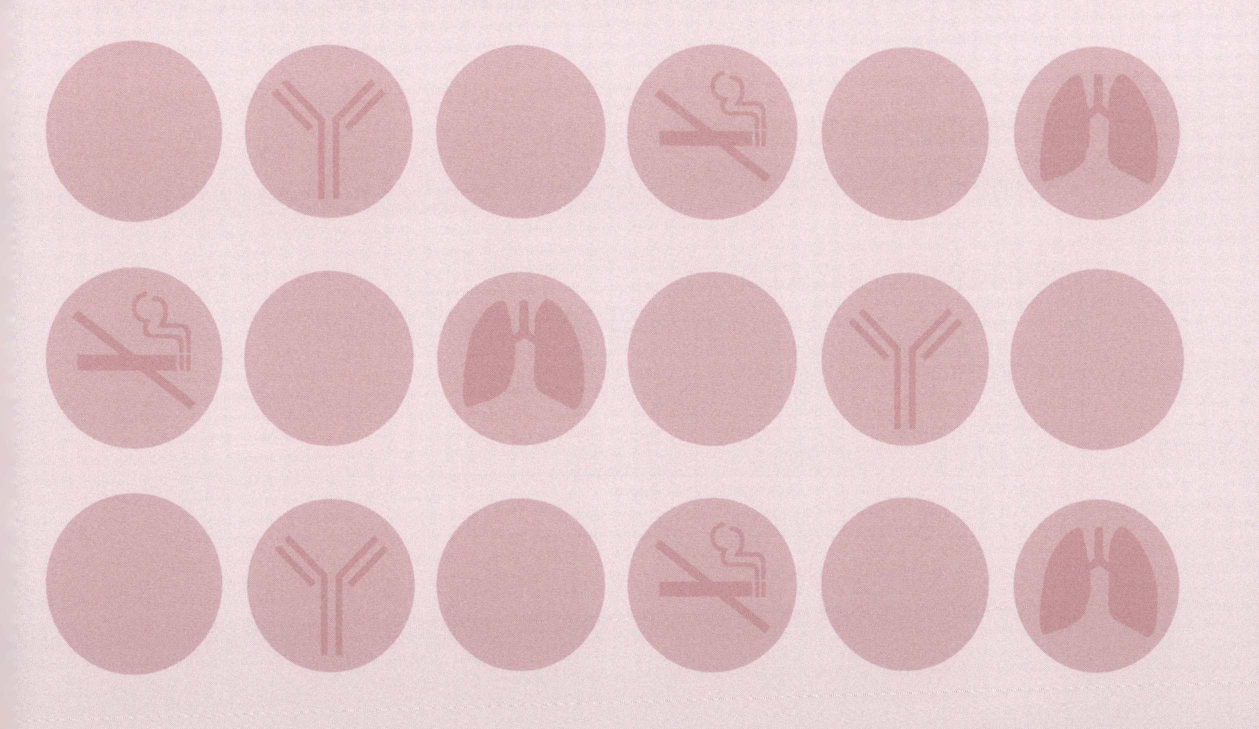

1 プラチナ製剤

▶プラチナ製剤は，中心金属に白金（プラチナ, Pt）を有する金属錯体の薬物である．

▶イタリアのミケーレ・ペイローネが1845年に合成し（ペイロン塩），1965年Barnett Rosenbergが細胞増殖を抑制する化学物であることを報告した．その後，50年以上経過し，現在は多くの固形癌に対する広い抗腫瘍スペクトルを有する，key drugとなっている．

▶金属錯体は，金属と非金属の原子が結合した構造を有する化合物の総称で，周囲の配位子の種類により，安定性や体内動態が異なる．細胞内DNAのプリン塩基（グアニンおよびアデニン）と結合，架橋形成することでDNAの複製・転写を抑制し，抗腫瘍効果が得られる．

▶DNAに対する架橋形成には，同一DNA鎖の中で架橋形成する鎖内架橋（intrastrand cross-link）と，2本のDNA鎖間で架橋形成する鎖間架橋（interstrand cross-link）がある．プラチナ製剤による架橋形成の90%は鎖内架橋である．

▶シスプラチン（CDDP）は腎機能や耳毒性，神経毒性，悪心・嘔吐といった副作用を発現するため，機序の解明やこれを克服する支持療法を開発すると同時に，より毒性の少ないアナログ（類似化合物）の開発がされた．

▶現在，わが国で承認されているアナログにはカルボプラチン（CBDCA），オキサリプラチン（L-OHP），ネダプラチン（254-s）があり，肺癌に対してはCDDP，CBDCA，254-sが承認されている．

プラチナ製剤の投与方法の実際

▶代表的なスケジュール

進展型小細胞肺癌（ED-SCLC）

	用量	投与日	サイクル
シスプラチン（CDDP） イリノテカン（CPT-11）	60 mg/m^2 60 mg/m^2	day 1 day 1, 8, 15	4週間ごと
シスプラチン（CDDP） エトポシド（VP-16）	80 mg/m^2 100 mg/m^2	day 1 day 1, 2, 3	3週間ごと
カルボプラチン（CBDCA） エトポシド（VP-16）	AUC 6 100 mg/m^2	day 1 day 1, 2, 3	3週間ごと

非扁平上皮非小細胞肺癌

	用量	投与日	サイクル
シスプラチン (CDDP) ペメトレキセド (PEM)	75 mg/m^2 500 mg/m^2	day 1 day 1	3週間ごと
カルボプラチン (CBDCA) パクリタキセル (PTX) ベバシズマブ (BEV)	AUC 6 200 mg/m^2 15 mg/kg	day 1 day 1 day 1	3週間ごと

扁平上皮非小細胞肺癌

	用量	投与日	サイクル
ネダプラチン ドセタキセル (DTX)	100 mg/m^2 60 mg/m^2	day 1 day 1	3週間ごと

非小細胞肺癌 (NSCLC)

	用量	投与日	サイクル
カルボプラチン (CBDCA) アブラキサン (nab-PTX)	AUC 5-6 100 mg/m^2	day 1 day 1, 8, 15	3週間ごと
シスプラチン (CDDP) ティーエスワン (S-1)	60 mg/m^2 40 mg/m^2	day 8 1日2回 (朝, 就職後) day 1-14	4～5週間ごと
カルボプラチン (CBDCA) ティーエスワン (S-1)	AUC 5 40 mg/m^2	day 1 1日2回 (朝, 夕食後) day 1-14	3週間ごと
シスプラチン (CDDP) ドセタキセル (DTX)	80 mg/m^2 60 mg/m^2	day 1 day 1	3～4週間ごと
シスプラチン (CDDP) ゲムシタビン (GEM)	80 mg/m^2 1,000 mg/m^2	day 1 day 1, 8	3週間ごと
シスプラチン (CDDP) ビノレルビン (VNR)	80 mg/m^2 25 mg/m^2	day 1 day 1, 8	3週間ごと
シスプラチン (CDDP) イリノテカン (CPT-11)	80 mg/m^2 60 mg/m^2	day 1 day 1, 8, 15	4週間ごと
カルボプラチン (CBDCA) パクリタキセル (PTX)	AUC 6 200 mg/m^2	day 1 day 1	3週間ごと

シスプラチン (CDDP)

1. 構造と適応疾患

▶CDDPは中心金属としてPtをもち，周囲の配位子（ligand）として塩素イオン（Cl^-）とアンモニア分子（NH_3）がそれぞれ2つずつ結合している．2つのアンモニア分子が白金に対して同じ側に結合する（*cis*位）平面四角形構造をとる［*cis*-[$Pt(NH_3)_2Cl_2$]］（**図1**）[1]．2つのCl部位でDNAと結合し，DNA鎖内に架橋が形成される．

シスプラチン

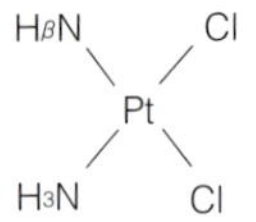

オキサリプラチン

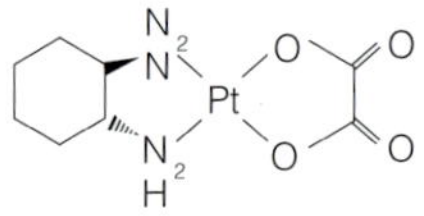

Bends DNA

Bends DNA and obstructs major grove

図1　CDDPとCBDCAの構造式

（文献1より引用）

▶胸部悪性腫瘍では，CDDPは非小細胞肺癌（NSCLC），小細胞肺癌（SCLC），悪性胸膜中皮腫に対し，承認されている．また，胸腺上皮性腫瘍に対してもkey drugとして考えられている．

2. 薬物動態

▶CDDP投与後，4時間で90%以上が血漿タンパクと結合し，全身に広く分布する．このため，低アルブミン血症では非タンパク結合型CDDP濃度が上昇することにより，腎毒性のリスク因子となり得る（オッズ比：3.5, $P = 0.006$）．これは，CDDPのようにアルブミン結合率の高い薬剤では，低アルブミン血症では相対的にfree CDDPの血中濃度が増加することによると考えられている．

▶プラチナはタンパクやペプチドと結合したまま糸球体濾過と尿細管分泌により尿中に排泄されるが，肝臓・小腸・腎臓などに数ヵ月にわたって残存する．

▶塩化物イオン濃度の低い輸液では，輸液中でCDDPは活性型へとなり，毒性が増える．このため，必ず塩化物イオンが含まれる輸液（生理食塩水など）を用いる．

▶プラチナ製剤投与後にタキサン系薬剤を投与すると，タキサン系薬剤の排泄が遅延し，毒性が増強する．このため，必ずタキサン系投与後にプラチナ製剤を投与する．

3. 作用機序

▶CDDPは血液中の塩基イオン濃度が高いため，無電荷で安定しているが，塩素イオン濃度の低い細胞内に流入すると，CDDPの塩素イオンが水分子と置換し，陽性に荷電する．この結果，塩素イオンが外れた部位でDNAのプリン塩基と結合ができるようになる．

▶プラチナ製剤は癌細胞のDNAと結合し，架橋形成することによりアポトーシスが誘導されて抗腫瘍活性を発揮する．

▶細胞周期依存性は細胞により異なるが，S期でもっとも著しい．

▶腎機能障害はMgとK喪失といった電解質の不均衡により生じ，大量補液ループ利尿薬とマンニトールにより強制利尿により腎機能毒性を防ぐことができる．

▶ Organic caution transport 2（OCT2）阻害薬はCDDPの腎毒性と耳毒性から保護することができる．また，シメチジンは尿糖，タンパク尿，腎皮質上皮細胞とコルチ器官の蝸牛有毛細胞におけるプラチナの蓄積を防ぐことができる．

▶ CDDP抵抗性のある癌では，PTXが有効と考えられているが，機序は不明である．

カルボプラチン（CBDCA）

1. 構造と適応疾患

▶ CBDCAはJohnson Mattey社と英国のInstitute of Cancer Research，米国のNCI，Bristol-Myers Squibb社により開発され，1989年に承認された．

▶ CBDCAはCDDPの2つの塩基イオンをcyclobutanedicarboxylateに置き換えた金属錯体である（*cis*-diammine-[1,1-cyclobutanedicarboxylato] platinum）．CyclobutanedicarboxylateがCDDPの塩基イオンと比較して安定性が高いため，腎毒性が軽減する（**図1**）．

▶ 頭頸部癌・SCLC・睾丸腫瘍・卵巣癌・悪性リンパ腫に対して1990年に承認された．さらに，「適応外使用に係る医療用医薬品の取り扱い」に関する通知を踏まえ，2000年7月にNSCLCに対して適応拡大された．

▶ PTXとの併用療法では，血小板数減少や好中球数減少といった血液毒性からの回復が早く，また，CDDPと比較して神経毒性が軽減される．

▶ CDDPと比較して，毒性は軽減するものの，効果は若干劣ることが示されている．

2. 薬物動態

▶ CBDCAの主たる排泄経路は尿中であり，排泄量は糸球体濾過量（GFR）に相関する．また，タンパク非結合型CBDCAの全身クリアランスは主にGFRによって決定され，タンパク非結合型CBDCAの血中濃度時間曲線下面積（AUC）と血小板数減少には正の相関が示されている．

▶ 上記の薬物動態学的特徴から，骨髄抑制を予測し，CBDCAを安全で有効に利用する適切量を決定するため，Calvertの計算式が頻用される．

Calvertの式：投与量（mg/body）＝ 目標AUC値 ×（GFR+25）

▶ GFRの算出方法には下記の計算式が用いられる．
・**Cockcroft-Gault法**：人種差が考慮されておらず，日本人に適用することについては議論が分かれる．
・**Jelliffe法**：尿酸管からはほとんど分泌されず，再吸収を受けない．クリアランスは投与量や投与時間が異なっていても一定であり，そのため，体内薬物動態の予測が可能である．

CBDCAの最大投与量は，表1のようにFDAより推奨されている．これは，GFRの値は125 mL/minを上限とし，投与量を計算している．

3. 作用機序

- 細胞内に透過して流入すると，cyclobutanedicarboxylateは水分子と置換し，陽性に荷電する．細胞内で抗腫瘍効果を発揮する機序はCDDPと同様，癌細胞のDNAと結合して架橋形成をすることで，細胞分裂を阻害する．

プラチナ製剤の副作用

- CDDPは腎機能障害の高い薬剤の代表であり，尿細管上皮細胞内に移行後蓄積し，主に近位尿細管終末部を障害する．また，腎血管の障害により糸球体濾過量を減少させる．

- 腎毒性は大量輸液による水分負荷（3～5L）と利尿薬（ループ利尿薬とマンニトール）による強制利尿により軽減されるが，腎障害を完全に予防することは困難である．

- 用量依存性に腎毒性が増加し，さらに低Mg血症が半数以上において生じることも報告されている．このため，CDDP投与前にMgを投与することで腎毒性が軽減されることが期待されている．

- NK_1受容体拮抗薬や$5HT_3$受容体拮抗薬の開発と上記を踏まえ，現在はショートハイドレーション法により，より簡便となっている．

- CDDPによる神経障害は1回投与量，総投与量に依存する．投与中止後も神経障害が数ヵ月持続し，増悪することがある．感覚性末梢神経障害が主な症状で，運動性の障害は比較的少ない．プラチナ製剤による神経障害の機序は，軸索への直接損傷と考えられている．

- CDDPによる聴覚障害は感音性難聴が発現し，高音領域での障害が主である．

- CBDCAは腎障害や消化器障害の発現率は低く，耳鳴や末梢神経障害の発現も少ない．しかし，血液毒性はCDDPより発現頻度が高い．CBDCAはCDDPと異なり，骨髄抑制が用量制限毒性（DLT）となる．

表1　カルボプラチンの最大投与量

AUCを基準としたカルボプラチンの最大投与量	
AUC	カルボプラチン最大投与量
6	900 mg
5	750 mg
4	600 mg

（文献2より引用）

進行非小細胞肺癌に対するプラチナ製剤による併用療法の位置づけ

▶75歳以下，PS 0/1の進行NSCLCに対するプラチナ基軸併用療法が生存延長・QOL改善・症状コントロールに寄与すると確認されている[3)].

▶プラチナ製剤と第3世代新規抗癌薬の併用療法での大規模な比較試験では，ECOG1594試験[4)]，SWOG9509試験[5)]，日本における進行NSCLCの4群比較試験（FACS試験[6)]）などで，いずれのプラチナ基軸併用療法も同等の効果が示された.

▶また，プラチナ基軸併用療法での組み合わせの中では唯一，CDDP/DTX療法はCDDP/VNR療法との比較試験（TAX326試験[7)]）で優越性が検証された.

▶CDDP/PEM療法とCDDP/GEM療法との比較試験で非劣性および毒性の軽減が示され，また，非扁平上皮肺癌と扁平上皮肺癌で治療成績の違いがみられた（JMDB試験[8)]）.

▶プラチナ製剤（CDDPもしくはCBDCA）および第3世代新規抗癌薬であるGEM，VNR，PTX，DTX，PEM，S-1の2剤での併用療法が標準治療である．いずれの効果もほぼ同等であり，毒性プロファイルの相違がみられる．治療効果については，おおむね奏効率（RR）19～32%，無増悪生存期間（PFS）4.0～5.0ヵ月，1年生存率: 33～43%と報告されている[3)]．全生存期間（OS）については，現在はサブタイプで異なる.

▶第3世代新規抗癌薬の選択に関しては併存する合併症と毒性プロファイルに対するリスクファクターの併存によって決定される．例えば，腎機能低下例に対しては用量調整ができるCBDCAを，間質性肺炎のリスクが高い症例に対してはGEMやCPT-11を避けるなどの工夫が必要である.

▶プラチナ製剤の選択についてメタアナリシスの結果では，CDDP基軸療法のほうがCBDCA基軸療法と比較をし，RRおよび生存に対してやや有利であった（$P=0.039$）[9)]．しかし，補液量および毒性に対する認容性により選択するべきである.

▶アプレピタントやパロノセトロンなど制吐薬の発展により，化学療法誘起性嘔吐がコントロールしやすくなった．また，Mg^{2+}の喪失が腎毒性の原因となり，ショートハイドレーション法では腎障害の予防軽減を目的として，Mg^{2+}をCDDPの前投薬として投与する[10)].

▶初回化学療法のプラチナ併用療法の治療期間は，6サイクルまでと規定されている[3)].

▶プラチナ製剤との組み合わせでは，第3世代新規抗癌薬であるVNR・GEM・PTX・DTX・CPT-11・PEM（非扁平上皮癌のみ）が推奨されている．組織型で化学療法の反応が異なり，非扁平上皮肺癌（腺癌・大細胞癌）に対しては，CDDP/PEMもしくはCBDCA/PTX/BEV療法，扁平上皮肺癌に対してはCBDCA/nab-PTXやCDDP/GEM療法が初回化学療法として選択されることが多い．また，実地診療では組織型が明確に診断できないことがあるが，その際はCDDP/S-1も選択肢になるだろう．また，進行扁平上皮肺癌に対しては，254-s/DTXがCDDP/DTXに対し，OSについて優越性を示した（HR：0.81, 95% CI：0.65-1.02）[11)].

- *EGFR*遺伝子変異陽性例や*ALK*融合遺伝子陽性といったドライバー変異陽性例でもキナーゼ阻害薬治療後やPD-L1高発現に対するペムブロリズマブ増悪後でも，PSが維持されていればキーレジメンとして使用する治療シークエンスを意識した治療マネジメントが，「肺癌診療ガイドライン2018年版」でも重要視されている．

進展型小細胞肺癌に対するプラチナ併用療法の位置づけ

- 1980年代にCDDPが登場し，EP療法が初回標準化学療法となっていた[12]．EP療法はED-SCLCに対し，MSTは8 ～ 10ヵ月であり，奏効率（ORR）は65 ～ 85%，10 ～ 20%でCRであった．また，CbE療法がEP療法と比較し，OSで有意差を認めず，標準治療の1つになった．

- JCOG9511試験[13]にてIP療法がMST 12.8ヵ月 vs 9.4ヵ月，2年生存割合は19.5% vs 5.2%とEP療法に対しての優越性を示し，わが国では標準治療となった．

- しかし，米国においてSWOG0124試験[14]で追試がされたものの，RR，PFS，OSともに優越性の検証は再現されなかった．したがって，海外ではEP療法が標準治療となっている．

- 日本人と欧米人とで結果が異なった理由はCYP3A4のSNPsのステータスの違い（UGT1A1 *6, *28）による人種差による毒性プロファイルの違いやJCOG9511試験でのサンプルサイズの設定や試験を早く中止にしたなどの見解がある．

- ただし，メタアナリシスではPS 0-2ではIP療法のほうが有効であった．下痢・間質性肺炎・高齢者・全身状態不良の患者では避けたほうがいいようであるが，わが国では標準治療となっている．治療期間については検討をされていないものの，多くの臨床試験では4サイクルが用いられている．維持療法は推奨されていない．

- 高齢者についての治療の意義は不明であるが，メタアナリシスの結果では，限局型では70歳以下と70歳以上では生存に有意差は認めなかった．血液毒性・治療関連死の頻度については，高齢者で有意に高かったと報告されている．

- PS不良例については，PS不良のみを対象とした臨床試験は行われておらず，高齢者と同様に考えてよいだろう．初回単剤治療については，ETP単剤では奏効例が50 ～ 70%と有効と考えられていたが，併用化学療法と比較をしてOSで劣るのみでなく，毒性も強いことが明らかになった．したがって，化学療法適応例では，併用化学療法が推奨される．

- JCOG9702試験[15]では高齢者および70歳未満のPS 3のED症例に対して，CBDCA/VP-16群（CbE群）vs CDDP/VP-16分割投与をして投与量を減量した群（split dose of CDDP/VP-16群: SPE群）での比較第Ⅲ相試験では，RRは同群で73%，MSTではCbE群で10.6ヵ月，SPE群で9.9ヵ月，PFSではCbE群で5.2ヵ月，SPE群で4.7ヵ月といずれも有意差を認めなかった．毒性はCbE群で血小板数減少が有意に多かった．

- 高齢者およびPS不良のED-SCLCの標準療法は分割療法を含めたEP療法であるが，CbE療法も代替療法となり得ると結論されていた．

- 初回化学療法の効果がPR以上で，かつ初回化学療法終了から再発までの期間が180日以上の場合，プラチナ併用療法の再投与（re-challenge）を検討してもよい[16, 17]．

（大熊裕介）

参考文献

1) Muggia FM, et al: Platinum Antitumor Complexes: 50 Years Since Barnett Rosenberg's Discovery. J Clin Oncol, 33: 4219-4226, 2015.
2) Bonetti A, et al: [Platinum antitumor complexes]. Recenti Prog Med, 106: 618-628, 2015.
3) Azzoli CG, et al: American Society of Clinical Oncology Clinical Practice Guideline update on chemotherapy for stage Ⅳ non-small-cell lung cancer. J Clin Oncol, 27: 6251-6266, 2009.
4) Schiller JH, et al: Comparison of four chemotherapy regimens for advanced non-small-cell lung cancer. N Engl J Med, 346: 92-98, 2002.
5) Kelly K, et al: Randomized phase Ⅲ trial of paclitaxel plus carboplatin versus vinorelbine plus cisplatin in the treatment of patients with advanced non-small-cell lung cancer: a Southwest Oncology Group trial. J Clin Oncol, 19: 3210-3218, 2001.
6) Ohe Y, et al: Randomized phase Ⅲ study of cisplatin plus irinotecan versus carboplatin plus paclitaxel, cisplatin plus gemcitabine, and cisplatin plus vinorelbine for advanced non-small-cell lung cancer: Four-Arm Cooperative Study in Japan. Ann Oncol, 18: 317-323, 2007.
7) Fossella F, et al: Randomized, multinational, phase Ⅲ study of docetaxel plus platinum combinations versus vinorelbine plus cisplatin for advanced non-small-cell lung cancer: the TAX 326 study group. J Clin Oncol, 21: 3016-3024, 2003.
8) Scagliotti GV, et al: Phase Ⅲ study comparing cisplatin plus gemcitabine with cisplatin plus pemetrexed in chemotherapy-naive patients with advanced-stage non-small-cell lung cancer. J Clin Oncol, 26: 3543-3551, 2008.
9) Hotta K, et al: Meta-analysis of randomized clinical trials comparing Cisplatin to Carboplatin in patients with advanced non-small-cell lung cancer. J Clin Oncol, 22: 3852-3859, 2004.
10) Willox JC, et al: Effects of magnesium supplementation in testicular cancer patients receiving cis-platin: a randomised trial. British journal of cancer, 54: 19-23, 1986.
11) Shukuya T, et al: Nedaplatin plus docetaxel versus cisplatin plus docetaxel for advanced or relapsed squamous cell carcinoma of the lung (WJOG5208L): a randomised, open-label, phase 3 trial. Lancet Oncol, 16: 1630-1638, 2015.
12) Mascaux C, et al: A systematic review of the role of etoposide and cisplatin in the chemotherapy of small cell lung cancer with methodology assessment and meta-analysis. Lung Cancer, 30: 23-36, 2000.
13) Noda K, et al: Irinotecan plus cisplatin compared with etoposide plus cisplatin for extensive small-cell lung cancer. N Engl J Med, 346: 85-91, 2002.
14) Lara PN, et al: Phase Ⅲ trial of irinotecan/cisplatin compared with etoposide/cisplatin in extensive-stage small-cell lung cancer: clinical and pharmacogenomic results from SWOG S0124. J Clin Oncol, 27: 2530-2535, 2009.
15) Okamoto H, et al: Randomised phase Ⅲ trial of carboplatin plus etoposide vs split doses of cisplatin plus etoposide in elderly or poor-risk patients with extensive disease small-cell lung cancer: JCOG 9702. Br J Cancer, 97: 162-169, 2007.
16) Giaccone G, et al: Reinduction chemotherapy in small cell lung cancer. Eur J Cancer Clin Oncol, 23: 1697-1699, 1987.
17) Postmus PE, et al: Retreatment with the induction regimen in small cell lung cancer relapsing after an initial response to short term chemotherapy. Eur J Cancer Clin Oncol, 23: 1409-1411, 1987.

2 タキサン

概略と構造

▶タキサン（taxane）とは，イチイ属（*Taxus*）の植物から発見されたタキサン環またはその類縁構造を有する化合物の総称である．

▶タキサンが抗癌薬として注目をされたのは，1960年代に白血病細胞に対する抗腫瘍作用が発見されてからであり，その後，1990年代にパクリタキセル（タキソール®）が認可された．

▶パクリタキセル（PTX）は水への溶解性が乏しいため，ポリオキシエチレンヒマシ油（クレモホール）やエタノールで溶解されている．

▶ナブパクリタキセル（nab-PTX）は，PTXと人血清アルブミンからなる均一なナノ粒子製剤であり，わが国では2013年に非小細胞肺癌（NSCLC）に対して承認された．

▶nab-PTXは，人血清アルブミンに結合させることにより，ポリオキシエチレンヒマシ油やエタノールなどの溶媒を使用しない製剤化が実現された．そのため，PTX投与に際しては，アレルギーの副作用対策として必要であった前投薬（ステロイドや抗ヒスタミン薬）が必須ではなくなり，またアルコールも使用されず，PTXよりも副作用が軽減され，また組織移行性のよい薬剤とされている．

適応疾患

▶タキサン系抗癌薬で，わが国でNSCLCに適応を有するのは，PTX，nab-PTX，ドセタキセル（DTX）の3種類である**（表1）**．

表1　非小細胞肺癌に対するタキサン系抗癌薬の比較

	PTX	DTX	nab-PTX
分子式	$C_{47}H_{51}NO_{14}$	$C_{43}H_{53}NO_{14} \cdot 3H_2O$	$C_{47}H_{51}NO_{14}$
分子量	853.91	861.93	853.91
添加物	ポリオキシエチレンヒマシ油 無水エタノール	ポリソルベート80 無水エタノール（エタノールフリー製剤もあり）	人血清アルブミン
前投薬	必須(ステロイド,抗ヒスタミン薬)	必須ではない	必須ではない
投与量	210mg/m^2（適宜減量）	60mg/m^2（適宜増減，最高用量75mg/m^2）	100mg/m^2（適宜減量）
投与時間	3時間	1時間以上	30分
投与間隔	少なくとも3週間休薬	3～4週間	少なくとも6日間休薬 （週1回投与を3週間連続）
代謝	肝代謝	肝代謝	肝代謝
代謝酵素	CYP2C8，CYP3A4	CYP3A4	CYP2C8，CYP3A4

▶ NSCLC以外の適応疾患として，乳癌，胃癌，食道癌（nab-PTX除く），卵巣癌（nab-PTX除く），子宮体癌（nab-PTX除く），子宮頸癌（PTXのみ），頭頸部癌（nab-PTX除く），胚細胞腫瘍（精巣腫瘍，卵巣腫瘍，性腺外腫瘍，PTXのみ），血管肉腫（PTXのみ），前立腺癌（DTXのみ），膵癌（nab-PTXのみ）などに適応を有し，広範に使用される抗癌薬の1つである．

作用機序・薬物動態

▶ タキサン系抗癌薬は，微小管阻害薬の1つである．

▶ 微小管はチュブリンによって構成されており，細胞骨格としての機能を担っている．また微小管は，細胞分裂の際に形成される分裂装置（星状体・紡錘体・染色体）の主体である．

▶ タキサン系抗癌薬がチュブリンのβサブユニットに結合することにより，微小管タンパク重合が促進され，微小管の安定化・過剰形成を引き起こし，紡錘体の機能が障害される．この結果，細胞周期はG2/M期で停止し，細胞分裂が阻害され，抗腫瘍活性が発揮されることとなる．

▶ タキサン系抗癌薬には，放射線に対する増感作用があることが知られている．G2/M期の細胞は放射線感受性が高く，タキサン系抗癌薬が細胞周期をG2/M期に停止させることが作用機序であると考えられている．

パクリタキセル（PTX）

1. NSCLCに対する化学療法における位置づけ

▶ 進行再発NSCLCの一次治療として，カルボプラチン（CBDCA）との2剤併用療法や，CBDCAと血管新生阻害薬ベバシズマブ（BEV）との3剤併用療法，あるいは切除不能局所進行NSCLCにおいて，CBDCAと併用の上，放射線治療と併せて使用されることが多い．

2. 主な臨床試験とその成績

a 切除不能局所進行Ⅲ期NSCLCに対する治療

▶ CBDCA/PTX＋胸部放射線治療（60Gy/30Fr）

・切除不能局所進行Ⅲ期NSCLCを対象として，同時化学放射線療法（CCRT）の効果を比較したWJTOG0105試験[1]では，CBDCA/PTX（CP療法）群は対照群である〔マイトマイシンC（MMC）/ビンデシン（VDS）/シスプラチン（CDDP）（MVP療法）〕と比較して，全生存期間（OS）における非劣性は証明されなかった（CP：22.0ヵ月 vs MVP：20.5ヵ月，HR：0.876, P=0.876）．しかし，CP群の生存曲線はMVP群とほぼ重なっており，有害事象もMVP群よりも軽度であったことから，標準治療の1つと結論づけられた．

b 進行再発NSCLCに対する一次治療

▶CBDCA/PTX

・進行再発NSCLCに対する一次治療について，わが国でCDDP/イリノテカン（CPT-11）を対照群として，CBDCA/PTX，CDDP/ゲムシタビン（GEM），CDDP/ビノレルビン（VNR）をそれぞれ比較する第Ⅲ相試験（FACS試験）[2]が行われた．
・その結果，いずれの試験治療群においても対照群であるCDDP/CPT-11に対する非劣性は証明されなかったが，4つのレジメンは同等の治療効果を示したため，NSCLCの一次治療として使用可能と結論づけられた．
・本レジメンは，進行再発NSCLCに対する一次治療として，長らくもっとも使用されてきたレジメンの1つである．しかし，近年はnab-PTXの承認に加え，ペメトレキセド（PEM）などの新規抗癌薬の出現により相対的な位置づけは低下しつつある．

▶CBDCA/PTX/BEV

・米国で行われた進行非扁平上皮癌を対象にCBDCA/PTXにBEVを追加することの有効性を検証した第Ⅲ相試験（ECOG4599試験）[3]では，BEV併用群（CPB）で奏効率（RR）の上昇，無増悪生存期間（PFS）の有意な延長（CPB：6.2ヵ月 vs CP：4.5ヵ月，HR：0.66，$P<0.001$），さらにOSの有意な延長も認めた（CPB：12.3ヵ月 vs CP：10.3ヵ月，HR：0.79，$P=0.003$）．
・わが国でもCBDCA/PTXにBEVを追加する第Ⅱ相試験（JO19907試験）[4]が行われ，BEV併用群においてRRの上昇とPFSの有意な延長を認めた（CPB：6.9ヵ月 vs CP：5.9ヵ月，HR：0.61，$P=0.0090$）．
・これらの結果から，わが国では75歳未満，PS 0-1の非扁平上皮癌症例に対して，プラチナ併用療法を用いる際には，禁忌がない限りはBEVを追加することが検討される．

▶CBDCA/weekly PTX（わが国では保険適用外）

・海外で行われた高齢者を対象としたCBDCA/weekly PTXと単剤化学療法（GEMまたはVNR）の第Ⅲ相比較試験（IFCT0501試験）[5]において，CBDCA/weekly PTX併用群においてOSの有意な延長を認めた（併用群：10.3ヵ月 vs 単剤群：6.2ヵ月，HR：0.64，$P<0.0001$）．
・このIFCT試験は，高齢者においてプラチナ併用療法が単剤療法と比較して，OSの有意な延長を認めた初めての試験であったが，CBDCA/weekly PTX併用群においては，好中球減少などの血液毒性や治療関連死（4.4％）が多くみられ，注意が必要である．
・わが国で高齢者を対象として，CBDCA/PTXとCBDCA/weekly PTXを比較した第Ⅱ相試験[6]が行われ，両者はほぼ同等の治療効果であった．しかし，グレード3以上の発熱性好中球減少症（FN）や末梢神経障害の頻度については，CBDCA/PTXのPTX一括投与群において有意に高かったと報告されている．

c 進行再発NSCLCに対する一次治療（免疫チェックポイント阻害薬との併用）

▶CBDCA/PTX/BEV/アテゾリズマブ

・進行非扁平上皮癌を対象にCBDCA/PTX/BEVにアテゾリズマブを追加することの有効性を検証した第Ⅲ相試験（IMpower150試験）[7]では，CBDCA/PTX/BEV併用群（C群）に対するCBDCA/PTX/BEV/アテゾリズマブ併用群（B群）のPFSは有意な延長（B群：8.3ヵ月 vs C群：6.8ヵ月，HR：0.62，$P<0.001$），さらにOSの有意な延長も認めた（B群：

19.2ヵ月 vs C群：14.7ヵ月，HR：0.78，P=0.02）.
- 主な毒性については，両群で末梢神経障害，嘔気，倦怠感，食欲不振などを認め，グレード 3以上の毒性についてはB群でやや頻度が高い傾向を認めた（B群：58.5% vs C群：50.0%）り，グレード 3以上の毒性はプラチナ製剤＋BEV併用療法群と比較し頻度は高い傾向を認めた（58.5% vs 50.0%）．また免疫関連有害事象として，皮疹，肝機能障害，甲状腺機能障害，肺炎や大腸炎などが報告されており，毒性管理への留意が必要である．

d 進行再発NSCLCに対する一次治療（免疫チェックポイント阻害薬との併用）

▶CBDCA/PTXまたはnab-PTX/ペムブロリズマブ

- 進行非扁平上皮癌を対象にプラチナ併用療法（CBDCA/PTXまたはnab-PTX）に対して，ペムブロリズマブを追加することの有効性を検証した第Ⅲ相試験（KEYNOTE-407試験）[8]では，追跡期間中央値：7.8ヵ月の時点の中間解析において，ペムブロリズマブ併用群は，プラセボ群に対してPFSの有意な延長（ペムブロリズマブ群：6.4ヵ月 vs プラセボ群：4.8ヵ月，HR：0.56，P<0.001），さらにOSの有意な延長が報告されている（ペムブロリズマブ群：15.9ヵ月 vs プラセボ群：11.3ヵ月，HR：0.64，P<0.001）.
- PD-L1陽性細胞50%以上のサブグループ解析においても，PFSの延長（ペムブロリズマブ群：8.0ヵ月 vs プラセボ群：4.2ヵ月，HR：0.37），OSも延長を認めた（ペムブロリズマブ群，プラセボ群ともに中央値に到達せず，HR：0.64）.
- グレード 3以上の毒性の頻度については，両群間で同等であったが（ペムブロリズマブ群：69.8% vs プラセボ群：68.2%），有害事象による治療の中止（ペムブロリズマブ群：13.3% vs プラセボ群：6.4%）や治療関連死についてはペムブロリズマブ群の方が多かった（ペムブロリズマブ群：3.6% vs プラセボ群：2.1%）.

ドセタキセル（DTX）

1. NSCLCに対する化学療法における位置づけ

▶進行再発NSCLCの一次治療として，プラチナ製剤との併用療法，あるいは切除不能局所進行NSCLCにおいてプラチナ製剤と併用の上，放射線治療と併せて使用されている．

▶DTX単剤については，進行再発NSCLCの一次治療（高齢者）や，進行再発NSCLCに対する二次治療における標準治療の選択肢として使用されている．

2. 主な臨床試験とその成績

a 切除不能局所進行Ⅲ期NSCLCに対する治療

▶CDDP/DTX＋胸部放射線治療（60Gy/30Fr）

- わが国で切除不能局所進行Ⅲ期NSCLCを対象として，CCRTの効果を比較したOLCSG0007試験[9]が行われ，CDDP/DTX（CD）群は対照群であるMVP群と比較して，主要評価項目である2年生存割合で優越性を証明し（CD：60.3% vs MVP：48.1%，P=0.044），標準治療の1つとして使用されている．

b 進行再発NSCLCに対する一次治療

▶CDDP/DTX

・米国で進行再発NSCLCに対する一次治療について，CDDP/PTXを対照群として，CDDP/GEM，CDDP/DTX，CBDCA/PTXをそれぞれ比較する第Ⅲ相試験（ECOG1594試験）[10]が行われたが，いずれの治療群も治療効果に大きな差を認めなかった．

・わが国では，それまでの標準治療であったCDDP/VDSとCDDP/DTXとの比較第Ⅲ相試験（TAX-JP-301試験）[11]が行われ，CDDP/DTXのOSにおける優越性が証明された（VDS：9.6ヵ月 vs DTX：11.3ヵ月，$P=0.014$）．

▶ネダプラチン/DTX

・わが国で進行再発扁平上皮癌に対する一次治療を対象として，CDDP/DTX（CD）群を対照群としてネダプラチン/DTX（ネダプラチン）群の効果を比較する第Ⅲ相試験（WJOG5208L試験）[12]が行われ，OSの有意な延長が認められた（ネダプラチン群：13.6ヵ月 vs CD群：11.4ヵ月，HR：0.81，$P=0.037$）．

・毒性については，ネダプラチン群では白血球減少，好中球減少や血小板減少が多く，CD群では悪心，倦怠感，低ナトリウム血症や低カリウム血症が多く，毒性のプロファイルに差異を認めた．

▶DTX単剤（高齢者に対して）

・わが国で70歳以上の進行NSCLCの一次治療を対象として，DTXとVNRの効果を比較した第Ⅲ相試験（WJTOG9904試験）[13]が行われ，DTXはPFSの有意な延長を認めた（DTX：5.5ヵ月 vs VNR：3.1ヵ月，HR：0.606，$P<0.001$）．主要評価項目のOSでは有意差を認めなかったが，DTX：14.3ヵ月，VNR：9.9ヵ月（HR：0.780，$P=0.138$）と良好な成績を示した．

・わが国で70歳以上の一次治療を対象として，DTXとweekly CDDP/DTXの効果を比較した第Ⅲ相試験（JCOG0803/WJOG4307L試験）[14]が行われたが，中間解析において併用療法が単剤療法の成績を上回らないことが示され，試験中止となった．

・以上より，DTXはわが国における高齢者進行NSCLCの一次治療では，標準レジメンの1つである．

c 進行再発NSCLCに対する二次治療

▶DTX単剤

・プラチナ製剤を含む化学療法後のNSCLC対する二次治療におけるDTX単剤の効果を比較した2つの第Ⅲ相試験が行われている．

・DTXとBSCとを比較した試験（TAX317試験）[15]では，OSや1年生存割合の改善に加え，QOLの改善も認めた．またDTXとVNRまたはイホスファミド（IFM）の効果を比較した試験（TAX320試験）[16]では，OSでは有意差を認めなかったが，RRや1年生存割合の改善を認めた．

・わが国においては，DTXの承認用量（60mg/m^2）を評価する第Ⅱ相試験[17]が行われ，RR 18.2%，生存期間中央値（MST）7.8ヵ月と上記2つの第Ⅲ相試験で用いられたDTX 75mg/m^{2}と同等の効果が確認された．

・二次治療におけるDTX単剤の位置づけは，以下に示すDTX/ラムシルマブ（RAM）や免疫チェックポイント阻害薬の出現により相対的な位置づけは低下しつつある．

▶ **DTX/RAM**

・プラチナ併用療法後の進行NSCLCに対する二次治療におけるDTX/RAM併用療法とDTX単剤の効果を比較する第Ⅲ相試験（REVEL試験）[18] が行われ，DTX/RAM群で主要評価項目であるOSの有意な延長（DTX/RAM群：10.5カ月 vs DTX群：9.1カ月，HR：0.86，P=0.023），またPFSの有意な延長も認めた（DTX/RAM群：4.5カ月 vs DTX群：3.0カ月，HR：0.76，P<0.0001）.

・わが国においても，DTX/RAMとDTXの効果を比較した第Ⅱ相試験（JVCG試験）[19] が行われ，DTX/RAM群でPFS，OSにおいて良好な結果が示された.

・毒性に関しては，DTX/RAM群において発熱性好中球減少症（FN）の頻度が高く（DTX/RAM群：34.2% vs DTX群：19.8%），注意が必要であり，PEG（ポリエチレングリコール）G-CSFの併用が検討される．その他に血小板減少，低アルブミン血症，口内炎，鼻出血，タンパク尿などを高頻度に認めたが，ほとんどはグレード1/2であった.

ナブパクリタキセル（nab-PTX）

1. NSCLCに対する化学療法における位置づけ

▶ 進行再発NSCLCの一次治療において，CBDCAとの併用療法が標準治療の1つと位置づけられている.

▶ 前述の説明の通り，nab-PTXはPTX投与に際しては必要であったステロイドや抗ヒスタミン薬などの前投薬が不要であり，またアルコールフリーのためPTXよりも使用しやすく，一部の副作用が軽減されていることから，実地臨床における使用も増加している.

2. 主な臨床試験とその成績

a 進行再発NSCLCに対する一次治療

▶ **CBDCA/weekly nab-PTX**

・進行NSCLCに対する一次治療を対象として，CBDCA/nab-PTXとCBDCA/PTXの効果を比較した第Ⅲ相試験（CA031試験）[20] において，主要評価項目であるRRの有意な上昇を認めた（CBDCA/nab-PTX群：33% vs CBDCA/PTX群：25%，P=0.005）．副次的評価項目のPFSやOSについては，CBDCA/nab-PTX群でやや良好な傾向を認めた.

・グレード3以上の好中球減少，末梢神経障害，関節痛や筋肉痛は，CBDCA/nab-PTX群で有意に少なかった.

・サブグループ解析では，CBDCA/nab-PTX群において，扁平上皮癌でのRR（CBDCA/nab-PTX群：41% vs CBDCA/PTX群：24%，P<0.001），70歳以上でのOSが良好であった（CBDCA/nab-PTX群：19.9カ月 vs CBDCA/PTX群：10.4カ月，HR：0.583，P=0.009）.

b 進行再発NSCLCに対する一次治療（免疫チェックポイント阻害薬との併用）

▶ **CBDCA/nab-PTX/アテゾリズマブ**

・進行扁平上皮癌を対象にCBDCA/nab-PTXにアテゾリズマブを追加する有効性を検証した第Ⅲ相試験（IMpower131試験）[21] において，CBDCA/nab-PT併用群（C群）に対する

CBDCA/nab-PTX/アテゾリズマブ併用群（B群）のPFSは有意な延長を認めた（B群：6.3ヵ月 vs C群：5.6ヵ月，HR：0.71，P=0.001）．しかし，もう1つの主要評価であるOSについては，中間解析の時点で延長を示さなかった（B群：14.0ヵ月 vs C群：13.9ヵ月，HR：0.96，P=0.6931）．

副作用および注意点

▶タキサンは疎水性であり，溶媒としてポリオキシエチレンヒマシ油（クレモホール）やエタノールを要するため，PTXやDTX投与の際にはアルコール不耐などに注意が必要である（nab-PTXは例外であり，組成にアルコールを含まない）．

▶タキサンの用量制限毒性は，骨髄抑制（特に好中球減少）である．

▶特徴的な非血液毒性として，過敏症（特にPTX），末梢神経障害，脱毛，浮腫（特にDTX），皮膚や爪の障害（特にDTX）などがある．

▶過敏症は，初回または2回目の投与後10分以内に生じることが多い．特にPTX投与で頻度が多く，予防のための前投薬が必須である．しかし，前投薬を投与しても5～20%程度で過敏症を発症する可能性があるため，投与開始後1時間は頻回のモニタリングを行うなどの対策が必要である[22]．

▶前述のCA031試験[20]において，末梢神経障害の頻度は，CBDCA/nab-PTX群ではCBDCA/PTX群よりも有意に低かった．これは投与方法の違い（PTXは一括投与，nab-PTXは分割投与）による影響である可能性も考えられ[6]，nab-PTXがPTXよりも末梢神経障害を生じにくいとまで判断されるわけではない．

▶一方，DTXでも末梢神経障害を認めるが，その頻度はPTXよりも低いとされる．

▶タキサン系抗癌薬では，脱毛が高頻度に認められ，投与開始後から2～3週間で認められることが多い．確立された予防法はなく，頭部の冷却が有効とする報告もあるが，頭皮への転移リスクも示唆されている[23, 24]．

▶タキサン系抗癌薬の中でDTXに特徴的な副作用として，末梢性浮腫や体液貯留がある．総投与量が400mg/m^2を超えると頻度が高まるとされ[25]，休薬により徐々に改善するが，消失までに数ヵ月を要することもある．

▶タキサン系抗癌薬の薬物血中濃度には，通常5～10倍の個体差があり，血中PTX濃度上昇に伴う重篤な毒性の出現を認めた症例も報告されている[26]．

（金田俊彦／吉岡弘鎮）

参考文献

1) Yamamoto N, et al: Phase Ⅲ study comparing second- and third-generation regimens with concurrent thoracic radiotherapy in patients with unresectable stage Ⅲ non-small-cell lung cancer: West Japan Thoracic Oncology Group WJTOG0105. J Clin Oncol, 28(23): 3739-3745, 2010.
2) Ohe Y, et al: Randomized phase Ⅲ study of cisplatin plus irinotecan versus carboplatin plus paclitaxel, cisplatin plus gemcitabine, and cisplatin plus vinorelbine for advanced non-small-cell lung cancer: Four-Arm Cooperative Study in Japan. Ann Oncol, 18(2): 317-323, 2007.
3) Sandler A, et al: Paclitaxel-carboplatin alone or with bevacizumab for non-small-cell lung cancer. N Engl J Med, 355(24): 2542-2550, 2006.
4) Niho S, et al: Randomized phase Ⅱ study of first-line carboplatin-paclitaxel with or without bevacizumab in Japanese patients with advanced non-squamous non-small-cell lung cancer. Lung Cancer, 76(3): 362-367, 2012.
5) Quoix E, et al: Carboplatin and weekly paclitaxel doublet chemotherapy compared with monotherapy in elderly patients with advanced non-small-cell lung cancer: IFCT-0501 randomised, phase 3 trial. Lancet, 378(9796): 1079-1088, 2011.
6) Sakakibara T, et al: Randomized phase Ⅱ trial of weekly paclitaxel combined with carboplatin versus standard paclitaxel combined with carboplatin for elderly patients with advanced non-small-cell lung cancer. Ann Oncol, 21(4): 795-759, 2010
7) Socinski MA, et al: IMpower150 Study Group. Atezolizumab for First-Line Treatment of Metastatic Nonsquamous NSCLC. N Engl J Med, 378 (24): 2288-2301, 2018.
8) Paz-Ares L, et al: Pembrolizumab plus Chemotherapy for Squamous Non-Small-Cell Lung Cancer. N Engl J Med, 379 (21): 2040-2051, 2018.
9) Segawa Y, et al: Phase Ⅲ trial comparing docetaxel and cisplatin combination chemotherapy with mitomycin, vindesine, and cisplatin combination chemotherapy with concurrent thoracic radiotherapy in locally advanced non-small-cell lung cancer: OLCSG 0007. J Clin Oncol, 28(20): 3299-3306, 2010.
10) Schiller JH, et al: Comparison of four chemotherapy regimens for advanced non-small-cell lung cancer. N Engl J Med, 346(2): 92-98, 2002.
11) Kubota K, et al: Phase Ⅲ randomized trial of docetaxel plus cisplatin versus vindesine plus cisplatin in patients with stage Ⅳ non-small-cell lung cancer: the Japanese Taxotere Lung Cancer Study Group. J Clin Oncol, 22(2): 254-261, 2004.
12) Shukuya T, et al: Nedaplatin plus docetaxel versus cisplatin plus docetaxel for advanced or relapsed squamous cell carcinoma of the lung (WJOG5208L): a randomised, open-label, phase 3 trial. Lancet Oncol, 16(16): 1630-1638, 2015.
13) Kudoh S, et al: Phase Ⅲ study of docetaxel compared with vinorelbine in elderly patients with advanced non-small-cell lung cancer: results of the West Japan Thoracic Oncology Group Trial (WJTOG 9904). J Clin Oncol, 24(22): 3657-3663, 2006.
14) Abe T, et al: Randomized phase Ⅲ trial comparing weekly docetaxel plus cisplatin versus docetaxel monotherapy every 3 weeks in elderly patients with advanced non-small-cell lung cancer: the intergroup trial JCOG0803/WJOG4307L. J Clin Oncol, 33(6): 575-581, 2015.
15) Shepherd FA, et al: Prospective randomized trial of docetaxel versus best supportive care in patients with non-small-cell lung cancer previously treated with platinum-based chemotherapy. J Clin Oncol, 18(10): 2095-2103, 2000.
16) Fossella FV, et al: Randomized phase Ⅲ trial of docetaxel versus vinorelbine or ifosfamide in patients with advanced non-small-cell lung cancer previously treated with platinum-containing chemotherapy regimens. The TAX 320 Non-Small Cell Lung Cancer Study Group. J Clin Oncol, 18(12): 2354-2362, 2000.
17) Mukohara T, et al: Japanese experience with second-line chemotherapy with low-dose (60mg/M2) docetaxel in patients with advanced non-small-cell lung cancer. Cancer Chemother Pharmacol, 48(5): 356-360, 2001.
18) Garon EB, et al: Ramucirumab plus docetaxel versus placebo plus docetaxel for second-line treatment of stage Ⅳ non-small-cell lung cancer after disease progression on platinum-based therapy (REVEL): a multicentre, double-blind, randomised phase 3 trial. Lancet, 384(9944): 665-673, 2014.
19) Yoh K, et al: A randomized, double-blind, phase Ⅱ study of ramucirumab plus docetaxel vs placebo plus docetaxel in Japanese patients with stage Ⅳ non-small cell lung cancer after disease progression on platinum-based therapy. Lung Cancer, 99: 186-193, 2016.
20) Socinski MA, et al: Weekly nab-paclitaxel in combination with carboplatin versus solvent-based paclitaxel plus carboplatin as first-line therapy in patients with advanced non-small-cell lung cancer: final results of a phase Ⅲ trial. J Clin Oncol, 30(17): 2055-2062, 2012.
21) Jotte RM, et al: IMpower131: Primary PFS and safety analysis of a randomized phase Ⅲ study of atezolizumab + carboplatin + paclitaxel or nab-paclitaxel vs carboplatin + nab-paclitaxel as 1L therapy in advanced squamous NSCLC. 2018 ASCO Annual Meeting. J Clin Oncol. 36(suppl; abstr LBA9000), 2018.
22) Markman M, et al: Paclitaxel-associated hypersensitivity reactions: experience of the gynecologic oncology program of the Cleveland Clinic Cancer Center. J Clin Oncol, 18(1): 102-105, 2000.
23) Grevelman EG, et al: Prevention of chemotherapy-induced hair loss by scalp cooling. Ann Oncol, 16(3): 352-358, 2005.
24) Betticher DC, et al: Efficacy and tolerability of two scalp cooling systems for the prevention of alopecia associated with docetaxel treatment. Support Care Cancer, 21(9): 2565-2573, 2013.
25) Trudeau ME, et al: Docetaxel in patients with metastatic breast cancer: a phase Ⅱ study of the National Cancer Institute of Canada-Clinical Trial Group. J Clin Oncol, 14(2): 422-428, 1996.
26) Huizing MT, et al: Pharmacokinetics of paclitaxel and metabolites in a randomized comparative study in platinum-pretreated ovarian cancer patients. J Clin Oncol, 11(11): 2127-2135, 1993.

3 トポイソメラーゼI阻害薬

トポイソメラーゼとは

▶細胞の増殖において，DNAを複製する際にDNAのらせん構造をもつ2本鎖のねじれやひずみを一度解消させる必要がある．酵素であるトポイソメラーゼはI型とII型があり，前者は2本差の片方を切断し，後者は2本とも切断することでねじれを解消し再結合に関与する．トポイソメラーゼの働きが阻害されると，DNAの複製が正常に行われず細胞死を招くため，癌治療の標的となる．

▶トポイソメラーゼI阻害薬として，肺癌領域ではイリノテカン（CPT-11），ノギテカン（NGT）が臨床において用いられている．これらは1966年に中国原生のカンレンボク（*Camptotheca acuminata Decsne*）の樹皮と幹からM.W.WallとM.C.Waniらが単離したカンプトテシンの類似物質である．

イリノテカン（CPT-11）（トポテシン®，カンプト®）

1. 構造と適応疾患

▶植物アルカロイドであるカンプトテシンから合成されたプロドラッグであり，構造式は $C_{33}H_{38}N_4O_6$-HCl-$3H_2O$ と表記される．

▶小細胞肺癌（SCLC），非小細胞肺癌（NSCLC），子宮頸癌，卵巣癌，胃癌（手術不能または再発），結腸直腸癌（手術不能または再発），乳癌（手術不能または再発），有棘細胞癌，悪性リンパ腫（非ホジキンリンパ腫），小児悪性固形腫瘍，治癒切除不能な膵癌，と幅広い適応疾患を有する．

2. 作用機序・薬物動態

▶DNAトポイソメラーゼI型の阻害によりDNA合成の阻害をもたらす．殺細胞効果は細胞周期S期に特異的であり，制限付時間依存性に効果を示す．ヌードマウスに移植した乳癌細胞株（MX-1），大腸癌細胞株（Co-4），肺癌細胞株（QG-56）などの移植モデルにおいて腫瘍の増殖を抑制した．

▶肝臓および各組織において本剤はカルボキシルエステラーゼにより加水分解され，活性代謝物であるSN-38に変換されトポイソメラーゼIを阻害する．

▶SN-38は肝臓においてUDP-グルクロン酸転移酵素（UGT1A1）によってグルクロン酸

抱合を受け，胆汁中に排泄される．UGT1A1には遺伝子多型の存在が知られており，*UGT1A1*6*，*UGT1A1*28*においては，ヘテロ接合体またはホモ接合体でグルクロン酸抱合活性が低いため代謝が遅延する．

3. 臨床試験とその成績

▶未治療進展型SCLCを対象とした第Ⅲ相試験（JCOG9511試験）

・未治療進展型SCLCに対して，わが国でシスプラチン（CDDP）（60 mg/m^2 day 1）/CPT-11（60 mg/m^2 day 1, 8, 15）（PI療法群）とCDDP/エトポシド（VP-16）（PE療法群）の比較第Ⅲ相試験が実施された[1]．230例の規模で予定されていたが，合計154例が登録された時点での中間解析において，主要評価項目である全生存期間（OS）において，PI療法群が有意な延長を示したため試験は早期有効中止となった．生存期間中央値はPI療法群で12.8ヵ月，PE療法群で9.4ヵ月であった．

▶未治療進展型SCLCを対象とした第Ⅲ相試験（JCOG0509試験）

・未治療進展型SCLCに対してわが国でCDDP（60 mg/m^2 day 1）/CPT-11（60 mg/m^2 day 1, 8, 15）（PI療法群）とCDDP/アムルビシン（AMR）（AP療法群）の比較第Ⅲ相試験が実施された[2]．各群142例，合計284例が集積された時点での中間解析で，主要評価項目であるOSのHR：1.31と非劣性マージンを超えたため，試験は早期無効中止となった．生存期間中央値はPI療法群で17.7ヵ月，AP療法群で15.0ヵ月であった．

▶未治療進行NSCLCを対象とした第Ⅲ相試験（FACS試験）

・未治療進行NSCLCを対象として，わが国でCDDP（80 mg/m^2 day1）/CPT-11（60 mg/m^2 day 1, 8, 15）を対照群として，CDDP/ゲムシタビン（GEM），CDDP/ビノレルビン（VNR），カルボプラチン（CBDCA）/パクリタキセル（PTX）の3群を試験治療とする4群比較第Ⅲ相試験が実施された[3]．602例が無作為化されたこの試験では，主要評価項目である対照群に対する各試験治療の非劣性は証明できなかったが，OS，奏効率（RR），無増悪生存期間（PFS）に有意差を認めなかった．

4. 副作用

▶上に記したUGT1A1の遺伝子多型に関して，CPT-11単剤治療例を分析したわが国の報告では，*UGT1A1*6*，*UGT1A1*28*のホモ接合体またはヘテロ接合体をもつ患者の重篤な白血球減少の比率が高いという報告がある[4]．また70歳以上のNSCLCに対する単剤治療の研究でも，同様の患者背景において有意に高率な好中球減少症がみられたと報告されている[5]．また，本剤の特徴としてSN-38が消化管粘膜に作用し下痢をきたすことが知られており，時に重大となることがある．後ろ向き研究であるが，わが国の報告で上記のハイリスク群はその他群に対して有意差をもって下痢をはじめとした重篤な有害事象を呈していた[6]．

5. 進行期肺癌化学療法における位置づけ

▶FACS試験の結果から未治療進行期NSCLCに対してプラチナ併用療法を検討する場合はCDDP/CPT-11は選択肢の1つとして検討される．

▶ JCOG9511試験やJCOG0509試験の結果から，未治療進展型SCLCに対して，70歳以下でPS 0-2と全身状態が保たれている場合はCDDP/CPT-11の併用療法が勧められる．

ノギテカン（NGT）（ハイカムチン®）

1. 構造と適応疾患

▶ CPT-11と同様に植物アルカロイドであるカンプトテシンから合成されたプロドラッグであり，構造式は$C_{23}H_{23}N_3O_5$-HCl-$3H_2O$と表記される．

▶ 適応疾患はSCLC，癌化学療法後に増悪した卵巣癌，小児悪性固形腫瘍となっている．

2. 作用機序・薬物動態

▶ DNAと複合体を形成したⅠ型トポイソメラーゼに選択肢的に結合し，その構造を安定させ，DNA二重らせん構造の弛緩阻害とDNA断片化を引き起こして細胞死を誘導する．CPT-11と異なり，未変化体が活性本体である．SCLC細胞株（DMS273およびDMS114）のマウス移植モデルにおいて腫瘍の増殖を抑制した．

▶ SCLCの投与量である1.0 mg/m^{2}の5日間投与における5日目の半減期は3.28時間とされる．投与量のおよそ60%が24時間以内に腎排泄され尿中に移行する．そのため，クレアチニンクリアランス20～39 mL/minの低腎機能患者における初回投与量は通常量の半量が推奨されている．

3. 臨床試験とその成績

▶ 既治療SCLCを対象とした試験

・米国において，既治療SCLCのうち初回治療後45日以内の再発患者を対象に，BSCとNGT（2.3 mg/m^2 day 1-5）療法を比較する第Ⅲ相試験が実施された[7]．主要評価項目のOS中央値はNGT群で25.9週，BSC群で13.9週と有意に前者で良好であり，二次治療として化学療法を施行する意義が確認された（ただし本試験のNGTはわが国で未承認の内服薬である）．

▶ 米国において，既治療SCLCのうちsensitive relapseの患者群に対してNGT（1.5 mg/m^2 day 1-5）とシクロホスファミド（CPA）/ドキソルビシン（ADM）/ビンクリスチン（VCR）併用療法（CAV療法）を比較する第Ⅲ相試験が実施された[8]．RRやOSはほぼ同等で，有害事象に関してはNGTで血液毒性が多く，CAV療法では非血液毒性が目立った．この結果を根拠に，NGTが既治療SCLCの標準療法の1つと考えられている．

▶ 既治療SCLCを対象とした第Ⅲ相試験（JCOG0605試験）

・一次治療終了後90日以降に再発したSCLCを対象としてCDDP（25 mg/m^2 day 1, 8）/VP-16（60 mg/m^2 day 1-3）/CPT-11（90 mg/m^2 day 8）（PEI療法）とNGT（1.0 mg/m^2 day 1-5）を比較する第Ⅲ相試験がわが国で実施された[9]．主要評価項目のOSは，中央値でPEI療法群で18.2ヵ月，トポテカン群で12.5ヵ月とPEI療法群が有意な延長を示した．

4. 副作用

- 一般的に骨髄毒性に注意を要する．SCLCに対する後期第Ⅱ相試験を含む各種固形癌臨床試験におけるグレード3以上の血液毒性は，白血球減少67.6%，好中球減少84.5%，貧血51.2%，血小板減少42.5%であった．ほか，頻度の高い副作用としてみられるもの（全グレード）として，悪心・嘔吐57.5%，食思不振57.0%，脱毛28.5%，発熱24.2%，易疲労感21.7%を認めた[10]．

5. 進行期肺癌化学療法における位置づけ

- JCOG0605試験の結果から，既治療進展型SCLC（sensitive relapse）の症例に対して70歳以下でPS 0-2と全身状態が保たれている場合はPEI療法が勧められる．しかし，毒性の強い治療法であり，症例によってはトポテカン単剤による治療も選択肢の1つと考えられる．

（三角祐生／下川恒生）

参考文献

1) Noda K, et al: Irinotecan plus cisplatin compared with etoposide plus cisplatin for extensive small-cell lung cancer. N Engl J Med, 346(2): 85-91, 2002.
2) Satouchi M, et al: Phase Ⅲ study comparing amrubicin plus cisplatin with irinotecan plus cisplatin in the treatment of extensive-disease small-cell lung cancer: JCOG 0509. J Clin Oncol, 32(12): 1262-1268, 2014.
3) Ohe Y, et al: Randomized phase Ⅲ study of cisplatin plus irinotecan versus carboplatin plus paclitaxel, cisplatin plus gemcitabine, and cisplatin plus vinorelbine for advanced non-small cell lung cancer: Four-Arm Cooperative Study in japan. Ann Oncol, 18(2): 317-332, 2007.
4) Minami H, et al: Irinotecan pharmacokinetics/pharmacodynamics and UGT1A genetic polymorphisms in Japanese: roles of UGT1A1*6 and *28. Pharmacogenet Genomics, 17(7): 497-504, 2007.
5) Yamamoto N, et al: Phase Ⅰ/Ⅱ Pharmacokinetic and Pharmacodynamic Study of UGT1A1 polymorphism in Elderly Patients With Advanced Non-Small Cell Lung Cancer Treated With Irinotecan. Clin Pharmacol Ther, 85(2): 149-154, 2009.
6) Ando Y, et al: Polymorphisms of UDP-glucuronosyltransferase gene and irinotecan toxicity: a pharmacogenetic analysis. Cancer Res, 60(24): 6921-6926, 2000.
7) O'Brien ME, et al: Phase Ⅲ trial comparing supportive care alone with supportive care with oral topotecan in patients with relapsed small-cell lung cancer. J Clin Oncol, 24(34): 5441-5447, 2006.
8) von Pawel J, et al: Topotecan versus cyclophosphamide, doxorubicin, and vincristine for the treatment of recurrent small-cell lung cancer. J Clin Oncol, 17(2): 658-667, 1999.
9) Goto K, et al: Combined chemotherapy with cisplatin, etoposide, and irinotecan versus topotecan alone as second-line treatment for patients with sensitive relapsed small-cell lung cancer (JCOG0605): a multicenter, open-label, randomized phase 3 trial. Lancet Oncol, 17(8): 1147-1157, 2016.
10) ハイカムチン® 注射用 1.1mg インタビューフォーム 2019 年 2 月（第 12 版）.

4 アムルビシン

- 合成アントラサイクリンの一種であると同時にトポイソメラーゼⅡ阻害薬でもある.
- 適応疾患は非小細胞肺癌（NSCLC），小細胞肺癌（SCLC）を含む肺癌のみである.
- 通常40～45mg/m^{2}を連続3日間投与し3週ごとに繰り返す.

作用機序・薬物動態

- トポイソメラーゼⅡ阻害作用によりDNA合成阻害をきたすほか，DNAインターカレーション，ラジカル産生活性を有する．したがって，殺細胞効果は概して細胞周期依存性（S期特異的）である.
- 他のアントラサイクリン同様，肝のP450によりC-13のアルコール変換が生じる．その結果としてアムルビシノールとなるが，他のアントラサイクリンとは対照的に，未変化体に比べ代謝産物のほうがはるかに高い抗腫瘍活性をもつ．肝で代謝され胆汁排泄されるが，一部は未変化体またはアムルビシノールとして尿中排泄される．3日連続投与後の半減期はアムルビシンが0.05時間，アムルビシノールが8～24時間である.

バイオマーカー・効果予測因子

- 腫瘍細胞のトポイソメラーゼⅡ発現[1]，アムルビシノールを分解する酵素の遺伝子多型[2]が抗腫瘍効果毒性に関係するとの報告がある.
- 他のトポイソメラーゼ阻害薬との交差耐性は認められない[3].

臨床試験とその成績

1. SCLC ― 一次治療

- 進行型（ED）-SCLCを対象に，一次治療としてシスプラチン（CDDP）/エトポシド（VP-16）併用療法に対するCDDP/アムルビシン（AMR）併用療法の全生存期間（OS）における非劣性をみる第Ⅲ相試験（JCOG0509試験）が行われたが，非劣性は示されなかった[4].

2. SCLC ― 二次治療

- 初期研究によりsensitive relapseに対し52%（23/44），refractory relapseに対し50%（8/16）

の奏効率（RR）を示した[5]ほか，refractory relapseのみを対象とした試験（JCOG0901試験）でも主要評価項目のRRは32.9%（n=82）と良好であり，無増悪生存期間（PFS）とOSの中央値もそれぞれ3.5ヵ月，8.9ヵ月と良好であった[6]．

▶ノギテカン（NGT）を標準アームとしてAMRを比較する海外第Ⅲ相試験では，主要評価項目であるOSにおいて優越性を認めなかったものの，RR，PFSではAMRが有意に良好であり，refractory relapse症例のサブセットではOSでもAMRが優れていた（6.2ヵ月 vs 5.7ヵ月，*P*=0.047）[7]．

3. SCLC — 高齢者

▶70歳以上（PS 0-2）を対象にAMR単剤とカルボプラチン（CBDCA）/VP-16併用療法を比較する第Ⅲ相試験が行われたが，グレード 3以上の肺毒性とFNがAMRで有意に高いため早期中止となり，高齢者には推奨されない[8]．

4. NSCLC

▶日本において二次治療としてAMR単剤療法が第Ⅱ相試験で評価されたが，現在では日本のガイドラインでもNCCNのガイドラインでも推奨されていない．

副作用

▶**骨髄抑制**：主な副作用として骨髄抑制があり，好中球減少（95.0%），ヘモグロビン減少（81.2%），血小板減少（47.0%）と報告（添付文書）されており，FNも少なくない．

▶**肺毒性**：0.1～5%に認められ（添付文書），間質性肺疾患合併例への使用は禁忌となっている．

▶**心毒性**：他のアントラサイクリンと異なり心毒性の頻度は明らかではなく，野兎やビーグル犬での実験では心毒性を示すことができなかった．しかし，ヒトでは未知であるため，添付文書では他のアントラサイクリンの累積投与量が限界値に達している症例への投与は禁忌となっている．

肺癌化学療法における位置づけ

▶日本においてはSCLCの二次治療としてsensitive relapse，refractory relapseを問わず広く使われており，日本のSCLCの二次治療におけるreference armとなっている．

まとめ

▶十分なエビデンスはないものの，日本においてはSCLCの二次治療におけるkey drugである．

（滝口裕一／新井誠人）

参考文献

1) Miura Y, et al: High expression of topoisomerase-II predicts favorable clinical outcomes in patients with relapsed small cell lung cancers receiving amrubicin. Lung cancer, 115: 42-48, 2018.
2) Takakuwa O, et al: C609T polymorphism of NAD(P)H quinone oxidoreductase 1 as a predictive biomarker for response to amrubicin. J Thorac Oncol, 6(11): 1826-1832, 2011.
3) Kasajima M, et al: Correlation between the efficacy of amrubicin and the previous chemotherapy regimen for relapsed small cell lung cancer. Oncol Lett, 13(3): 1719-1724, 2017.
4) Satouchi M, et al: Phase III study comparing amrubicin plus cisplatin with irinotecan plus cisplatin in the treatment of extensive-disease small-cell lung cancer: JCOG 0509. J Clin Oncol, 32(12): 1262-1268, 2014.
5) Onoda S, et al: Phase II trial of amrubicin for treatment of refractory or relapsed small-cell lung cancer: Thoracic Oncology Research Group Study 0301. J Clin Oncol, 24(34): 5448-5453, 2006.
6) Murakami H, et al: A single-arm confirmatory study of amrubicin therapy in patients with refractory small-cell lung cancer: Japan Clinical Oncology Group Study (JCOG0901). Lung cancer, 84(1): 67-72, 2014.
7) von Pawel J, et al: Randomized phase III trial of amrubicin versus topotecan as second-line treatment for patients with small-cell lung cancer. J Clin Oncol, 32(35): 4012-4019, 2014.
8) Sekine I, et al: A randomized phase III study of single-agent amrubicin vs. carboplatin/etoposide in elderly patients with extensive-disease small-cell lung cancer. Clin Lung cancer, 15(2): 96-102, 2014.

5 ビンカアルカロイド —ビノレルビン—

▶ビンカアルカロイドは植物アルカロイドのニチニチソウからの抽出物であり，抗悪性腫瘍薬の中では微小管作用抗癌薬に分類される．ビンクリスチン（VCR），ビンブラスチン（VBL），ビンデシン（VDS）と半合成物質であるビノレルビン（VNR）があり，肺癌に保険適用を有するものはVDSとVNR（**図1**）である．VDSは，1990年代まではⅣ期非小細胞肺癌（NSCLC）に対するシスプラチン（CDDP）との併用療法や，Ⅲ期NSCLCに対する化学放射線療法で有効性を示したMVP療法〔CDDP，VDS，マイトマイシン（MMC）〕として用いられていたが，第3世代抗癌薬の登場以降では使用される機会は少ない．以上より本項ではビンカアルカロイドにおける現在のkey drugとして，主にVNRについて記載する．

1. 作用機序

▶微小管の構成成分であるβチュブリンにおける受容体（vinca-binding domain）と結合することにより，αチュブリンとの重合阻害をきたす．微小管安定化の阻害によりG2/M期における細胞分裂が停止され細胞のアポトーシスを誘導する[1,2]．

2. 薬物動態

▶静脈炎のリスクから短時間で経静脈的に投与される．ビンカアルカロイドは，大きな分布容積，高いクリアランス率，長い半減期で構成される良好な薬物動態性が特徴である．肝代謝，胆汁排泄型であり主にCYP3A4を代謝酵素として分解される．肝予備能の低下を伴う肝障害時には減量が必要であり，総ビリルビン値が2.1～3.0mg/dLでは投与量を50%減量，3mg/dL以上で75%減量する．腎障害時には減量を必要としない．VNRはビンカアルカロイドの中でも脂溶性が高く，中枢神経系を除く多くに臓器へ良好な移行性を示す[1,2]．

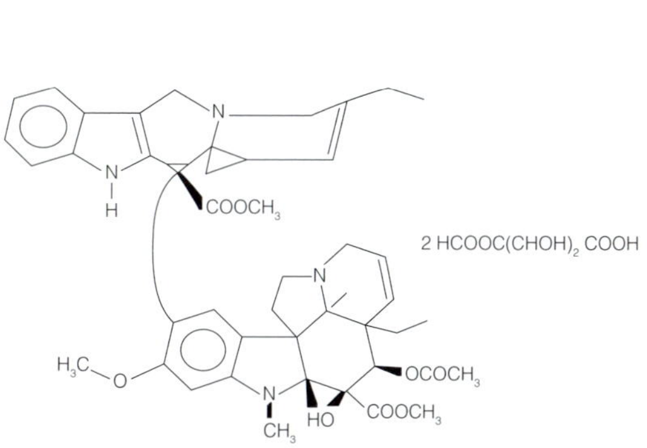

図1　ビノレルビンの構造式

3. 毒性

▶VNRの用量制限毒性は好中球減少であり，貧血や血小板減少は総じて軽度である．消化器毒性としては腹満，便秘，腸閉塞，腹痛などがみられるが，悪心・嘔吐は少なく化学療法に伴う悪心・嘔吐に関する国内外のガイドラインでは，最小度リスク（催吐頻度＜10%）に分類され予防的な制吐薬の使用は必要とされていない．まれな消化器関連の有害事象として膵炎の報告がある．

▶ビンカアルカロイドすべてにおいて血管外漏出時には組織壊死や潰瘍形成のリスクがあり，VNRも起壊死性抗癌薬（vesicant drug）に分類される．血管外漏出時にはただちに投与を中止し点滴ルート内の薬液の抜き取り，漏出部位および周囲へのステロイドの局所注射，strongestタイプのステロイド塗布が必要である．

▶殺細胞性抗癌薬で多く生じる脱毛はVNRでは低頻度である．その他に薬剤性のSIADH，虚血性心疾患，発熱，レイノー症状，手足症候群，肺障害，肝障害などが報告されている[1, 2]．

4. 薬物相互作用

▶CYP3A4で代謝されるため，同じ代謝酵素を介する薬剤との併用で薬物動態に影響を与え重篤な有害事象をきたし得る．フェノバルビタール，H_2ブロッカーなどがこれに該当する[1, 2]．

5. 肺癌診療における役割

Ⅳ期非小細胞肺癌

▶2000年初頭に，わが国で進行NSCLCに対する4群のプラチナ併用療法の有用性を比較検証した第Ⅲ相試験（FACS試験）が実施され，CDDP/VNRの併用療法は非劣性を証明できなかったもののcontrol armとほぼ同等の全生存期間（OS）を認め，標準治療の1つとしてみなされた[3]．その後，新しい治療戦略として維持療法や血管新生阻害薬ベバシズマブ（BEV）の併用療法としてペメトレキセド（PEM）やパクリタキセル（PTX）とプラチナ併用療法の有効性が示された．また，既存の抗癌薬よりより毒性の少ないnab-PTXやS-1とプラチナ併用療法の非劣性が示されてきた．新たなプラチナ併用療法の有効性が示される中，現在ではVNRはプラチナ製剤との併用薬として頻用される薬剤ではない．

▶プラチナ併用療法の適応とならない高齢者に対しては，第3世代の細胞傷害性抗癌薬単剤の治療が勧められておりVNRもその1つである（**表1**）．1990年代後半にイタリアで行われた第Ⅲ相試験（ELVIS試験）で，VNRの緩和ケアに対するOS延長とQOLの改善が報告された[4]．同じくイタリアで行われたVNR，ゲムシタビン（GEM）と両剤の併用療法を比較した第Ⅲ相試験（MILES試験）でも，毒性の少なさによりVNR単剤の有効性が示されている[5]．近年では，わが国で70歳以上の高齢者を対象とした，VNRとドセタキセル（DTX）の第Ⅲ相試験（WJTOG9904試験）が実施され，OSはDTXが14.3ヵ月，VNRが9.9ヵ月と有意差はつかなかったもののVNR群は短い傾向にあった（**図2**）[6]．しかし嘔吐や粘膜炎，脱毛の有害事象はVNR群で低い頻度であった．わが国のプラチナ製剤の適応とならない高齢者でさら

表1　高齢者の進行非小細胞肺癌に対する第Ⅲ相試験

試験	対象	患者数	治療法	ORR	MST	1年生存割合
ELVIS	＞70	76	VNR	19.7%	6.4m	32%
	PS 0-2	78	BSC	—	4.8m	14%
MILES	＞70	233	VNR	18%	8.4m	38%
	PS 0-2	233	GEM	16%	6.5m	28%
		233	VNR/GEM	21%	7.0m	30%
WJTOG9904	＞70	89	DTX	22.7%	14.3m	58.6%
	PS 0-2	91	VNR	9.9%	9.9m	36.7%

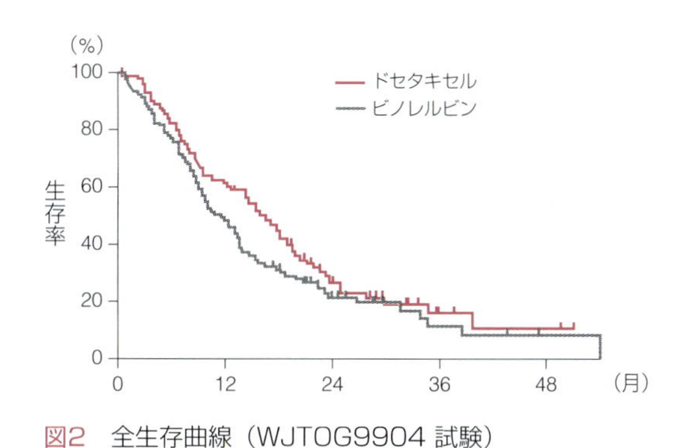

図2　全生存曲線（WJTOG9904 試験）

（文献6より引用）

に毒性が懸念される患者では，VNRは選択肢の1つとなり得る．

Ⅱ-ⅢA期非小細胞肺癌の周術期

▶術後化学療法としてCDDP併用療法による予後の改善が報告されており，CDDP/VNRもそれに含まれる．5つの比較試験のメタアナリシス（LACE試験）におけるCDDP/VNR療法に限ったサブグループ解析でも5年生存率は，Ⅱ期で43%から54%，Ⅲ期で25%から40%と有意な改善を示した（図3）[7]．これらの報告のレジメンと，わが国で頻用されるCDDP（80mg/m^2，day 1）/VNR（25mg/m^2，day 1, 8）3週間ごととは，用量，スケジュールが同一ではないものの，術後化学療法に用いられるCDDP併用療法の中では，もっともエビデンスのあるレジメンである．

Ⅲ期（局所進行）非小細胞肺癌の化学放射線療法

▶1990年代後半に，切除不能の局所進行NSCLCに対する化学療法と放射線療法の同時併用療法の有用性がわが国からの第Ⅲ相試験で示され，化学療法にはMVP療法（CDDP/VDS/MMC）が用いられた[8]．その後，プラチナ製剤＋第3世代細胞傷害性抗癌薬の2剤併用療法とMVP療法を比較したWJTOG0105試験の結果を踏まえ，カルボプラチン（CBDCA）/PTXやCDDP/DTXなどのレジメンが有効性や毒性の観点からより用いられるようになった[9]．

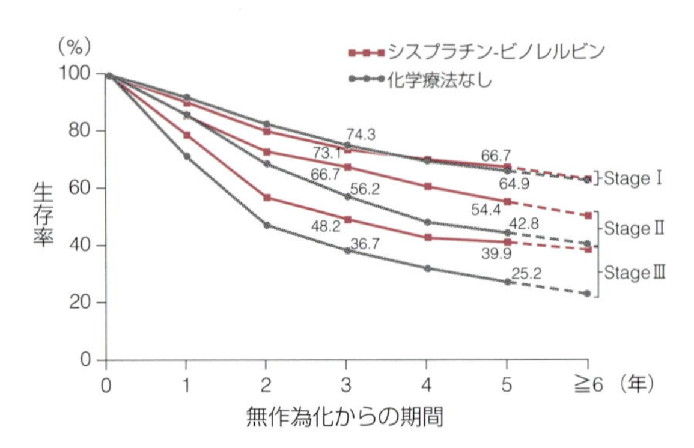

図3　シスプラチン+ビノレルビン治療群のサブグループ解析（LACE試験）

CDDP/VNRの有効性を示した第Ⅲ相試験はないものの，実臨床では用いられるレジメンの1つである．

▶近年，プラチナ併用療法との同時胸部放射線療法で病勢が制御できた後にPD-L1抗体であるデュルバルマブによる地固め療法を追加することの有効性が国際共同第Ⅲ相試験（PACIFIC試験）で示された[10]．本試験における化学放射線療法で用いられたレジメンでは，CDDP/VNRも約20%で用いられていた．

まとめ

▶ビンカアルカロイドの中でも半合成物質であるVNRは，好中球減少，静脈炎などに注意が必要であるが，脱毛や悪心・嘔吐など有害事象の少なさが特徴の細胞傷害性抗癌薬である．高齢者のⅣ期NSCLC患者に対するVNR単剤治療や，術後補助化学療法および化学放射線療法におけるCDDPとVNRの併用療法が主な使い道である．

（曽根　崇）

参考文献

1）Cancer principles & Practice of Oncology 9th edition.
2）Gregory RK, et al: Vinorelbine--a clinical review. Br J Cancer, 82(12): 1907-1913, 2000.
3）Ohe Y, et al: Randomized phase Ⅲ study of cisplatin plus irinotecan versus carboplatin plus paclitaxel, cisplatin plus gemcitabine, and cisplatin plus vinorelbine for advanced non-small-cell lung cancer: Four-Arm Cooperative Study in Japan. Ann Oncol, 18(2): 317-323, 2007.
4）The Elderly Lung Cancer Vinorelbine Italian Study Group. Effects of vinorelbine on quality of life and survival of elderly patients with advanced non-small-cell lung cancer. The Elderly Lung Cancer Vinorelbine Italian Study Group. J Natl Cancer Inst, 91(1):66-72, 1999.
5）Gridelli C, et al: Chemotherapy for Elderly Patients With Advanced Non-Small-Cell Lung Cancer: The Multicenter Italian Lung Cancer in the Elderly Study (MILES) Phase Ⅲ Randomized Trial. J Natl Cancer Inst, 95: 362-372, 2003.
6）Kudh S, et al: Phase Ⅲ study of docetaxel compared with vinorelbine in elderly patients with advanced non-small-cell lung cancer: results of the West Japan Thoracic Oncology Group Trial (WJTOG 9904). J Clin Oncol, 24(22): 3657-3663, 2006.
7）Douillard JY, et al: Adjuvant cisplatin and vinorelbine for completely resected non-small cell lung cancer: subgroup analysis of the Lung Adjuvant Cisplatin Evaluation. J Thorac Oncol, 5(2): 220-228, 2010.
8）Furuse K, et al: Phase Ⅲ study of concurrent versus sequential thoracic radiotherapy in combination with mitomycin, vindesine, and cisplatin in unresectable stage Ⅲ non-small-cell lung cancer. J Clin Oncol, 17(9): 2692-2699, 1999.
9）Yamamoto N, et al: Phase Ⅲ study comparing second- and third-generation regimens with concurrent thoracic radiotherapy in patients with unresectable stage Ⅲ non-small-cell lung cancer: West Japan Thoracic Oncology Group WJTOG0105. J Clin Oncol, 28(23): 3739-3745, 2010.
10）Antonia SJ, et al: Durvalumab after Chemoradiotherapy in Stage Ⅲ Non-Small-Cell Lung Cancer. N Engl J Med, 377(20): 1919-1929, 2017.

6 ゲムシタビン

▶代謝拮抗薬であるゲムシタビン（GEM）はプロドラッグであり，細胞内で代謝されて活性型のヌクレオシドである二リン酸化物および三リン酸化物となり，これらがDNA合成を阻害することにより殺細胞作用を示す．主に，DNA合成が行われるS期の細胞に対し作用を示す[1)].

▶*In vivo*でGEMとシスプラチン（CDDP）の併用は相乗的に癌細胞に対し増殖抑制を示す[2)].

1. 臨床開発経緯と適応疾患

▶前臨床試験の結果，抗悪性腫瘍薬としての薬効が期待でき，動物における安全性も確認され，米国および欧州各国において1987年に臨床試験が開始された．わが国では1989年より臨床試験が開始され，非小細胞肺癌（NSCLC）に対する臨床効果が確認されたことから，1999年3月承認にいたった．

▶**適応疾患（2019年5月）**：NSCLC，膵癌，胆道癌，尿路上皮癌，手術不能または再発乳癌，癌化学療法後に増悪した卵巣癌，再発または難治性の悪性リンパ腫[3)].

2. 投与に関する禁忌・注意

▶**禁忌**：間質性肺炎の合併

▶**併用禁忌**：胸部放射線照射

・基礎実験において，GEMは濃度依存的に放射線照射の効果を増強する．また，臨床試験でGEM（1,000 mg/m^2/日を週1回放射線照射前に投与）と胸部の根治的放射線療法（2 Gy/日を週5回）を6週間連続して併用した場合に，重篤な食道炎，肺炎などが発現し，死亡にいたった症例が報告されている．放射線照射を併用した場合のGEMの至適用量は確立されていない[4)].

▶**併用注意**：腹部胸部放射線照射

・本剤と腹部放射線照射を同時併用する場合の至適用量は確立していない．GEMと腹部放射線療法（体外照射）と同時併用する場合，本剤単独投与時よりも高度な副作用（好中球減少などの血液毒性，悪心・嘔吐，下痢，脱水，消化管障害，胆管炎など）が報告されている[4)].

3. 投与時の注意点

▶血中濃度の半減期は約8分程度と急速であり，30分以上の点滴静注では骨髄抑制などの副作用が増強する．そのため，週1回投与を30分間点滴静注で行う．臨床試験では週2回以上あるいは1回の点滴を60分以上かけて行うと副作用が増強した報告がある[4]．

非小細胞肺癌に対するGEM単剤療法

▶GEM単剤療法は単群第Ⅱ相試験が多く報告されている．

▶代表的な投与スケジュールは以下のとおりである．

	投与量	投与時間	Day							
			1		8		15		22	
ゲムシタビン	1,000 mg/m^2	30分	⇓		⇓		⇓			

4週を1コースとする．
Day 15は血小板減少のため投与延期となることが多く，3週を1コースとしday 1,8の投与されていることが多い．

▶減量方法は以下のとおりである．

	開始用量	1段階減量	2段階減量
ゲムシタビン（mg/m^2）	1,000	800	—

▶代表的な臨床試験（**表1**）
①日本，未治療NSCLC，単群第Ⅱ相試験[5]．
②海外（アルゼンチン），既治療NSCLC，単群第Ⅱ相試験[6]．

▶**GEM単剤療法の位置づけ**：「肺癌診療ガイドライン2018年版」では単剤療法の細胞傷害性抗癌薬に記載があるが，他の薬物療法のエビデンスレベルを考慮すると，4次治療以降での適応となる．

▶**有害事象**（**表2**）：日本人の未治療NSCLCに対する第Ⅱ相試験の有害事象を示す[5]．

表1　代表的な臨床試験のレジメン

	日本	海外
レジメン	GEM 1,000-1,200 mg/m^2 day 1, 8, 15 4週1コース	GEM 1,000 mg/m^2 day 1, 8, 15 4週1コース
症例数	73	29
主要評価項目	奏効率	奏効率
適格PS	0-2	0-2
奏効率	26.0%	20.6%
無増悪生存期間/無増悪期間	4.6カ月（無増悪期間）	3カ月（無増悪生存期間）
生存期間中央値	10.3カ月	5.5カ月

表2 有害事象

有害事象	グレード（%）		
	2	3	4
白血球減少	44	10	0
好中球減少	29	27	5
貧血	26	21	0
血小板減少	5	1	0
肝障害	23	0	0
悪心・嘔吐	11	0	0
全身倦怠感	12	0	0
皮疹	18	0	0
発熱	18	0	0

（文献5より引用）

非小細胞肺癌に対するCDDP/GEM併用療法

▶代表的な投与スケジュールは以下のとおり

	投与量	投与時間	Day					
			1		8		15	
シスプラチン	80 mg/m^2	1時間	⇓					
ゲムシタビン	1,000 mg/m^2	30分	⇓		⇓			

3週を1コースとし，4～6コースまで繰り返す．

▶減量方法は以下のとおり

	開始用量	1段階減量	2段階減量
シスプラチン（mg/m^2）	80	60	―
ゲムシタビン（mg/m^2）	1,000	800	―

1. **代表的な臨床試験**（試験結果の詳細は各章に譲る）

▶ECOG1594試験（第Ⅲ相試験 米国）[7]：未治療進行NSCLCを対象にCDDP/パクリタキセル（PTX）を対象治療群として，CDDP/GEM，CDDP/ドセタキセル（DTX），カルボプラチン（CBDCA）/PTXの3つの試験治療群を比較．無増悪生存期間（PFS）はCDDP/PTXに比べ，CDDP/GEMでは優位に延長したが，奏効率（RR），全生存期間（OS）に有意差を認めなかった．

▶FACS試験（第Ⅲ相試験 日本）[8]：未治療進行NSCLCを対象にCDDP/イリノテカン（CPT-11）を対象治療群として，CDDP/GEM，CDDP/ビノレルビン（VNR），CBDCA/PTXの3つの試験治療群を比較し，いずれの群でも対象群に対する非劣性は証明されなかった．しかし，RRやOSに有意差がないことから，4群ともに同等の効果とみなされた．

▶JMDB試験（第Ⅲ相試験）[9]：未治療進行NSCLCを対象にCDDP/GEMを対象治療群として，CDDP/ペメトレキセド（PEM）試験治療群とし比較．PFS，OSともにCDDP/PEMの非劣性が証明された．

表3　有害事象

有害事象	グレード（%）		
	2	3	4
白血球減少	40	31	2
好中球減少	21	40	23
貧血	44	22	5
血小板減少	22	35	0
発熱性好中球減少症	—	2	0
悪心	35	23	—
嘔吐	34	14	0
食欲不振	31	26	1
全身倦怠感	17	3	0
下痢	7	2	0
便秘	33	9	0
脱毛	15	—	—
注射部位反応	5	0	—
クレアチニン上昇	7	0	0
AST上昇	6	3	0

2. CDDP/GEM併用療法の位置づけ

▶「肺癌診療ガイドライン2018年版」において，プラチナ製剤と第3世代以降の細胞傷害性抗癌薬のレジメンとして記載されている．75歳未満，PS 0-1症例に対して選択肢であるが，組織型，毒性プロファイルも考慮して選択すべきである．

3. 有害事象（表3）

▶FACS試験においてグレード3/4の有害事象は白血球減少（33%），好中球減少（63%），ヘモグロビン減少（27%），血小板減少（35%），悪心（23%），嘔吐（14%），食欲不振（27%）であった．

（水柿秀紀）

参考文献

1）Heinemann V, et al: Plunkett, Comparison of the cellular pharmacokinetics and toxicity of 2',2'-difluorodeoxycytidine and 1-beta-D-arabinofuranosylcytosine, Cancer Res, 48(14): 4024-4031, 1988.

2）Bergman AM, et al: Synergistic interaction between cisplatin and gemcitabine in vitro, Clin. Cancer Res, 2(3): 521-530, 1996.

3）ジェムザール® 添付文書 2018 年 8 月（第 16 版）.

4）インタビューフォーム（ジェムザール®）医薬品 2018 年 8 月（第 13 版）.

5）Takada M, et al: Activity of gemcitabine in non-small-cell lung cancer: results of the Japan gemcitabine group (A) phase Ⅱ study, Cancer Chemother. Pharmacol, 41(3): 217-222, 1998.

6）Van Kooten M, et al: Single-agent gemcitabine in pretreated patients with non-small-cell lung cancer: results of an Argentinean multicentre phase Ⅱ trial, Br. J. Cancer, 81(5): 846-849, 1999.

7）Schiller JH, et al: Comparison of four chemotherapy regimens for advanced non-small-cell lung cancer, N Engl J Med, 346(2): 92-98, 2002.

8）Ohe Y, et al: Randomized phase Ⅲ study of cisplatin plus irinotecan versus carboplatin plus paclitaxel, cisplatin plus gemcitabine, and cisplatin plus vinorelbine for advanced non-small-cell lung cancer: Four-Arm Cooperative Study in Japan, Ann. Oncol, 18(2): 317-323, 2007.

9）Scagliotti GV, et al: Phase Ⅲ study comparing cisplatin plus gemcitabine with cisplatin plus pemetrexed in chemotherapy-naive patients with advanced-stage non-small-cell lung cancer, J. Clin. Oncol, 26(21): 3543-3551, 2008.

7 ペメトレキセド

▶ペメトレキセド（PEM）は，複数の葉酸代謝酵素を同時に阻害することにより，抗腫瘍効果を発揮する葉酸代謝拮抗薬である．

▶米国では2004年に悪性胸膜中皮腫および非小細胞肺癌（NSCLC）に承認されている．わが国においては2007年に悪性胸膜中皮腫に対して承認され，さらに2009年にNSCLCに適応拡大となり，これらの疾患に対するキードラッグの1つとして現在も広く用いられている．

1. 作用機序

▶葉酸は生体内で代謝されて還元型のテトラヒドロ葉酸となることで，DNAやRNAの合成（核酸の合成）における補酵素としてはたらいており，腫瘍細胞の生存・維持において重要な役割を果たしている．

▶この葉酸の代謝を阻害することで抗腫瘍効果を発揮する薬剤を葉酸代謝拮抗薬と呼び，これまでにメトトレキセートや5-FUなどが開発され，臨床導入されている．

▶これらの薬剤はそれぞれ単一の葉酸代謝酵素を阻害する薬剤であるのに対し，PEMは複数の葉酸代謝酵素を同時に阻害することで，抗腫瘍効果を発揮する薬剤である．

2. 副作用とその対策

▶PEM投与による副作用として，好中球減少，血小板減少，貧血，悪心，倦怠感，皮疹などが認められる（**表1**）．

▶悪性胸膜中皮腫を対象としたシスプラチン（CDDP）/PEM併用療法の第Ⅲ相試験において，葉酸やビタミンB_{12}の欠乏マーカーであるホモシステイン，メチルマロン酸が高値の患者で重篤な有害事象の発現率が高いことが報告され[1]，さらに葉酸およびビタミンB_{12}の補充を行うことで毒性を軽減し得ることが示されており[2]，補充が必須とされている．

▶具体的な補充の方法としては，葉酸はPEM投与の7日以上前から最終投与後22日目まで，1日1回0.5mgを連日経口投与，ビタミンB_{12}はPEM投与7日以上前に1回1mgを筋肉内注射し，PEM投与期間中および投与中止後22日目まで9週ごとに1回投与することが推奨されている．

▶皮疹については，デキサメタゾンの予防投与の有効性が報告されている[3]（投与例：PEM投与前日から3日間，デキサメタゾンを1回4mg，1日2回）．

表1　ペメトレキセドを用いたレジメンにおけるグレード3以上の主な有害事象

	ペメトレキセド単剤[8] (%)	シスプラチン/ペメトレキセド[10] (%)	シスプラチン/ペメトレキセド/ベバシズマブ[18] (%)
好中球減少	5.3	15.1	9.6
貧血	4.2	5.6	4.0
血小板減少	1.9	4.1	0.0
発熱性好中球減少症	1.9	1.3	0.8
倦怠感	5.3	6.7	3.2
悪心	2.6	7.2	—
皮疹	0.8	—	—
脱毛（全グレード）	6.4	11.9	—
高血圧	—	—	16.0

▶非ステロイド性抗炎症薬（NSAIDs）を併用するとPEMの血中濃度が増加し，副作用が増強する可能性がある[4]ため，PEM投与2日前から投与後2日までの5日間は投与を控えることが推奨されている．

▶半減期は3.1時間で，投与後24時間までにその大部分が尿中に排泄されるため，腎機能低下を認める患者に対する投与には注意が必要である．特にクレアチニンクリアランスが45mL/min未満の患者における安全性は確立していない．

3. 投与量

▶わが国で行われた固形癌を対象の第I相試験では，葉酸・ビタミンB_{12}併用下でPEM単剤の最大耐用量および推奨用量は，それぞれ1,200mg/m^2，1,000mg/m^{2}の3週ごと投与とされた[5]．

▶しかし，保険承認を目的にわが国で実施された，PEMの500mg/m^{2}と1,000mg/m^{2}の無作為化比較第Ⅱ相臨床試験[6]では，両群間で有効性には差を認めなかった．その一方で有害事象は500mg/m^{2}で軽い傾向が認められたため，500mg/m^{2}が保険承認用量となっている．

▶欧米においても，500mg/m^{2}と900mg/m^{2}の無作為化比較第Ⅲ相試験が実施されており，やはり500mg/m^{2}以上に増量することによるメリットは乏しいことが報告されている[7]．

既治療進行非小細胞肺癌に対する二次治療

▶既治療進行NSCLC 571例を対象として，標準治療のドセタキセル（DTX）単剤療法とPEM単剤療法を比較する第Ⅲ相試験[8]が報告されている．主要評価項目として，全生存期間（OS）におけるPEMのDTXに対する非劣勢を検証している．

▶生存期間中央値はDTX群で7.9ヵ月，PEM群で8.3ヵ月，HR：0.99（95% CI：0.82-1.20）であり，ほぼ同等ともとれる結果ではあるものの，統計学的にはPEMのDTXに対する非劣勢は示されなかった．

▶しかし組織型によるサブセット解析では，非扁平上皮癌症例においてOSがPEM群で9.3ヵ月，DTX群で8.0ヵ月（HR：0.78，95% CI：0.61-1.00，P=0.047）と，有意にPEM群で良好な結果が示された[9]．

▶また，副次的評価項目の有害事象では，PEMにおいて重篤な骨髄抑制などの発現頻度が有意に軽微であることが示された．これらの結果を踏まえ，PEMは既治療NSCLC（特に非扁平上皮癌）に対する標準治療の1つに位置づけられるようになった．

未治療進行非小細胞肺癌に対する一次治療

▶一次治療としては，未治療進行NSCLC患者1,725人を対象とした，標準治療であるCDDP/ゲムシタビン（GEM）併用療法とCDDP/PEM併用療法を比較する無作為化第Ⅲ相試験（JMDB試験）[10]が実施され，主要評価項目として，OSにおけるCDDP/PEM併用療法のCDDP/GEM併用療法に対する非劣勢が検証されている．

▶生存期間中央値はCDDP/GEM群で10.3ヵ月，CDDP/PEM群でも10.3ヵ月，HR：0.94（95% CI：0.84-1.05）であり，CDDP/PEM併用療法の非劣勢が証明された（**図1A**）．

▶毒性においては，CDDP/PEM群において，グレード3以上の血液毒性・脱毛の頻度が有意に低く，グレード3以上の悪心の頻度が有意に高い結果であった．

▶この試験のサブセット解析でも，やはり非扁平上皮癌症例においては，CDDP/PEM群で奏効率（RR）やOSが有意に良好であった（**図1B，C**）．この結果に基づき，CDDP/PEM併用療法は，未治療進行非扁平上皮NSCLCにおける標準治療の1つとなった．

▶このようなPEMにおける組織型別のデータの登場以降，NSCLCにおける治療選択や開発は扁平上皮癌と非扁平上皮癌に分けて行うことが一般的となった．進行肺癌における個別化医療の先駆けとなった薬剤といえる．

プラチナ併用療法後の維持療法

▶PEMを用いたプラチナ併用療法後の維持療法については，switch maintenance，continuation maintenanceそれぞれで第Ⅲ相試験による検証が実施されている．

▶プラチナ併用療法後のPEMのswitch maintenanceの第Ⅲ相試験では，PEMによる維持療法群とプラセボ群が比較され，無増悪生存期間（PFS）（中央値：4.3ヵ月 vs 2.6ヵ月，HR：0.50，95% CI：0.42-0.61，P＜0.0001），OS（中央値：13.4ヵ月 vs 10.6ヵ月，HR：0.79，95% CI：0.65-0.95，P=0.012）と，いずれも維持療法群で有意な延長が示された[11]．しかし，この試験ではプラセボ群の二次治療以降でのPEMの投与率が極めて低く（18%），OSの解釈は慎重にすべきと思われ，実臨床においてswitch maintenanceが選択される機会は少ない．

▶CDDP/PEM併用療法後のPEMによるcontinuation maintenanceの第Ⅲ相試験（PARAMOUNT試験）も同様に，PFS（中央値：4.1ヵ月 vs 2.8ヵ月，HR：0.62，95% CI：0.50-0.73，P＜0.0001），

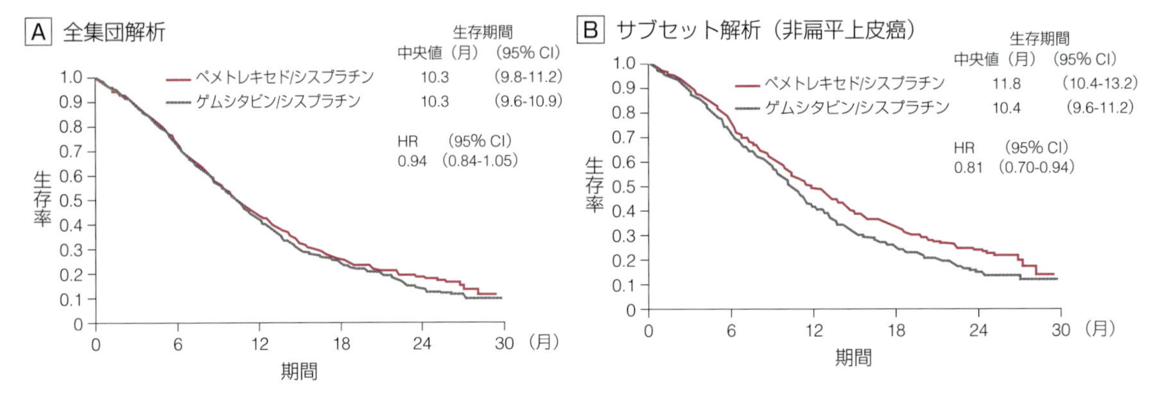

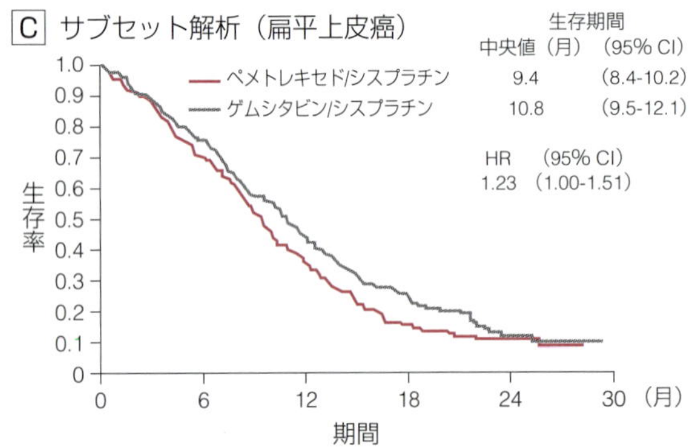

図1　全生存期間（JMBD試験）

（文献10より改変）

OS（中央値：13.9ヵ月 vs 11.0ヵ月，HR：0.78，95% CI：0.64-0.96，$P=0.0195$）ともに維持療法群において有意に延長し，毒性も許容範疇であった[12]．現在，CDDP/PEM併用療法4コース終了時点で病勢を制御できている症例については，PEMによる維持療法が標準治療として広く行われている．

ベバシズマブとの併用療法

▶プラチナ製剤/PEM併用療法に，さらに血管新生阻害薬であるベバシズマブ（BEV）を併用するレジメンの効果を評価した第Ⅲ相試験が複数報告されている[13, 14]．

▶一定の有効性が報告されてはいるが，プラチナ製剤/PEM併用療法へのBEVの上乗せ効果を直接比較検証した第Ⅲ相試験は存在せず，BEVの併用による生存へのメリットが実際どの程度であるかは不明である．その点を理解し，リスクを勘案した上でBEVの併用については検討する必要がある．

免疫チェックポイント阻害薬との併用療法

▶ Driver mutation陰性の未治療進行非扁平上皮NSCLCを対象に，プラチナ製剤/PEM併用療法への，抗PD-1抗体であるペムブロリズマブの上乗せ効果を検証する第Ⅲ相試験（KEYNOTE-189試験）[15] が報告されている．

▶ 主要評価項目のOS（中央値：未到達 vs 11.3ヵ月，HR：0.49，95% CI：0.38-0.64，P<0.001），PFS（中央値：8.8ヵ月 vs 4.9ヵ月，HR：0.52，95% CI：0.43-0.64，P<0.001）は，いずれもペムブロリズマブ併用群で有意な延長が示され，プラチナ製剤/PEM/ペムブロリズマブ併用療法は未治療進行非扁平上皮NSCLCに対し2018年12月に承認され，新たな標準治療の1つとして実臨床に導入されている．

▶ しかし，観察期間中央値は10.5ヵ月とimmatureなデータであり，長期的な効果については，さらなるフォローアップによる評価が必要である．

EGFRチロシンキナーゼ阻害薬との併用療法

▶ 未治療進行*EGFR*遺伝子変異陽性非扁平上皮NSCLCを対象に，標準治療のゲフィチニブ（GEF）単剤と，GEF/CBDCA/PEM併用療法の効果を比較する第Ⅲ相試験（NEJ009試験）が報告されている[16]．

▶ 主要評価項目は，①PFS，②一次治療と二次治療を併せたPFS，③OSで，これらをゲートキーピング法（①が有意であったら②，②も有意であれば③，と段階を踏んで解析を行う手法）を用いて解析・評価を行っている．

▶ ①は併用療法群で有意に良好であったが，②で有意差がつかず，統計解析上はネガティブ試験であった．

▶ しかし，OSについて実施された探索的な解析では，中央値がGEF単剤群で38.8ヵ月，併用療法群で52.2ヵ月，HR：0.695（95% CI：0.520-0.927），P=0.013と，併用療法群でOSが長い可能性が示唆されており，未治療進行*EGFR*遺伝子変異陽性非扁平上皮NSCLCにおける有望な治療オプションの1つと考えられる．

局所進行非小細胞肺癌に対する放射線化学療法

▶ 切除不能Ⅲ期非扁平上皮NSCLCを対象に，CDDP/PEM＋胸部放射線治療と，標準治療であるCDDP/エトポシド（VP-16）＋胸部放射線療法を比較した第Ⅲ相試験（PROCLAIM試験）が報告されている．

▶ PEM群でグレード3以上の毒性は少ない傾向があったが，主要評価項目のOSはPEM群で中央値26.8ヵ月，VP-16群で25.0ヵ月，HR：0.98（95% CI：0.79-1.20）と，PEM群の優越性は示されなかった[17]．

術後補助化学療法

▶術後補助化学療法としては，完全切除されたⅡ/ⅢA期非扁平上皮NSCLCを対象に，CDDP/PEM併用療法と，標準治療のCDDP/ビノレルビン（VNR）併用療法の効果を比較する第Ⅲ相試験（JIPANG試験）が進行中であり，その結果が待たれる．

まとめ

▶わが国における保険承認から10年が過ぎたが，依然としてPEMは非扁平上皮NSCLC治療におけるキードラッグの1つであり，日常臨床において使用する機会は多い．その投与法や毒性管理については，十分習熟しておく必要がある．

（高　遼）

参考文献

1) Niyikiza C, et al: Homocysteine and methylmalonic acid markers to predict and avoid toxicity from pemetrexed therapy. Mol Cancer Ther. 1: 545-552, 2002.
2) Vogelzang NJ, et al: Phase Ⅲ study of pemetrexed in combination with cisplatin versus cisplatin alone in patients with malignant pleural mesothelioma. J Clin Oncol, 21(14): 2636-2644, 2003.
3) Rusthoven JJ, et al: Multitargeted antifolate LY231514 as first-line chemotherapy for patients with advanced non-small-cell lung cancer: a phase Ⅱ study. National Cancer Institute of Canada Clinical Trials Group. J Clin Oncol, 17(4): 1194, 1999.
4) Sweeney CJ, et al: Two drug interaction studies evaluating the pharmacokinetics and toxicity of pemetrexed when coadministered with aspirin of ibuprofen in patients with advanced cancer. Clin Cancer Res, 12(2): 536-542, 2006.
5) Nakagawa K, et al: A phase I study of pemetrexed (LY231514) supplemented with folate and vitamin B12 in Japanese patients with solid tumours. Br J Cancer, 95(6): 677-682, 2006.
6) Ohe Y, et al: Efficacy and safety of two doses of pemetrexed supplemented with folic acid and vitamin B12 in previously treated patients with non-small cell lung cancer. Clin Cancer Res, 14(13): 4206-4212, 2008.
7) Cullen MH, et al: A randomized phase Ⅲ trial comparing standard and high-dose pemetrexed as second-line treatment in patients with locally advanced or metastatic non-small-cell lung cancer. Ann Oncol, 19: 939-945, 2008.
8) Hanna N, et al: Randomized phase Ⅲ trial of pemetrexed versus docetaxel in patients with non-small-cell lung cancer previously treated with chemotherapy. J Clin Oncol, 22: 1589-1597, 2004.
9) Scagliotti G, et al: The differential efficacy of pemetrexed according to NSCLC histology: a review of two phase Ⅲ studies. Oncologist, 14(3): 253-263, 2009.
10) Scagliotti GV, et al: Phase Ⅲ study comparing cisplatin plus gemcitabine with cisplatin plus pemetrexed in chemotherapy-naïve patients with advanced-stage non-small-cell lung cancer. J Clin Oncol, 26: 3543-3551, 2008.
11) Ciuleanu T, et al: Maintenance pemetrexed plus best supportive care versus placebo plus best supportive care for non-small-cell lung cancer: a randomised, bouble-blind, phase 3 study. Lancet, 374(9699): 1432-1440, 2009.
12) Paz-Ares LG, et al: PARAMOUNT: final overall survival results of the phase Ⅲ study of maintenance pemetrexed versus placebo immediately after induction treatment with pemetrexed plus cisplatin for advanced nonsquamous non-small-cell lung cancer. J Clin Oncol, 31(23): 2895-2902, 2013.
13) Barlesi F, et al: Maintenance bevacizumab-pemetrexed after first-line cisplatin-pemetrexed-bevacizumab for advanced nonsquamous non-small-cell lung cancer: updated survival analysis of the AVAPERL (MO22089) randomized phase Ⅲ trial. Ann Oncol, 24(5): 1044-1052, 2014.
14) Patel JD, et al: PointBreak: a randomized phase Ⅲ study of pemetrexed plus carboplatin and bevacizumab followed by maintenance pemetrexed and bevacizumab versus paclitaxel plus carboplatin and bevacizumab followed by maintenance bevacizumab in patients with stage ⅢB or Ⅳ nonsquamous non-small-cell lung cancer. J Clin Oncol, 31(34): 4349-4357, 2013.
15) Gandhi L, et al: Pembrolizumab plus chemotherapy in metastatic non-small-cell lung cancer. N Engl J Med, 378(22): 2078-2092, 2018.
16) Nakamura A, et al: Phase Ⅲ study comparing gefitinib monotherapy (G) to combination therapy with gefitinib, carboplatin, and pemetrexed (GCP) for untreated patients (pts) with advanced non-small cell lung cancer (NSCLC) with EGFR mutations (NEJ009). J Clin Oncol, 36: 2018 (suppl; abstr 9005).
17) Senan S, et al: PROCLAIM: randomized phase Ⅲ trial of pemetrexed-cisplatin or etoposide-cisplatin plus thoracic radiation therapy followed by consolidation chemotherapy in locally advanced nonsquamous non-small-cell lung cancer. J Clin Oncol, 32(9): 953-962, 2016.
18) Barlesi F, et al: Randomized phase Ⅲ trial of maintenance bevacizumab with or without pemetrexed after first-line induction with bevacizumab, cisplatin, and pemetrexed in advanced nonsquamous non-small-cell lung canecr: AVAPERL (MO22089). J Clin Oncol, 31: 3004-3011, 2013.

8 DIF

肺癌に有効なDIF製剤

▶5-FU分解酵素のDPDを阻害する成分が配合された経口フッ化ピリミジン薬をDIF製剤と呼称している．非小細胞肺癌（NSCLC）に有効な経口フッ化ピリミジン薬にはUFTとS-1がある．UFTは，5-FUの前駆体であるテガフールとウラシルを1：4のモル比で，S-1は，テガフールとギメラシル，オテラシルを1：0.4：1のモル比で配合した合剤[1]で，ウラシルやギメラシルは，DPDを阻害することにより血液中の5-FU濃度を高く維持する．また，オテラシルは，消化管内で吸収されないために腸管内での5-FUの活性化を阻害し，下痢などの消化管毒性を軽減する．

UFTの術後補助化学療法の有用性

▶Ⅰ期肺腺癌に対するUFTの術後補助化学療法の有効性を検討する第Ⅲ相試験[2]が行われ，UFTを2年間服用した群の5年生存率は88％で服用しない群の85％より3％上回り，ⅠB期においては85％ vs 74％で11％上回った．

▶上記の第Ⅲ相試験を含む6つの臨床試験を対象としたメタアナリシス[3]では，2,003例（腺癌84％，非腺癌16％）を対象とし，全体で約5％（77.2％→81.8％）の5年生存率の改善を認め（**図1**），UFTの有効性が確認された．組織型では，腺癌でHR：0.69（95％ CI：0.56-0.85），扁平上皮癌でHR：0.82（95％ CI：0.57-1.19）であった．大きさでは，2cm以上の症例において6％（82％→88％）の5年生存割合の改善を認めた．

▶以上より，完全切除した2cm以上の術後病理病期IA期とIB期NSCLCに対し，UFTによる術

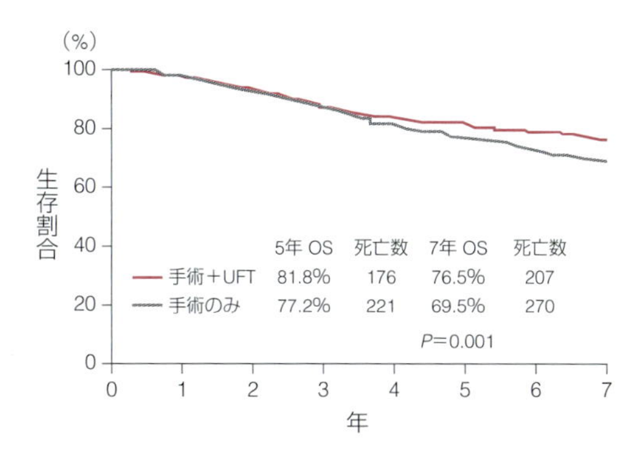

図1　Ⅰ期肺癌に対するUFT術後補助化学療法メタアナリシス
（文献3より改変）

後補助化学療法が標準治療として推奨されている．ただし，術後病理病期I期（腺癌）の完全切除例では，手術単独でも74%が無再発であり，UFTの安全性を考慮して投与するべきである．

進行非小細胞肺癌に対する初回化学療法におけるS-1の有用性

▶進行・再発NSCLCに対するS-1単剤療法の奏効率（RR）は22%，生存期間中央値 10.2ヵ月[4]で，他の第3世代抗癌薬と比較し同等の有効性を示した．

▶カルボプラチン（CBDCA）/S-1併用療法とCBDCA/パクリタキセル（PTX）併用療法を比較した第Ⅲ相試験[5]において，それぞれの中間生存期間は15.2ヵ月，13.3ヵ月（HR：0.928, 99.2% CI：0.671-1.283）**（図2）**で，CBDCA/S-1併用療法の非劣性が証明された．組織型別では，扁平上皮癌においてそれぞれの中間生存期間は14.0ヵ月，10.6ヵ月（HR：0.713，95% CI：0.476-1.068），非扁平上皮癌において15.5ヵ月，13.9ヵ月（HR：1.060，95% CI：0.859-1.308）で，組織型にかかわらず有効であることが報告[6]されている．毒性は，CBDCA/S-1併用療法はCBDCA/PTX併用療法に比べグレード3/4の好中球減少，発熱性好中球減少症（FN），しびれ，脱毛の頻度が低く，血小板減少，悪心・嘔吐，下痢の頻度が多かった．

▶シスプラチン（CDDP）/S-1併用療法とCDDP/ドセタキセル（DTX）併用療法を比較した第Ⅲ相試験[7]において，それぞれの中間生存期間は16.1ヵ月，17.1ヵ月（HR：1.013, 96.4% CI：0.837-1.227）で，CDDP/S-1併用療法の非劣性が証明された**（図3）**．毒性は，CDDP/S-1併用療法において，グレード3/4の好中球減少，グレード3/4の感染症，FN，脱毛の頻度が低く，忍容性の高いレジメンであることが証明された．

▶以上より，CBDCA/S-1併用療法，CDDP/S-1併用療法は，*EGFR*，*ALK*，*ROS1*，*BRAF*遺伝子変異陰性，PD-L1＜50%もしくは不明の進行NSCLCに対する初回化学療法の標準治療の1つとして位置づけられている．

▶非扁平上皮癌においては，ベバシズマブ（BEV）あるいはペメトレキセド（PEM）による維持療法の有効性が報告[8, 9]されており，プラチナ製剤/S-1併用療法を使用することは少な

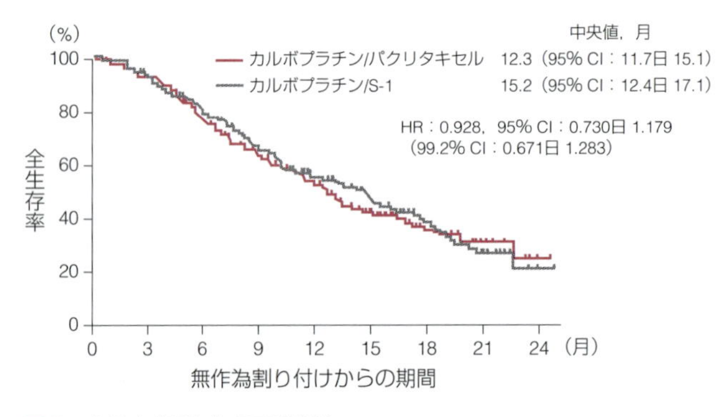

図2　全生存期間（LETS試験）

（文献5より改変）

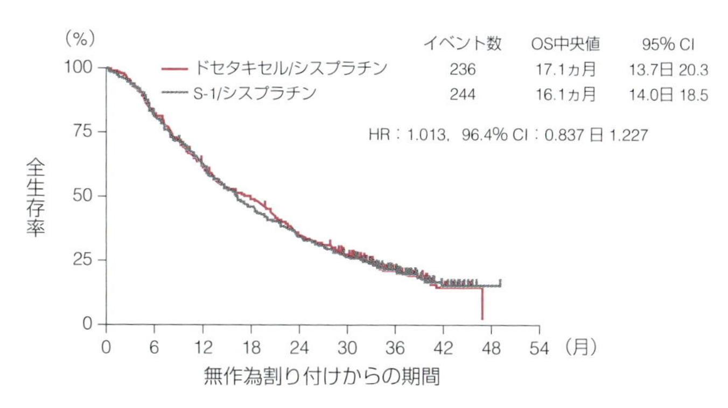

図3　全生存期間（CATS試験）

（文献7より改変）

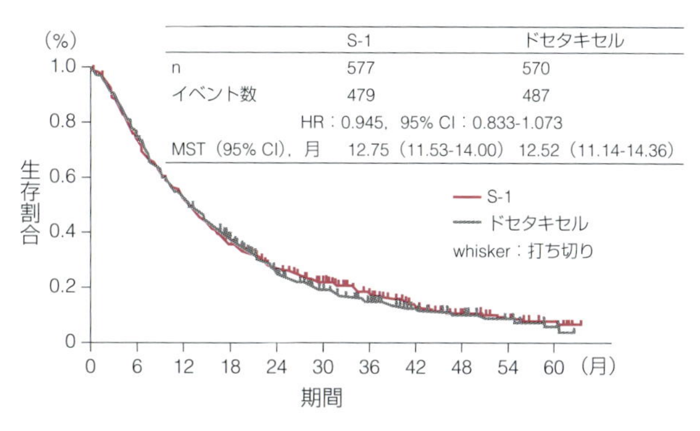

図4　全生存期間（EAST-LC試験）

（文献10より改変）

いと考えられるが，扁平上皮癌においては最も推奨されるレジメンの1つであると考えられる．

進行非小細胞肺癌に対する二次治療以降の化学療法におけるS-1の有用性

▶プラチナ併用療法後の再発進行NSCLCの二次あるいは三次治療例を対象とし，S-1単剤療法とDTX単剤療法を比較した第Ⅲ相試験[10]において，それぞれの中間生存期間は12.75ヵ月，12.52ヵ月（HR：0.945, 95% CI：0.833-1.073）**（図4）**で，S-1単剤療法の非劣性が証明された．QOLスコアにおいても，S-1単剤療法はDTX単剤療法に比べ治療期間全体を通じ良好であった．毒性は，S-1単剤療法は食欲不振，悪心，下痢の頻度が多く，DTX単剤療法は好中球減少，脱毛の頻度が多かった．

▶以上より，S-1単剤療法は，再発進行NSCLCに対する標準化学療法の1つとして推奨されている．

▶ただし，再発進行NSCLCに対する二次治療として，PD-1阻害薬のニボルマブ[11]，ペムブロリズマブ[12]，PD-L1阻害薬のアテゾリズマブ[13]がDTX単剤療法より全生存期間（OS）を延長することが報告されており，PD-L1＜50%もしくは不明の進行NSCLCに対する二次治療として，免疫チェックポイント阻害薬の投与が優先されるべきである．

局所進行非小細胞肺癌に対するS-1の有用性

▶切除不能Ⅲ期NSCLCを対象とし，CDDP/S-1併用療法+同時胸部放射線療法とCDDP/ビノレルビン（VNR）併用療法＋同時胸部放射線療法を比較した第Ⅱ相試験[14]において，それぞれの2年生存率は75.6％，68.5％（HR：0.85，80% CI：0.48-1.49）で，ほぼ同等の有効性を示した．第Ⅲ相試験は施行されていないが，CDDP/S-1併用療法の忍容性は良好で，今後切除不能Ⅲ期NSCLCに対する標準化学放射線療法の1つとして期待される．ただし，本臨床試験では，胸部放射線療法終了後に抗癌薬治療2コースを地固め療法として行っているが，化学放射線療法後のデュルバルマブ維持療法の有用性が報告[15]されており，今後は抗癌薬による地固め療法は不要と考えられる．

（廣瀬　敬）

参考文献

1) Shirasaka T, et al: Antitumor activity of 1 M tegarur-0.4 M 5-chloro-2,4-dihydroxypyridine-1 M potassium oxonate (S-1) against human colon carcinoma orthotopically implanted into nude rats. Cancer Res, 56(11): 2602-2606, 1996.
2) Kato H, et al: A randomized trial of adjuvant chemotherapy with uracil-tegafur for adenocarcinoma of the lung. N Engl J Med, 350(17): 1713-1721, 2004.
3) Hamada C, et al: Meta-analysis of postoperative adjuvant chemotherapy with tegafur-uracil in non-small-cell lung cnacer. J Clin Oncol, 23(22): 4999-5006, 2005.
4) Kawahara M, et al: Phase Ⅱ study of S-1, a novel oral fluorouracil, in advanced non-small-cell lung cancer. Br J Cancer, 85(7): 939-943, 2001.
5) Okamoto I, et al: Phase Ⅲ trial comparing oral S-1 plus carboplatin with paclitaxel plus carboplatin in chemotherapy-naive patients with advanced non-small-cell lung cancer: results of a West Japan Oncology Group study. J Clin Oncol, 28(36): 5240-5246, 2010.
6) Yoshioka H, et al: Efficacy and safety analysis according to histology for S-1 in combination with carboplatin as first-line chemotherapy in patients with advanced non-small-cell lung cancer: updated results of the West Japan Oncology Group LETS study. Ann Oncol, 24(5): 1326-1331, 2013.
7) Kubota K, et al: A randomized phase Ⅲ trial of oral S-1 plus cisplatin versus docetaxel plus cisplatin in Japanese patients with advanced non-small-cell lung cancer: TCOG0701 CATS trial. Ann Oncol, 26(7): 1401-1408, 2015.
8) Sandler A, et al: Paclitaxel-carboplatin alone or with bevacizumab for non-small-cell lung cancer. N Eng J Med, 355(24): 2542-2550, 2006.
9) Paz-Ares LG, et al: PARAMOUNT: Final overall survival results of the phase Ⅲ study of maintenance pemetrexed versus placebo immediately after induction treatment with pemetrexed puls cisplatin fo advanced non-small-cell lung cancer. J Clin Oncol, 31(23): 2895-2902, 2013.
10) Nokihara H, et al: Randomized controlled trial of S-1 versus docetaxel in patients with non-small-cell lung cancer previously treated with platinum-based chemotherapy (East Asia S-1 Trial in Lung Cancer). Ann Oncol, 28(11): 2698-2706, 2017.
11) Brahmer J, et al: Nivolumab versus docetaxel in advanced squamous-cell non-small-cell lung cancer. N Engl J Med, 373(2): 123-135, 2015.
12) Herbst RS, et al: Pembrolizumab versus docetaxel for previously treated PD-L1-positive, advanced non-small-cell lung cancer (KEYNOTE-010): a randomised controlled trial. Lancet, 387: 1540-1550, 2016.
13) Rittmeyer A, et al: Atezolizumab versus docetaxel in patients with previously treated advanced non-small-cell lung cancer (OAK): a phase 3, open-label, multicentre randomised controlled trial. Lancet, 389: 255-265, 2017.
14) Sasaki T, et al: A randomised phase Ⅱ trial of S-1 plus cisplatin versus vinorelbine plus cisplatin with concurrent throacic radiotherapy for unresectable, locally advanced non-small cell lung cancer: WJOG5008L. Br J Cancer 119: 675-682, 2018.
15) Antonia SJ, et al: Durvalumab after chemoradiotherapy in stage Ⅲ non-small-cell lung cancer. N Engl J Med, 377(20): 1919-1929, 2017.

9 EGFR阻害薬

▶上皮成長因子受容体（EGFR）は非小細胞肺癌（NSCLC）を含めた悪性腫瘍の多くで過剰発現し，腫瘍の増殖，維持に関与している知見から，EGFRに選択的阻害効果の高いゲフィチニブ（GEF）やエルロチニブ（ERL）が第1世代EGFR-TKIとして開発された.

▶2004年に*EGFR*活性化遺伝子変異をもつ症例でより有効であることが示された後は，複数の臨床試験で*EGFR*遺伝子変異陽性NSCLC患者に対するEGFR-TKIの有用性が証明され，*EGFR*遺伝子変異陽性肺癌治療におけるkey drugとなっている.

▶初回EGFR-TKIが無効となった症例の約半数で，二次変異のT790M変異が耐性を誘導することが示され，これを克服する第3世代EGFR-TKIのオシメルチニブが開発された.

▶EGFR-TKIの有害事象としては，皮疹，下痢，肝障害などの頻度が高く，致死的なものとしては間質性肺疾患が知られている.

▶2019年4月現在わが国では第1世代EGFR-TKIに次いで，第2世代のアファチニブ，ダコミチニブ，第3世代のオシメルチニブの計5剤が保険承認されている．本項ではこれらEGFR-TKIについて述べる.

ゲフィチニブ（GEF）（イレッサ®）─第1世代EGFR-TKI

1. 構造と適応疾患

▶分子式$C_{22}H_{24}ClFN_4O_3$のキナゾリン骨格をもつ，分子量446.90の化合物である（**図1**）．*EGFR*遺伝子変異陽性の手術不能または進行再発NSCLCに対して保険適用が認められている.

2. 作用機序・薬物動態

▶EGFRタンパクの細胞内チロシンキナーゼ領域に存在するATP結合ポケットに対して，選択的かつATP競合的に結合し腫瘍細胞の増殖をもたらすシグナル伝達（**図2**）を抑制する．これにより腫瘍細胞のアポトーシスを誘導し腫瘍増殖を抑制する.

▶本剤225mgを反復経口投与時の血中濃度最高濃度（C_{max}）は約350ng/mL，C_{max}到達時間は3～6時間，血漿中濃度は投与開始7～10日後に定常状態に達する．主に肝代謝で，糞便中に約90%，尿中に4%が排泄される.

▶食後投与は空腹時投与と比べC_{max}が32%増加するが，臨床上問題ないとされる．制酸剤で胃

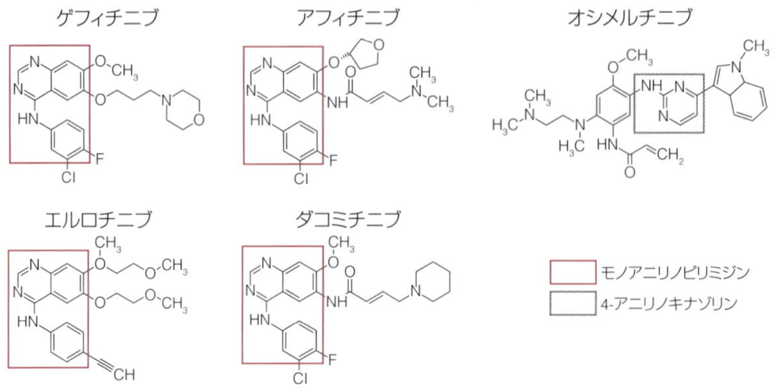

ゲフィチニブ
アフィチニブ
オシメルチニブ
エルロチニブ
ダコミチニブ
モノアニリノピリミジン
4-アニリノキナゾリン

図1　各種EGFR-TKIの化学構造

EGFR
チロシン
キナーゼ領域
ATP
過剰活性化
PI3K
RAS
RAF
MEK
JAK
SRC
Akt
ERK
STAT
細胞増殖，細胞生存

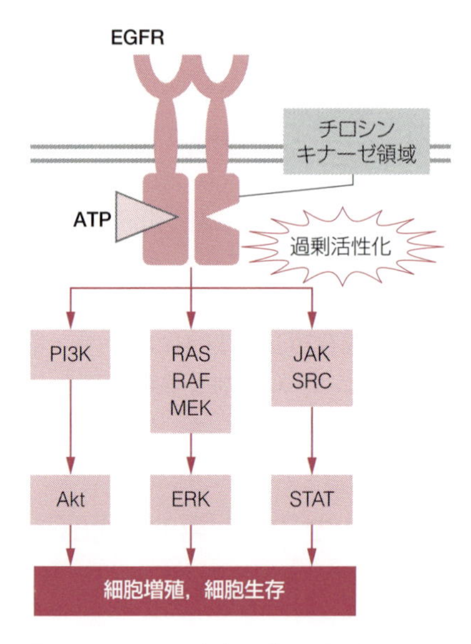

図2　EGFRリン酸化シグナル経路

内pH5以上を維持した条件下でAUCが約50％減少するため，併用時には留意すべきである．

3. 臨床試験とその成績

▶第Ⅰ相試験/第Ⅱ相試験

・国内第Ⅰ相試験から最大耐用量（MTD）は700mg/dayとされた．2つの試験（IDEAL-1,2試験）で250mg/dayと500mg/dayが比較され，臨床効果は同等で忍容性が250mgのほうが良好であったため，推奨用量と判断された．

▶第Ⅲ相試験

・*EGFR*変異陽性症例の一次治療において，プラチナ併用療法との比較試験が複数行われ，無増悪生存期間（PFS）に有意な延長が示された[1,2]．クロスオーバーの影響によって全生存期間（OS）の延長は示されなかった．

・*EGFR*変異陽性症例の一次治療で，プラチナ併用療法との併用による効果を検証する試験（NEJ009試験）が国内で行われ，PFSが20.2ヵ月と良好な結果が示された．

4. 副作用

▶主な副作用として皮疹（60～70%），下痢（40～50%），肝障害（AST，ALT上昇：40～50%），間質性肺炎（約5%）などがあげられる．肝障害，間質性肺炎は重篤化することがあり注意を要する．

5. 進行肺癌化学療法における位置づけ

▶2002年に世界に先駆けてわが国で使用可能となったEGFR-TKIである．*EGFR*遺伝子変異陽性症例に対する初回治療の効果は奏効率（RR）60～80%，PFS 9.0～11.0ヵ月であり，標準治療の1つとされている．

▶病勢進行時の耐性機構は，約半数でT790M変異，5～10%でMet/HGF増幅，数%で小細胞癌転化，その他にHER2変異/増幅，Axl経路，PIK3CA変異，上皮間葉転換などが示されてきた[3]．

▶オシメルチニブの適応症が一次治療に拡大されたことで，今後の使用対象については十分な検討が必要と思われる．

エルロチニブ（ERL）（タルセバ®）―第1世代EGFR-TKI

1. 構造と適応疾患

▶分子式$C_{22}H_{23}N_3O_4$のキナゾリン骨格をもつ，分子量393.44の化合物である（図1）．*EGFR*遺伝子変異陽性の手術不能または再発・進行NSCLCに対する初回治療において，また，二次治療以降は*EGFR*遺伝子変異にかかわらず保険適用が認められている．なお，米国においては2016年10月から*EGFR*遺伝子変異陽性例に使用が制限された．

2. 作用機序・薬物動態

▶ゲフィチニブ（GEF）と同様の作用機序と考えられている．

▶本剤45mg反復経口投与時のC_{max}は79.5ng/mL，C_{max}到達時間は8.0時間，血漿中濃度は投与開始8日後には定常状態に達している．酸化的代謝およびグルクロン酸抱合で代謝され，糞便中に79%，尿中に3%が排泄される．食事による影響は少なく，食後投与でAUCが14%，C_{max}が24%増加する．

3. 臨床試験とその成績

▶第Ⅰ相試験/第Ⅱ相試験

・国内第Ⅰ相試験から最大耐用用量（MTD）は150mg/dayとされた．*EGFR*遺伝子変異陽性の一次治療における単群102例の国内第Ⅱ相試験では，RR 78.4%，PFS 11.8ヵ月と報告されている．

▶第Ⅲ相試験

・海外で行われた*EGFR*遺伝子変異陽性の一次治療におけるプラチナ併用療法との比較試験でPFSの有意な延長が示されている[4,5]．

・国内で行われた*EGFR*遺伝子変異陽性の一次治療で，ベバシズマブ（BEV）の上乗せ効果をみる試験（NEJ026試験）が施行され，PFSの有意な延長が示された．

4. 副作用

▶主な副作用としてはGEFとほぼ同様で，皮疹，下痢はやや高度であるが，肝障害はやや軽い傾向とされている．間質性肺炎の頻度は同等である．

5. 進行肺癌化学療法における位置づけ

▶わが国で2番目に承認されたEGFR-TKIであり，広く使用されている．二次治療以降ではEGFR陰性例にも保険適用があるが，米国では承認が取り消されている．病勢進行時の耐性機構は，GEFと同様と考えられる．

▶一次治療におけるBEVとの併用療法でのPFSは良好であり，その評価について今後の議論が待たれる．

アファチニブ（ジオトリフ®）—第2世代EGFR-TKI

1. 構造と適応疾患

▶分子式$C_{24}H_{25}ClFN_5O_3$のキナゾリン骨格をもつ，分子量485.94の化合物である（図1）．*EGFR*遺伝子変異陽性の手術不能または再発・進行NSCLCに対して保険適用が認められている．

2. 作用機序・薬物動態

▶EGFRチロシンキナーゼ領域のATP結合部位を標的とし，共有結合により不可逆的な阻害作用をもたらす．また，ErbBファミリーに属するHER2やHER4のキナーゼ活性も阻害するため，ErbB受容体ファミリーの増殖シグナルを広く阻害し，腫瘍細胞の増殖を抑制する．

▶変異EGFRのみならず野生型EGFRに対する結合親和性も高く，有害事象の発生する頻度，重篤度に影響すると考えられている．

▶本剤40mg反復経口投与時のC_{max}は83.3ng/mL，C_{max}到達時間は2.97時間，血漿中濃度は投与開始8日後には定常状態に達している．ほぼ体内で代謝されず，糞便中に85.4%，尿中に4.3%が排泄される．食後投与は空腹時投与と比べC_{max}が50%低下したため，本剤は空腹時投与が推奨されている．pH上昇により薬剤溶解が低下するため，制酸剤との併用は注意すべきである．

3. 臨床試験とその成績

▶第Ⅰ相試験/第Ⅱ相試験

・国内外の第Ⅰ相試験の結果，MTDは50mg/dayとされた．プラチナ併用療法後の*EGFR*遺伝子変異陽性例に対して，50mg/dayで開始された単群第Ⅱ相試験では，皮疹・下痢の毒性が高頻度かつ重篤であったため，第Ⅲ相試験での開始用量が40mg/dayに変更された．

▶第Ⅲ相試験

・*EGFR*遺伝子変異陽性症例に対する初回療法における，プラチナ併用療法との2つの比較試験では，PFS中央値がアファチニブ群で優位に良好であった[6,7]．しかし，OSでは有意差を示すことはできなかった．

4. 副作用

▶下痢（80～90%）や皮疹（80～90%）が第1世代EGFR-TKIに比較すると高頻度で重篤に出現する傾向が強い．また，粘膜炎（50%）や爪囲炎（30%）も高頻度にみられるため注意を要する．間質性肺炎の出現頻度，重症度は第1世代と大きな差がないとされる．

5. 進行肺癌化学療法における位置づけ

▶2014年にわが国で3番目に承認されたEGFR-TKIである．初回治療でGEFに対してPFSの有意な延長を示す第Ⅱ相試験が報告されたが，毒性とのバランスに注意を要する．オシメルチニブの適応拡大により，症例選択の検討が必要である．

▶前臨床ではT790M変異をもつ肺癌細胞株にも増殖阻害効果が認められたが，実臨床では期待された効果は得られていない．病勢進行時の耐性機構の研究は小規模のもののみであるが，T790M頻度は約50%程度で第1世代のものとほぼ同等である．

ダコミチニブ（ビジンプロ®）―第2世代EGFR-TKI

1. 構造と適応疾患

▶分子式$C_{24}H_{25}ClFN_5O_2$のキナゾリン骨格をもつ，分子量469.93の化合物である（図1）．わが国でも2019年1月に*EGFR*遺伝子変異陽性の手術不能または再発NSCLCに対して保険適用が認められた．

2. 作用機序・薬物動態

▶基本的にはアファチニブと同様の共有結合型，pan-ErbBファミリー阻害薬である．

▶本剤40mg反復経口投与時のC_{max}は83.3ng/mL，C_{max}到達時間は2.97時間，血漿中濃度は投与開始8日後には定常状態に達している．ほぼ体内で代謝されず，糞便中に85.4%，尿中に4.3%が排泄される．食事による影響は受けない．

3. 臨床試験とその成績

▶第Ⅰ相試験/第Ⅱ相試験

・国内外の第Ⅰ相試験から45mg/dayがMTDされた．未治療*EGFR*遺伝子変異陽性例において45mg/dayの投与量で行われた第Ⅱ相試験ではRR 75.6%，PFS 18.2ヵ月と報告された．

▶第Ⅲ相試験

・*EGFR*変異陽性症例の初回治療でGEFとの比較試験が行われ（ARCHER1050試験），2018年にはOSの延長が，第1世代EGFR-TKIとの比較試験で初めて実証された（34.1ヵ月 vs 26.8ヵ月，HR：0.76，P=0.044）[8]．

4. 副作用

▶アファチニブとほぼ同等であり，上述の比較試験においても，GEFより下痢と口内炎による障害が優位に多かったことが示されている．用量減量が66%の症例で必要であったことからも，毒性管理は注意を要すると考えられる．

5. 進行肺癌化学療法における位置づけ

▶前述の第Ⅲ相試験の結果から，わが国でも保険承認された．第1世代EGFR-TKIに対してOSの延長が初めて証明されたことは大変重要だが，オシメルチニブの初回治療と比較してどうかは不明であり，適応症例については十分な議論が望まれる．

オシメルチニブ（タグリッソ®）—第3世代EGFR-TKI

1. 構造と適応疾患

▶分子式$C_{28}H_{33}N_7O_2$のモノアニリンピリミジン骨格をもつ，分子量499.62の小分子化合物である（図1）．既存のEGFR-TKIと基本骨格が異なる．*EGFR*遺伝子変異陽性の手術不能または再発・進行NSCLCに対して保険適用が認められている．他のEGFR-TKIによる病勢進行後はT790Mの確認が必要である．

2. 作用機序・薬物動態

▶既存のEGFR-TKIと同様EGFRチロシンキナーゼ領域のATP結合部位を標的とし，共有結合による不可逆的阻害作用を有する．ただし薬剤基本骨格が改変され，EGFR活性化変異，T790M変異への高い阻害効果と，野生型EGFRへの不応性が達成されている．

▶ 反復経口投与時のC_{max}は782.4ng/mL，C_{max}到達時間は約6時間，血漿中濃度は投与開始22日後には定常状態に達している．主に肝代謝で，糞便中に67.8%，尿中に14.2%が排泄される．食事による影響はなく，制酸剤で胃内pHが上昇した条件下においても薬物動態に影響は認められなかった．

3. 臨床試験とその成績

▶ 第Ⅰ相試験/第Ⅱ相試験

・国際共同第Ⅰ/Ⅱ相試験によりMTDは240mg/dayとされた．有効性に用量相関がなく，忍容性との検討から80mg/dayが推奨用量とされた．第Ⅱ相試験では80mg/dayの有効性，安全性が検証され，RR・病勢コントロール率は全症例で66.1%および91.0%，日本人患者で63.2%および93.4%であり忍容性は問題なかった．

▶ 第Ⅲ相試験

・*EGFR*変異陽性例に対する初回EGFR-TKI後にT790M変異によって病勢進行した症例に対して，プラチナ製剤とペメトレキセドの併用療法と比較された第Ⅲ相試験の結果，PFSの有意な延長が示された[9]．

・*EGFR*変異陽性症例に対する初回治療として第1世代EGFR-TKIとの比較試験（FLAURA試験）が行われ，PFSの有意な延長が示された[10]．OSの報告が待たれる．

4. 副作用

▶ FLAURA試験の結果から，皮疹・ざ瘡様皮疹58%，下痢58%，皮膚乾燥36%，爪囲炎35%，粘膜炎29%と報告され，日本人集団（n＝65）では，皮疹・ざ瘡様皮疹46.2%，下痢56.9%，爪囲炎50.8%と報告されている．副作用の軽減が期待されたが，既存のEGFR-TKIとほぼ同様であり，従来の副作用管理が必要である．また，日本人集団ではAST/ALT上昇が7～10%と少なかったが，白血球減少（21.5%）やQTc延長（20.0%）が既存のEGFR-TKIと比較して特徴的であり留意すべきと考える．間質性肺疾患の頻度が12.3%（重篤1.5 %）とこれまでのEGFR-TKIより頻度が高いおそれがあり，注意を要する．

5. 進行肺癌化学療法における位置づけ

▶ 2016年10月にT790M変異陽性の初回EGFR-TKI耐性後の二次治療として保険承認され，*EGFR*変異陽性肺癌の診療を一変させた．2018年8月には初回治療の適用拡大が承認され，さらに日常診療にパラダイムシフトをもたらすことになった．

▶ 増悪時の耐性機構は，Met増幅，C797S変異，T790M欠失，PIK3CA変異，RAS変異，HER2増幅，BRAF変異，JAK2変異，小細胞転換などが報告されている．T790M変異のような出現頻度の偏りが少なく，多彩な耐性パターンに遭遇することが想定され，さらなる情報の蓄積が必要である．

▶薬剤の構造が異なるため，これまでのEGFR-TKIと副作用プロファイルが多少異なる．副作用の管理については今後さらなる知見の集積が必要である．

まとめ

▶*EGFR*活性化遺伝子変異が発見されることで，EGFR-TKIの有効な症例が適切に選択できるようになった．GEF，ERL，アファチニブ，オシメルチニブ，ダコミチニブと相次いで保険承認され，ここ数年で*EGFR*変異陽性肺癌の日常診療は大きく変化した．

▶オシメルチニブが初回治療で使用可能になり，ダコミチニブが承認されたことに加えて，化学療法や血管新生阻害薬との併用治療の効果が示されつつあることから，今後さらに治療選択の判断が複雑化する可能性がある．

▶1つのレジメンによる効果だけでなく，増悪時に出現する耐性機構も考慮に入れて，全治療経過を考慮した新しい治療アルゴリズムの確立が将来的な理想像と思われる．

（内堀　健）

参考文献

1) Maemondo M, et al: Gefitinib or chemotherapy for non-small-cell lung cancer with mutated EGFR. N Engl J Med, 362: 2380-2388, 2010.
2) Mitsudomi T, et al: Gefitinib versus cisplatin plus docetaxel in patients with non-small-cell lung cancer harbouring mutations of the epidermal growth factor receptor (WJTOG3405): an open label, randomised phase 3 trial. Lancet Oncol, 11: 121-128, 2010.
3) Yu HA, et al: Analysis of tumor specimens at the time of acquired resistance to EGFR-TKI therapy in 155 patients with EGFR-mutant lung cancers. Clin Cancer Res, 19: 2240-2247, 2013.
4) Zhou C, et al: Erlotinib versus chemotherapy as first-line treatment for patients with advanced EGFR mutation-positive non-small-cell lung cancer (OPTIMAL, CTONG-0802): a multicentre, open-label, randomised, phase 3 study. Lancet Oncol, 12: 735-742, 2011.
5) Rosell R, et al: Erlotinib versus standard chemotherapy as first-line treatment for European patients with advanced EGFR mutation-positive non-small-cell lung cancer (EURTAC): a multicentre, open-label, randomised phase 3 trial. Lancet Oncol, 13: 239-246, 2012.
6) Sequist LV, et al: Phase Ⅲ study of afatinib or cisplatin plus pemetrexed in patients with metastatic lung adenocarcinoma with EGFR mutations. J Clin Oncol, 31: 3327-3334, 2013.
7) Wu YL, et al: Afatinib versus cisplatin plus gemcitabine for first-line treatment of Asian patients with advanced non-small-cell lung cancer harbouring EGFR mutations (LUX-Lung 6): an open-label, randomised phase 3 trial. Lancet Oncol, 15: 213-222, 2014.
8) Mok TS, et al: Improvement in Overall Survival in a Randomized Study That Compared Dacomitinib With Gefitinib in Patients With Advanced Non-Small-Cell Lung Cancer and EGFR-Activating Mutations. J Clin Oncol, 36: 2244-2250, 2018.
9) Mok TS, et al: Osimertinib or Platinum-Pemetrexed in EGFR T790M-Positive Lung Cancer. N Engl J Med, 376: 629-640, 2017.
10) Soria JC, et al: Osimertinib in Untreated EGFR-Mutated Advanced Non-Small-Cell Lung Cancer. N Engl J Med, 378: 113-125, 2018.

10 ALK阻害薬

▶ *ALK*は未分化大細胞型リンパ腫において*NPM*遺伝子と融合することが知られていた．2007年に曽田らによって非小細胞肺癌（NSCLC）においてechinoderm microtubule-associated protein-like 4（EML4）と*ALK*の転座による遺伝子再構成が強力な癌原遺伝子となることが報告された[1]．わが国においては肺腺癌の約5％程度でみられるといわれている[2]．

▶ ALK阻害薬としては2018年10月現在第1世代ALK阻害薬であるクリゾチニブ，第2世代ALK阻害薬であるアレクチニブ，セリチニブの3剤が日常臨床で使用可能であるが，2018年9月に第3世代ALK阻害薬であるロルラチニブ（ローブレナ®）がわが国で世界に先駆けて製造販売承認を取得し，その他，ブリガチニブが米国では承認されている．

第1世代

1. クリゾチニブ（ザーコリ®）

a 構造と適応疾患

▶ クリゾチニブ（crizotinib）は，分子式$C_{21}H_{22}Cl_2FN_5O$，分子量450.34の小分子化合物である．

▶ *ALK*融合遺伝子陽性の切除不能な進行・再発のNSCLCならびに*ROS1*融合遺伝子陽性の切除不能な進行・再発のNSCLCに対して保険適用が認められている．

b 作用機序・薬物動態

▶ クリゾチニブは，*ALK*遺伝子座の転座/逆位により，ALK融合タンパク質を発現するヒトNSCLC由来細胞株，ならびに*ROS1*遺伝子座の転座により，ROS1融合タンパク質を発現するヒトNSCLC由来細胞株の増殖を抑制した．

▶ ALK融合タンパク質およびROS1融合タンパク質のチロシンキナーゼ活性を阻害することにより，腫瘍の増殖を抑制すると考えられている．その他，c-Metに対する阻害作用もあることが知られている．

▶ 第Ⅰ相臨床試験の薬物動態パラメータを参照すると，血漿中濃度は250 mg，1日2回反復投与後15日目までに定常状態に達する．単回投与での半減期は約30～42時間である．

▶ CYP3A4/5が主な薬物代謝酵素である．

c 臨床試験とその成績

▶第Ⅰ相試験（PROFILE1001試験）
・推奨用量は250 mg 1日2回とされた．

▶第Ⅱ相試験（PROFILE1005試験）
・治療歴のある*ALK*陽性NSCLC患者に対する試験において，奏効率（ORR）は54％と良好な結果であった．

▶第Ⅲ相試験（PROFILE1007試験[3]，PROFILE1014試験[4]）
・*ALK*陽性NSCLC患者に対する二次治療として標準化学療法〔ペメトレキセド（PEM）もしくはドセタキセル（DTX）〕と比較したPROFILE1007試験において，無増悪生存期間（PFS）中央値は化学療法群3.0ヵ月，クリゾチニブ群7.7ヵ月と化学療法と比較して有意に良好であった．

▶また，初回治療としてプラチナ併用療法と比較したPROFILE1014試験においても，PFS中央値は化学療法群7.0ヵ月，クリゾチニブ群10.9ヵ月（HR：0.45, 95％ CI：0.35-0.60, $P<0.0001$）と化学療法と比較して有意に良好であった．

d 副作用

▶海外第Ⅰ相試験，国際共同第Ⅱ相2試験，および国際共同第Ⅲ相2試験で報告されている主な副作用としては，視覚障害（59.0％），悪心（50.9％），下痢（48.4％），嘔吐（43.9％），浮腫（34.8％）などであった．その他，重篤なものとしては間質性肺炎2.1％が報告されている．

e 肺癌薬物療法における位置づけ

▶ALK阻害薬として初めて承認された薬剤である．

▶日本肺癌学会の「肺癌診療ガイドライン 2018年版」では，PS 0-1の場合，一次治療での推奨度は2Aである．

第2世代

1. アレクチニブ（アレセンサ®）

a 構造と適応疾患

▶アレクチニブ（alectinib）は，分子式$C_{30}H_{34}N_4O_2$，分子量482.62の小分子化合物である．他のALK阻害薬とは異なり，ベンゾ［b］カルバゾール骨格を有する．

▶*ALK*融合遺伝子陽性の切除不能な進行・再発のNSCLCに対して保険適用が認められている．

b 作用機序・薬物動態

▶アレクチニブおよび主要代謝物（M-4）は，*ALK*融合遺伝子陽性のヒトNSCLC由来細胞株の細胞増殖を抑制した.

▶ALKチロシンキナーゼ活性を阻害することにより，*ALK*融合遺伝子陽性の腫瘍細胞の増殖を抑制することが考えられている.

▶ALKに対する阻害活性が高い薬剤である.

▶CYP3A4が主な薬物代謝酵素である.

▶薬物動態パラメータを参照すると，血漿中濃度は反復投与開始から8日目までに定常状態に達する．反復投与時のアレクチニブ半減期は12.4 ～ 19.3時間である.

c 臨床試験とその成績

▶第Ⅰ/Ⅱ相試験（AF-001JP試験[5]）
・推奨用量は300 mg 1日2回とされた.
・RR 93.5%〔うち完全奏効（CR）4.3%〕と極めて良好な結果であった.

▶第Ⅲ相試験（J-ALEX試験[6]）
・ALK阻害薬による治療歴のない患者に対しクリゾチニブと直接比較した試験において，PFS中央値はクリゾチニブ群10.2ヵ月，アレクチニブ群未到達（HR：0.34，95% CI：0.17-0.71，P<0.0001）とクリゾチニブと比較して有意に改善する結果であった．その後，2018年のASCOで最新データが公表され，PFS中央値はアレクチニブ群で34.8ヵ月，クリゾチニブ群10.9ヵ月と，極めて良好な結果であった．また，グレード3以上の有害事象もクリゾチニブ群51.9%に対しアレクチニブ群26.2%と少ない結果であった．また，海外で行われた試験（ALEX試験）でも同様にアレクチニブ群がクリゾチニブと比較して有意にPFS良好であった.

d 副作用

▶国内第Ⅰ/Ⅱ相臨床試験および国内第Ⅲ相臨床試験でみられた主な副作用は，便秘（30.4%），味覚異常（24.2%），発疹（23.0%），血中ビリルビン増加（19.9%），AST（GOT）増加（18.0%），血中CK（CPK）増加（18.0%），血中クレアチニン増加（16.8%）などであった．その他の重篤なものとして間質性肺炎（5.6%），好中球減少（11.2%），白血球減少（8.7%）などがあげられる.

▶多くの有害事象はグレード1/2にとどまることが多い.

e 肺癌薬物療法における位置づけ

▶2014年7月に世界に先駆けてわが国で承認された.

▶日本肺癌学会の「肺癌診療ガイドライン（2017年版version1.1）」ではPS 0-1の場合，一次治療での推奨度は1Aである．また，毒性が比較的軽微であることや，PS不良例に対しても有効性が報告されていることから，「肺癌診療ガイドライン（2017年版version1.1）」において，PS 2-4の場合の一次治療における推奨度は1Cである．

▶また，わが国で行われたクリゾチニブ耐性症例に対するアレクチニブを投与する試験[7]ではRR 65%，PFS中央値は12.9ヵ月と良好な結果であったことを踏まえ，「肺癌診療ガイドライン 2018年版」において，PS 0-2のクリゾチニブ耐性例において推奨度は1Cである．

2. セリチニブ（ジカディア®）

a 構造と適応疾患

▶セリチニブ（ceritinib）は，分子式$C_{28}H_{36}ClN_5O_3S$，分子量558.14の小分子化合物である．

▶*ALK*融合遺伝子陽性の切除不能な進行･再発のNSCLCに対して保険適用が認められている．

b 作用機序・薬物動態

▶ALKに対する阻害活性が高い薬剤である．

▶ALK融合タンパクのチロシンキナーゼ活性を阻害することにより，腫瘍の増殖を抑制すると考えられている．

▶健康被験者にセリチニブ 750 mgを軽食後に単回経口投与した場合（12例），空腹時に比べC_{max}（45%）とAUC（54%）の増加がみられたという報告があり，空腹時の投与が推奨されている．

▶CYP3Aが主な薬物代謝酵素である．

c 臨床試験とその成績

▶第Ⅰ相試験（ASCEND-1試験）
・推奨用量は750 mg 1日1回とされた．

▶第Ⅱ相試験（ASCEND-2試験）
・クリゾチニブとプラチナ併用療法による治療歴のある患者に対し施行された単アームの第Ⅱ相試験では，ORR 38.6%と報告されている．

▶第Ⅲ相試験（ASCEND-4試験[8]，ASCEND-5試験[9]）
・ALK阻害薬による治療歴のない患者に対しプラチナ併用療法と比較したASCEND-4試験において，PFS中央値はセリチニブ群 16.6ヵ月 vs プラチナ併用療法群 8.1ヵ月（HR：0.55, 95% CI：0.42-0.73, P<0.0001），ORRも72.5% vs 26.7%と有意な改善が報告された．また，

化学療法とクリゾチニブによる治療歴のある患者に対しセリチニブと標準化学療法（PEMもしくはDTX）と比較したASCEND-5試験では，PFS中央値はセリチニブ群5.4ヵ月vs標準化学療法群1.6ヵ月（HR：0.49，95% CI：0.36-0.67，P<0.0001）と有意に良好な結果であったことが報告されている．

d 副作用

▶主な副作用としては，悪心（73.2%），嘔吐（59.0%），下痢（79.4%），ALT増加（48.3%），AST増加（39.5%），QT間隔延長（9.1%）などが報告されている．その他注意すべき副作用として間質性肺炎（1.3%），高血糖（3%），膵炎（0.1%），心膜炎（1.7%）などがあげられる．本薬剤は消化器毒性が特徴であり，早期からのマネジメントが必要である．

e 肺癌薬物療法における位置づけ

▶わが国では2016年3月に承認された．

▶日本肺癌学会の「肺癌診療ガイドライン 2018年版」ではPS 0-1の場合，一次治療での推奨度は2Bである．また，クリゾチニブ耐性例に対しての二次治療としての推奨度は2Cである．

第3世代

1. ロルラチニブ（ローブレナ®）

a 構造と適応疾患

▶ロルラチニブ（lorlatinib）は，分子式$C_{21}H_{19}FN_6O_2$，分子量406.41の小分子化合物である．

▶ALKチロシンキナーゼ阻害薬に抵抗性または不耐容の*ALK*融合遺伝子陽性の切除不能な進行・再発のNSCLCに対して，2018年9月に製造販売承認を取得している．

b 作用機序・薬物動態

▶ALK融合タンパクのチロシンキナーゼ活性を阻害することにより，腫瘍の増殖を抑制すると考えられている．

▶基礎実験では，ロルラチニブは既存のALK阻害薬（クリゾチニブ，アレクチニブ，セリチニブ）に対して耐性となるL1196M，G1269A，I1171TおよびG1202R変異を有するALK融合タンパクを発現させたヒトNSCLC由来NCI-H3122細胞株およびマウス線維芽細胞由来NIH3T3細胞株を皮下移植したヌードマウスにおいて腫瘍増殖抑制作用を示した．

▶CYP3Aが主な代謝酵素である．

c 臨床試験とその成績

▶第Ⅰ/Ⅱ相試験[10)]

・第Ⅰ相パートでの推奨用量は100 mg 1日1回投与であった.

・第Ⅱ相パートではALK阻害薬による前治療歴のある患者におけるORRは47%であったことが2017年の世界肺癌学会で報告されている.

d 副作用

▶臨床試験における主な副作用は，高コレステロール血症（81.5%），高トリグリセリド血症（60.4%），浮腫（43.3%），末梢神経障害（29.8%），体重増加（18.2%），疲労（13.1%），下痢（10.5%），関節痛（10.2%）などであった．その他重篤な副作用としては間質性肺炎（0.7%），QT間隔延長（6.5%），中枢神経系障害（29.8%，認知機能障害など）が報告されている.

e 肺癌薬物療法における位置づけ

▶日本肺癌学会の「肺癌診療ガイドライン 2018年版」には本薬剤の記載はまだなされていないが，基礎実験においては既存のALK阻害薬による耐性例に対する効果も期待できることから，最新の肺癌診療ガイドラインでの推奨度に注目したい.

▶「肺癌診療ガイドライン 2018年版」ではPS 0-2の場合，一次治療ALK-TKI耐性例に対する二次治療としての推奨度は2Cである.

▶現在一次治療におけるロルラチニブとクリゾチニブを直接比較する第Ⅲ相試験（CROWN試験）が進行中である.

その他の薬剤

1. ブリガチニブ

▶第3世代のALK阻害薬である.

▶基礎実験では*ALK*だけではなく，ROS1，EGFRに対しても阻害作用を有している薬剤である.

▶最初の7日間は90 mg/dayで投与し，忍容性があれば180 mg/dayに増量する．これは，最初から高用量で投与した際に間質性肺炎の発症率が高いことが報告されているためである.

▶クリゾチニブ耐性の*ALK*陽性肺癌患者に対して施行された第Ⅱ相試験（ALTA試験[11)]）では，推奨用量で投与された群におけるORRは54%と良好な結果であった．また，ALK阻害薬による治療歴のない患者に対しクリゾチニブと比較した第Ⅲ相試験（ALTA-1L試験[12)]）において，12ヵ月PFS率はブリガチニブ群 67% vsクリゾチニブ群43%（HR：0.49，95% CI：0.33-0.74，$P<0.001$），ORRも71% vs 60%と有意に改善することが報告された．また，同試験においては脳転移を有する症例も含まれており，測定可能病変のある脳転移において

表1 ALK阻害薬の各種変異に対するIC50（nmol/L）値

遺伝子変異	クリゾチニブ	アレクチニブ	セリチニブ	ロルラチニブ	ブリガチニブ
EML4-ALK V1	38.6	11.4	4.9	2.3	10.7
C1156Y	61.9	11.6	5.3	4.6	4.5
L1196M	339	117.6	9.3	34	26.5
G1202R	381.6	706.6	124.4	49.9	129.5

（文献14より改変）

頭蓋内のRRはブリガチニブ群78%，クリゾチニブ群29%と，脳転移症例についても有効であることが報告された．

▶米国では2017年に販売し承認を取得している．

2. ensartinib（X-396）

▶分子式$C_{25}H_{25}Cl_2FN_6O_3$，分子量547.41の化合物である．

▶ALK阻害作用に加えてMET，ABL，Axl，EPHA2，LTK，ROS1，SLKの阻害作用も有する薬剤である．

▶第Ⅰ/Ⅱ相試験[13]での第Ⅰ相パートで推奨用量は225 mg/dayとされた．200 mg/day以上の用量で投与された*ALK*陽性肺癌患者においてRR 60%，PFS中央値は9.2ヵ月であり，中でもALK阻害薬初回治療の患者ではRR 80%，PFS中央値は26.2ヵ月と良好な結果が報告されている．

ALK阻害薬の耐性

▶ALK阻害薬もEGFRチロシンキナーゼ阻害薬と同様に耐性化が問題となる．耐性機序としては，*ALK*遺伝子の二次変異，EGFRやKRASなどの他の機序の活性化，P糖タンパク質の過剰発現などが報告されている．*ALK*遺伝子の二次変異はEGFRとは異なり多岐にわたり（C1156Y，L1196M，G1202Rなど），各薬剤によってそれぞれに対する活性は異なる（**表1**）[14]．

▶現時点では耐性機序を日常臨床で検索する方法はないが，今後は耐性機序の違いで治療選択肢が変化していく可能性もあるだろう．

まとめ

▶*ALK*融合遺伝子陽性肺癌に対する治療はこの10年あまりで非常に進歩しており，現在複数のALK阻害薬が使用できるようになった．

▶今後は複数あるALK阻害薬をどのように使い分けをしていくのか，最善の治療シークエンスの見極め，各種ALK阻害薬の耐性克服などが課題になる．

（田中彩子／平島智徳）

参考文献

1) Soda M, et al: Identification of the transforming EML4-ALK fusion gene in non-small-cell lung cancer. Nature, 448(7153): 561-566, 2007.
2) Mitsudomi T: Advances in target therapy for lung cancer. J Clin Oncol, 40(2): 101-106, 2010.
3) Shaw AT, et al: Crizotinib versus chemotherapy in advanced ALK-positive lung cancer. N Engl J Med, 368(25): 2385-2394, 2013.
4) Solomon BJ, et al: First-line crizotinib versus chemotherapy in ALK-positive lung cancer. N Engl J Med,371(23): 2167-2177, 2014.
5) Seto T, et al: CH5424802 (RO5424802) for patients with ALK-rearranged advanced non-small-cell lung cancer (AF-001JP study): a single-arm, open-label, phase 1-2 study. Lancet Oncol, 14(7): 590-598, 2013.
6) Hida T, et al: Alectinib versus crizotinib in patients with ALK-positive non-small-cell lung cancer (J-ALEX): an open-label, randomised phase 3 trial. Lancet, 390(10089): 29-39, 2017.
7) Hida T, et al: Pharmacologic study (JP28927) of alectinib in Japanese patients with ALK+ non-small-cell lung cancer with or without prior crizotinib therapy. Cancer Sci, 107(11): 1642-1646, 2016.
8) Soria JC, et al: First-line ceritinib versus platinum-based chemotherapy in advanced ALK-rearranged non-small-cell lung cancer (ASCEND-4): a randomised, open-label, phase 3 study. Lancet, 389(10072): 917-929, 2017.
9) Shaw AT, et al: Ceritinib versus chemotherapy in patients with ALK-rearranged non-small-cell lung cancer previously given chemotherapy and crizotinib (ASCEND-5): a randomised, controlled, open-label, phase 3 trial. Lancet Oncol, 18(7): 874-886, 2017.
10) Shaw AT, et al: Lorlatinib in non-small-cell lung cancer with ALK or ROS1 rearrangement: an international, multicentre, open-label, single-arm first-in-man phase 1 trial. Lancet Oncol, 18(12): 1590-1599, 2017.
11) Kim DW, et al: Brigatinib in Patients With Crizotinib-Refractory Anaplastic Lymphoma Kinase-Positive Non-Small-Cell Lung Cancer: A Randomized, Multicenter Phase Ⅱ Trial. J Clin Oncol, 35(22): 2490-2498, 2017.
12) Camidge DR, et al: Brigatinib versus Crizotinib in ALK-Positive Non-Small-Cell Lung Cancer. N Engl J Med, 379(21): 2027-2039, 2018.
13) Horn L, et al: Ensartinib (X-396) in ALK-Positive Non-Small Cell Lung Cancer: Results from a First-in-Human Phase Ⅰ/Ⅱ, Multicenter Study. Clin Cancer Res, 24(12): 2771-2779, 2018.
14) Gainor JF, et al: Molecular Mechanisms of Resistance to First- and Second-Generation ALK Inhibitors in ALK-Rearranged Lung Cancer. Cancer Discov, 6(10): 1118-1133, 2016.

11 血管新生阻害薬

腫瘍における血管新生

▶血管新生とは，既存の血管から出芽や陥入によって新たな血管網が形成され，リモデリングを経て成熟した血管構造が構築される現象である．

▶血管新生は腫瘍の増大や浸潤・転移するときに必要である．腫瘍増大によって酸素や栄養の需要が増大し，腫瘍は低酸素状態や飢餓ストレスにさらされ，血管新生増殖シグナルの活性化を誘導する．

▶血管増殖シグナルの中でもVEGFのカスケードは主要なものとされている．VEGFのカスケードにおいてはリガンドであるVEGF-A，VEGF-B，VEGF-C，VEGF-DとレセプターであるVEGFR（vascular endothelial growth factor receptor)-1，VEGFR-2とVEGFR-3が主要な役割を果たす[1]．VEGFの中でVEGF-Aとその主なレセプターであるVEGFR-2が腫瘍血管新生にもっとも関与しており[2]，癌治療における重要な標的となっている．

血管新生阻害薬

▶血管新生阻害療法は「癌の増殖，浸潤と転移は血管新生に依存している．したがって血管新生を阻害することは原発巣や転移巣を餓死させることになり癌治療の戦略になり得る」という基本概念によりFolkmanが1971年に提唱した[3]．

▶腫瘍組織での血管新生を抑制することで，腫瘍への酸素や栄養の供給を阻害し，腫瘍の増殖を抑制することや，脈管構造を正常化し，併用される殺細胞性抗癌薬の腫瘍組織内濃度を高めることなどがその薬効の裏付けと考えられている[4]．

▶腫瘍の血管新生阻害薬を大きく2つのグループに分類すると① VEGF-AとVEGFR-2の結合を阻害する抗体薬，② VEGFR, FGFR（fibroblast growth factor receptor）やPDGFR（platelet derived growth factor receptor）などのキナーゼ活性を阻害する小分子化合物のマルチキナーゼ阻害薬とに分けられる．

▶前者①で，日本で肺癌治療に保険承認されている薬剤は，VEGF-Aと結合しその活性を阻害するベバシズマブ（BEV）と，VEGFR-2と結合し，その活性を阻害するラムシルマブ（RAM）がある．後者②にはパゾパニブ，レゴラフェニブ，ソラフェニブ，スニチニブ，ニンテダニブなどが知られているが，日本で肺癌治療においては未承認である．

▶VEGFシグナル伝達系を分子標的とする血管新生阻害薬の副作用は，VEGFの正常血管内皮を維持する作用も阻害することにより，高血圧，タンパク尿，出血，血栓，消化管穿孔などが報告されている．

ベバシズマブ

▶BEVはVEGF-Aに結合するモノクローナル抗体で，血管新生阻害作用を有し，抗腫瘍効果が臨床的に認められた初の薬剤である．

▶扁平上皮癌を除く切除不能な進行再発非小細胞性肺癌（NSCLC）患者を対象に，プラチナ併用療法〔カルボプラチン（CBDCA）/パクリタキセル（PTX）（CP療法）〕にBEVを追加することの有効性を評価した第Ⅲ相試験（ECOG4599試験）が行われ，併用群で主要評価項目である全生存期間（OS）（12.3ヵ月 vs 10.3ヵ月，HR：0.79，P=0.003）の有意な延長が認められた[5]．

▶日本においても，同様のデザインの無作為化第Ⅱ相試験（JO19907試験）が行われ，併用群において全奏効率（ORR）の上昇（60.7% vs 31.0%，P=0.0013），無増悪生存期間（PFS）の延長（6.9ヵ月 vs 5.9ヵ月，HR：0.61，P=0.0090）が認められた[6]．

▶中国で行われた同様のデザインの第Ⅲ相試験（BEYOND試験）においても，主要評価項目のPFS（9.2ヵ月 vs 6.5ヵ月，HR：0.40，P＜0.001）とOS（24.3ヵ月 vs 17.7ヵ月，HR：0.68，P=0.015）の延長が認められた[7]．

▶メタアナリシスでは，プラチナ併用療法にBEVを追加することでORRの上昇，PFS，OSの延長が示されている[8]．また，安全性に関しては，有害事象共通用語規準におけるグレード3（重症または医学的に重大であるが，ただちに生命を脅かすものではない）以上の副作用は，JO19907試験においてCP療法＋BEV群96.8%，CP群93.1%に認められたが，おおむね忍容性は高いと考えられた．

▶BEV投与後に増悪した進行性非小細胞非扁平上皮肺癌患者に対するBEV+標準化学療法（SOC）の有効性を比較検証した第Ⅲ相試験（AvaALL試験）でBEVの継続投与はOSを統計学有意に延長しなかった．しかし，SOC群は初回病勢進行より3回目の病勢進行までの期間をSOC群より延長した[9]．

▶BEVをプラチナ併用療法に追加することは，「肺癌診療ガイドライン2018年版」では，Ⅳ期の非小細胞非扁平上皮肺癌で*EGFR*・*ALK*・*ROS1*遺伝子変異を有さない，もしくは不明，PD-CL＜50%，ECOGのPS 0-1，75歳未満の症例の初回化学療法としてグレード2A（行うことを弱く推奨）で推奨され[10]，遺伝子変異の有無にかかわらず使用可能な分子標的薬と位置付けられている．ただし，75歳以上の高齢者に関してはECOG4599試験とPointBreak試験を統合したサブセット解析ではBEVの上乗せ効果は認められず，グレード3以上の好中球減少，出血，タンパク尿が多かったとされている点や，他の観察研究などにおいても動脈血栓塞栓症などの副作用が増えたとの報告がある．現時点においては，日本においても75歳以上の高齢者へのBEV併用療法は有効性と安全性に関して十分なデータがなく，推奨グレード2C（行わないように弱く推奨）と位置づけられている．

- 注意点として，ECOG4599試験において，CP療法+ベバシズマブ併用群でのグレード3以上の出血は4.4%に認められている．臨床試験における除外基準や，重篤な出血や血栓症などによる合併症のリスクを低減するために推奨されている基準として，特にECOGのPS不良（PS 3/4），喀血（2.5 mL以上の鮮血の喀出）のある症例，大血管への癌浸潤が強く疑われる症例，区域枝までの中枢気道への腫瘤の露出，動脈血栓塞栓症（脳梗塞，心筋梗塞，狭心症など）の合併（既往の場合は慎重投与），静脈血栓塞栓症（深部静脈血栓症，肺塞栓症など）の合併（既往の場合は慎重投与），コントロール不良の高血圧，高度のタンパク尿（2+以上），消化管穿孔の合併（既往の場合は慎重投与），投与前28日以内の手術実施，胸部放射線治療の既往もしくは投与期間中の胸部放射線治療の施行などがBEVの投与を控えるべき条件としてあげられる[11]．BEV投与においては，これらの点を十分に考慮して適切に症例選択を行うことが重要である．

ラムシルマブ

- RAMはVEGFR-2に結合するモノクローナル抗体で主にVEGF-A/VEGFR-2を介した 血管新生シグナルカスケードを阻害する．プラチナ併用療法後に増悪した扁平上皮癌を含む進行非小細胞性肺癌（NSCLC）症例を対象とし，ドセタキセル（DTX）/RAM併用療法とDTX単剤療法を比較する第Ⅲ相試験（REVEL試験）が行われ，主要評価項目であるOSが，RAM併用群で有意に延長した（10.5ヵ月 vs 9.1ヵ月，HR：0.86，P=0.023）．また，同併用群において，PFS，ORRも有意に良好であった（**図1**）[12]．

- 日本においても，同様の無作為化比較第Ⅱ相試験（JVCG試験）が行われ，RAM併用群においてPFS，OS，ORRともに良好な結果が示された[13]．同試験において安全性評価対象症例におけるグレード3以上の有害事象のうち，RAM併用群（n=94）での発現割合が10%以上で，かつDTX単剤群（n=98）より5%以上高かった事象は，発熱性好中球減少症（FN）（34.0% vs 18.4%）であった．治療中止にいたった有害事象の発現割合は，RAM併用群40.4%，DTX単剤群20.4%であった．RAM投与群で10%以上多かった有害事象は，低アルブミン血症，血小板減少症，口内炎，鼻出血，FN，タンパク尿，AST上昇，ALT上昇であった．

- 以上より，RAMが適応となる症例においては，DTXに追加するよう勧められるが，FN，出血などの有害事象のバランスが考慮され，「肺癌診療ガイドライン2018年版」ではⅣ期扁平上皮癌を除く*EGFR*・*ALK*・*ROS1*遺伝子変異陰性もしくは不明で，PS 0-1の二次治療

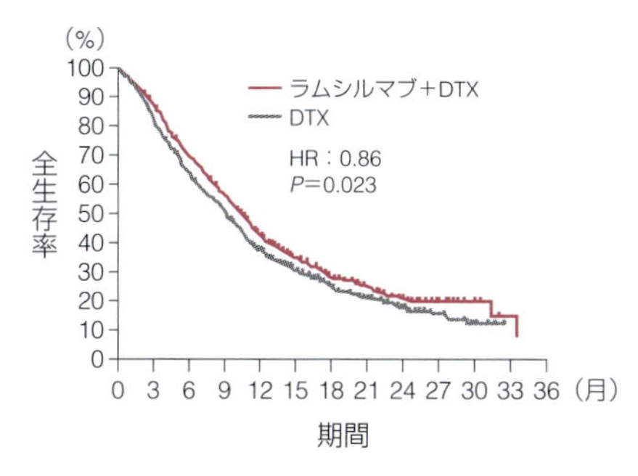

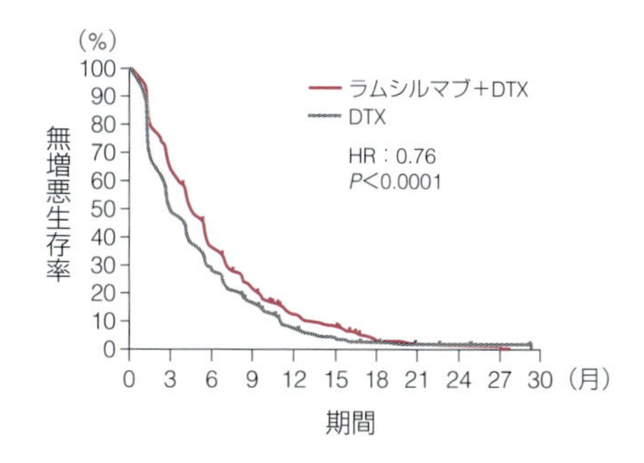

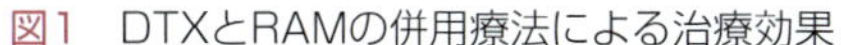
図1 DTXとRAMの併用療法による治療効果

（文献12より引用）

以降のレジメンとして推奨グレードは2B（行うように弱く推奨）とされている[10]．

▶ただし，REVEL試験とJVCG試験から75歳以上の高齢者では安全性や有効性に関してのデータが不十分であり，同様の血管新生阻害薬であるBEVの結果から推奨グレードは2D（行わないように弱く推奨）である．

▶RAMもBEVと同様に前述のREVEL試験，JVCG試験における除外基準などを参考に，重篤な出血や血栓症などによる合併症のリスクを低減するためにBEVとほぼ同様の基準が投与を控えるべき条件として示されている[14]．

血管新生阻害薬とEGFR-TKI併用療法

▶*EGFR*変異陽性NSCLCにおいてはEGFR-TKI単剤療法により，生存期間中央値（MST）が約12ヵ月程度であることが示されているが，毒性や忍容性を保ちつつPFSやOSを延長するための新しい治療法の確立が必要とされている．いくつかの非臨床試験において，EGFRとVEGF経路の二重阻害は内皮細胞増殖を強く抑制するだけでなく，EGFR-TKIに対する抵抗性を抑制すること[15]などが知られている．これらのことはVEGFおよびEGFR経路は相互に影響し合っているのみならず，これらの阻害薬の併用療法が単剤療法よりも効果的である可能性を示唆している．

▶日本において行われたゲフィチニブ（GEF）/BEV併用療法の単アーム第Ⅱ相試験（n＝42）においては完全奏効2例を含むORRが73.8%，PFSが14.4ヵ月で忍容性も良好であった[16]．

▶エルロチニブ（ERL）/BEV併用療法の有効性と安全性をERL単剤療法と比較する第Ⅱ相臨床試験（JO25567試験）が行われ，PFSは16.0ヵ月 vs 9.7ヵ月（HR：0.54，*P*＝0.0015であった．グレード3以上の有害事象では皮疹，高血圧，タンパク尿で，重篤な有害事象は両群とも同程度であり，安全性に関する懸念事項は認められず，安全性プロファイルはこれまでの報告と同様であった[17]．

▶ERL/BEV併用療法の臨床的有用性を確立するため，*EGFR*遺伝子変異を有するNSCLCに対する一次療法としてのERL/BEV併用療法（BE療法）とERL単剤療法（E療法）を比較する非盲検無作為化比較第Ⅲ相臨床試験（NEJ026試験）の結果主要評価項目であるPFSは，BE群が16.9ヵ月（14.2～21.0ヵ月），E群が13.3ヵ月（11.1～15.3ヵ月）で，BE群で有意な延長効果が確認された（HR：0.605，95% CI：0.417-0.877，*P*＝0.0157）[18]．今後標準療法になる可能性がある．また，RAMにおいても，ERL単剤と併用療法を比較する二重盲検無作為化比較第Ⅲ相 試験（RELAY試験）が進行中であり，*EGFR*陽性患者においてEGFR-TKI＋血管新生阻害薬併用療法の臨床的有用性が確立しつつありその結果が期待される．

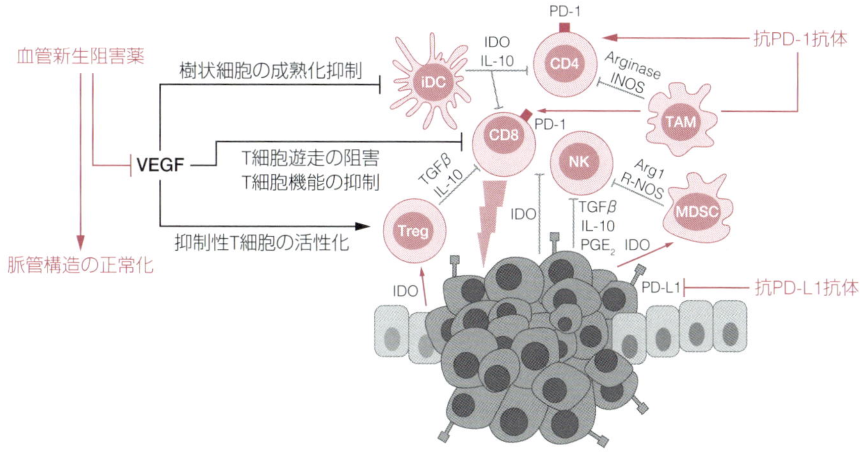

図2　血管新生阻害薬による腫瘍免疫応答への影響

（文献 19 より改変）

血管新生阻害薬とICI併用療法

- 近年，ニボルマブやペムブロリズマブなどの免疫チェックポイント阻害薬（ICI）の治療によって治療が飛躍的に進歩している．それに伴い，腫瘍免疫の解析が進み，すでに血管新生と腫瘍免疫の関係性について多くの知見が得られている．

- 主なものとしては，VEGFは樹状細胞の成熟化抑制，T細胞機能の抑制と遊走の阻害，抑制性T細胞の活性化を促進していることが示されており，これらが腫瘍免疫応答を抑制していることが知られている．血管新生阻害によりこれらのVEGFによる免疫抑制機構が解除され，腫瘍免疫応答が再活性化されることが示されている **（図2）**[19]．

- このことは血管新生阻害薬とICIを含めた免疫療法との併用が抗腫瘍活性において相乗作用を示す可能性が高いことを示唆しており，現在多くの治験・臨床試験が進行している[19]．例えば，IMmotion151試験ではPD-L1発現率が1%以上の進行または転移性腎癌の一次治療でアテゾリズマブとBEV併用療法はスニチニブ単剤療法と比較してPFS（11.2ヵ月 vs 7.7ヵ月，HR：0.74，P＝0.02）の優位な延長をきたした[20]．

- IMpower150試験においてEGFRと*ALK*野生型の非扁平上皮非小細胞肺癌において初回治療としてBEV/カルボプラチン/パクリタキセル（BCP群）にアテゾリズマブを上乗せ（ABPC群）することで，OS及びPFSの延長が認められた〔OS：BCP群14.7カ月 vs ABPC群19.2カ月（HR＝0.78［95% CI 0.64-0.96］，P＝0.02）．PFS：BCP群6.8カ月 vs ABPC群8.3カ月（HR＝0.62［95% CI 0.52-0.74］，P＜0.001）〕[21]．この結果から2018年12月21日に「PD-L1発現にかかわらず切除不能な進行・再発の非小細胞肺がん（非扁平上皮癌/扁平上皮癌）に対する初回治療としての併用療法」への適応拡大が承認された．今後も，殺細胞性抗癌薬＋血管新生阻害薬＋ICI併用療法の報告が期待される．

（鈴木慎一郎／林　秀敏）

参考文献

1) Kowanetz M, et al: Vascular endothelial growth factor signaling pathways: Therapeutic perspective. Clin Cancer Res, 12: 5018-5022, 2006.
2) Ellis LM, et al: VEGF-targeted therapy: mechanisms of anti-tumour activity. Nat Rev Cancer, 8: 579-591, 2008.
3) Folkman J, et al: Angiogenesis: an organizing principle for drug discovery? Nat Rev Drug Discov, 6: 273, 2007.
4) McCrudden KW, et al: Anti-VEGF antibody in experimental hepatoblastoma: suppression of tumor growth and altered angiogenesis. J Pediatr Surg, 38: 308-314, 2003.
5) Sandler A, et al: Paclitaxel-carboplatin alone or with bevacizumab for non-small-cell lung cancer. N Engl J Med, 355: 2542-2550, 2006.
6) Lima AB, et al: Addition of bevacizumab to chemotherapy in advanced non-small cell lung cancer: a systematic review and meta-analysis. PLoS One, 6: 1-8, 2011.
7) Zhou C, et al: BEYOND: A Randomized, Double-Blind, Placebo-Controlled, Multicenter, Phase Ⅲ Study of First- Line Carboplatin/Paclitaxel Plus Bevacizumab or Placebo in Chinese Patients With Advanced or Recurrent Non- squamous Non-Small-Cell Lung Cancer. J Clin Oncol, 33: 2197-2204, 2015.
8) Soria JC, et al: Systematic review and meta-analysis of randomised, phase Ⅱ/Ⅲ trials adding bevacizumab to platinum-based chemotherapy as first-line treatment in patients with advanced non-small-cell lung cancer. Ann Oncol, 24: 20-30, 2013.
9) Gridelli C, et al: Safety and Efficacy of Bevacizumab Plus Standard-of-Care Treatment Beyond Disease Progression in Patients With Advanced Non–Small Cell Lung Cancer The AvaALL Randomized Clinical Trial. JAMA Oncol, 4(12): e183486, 2018.
10) 日本肺癌学会編：肺癌診療ガイドライン 2018 年版，金原出版，2018.
11) 中外製薬：アバスチン 扁平上皮癌を除く切除不能な進行・再発の非小細胞肺癌に用いる際に適正使用ガイドライン，2018.
12) Garon EB, et al: Ramucirumab plus docetaxel versus placebo plus docetaxel for second-line treatment of stage Ⅳ non-small-cell lung cancer after disease progression on platinum-based therapy (REVEL): a multicentre, double-blind, randomised phase 3 trial. Lancet, 384: 665-673, 2014.
13) Yoh K, et al: A randomized, double-blind, phase Ⅱ study of ramucirumab plus docetaxel vs placebo plus docetaxel in Japanese patients with stage Ⅳ non-small cell lung cancer after disease progression on platinum-based therapy. Lung Cancer, 99: 186-193, 2016.
14) 日本イーライリリー：サイラムザ切除不能な進行・再発の非小細胞肺癌適正使用ガイド，2018.
15) Naumov GN, et al: Combined vascular endothelial growth factor receptor and epidermal growth factor receptor (EGFR) blockade inhibits tumor growth in xenograft models of EGFR inhibitor resistance. Clin Cancer Res, 15: 3484-3894, 2009.
16) Ichihara E, et al: Phase Ⅱ trial of gefitinib in combination with bevacizumab as first-line therapy for advanced non-small cell lung cancer with activating EGFR gene mutations: the Okayama Lung Cancer Study Group Trial 1001. J Thorac Oncol, 10: 486-491, 2015.
17) Seto T, et al: Erlotinib alone or with bevacizumab as first-line therapy in patients with advanced non-squamous non-small-cell lung cancer harbouring EGFR mutations (JO25567): An open-label, randomised, multicentre, phase 2 study. Lancet Oncol, 15: 1236-1244, 2014.
18) Naoki F, et al: Phase Ⅲ study comparing bevacizumab plus erlotinib to erlotinib in patients with untreated NSCLC harboring activating EGFR mutations: NEJ026. J Clin Oncol, 36, 2018 (suppl; abstr 9006).
19) Manegold C, et al: The potential of combined immunotherapy and antiangiogenesis for the synergistic treatment of advanced NSCLC. J Thorac Oncol, 12: 194-207, 2017.
20) No authors listed: Drug Combo Bests Sunitinib in RCC: Cancer Discovery April, 2018.
21) Socinski MA, et al: Atezolizumab for First-Line Treatment of Metastatic Nonsquamous NSCLC. N Engl j Med, 378(24): 2288-2301. 2018.

12 免疫チェックポイント阻害薬

▶肺癌は免疫原性が低く，免疫療法は期待できないと考えられていたが，CTLA-4やPD-1およびそのリガンドであるPD-L1とPD-L2などの免疫回避を誘導する免疫チェックポイントに対する抗体などの有効性が報告され，2013年ScienceにCancer ImmunotherapyがBreakthrough of the Yearとして取り上げられた．

▶2018年PD-1とCTLA-4研究の先駆者である本庶 佑教授とJames Allison教授に，ノーベル医学生理学賞「Discovery of cancer therapy by inhibition of negative immune regulation」が授与された．

▶非小細胞肺癌（NSCLC）においては，2015年抗PD-1抗体であるニボルマブが承認されて以降，抗PD-1抗体ペムブロリズマブ，抗PD-L1抗体であるアテゾリズマブおよびデュルバルマブが承認され，現在4剤が使用可能である（表1）．

▶NSCLCにおいては，癌免疫療法（免疫チェックポイント阻害薬）が殺細胞性抗癌薬，分子標的薬と並ぶ薬物療法の三本柱の一つになった．

ニボルマブ（オプジーボ®）

1. 構造と適応疾患

▶ニボルマブは，分子式$C_{6362}H_{9862}N_{1712}O_{1995}S_{42}$，分子量143.6kDaのヒトPD-1に対するヒト型IgG4

表1　非小細胞肺癌における免疫チェックポイント阻害薬

	ニボルマブ	ペムブロリズマブ	アテゾリズマブ	デュルバルマブ
抗体	PD-1	PD-1	PD-L1	PD-L1
投与方法	240mg 2週間間隔	200mg 3週間間隔	1,200mg 3週間間隔	10mg/kg 2週間間隔
保険適用（NSCLC Ⅳ期 一次）	×	○ PD-L1 1%以上， ○ 併用療法*1	○ 併用療法*2	×
保険適用（NSCLC Ⅳ期 二次以降）	○	○ PD-L1 1%以上	○	×
保険適用（NSCLC Ⅲ期 維持療法）	×	×	×	○
第Ⅰ相試験	CA209003	KEYNOTE 001	—	—
第Ⅱ相試験	ONO-4538-05/06（国内）	KEYNOTE 010	POPLAR	—
第Ⅲ相試験	CheckMate 017/057	KEYNOTE 010, 024, 042	OAK	PACIFIC
第Ⅲ相試験（併用療法）		KEYNOTE 189, 407	IMpower150	—

＊1 CDDP/CBDCA+PEM　＊2 CBDCA+PTX+BEV
＊1 CBDCA+PTX/nPTX

モノクローナル抗体である.

- 切除不能な進行・再発NSCLCに対して保険適用が認められている.
- 2015年12月「3mg/kg 2週間隔投与」にて承認されたが, 2018年8月に「240mg 2週間間隔投与」へ, 点滴投与時間が1時間以上から30分以上へと用法・用量が変更になった.

2. 作用機序・薬物動態

- PD-1とPD-1リガンドであるPD-L1およびPD-L2との結合を阻害することで, 癌抗原特異的T細胞を回復・活性化させ, 抗腫瘍効果を示す.
- 国内外の第Ⅰ相試験により, ニボルマブ1～10mg/kg 2週間間隔投与において安全性情報が確認され, 10mg/kgが最大投与量とされた. 「240mg 2週間間隔投与」の血中濃度は「3mg/kg 2週間隔投与」より約40%程度高値を示したが, 安全性情報が確認されている最大投与量を超えないことが示されている.

3. 臨床試験とその成績

- **海外第Ⅰ相試験（CA209003試験）**：既治療進行NSCLCに対するニボルマブ（1, 3, 10mg/kg）を反復投与した際の安全性および忍容性を評価した試験の副次的評価にて, 5年生存率16%と報告された.
- **海外第Ⅲ相試験（CheckMate017/057試験）**[1,2]：既治療進行NSCLCに対してニボルマブとドセタキセル（DTX）を比較する2つの第Ⅲ相試験において, 肺扁平上皮癌（CheckMate-017試験）[1]では, 全生存期間中央値（OS）は9.2ヵ月vs 6.0ヵ月, 非扁平上皮癌（CheckMate-057試験）[2]では, OS 12.1ヵ月と9.4ヵ月と有効性を示し, 二次治療における標準治療となった.
- **国内第Ⅱ相試験（ONO-4538-05/ONO-4538-06試験）**：日本人を対象としてCheckMate017/057試験と同様の試験デザインで施行されたONO-4538-05試験（扁平上皮癌）, ONO-4538-06試験（非扁平上皮癌）においても, 奏効率（RR）は25.7%, 19.7%, OSは16.3ヵ月, 17.1ヵ月と海外第Ⅲ相試験と同等であった.
- **海外第Ⅲ相試験（CheckMate026試験）**：PD-L1 TPS（Tumor Proportion Score）1%以上の進行再発NSCLCにおける一次治療として, ニボルマブとプラチナ併用療法を比較する第Ⅲ相試験においては, 無増悪生存期間（PFS）, OSともに有意差は認められなかった.

4. 副作用

- NSCLCや悪性黒色腫などの固形癌を対象とした安全性評価対象1,645例中, 1,160例（70.5%）に副作用（臨床検査値異常を含む）が認められた. 主な副作用は, 疲労21.9%, 瘙痒症14.4%, 下痢13.1%, 発疹11.9%, 悪心10.8%, 食欲減退7.4%, 甲状腺機能低下症7.1%, 関節痛6.2%, 無力症5.3%などであった.

▶重大な副作用として，間質性肺疾患（3.0%），重症筋無力症（頻度不明），心筋炎（頻度不明），筋炎（0.1%），横紋筋融解症（頻度不明），大腸炎（1.3%），重度の下痢（1.0%），1型糖尿病（0.4%），甲状腺機能低下症（7.1%），甲状腺機能亢進症（3.1%），末梢神経障害（1.2%），腎不全（0.5%），副腎機能不全（1.0%），脳炎（頻度不明），中毒性表皮壊死融解症（頻度不明），深部静脈血栓症（0.1%），肺塞栓症（0.1%），Infusion reaction（2.5%）などの報告がある．

5. 進行肺癌化学療法における位置づけ

▶2015年わが国で初めて承認された免疫チェックポイント阻害薬である．

▶Ⅳ期NSCLC二次治療における標準治療薬の一つである．特に扁平上皮癌においては，PD-L1発現にかかわらず有効性が示されている一方，非扁平上皮癌においては効果が小さい傾向にあり，「最適使用推進ガイドライン」においては投与可否を慎重に判断するよう記載されている．

▶2017年第Ⅰ相試験の副次的研究ではあるが，既治療進行NSCLC患者の5年生存率16%とdurable responseが報告され，長期予後および豊富な副作用データを有する免疫チェックポイント阻害薬である．

ペムブロリズマブ（キイトルーダ®）

1. 構造と適応疾患

▶ペムブロリズマブは，分子式$C_{6504}H_{10004}N_{1716}O_{2036}S_{46}$，分子量146.3kDaのヒトPD-1に対するヒト型IgG4モノクローナル抗体である．

▶切除不能進行･再発NSCLCに対して保険適用が認められている．単剤投与時は，PD-L1（TPS≧1%）発現が確認された患者に投与することが定められている．

2. 作用機序・薬物動態

▶PD-1とPD-1リガンドであるPD-L1およびPD-L2との結合を阻害することで，癌抗原特異的T細胞を回復・活性化させ，抗腫瘍効果を示す．

▶第Ⅲ相試験における200mg 3週間間隔投与の用量にて，最高血中濃度（C_{max}）は67.5μg/mLで，投与後21週までにほぼ定常状態に到達し，トラフ値は30.6μg/mLであった．

3. 臨床試験とその成績

▶**国際共同第Ⅰ相試験（KEYNOTE-001試験）**：PD-L1発現量とRRの相関解析（バイオマーカー研究）にて，TPS≧50%が最適なマーカーとして同定された．

▶ **国際共同第Ⅱ/Ⅲ相試験（KEYNOTE-010試験）**[3)]：化学療法歴を有するPD-L1陽性（TPS≧1%）切除不能進行・再発NSCLC（日本人91例）を対象に，ペムブロリズマブ2mg/kgおよび10mg/kgとDTXを比較した試験において，ペムブロリズマブはOSを有意に延長した．

▶ **国際共同第Ⅲ相試験（KEYNOTE-024試験）**[4)]：化学療法歴のないPD-L1高発現（TPS≧50%）の進行・再発NSCLCにおいて，ペムブロリズマブとプラチナ併用療法を比較した第Ⅲ相試験において，PFS〔10.3ヵ月 vs 6.0ヵ月（HR：0.50）〕およびOSにおいて，ペムブロリズマブの優越性が示され，一次治療における標準治療となった．

▶ **国際共同第Ⅲ相試験（KEYNOTE-042試験）**[5)]：化学療法歴のないPD-L1陽性（TPS≧1%）の進行・再発NSCLC 1,274例（日本人93例）を対象に，ペムブロリズマブとプラチナ併用療法を比較した第Ⅲ相試験において，ペムブロリズマブは，PD-L1≧50%，≧20%，≧1%において有意にOSを延長した．

▶ **国際共同第Ⅲ相試験（KEYNOTE-189試験）**[6)]：化学療法歴のない進行・再発非扁平上皮癌616例（日本人10例）を対象とした第Ⅲ相試験において，ペムブロリズマブは，シスプラチン（CDDP）or カルボプラチン（CBDCA）/ペメトレキセド（PEM）との併用により，化学療法単独に比較して，PD-L1発現にかかわらずOSおよびPFSを有意に延長した．

▶ **国際共同第Ⅲ相試験（KEYNOTE-407試験）**[7)]：化学療法歴のない進行・再発扁平上皮癌559例（日本人50例）を対象とした第Ⅲ相試験において，ペムブロリズマブは，CBDCA/nab-パクリタキセル（nab-PTX）or パクリタキセル（PTX）との併用により，化学療法単独に比較して，PD-L1発現にかかわらずOSおよびPFSを有意に延長した．

4. 副作用

▶ 単剤における副作用は，以下のように報告されている．
・KEYNOTE-042試験における安全性解析対象例636例（日本人34例）中副作用発現症例は399例（62.7%）であった．主な副作用は，甲状腺機能低下症10.8%であった．
・KEYNOTE-024試験における安全性解析対象例154例（日本人20例）中副作用発現症例は113例（73.4%）であった．主な副作用は，下痢14.3%，疲労10.4%，発熱10.4%であった．

▶ 併用療法による副作用は，以下のように報告されている．
・KEYNOTE-189試験における安全性解析対象例405例（日本人3例）中副作用発現症例は399例（62.7%）であった．主な副作用は，悪心46.2%，貧血38.0%，疲労33.1%，好中球減少症24.9%，食欲減退20.7%であった．頻度は低いが，腎炎1.7%が報告されている．
・KEYNOTE-407試験における安全性解析対象例278例（日本人22例）中副作用発現症例は265例（95.3%）であった．主な副作用は，脱毛症45.3%，貧血44.2%，好中球減少症34.9%，悪心30.6%，血小板減少症29.1%，下痢21.9%であった．

5. 進行肺癌化学療法における位置づけ

▶ PD-L1≧1%における二次治療以降におけるkey drugの一つである．

▶PD-L1≧50%における一次治療における標準治療の一つである．PD-L1≧1%においても有効性が示され，保険適用になった．

▶ペムブロリズマブ+CDDP/CBDCA+PEM併用療法は，PD-L1発現にかかわらず一次治療の標準的治療の一つになった．

アテゾリズマブ（テセントリク®）

1. 構造と適応疾患

▶アテゾリズマブは，分子式$C_{6446}H_{9902}N_{1706}O_{1998}S_{42}$，分子量144.6kDaのヒトPD-L1に対するFc組換えヒト化モノクローナル抗体である．

▶既治療の進行・再発NSCLCおよび未治療の進行・再発非扁平上皮癌〔CBDCA/PTX/ベバシズマブ（BEV）との併用〕に対して保険適用が認められている．

2. 作用機序・薬物動態

▶PD-L1に結合して，PD-1およびB7-1受容体と結合することを妨げ，癌抗原特異的なT細胞の細胞傷害活性を増強し抗腫瘍効果を示す．腫瘍局所のエフェクター相およびリンパ節でのプライミング相においても効果を発揮する．

▶日本人患者における20mg/kg単回投与にて，C_{max}は536μg/mLで，半減期は13日であった．

3. 臨床試験とその成績

▶**国際共同第Ⅲ相臨床試験（OAK試験）**[8]：化学療法歴のある進行・再発NSCLC 1,225例（日本人64例）を対象とした第Ⅲ相試験において，アテゾリズマブはDTXと比較してOSの有意な延長が認められ（OS 13.8ヵ月 vs 9.6ヵ月，HR：0.73），PD-L1陰性（TC0/IC0）の症例群においても有効性を認めた．

▶**国際共同第Ⅲ相臨床試験（IMpower150試験）**[9]：化学療法歴のない進行・再発非扁平上皮癌1,202例（日本人93例）を対象とした第Ⅲ相試験において，アテゾリズマブ+CBDCA/PTX/BEV併用群でCBDCA/PTX/BEV群と比較して，PD-L1発現にかかわらずOSの有意な延長が認められた（OS 19.2ヵ月 vs 14.79ヵ月，HR：0.78）．

▶**国際共同第Ⅲ相試験（IMpower131試験）**：化学療法歴のない進行・再発扁平上皮癌を対象とした第Ⅲ相試験において，アテゾリズマブとCBDCA/nab-PTXの併用療法により，化学療法群と比較してPFSの有意な延長を認めた．現在承認申請中である．

▶**国際共同第Ⅲ相試験（IMpower133試験）**：進展型小細胞肺癌（ES-SCLC）に対する一次治療において，CBDCA/エトポシド（VP-16）にアテゾリズマブを追加することで，PFSおよびOS（12.3ヵ月vs 10.3ヵ月，HR：0.70）の有意に延長を認めた．現在承認申請中である．

4. 副作用

▶単剤療法による副作用は，以下のように報告されている．

・OAK試験における609例（日本人56例）中副作用発現症例は390例（64.0％）であった．主な副作用は，疲労14.3％，悪心8.7％，食欲減退8.5％，無力症8.4％，発熱8.2％，下痢7.7％などであった．

▶併用療法による副作用は，以下のように報告されている．

・IMpower150試験における393例（日本人36例）中副作用発現症例は390例（64.0％）であった．主な副作用は下痢16.5％，疲労16.3％，悪心13.5％，発疹12.7％，関節痛10.4％，食欲減退10.4％などであった．日本人11.1％に発熱性好中球減少症（FN）が認められた．

5. 進行肺癌化学療法における位置づけ

▶PD-L1発現にかかわらず，二次治療以降でのキードラッグの一つである．

・PD-L1陰性（TC0/IC0）の症例群においても有効性を示す一方，扁平上皮癌においては効果が小さい傾向にあり，「最適使用推進ガイドライン」においては投与可否を慎重に判断するよう記載されている．

▶アテゾリズマブ＋CBDCA/PTX/BEV併用療法は，一次治療の標準治療の一つになったが，まずはBEV適応患者などを中心に使用されることになると思われる．

▶ED-SCLCにおいては，アテゾリズマブとプラチナ併用療法との併用療法が現在承認申請中であり，約20年ぶりに一次治療の標準治療が変わることになる．

デュルバルマブ（イミフィンジ®）

1. 構造と適応疾患

▶デュルバルマブは，分子式$C_{6502}H_{10018}N_{1742}O_{2024}S_{42}$，分子量149kDaのヒト型免疫グロブリンモノクローナル抗体である．

▶切除不能な局所進行NSCLCにおける根治的化学放射線療法後の維持療法に対して保険適用が認められている．

2. 作用機序・薬物動態

▶PD-L1を標的とし，PD-L1とPD-1およびCD80（B7-1）分子との相互作用を阻害することで，癌抗原特異的T細胞を回復・活性化させ，抗腫瘍効果を示す．

▶国際共同第Ⅲ相試験（PACIFIC試験）において，デュルバルマブ10mg/kgを2週間間隔で反復投与した時の血清中C_{max}は145μg/mLであった．

3. 臨床試験とその成績

- **国際共同第Ⅲ相臨床試験（PACIFIC試験）**[10]：2サイクル以上のプラチナ併用療法を用いた根治的化学放射線療法後に，疾患進行が認められなかった切除不能局所進行NSCLC 713例（日本人112例）を対象にした第Ⅲ相臨床試験において，デュルバルマブにより，プラセボに比較して，PFS（16.8ヵ月 vs 5.6ヵ月，HR：0.52）およびOS（NE vs 28.7ヵ月，HR：0.68）において，統計学的に有意な延長を示した．

4. 副作用

- PACIFIC試験における475例（日本人72例）中322例（67.8%）に副作用が認められた．主な副作用は，発疹15.4%，甲状腺機能低下症10.5%，下痢9.7%および間質性肺疾患9.7%であった．

- 重大な副作用として，間質性肺疾患（放射線性肺炎を含む）13.9%，大腸炎0.4%，重度の下痢0.4%，甲状腺機能低下症10.5%，甲状腺機能亢進症（6.9%），副腎機能不全0.2%，下垂体機能低下症（頻度不明），1型糖尿病0.2%，肝機能障害3.6%，Infusion reaction 1.7%などが報告されている．

5. 進行肺癌化学療法における位置づけ

- Ⅲ期進行非小細胞肺癌においては，根治的化学放射線療法後SD以上の患者における維持療法として，デュルバルマブが標準治療となった．

- PD-L 1%未満の患者においては，探索的研究ではあるがデュルバルマブの効果が低く，「最適使用推進ガイドライン」においては投与可否を慎重に判断するよう記載されている．

- 間質性肺疾患（放射線性肺炎を含む）に対する診断および治療マネジメントは難しく，「適正使用ガイドライン」に即した適切な対応が求められる．

まとめ

- 遺伝子異常を有さない患者においては，免疫チェックポイント阻害薬が治療の中心であり，殺細胞性抗癌薬では得られないdurable responseが期待される．

- 2015年にニボルマブが承認されてから5年経過していないが，すでに殺細胞性抗癌薬との併用療法の時代に突入した．PD-L1発現にかかわらずOS延長が示されているが，日本人のデータは十分ではなく，併用療法による有害事象に関しては，データを積み重ねていく必要がある．

- ニボルマブに抗CTLA-4抗体イピリムマブを上乗せする第Ⅲ相試験において，Tumor Mutation Burden Highに対する有効性が示され（CheckMate227試験），抗CTLA-4抗体などの新規薬剤の登場も期待されている．

▸バイオマーカー研究においても，現在用いられているPD-L1は完全な効果予測マーカーではなく，さらなるバイオマーカー研究の進展が望まれている．

（清家正博）

参考文献

1) Brahmer J, et al: Advanced Squamous-Cell Non-Small-Cell Lung Cancer. N Engl J Med, 373(2): 123-135, 2015.
2) Borghaei H, et al: Nivolumab versus Docetaxel in Advanced Nonsquamous Non-Small-Cell Lung Cancer. N Engl J Med, 373(17): 1627-1639, 2015.
3) Herbst RS, et al: Pembrolizumab versus docetaxel for previously treated, PD-L1-positive, advanced non-small-cell lung cancer (KEYNOTE-010): a randomised controlled trial. Lancet, 15: 1281-1287, 2015:
4) Reck M, et al: Pembrolizumab versus Chemotherapy for PD-L1-Positive Non-Small-Cell Lung Cancer, N Engl J Med, 375: 1823-1833, 2016.
5) Mok TS, et al: Pembrolizumab versus chemotherapy for previously untreated, PD-L1-expressing, locally advanced or metastatic non-small-cell lung cancer (KEYNOTE-042): a randomised, open-label, contorolled, phase 3 trail. Lancet, 393: 1819, 2019.
6) Gandhi L, et al: Pembrolizumab plus Chemotherapy in Metastatic Non-Small-Cell Lung Cancer. N Engl J Med, 378(22): 2078-2092, 2018.
7) Paz-Ares L, et al: Pembrolizumab plus Chemotherapy for Squamous Non-Small-Cell Lung Cancer. N Engl J Med, 379: 2040, 2018.
8) Rittmeyer A, et al: Atezolizumab versus docetaxel in patients with previously treated non-small-cell lung cancer (OAK): a phase 3, open-label, multicentre randomised controlled trial. Lancet, 389(10066): 255-265, 2017.
9) Socinski MA, et al: Atezolizumab for First-Line Treatment of Metastatic Nonsquamous NSCLC. N Engl J Med, 378(24): 2288-2301, 2018.
10) Antonia SJ, et al: Overall Survival with Durvalumab after Chemoradiotherapy in Stage Ⅲ NSCLC. N Engl J Med, 379(24): 2342-2350, 2018.

第XIII章

副作用予測・対策とビックデータ

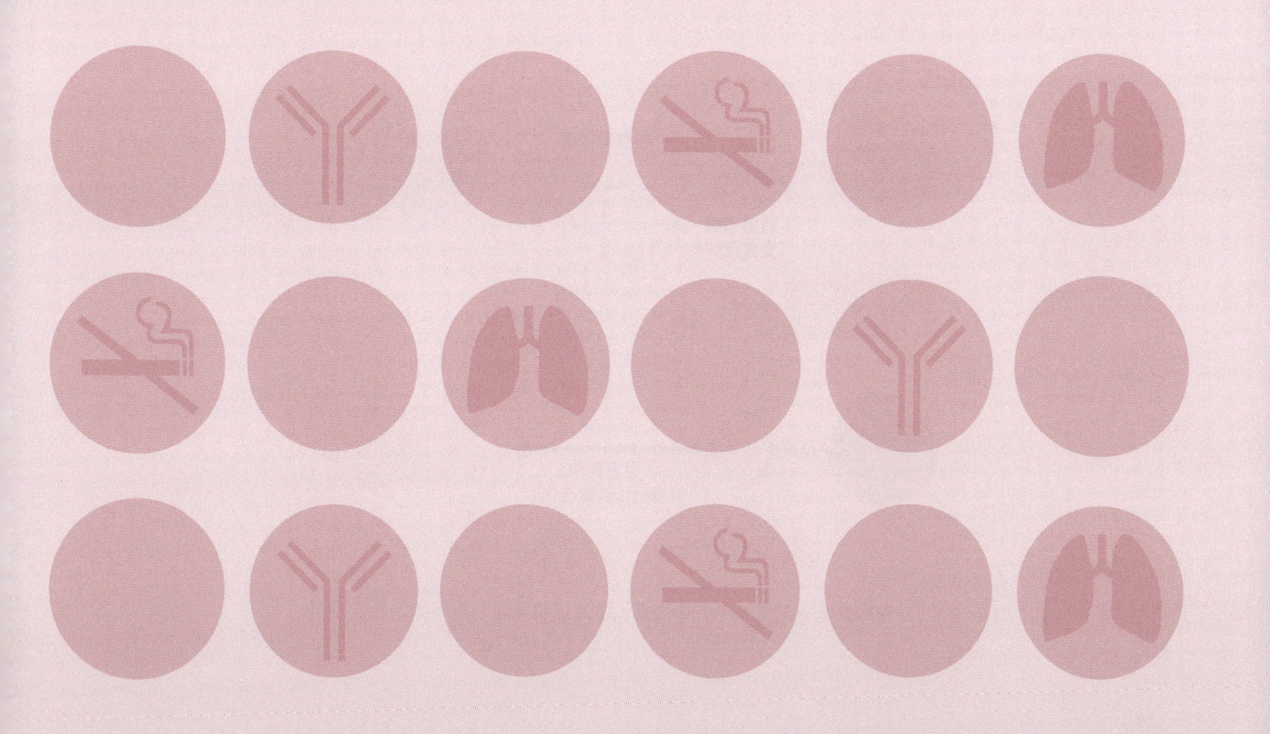

1 免疫チェックポイント阻害薬の副作用とその対策

▶本項では，非小細胞肺癌（NSCLC）患者におけるPD-1/L1阻害薬による免疫関連有害事象（irAE）について解説する．有害事象については，日本人に特徴的なプロファイルが存在する可能性もあるが，日本人のみを対象とした大規模試験は存在せず，現状では少数例での前向き試験もしくは国際共同比較第Ⅲ相試験の日本人サブグループの結果に基づいて評価せざるを得ない．日本における実臨床でのirAEの実態は，各免疫チェックポイント阻害薬（ICIs）の市販後全例調査の最終集計を待たねばならない．

免疫関連有害事象（irAE）の機序・特徴

▶irAEの発症機序は，①癌細胞の特異的抗原（ネオ抗原）と正常細胞の自己抗原が交差反応を有する場合（治療効果と相関する可能性）と，②制御されていた潜在性の自己免疫応答が免疫チェックポイント阻害作用により顕在化する場合（治療効果とは相関しない可能性）の2つが考えられる（図1）．

▶irAEの特徴は，①多様性：あらゆる臓器に発生し得る，②多発性：同時性・異時性に複数の臓器に発症し得る，③持続性：ICIs中止後も症状が持続あるいは終了後に発症する場合がある．これは，治療効果が投与終了後も持続することの裏返しといえる，④治療効果相関性：NSCLCでは，irAEの発現と治療効果に相関があるとする報告もなされている[1〜3]．

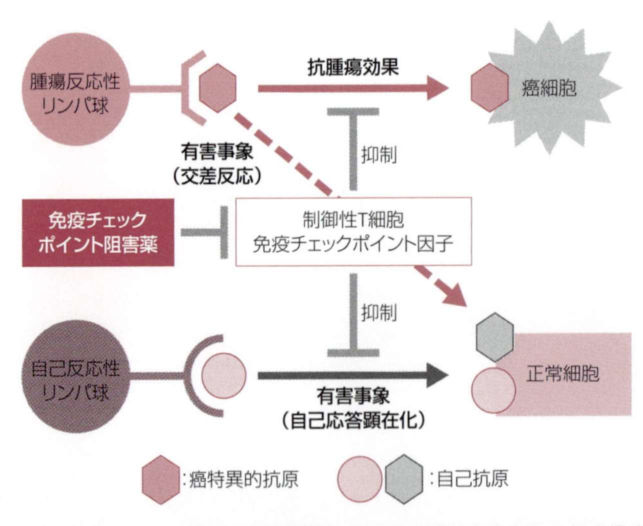

図1　免疫チェックポイント阻害薬による免疫関連有害事象の発症機序

有害事象プロファイルの違い

1. 免疫チェックポイント阻害薬（ICIs）間の違い

▶ NSCLC以外の癌腫を含む検討ではあるが，CTLA-4阻害薬と比較してPD-1/L1阻害薬では，間質性肺炎（肺臓炎），筋肉痛・関節痛，甲状腺機能低下症，白斑が高頻度であり，大腸炎，下垂体炎，紅斑，瘙痒症は低頻度と報告されている[4]．

▶ NSCLCを対象とした検討において，抗PD-L1抗体薬は抗PD-1抗体薬よりも間質性肺炎の頻度が有意に少ないと報告されている（全グレードで2% vs 4%[5]，全グレードで1.3% vs 3.6%，グレード3/4が0.4% vs 1.1%[6]）．一方で，その頻度に有意な差はないとする報告もある[7,8]．

▶ 他のirAEについては，抗PD-1抗体薬と抗PD-L1抗体薬の間には，間質性肺炎以外には差がなかったとする報告がある[5]．一方，NSCLC以外の癌腫も含まれるが，抗PD-L1抗体薬では抗PD-1抗体薬よりも，下痢，皮疹，瘙痒が少ないとする報告もある[8]．

▶ 現状では，日本人NSCLC患者のirAEプロファイルに関して，抗PD-1抗体薬と抗PD-L1抗体薬の間に治療選択に影響を及ぼすような違いは明確となっていない．

2. 肺癌と他の癌腫との違い

▶ 癌腫別のPD-1/L1阻害薬によるirAEプロファイルの違いについて，悪性黒色腫と比較してNSCLCでは下痢・大腸炎，皮膚症状が少なく，間質性肺炎が多かったと報告されている[4]．抗PD-1抗体薬による間質性肺炎については，悪性黒色腫に比べNSCLCは全グレード（OR 1.43）およびグレード3以上（OR 2.85）で有意に高頻度 とされ，NSCLCでは重症化リスクも高い可能性が示されている[9]．

▶ 悪性黒色腫では，高頻度に白斑が出現し，治療効果との相関が示されている（共通のメラニン色素抗原の存在）が，他の癌腫で白斑が出現することは稀とされている．

irAEの危険因子としての自己免疫疾患（AID）合併

▶ AID（autoimmune disorders）の既往・合併のある悪性黒色腫患者52例の検討では，抗PD-1抗体薬により高頻度（38%）に既存のAIDの再燃が認められたと報告されている．寛解状態の患者よりも活動性のある患者でAID再燃頻度が高い（60% vs 30%）傾向がみられている[10]．

▶ NSCLC 56例の検討でも13例（23%）に17件と高頻度にAID再燃が認められたが，グレード3以上は2例のみであり，治療中止にいたった症例はなかったと報告されている．AIDの合併・既往を有する患者に対するPD-1/L1阻害薬の使用は，AIDの再燃に注意を要する[11]．

▶ 不顕性自己抗体陽性患者でも同様にHigh riskであると予想されるが，現状では根拠となる検討は乏しく，今後の臨床データの蓄積が必要である．治療開始前に代表的な自己抗体の検査も考慮する．

代表的なirAEのマネジメント

1. 下痢・大腸炎

▶日本人におけるPD-1/L1阻害薬による下痢の発現頻度は，6.3～15.8％とされ，比較的頻度の高い有害事象である[12～15]．多くがグレード2以下とされるが，KEYNOTE-025試験では重度の下痢，大腸炎が5％と報告されている[14]．

▶下部消化管内視鏡検査は，診断に有用であるが患者の負担が大きく，穿孔などのリスクもあるため，腹部CTが優先される．腸間壁肥厚や腸間膜の浮腫といった所見が得られる場合がある．

▶対処法では，グレード1であれば基本的に治療を継続してもよいとされるが，グレード2（腹痛・血液混入およびベースラインより4回以上の排便回数増加）では，休薬し，消化器科専門医と相談の上，精査し，必要に応じてステロイド治療を検討する．

▶細胞傷害性抗癌薬やチロシンキナーゼ阻害薬による下痢のときのように漫然と止痢薬を投与することは重症化につながる危険性があり，注意が必要である．

▶グレード3以上は，投与を中止し，絶食・補液療法および高用量（PSL換算1～2mg/kg）のステロイドの投与を開始する．症状の改善が認められない場合には，抗TNF-α抗体薬インフリキシマブの投与を検討する．

▶インフリキシマブは，irAEに対する保険適用を有しないため，医療機関ごとに「irAEに対するインフリキシマブ使用に関する取り決め」を協議しておく必要がある．

2. 間質性肺炎（肺臓炎）

▶日本人におけるPD-1/L1阻害薬による間質性肺炎の発現頻度は，全グレードで7.2～8.9％，グレード3以上が1.8～3.6％と報告され，海外の報告より高頻度である[14～16]．国内大規模調査では，ニボルマブの市販後全例調査（n＝1,005）の中間解析結果によると，間質性肺炎の発現頻度は全グレードで5.8％，さらにグレード3以上が4.1％と報告されている[17]．また，ペムブロリズマブの使用成績調査の中間報告（n＝2,1774）では発現率11.8％，グレード3以上が5.3％と他のirAEと比較して重篤な症例の頻度が高い[18]．

▶間質性肺炎による死亡割合は0.7～1.3％，間質性肺炎を発症した症例での死亡割合は11.0～12.1％と報告されており，日本人では重症例が多い可能性が示唆されている[18]．PD-1/L1阻害薬によるirAEの中でもっとも死亡リスクが高い副作用が間質性肺炎である．

▶間質性肺炎の発現時期は，各薬剤ともに投与開始4週間以内がもっとも高頻度であり，市販後使用成績調査中間解析では発症までの期間の中央値は40～57日と比較的早期であったが，幅広く発現が確認されている．

▶死亡にいたった症例も投与開始早期（4週間以内）に多く，死亡割合も高い傾向がみられ，この時期は注意深い観察が必要である．

▶CT画像所見では，器質化肺炎パターンが多いとされ，病理組織学的にもリンパ球浸潤が主体の器質化肺炎（organizing pneumonia）を呈するものがもっとも多い．原発・転移病巣の周囲に浸潤影・スリガラス影を呈する症例があり，偽増悪と同様にPD-1/L1阻害薬により再活性化されたリンパ球の集簇が主病態と考えられている．

▶ニボルマブ市販後全例調査中間解析では，発症リスク因子として，治療開始時CTで異常所見あり（OR 2.6），75歳以上（OR 1.8），二次治療での使用（OR 1.8）[18]，さらに死亡リスク因子として，急性間質性肺炎類似の画像パターン（OR 17.7），治療開始時CRP 5mg/dL以上（OR 2.8），男性（OR 1.8）と報告されている[19]．ペムブロリズマブの使用成績調査では，発症リスク因子として男性（OR 1.8），間質性肺炎あり（OR 2.6），ブリンクマン指数600以上の喫煙者（OR 1.9-2.6），死亡リスクとしては，PS 2以上（OR 2.9）と報告されている[18]．

▶既存に間質性肺炎を合併している症例では，間質性肺炎の増悪（肺炎発症）頻度が高い可能性が危惧されているが，既存の間質性肺炎が軽症の場合には，安全に使用できたとの前向き試験（n＝6）[20] も報告されており，今後もさらに検討を要すると考える．

▶*EGFR*遺伝子変異陽性進行NSCLCを対象に第3世代EGFR-TKI オシメルチニブと抗PD-L1抗体 デュルバルマブを併用した第Ⅰb相試験（TATTON試験）において，両薬剤が併用された13/34例（38％）に間質性肺炎が認められ，うちグレード3/4が5例，日本人症例においては，6/10例と報告された[21]．

▶オシメルチニブの使用成績調査の中間報告において，ニボルマブの前治療歴のある患者33例に間質性肺炎が報告され，ICIsの前治療歴のある患者に対するEGFR-TKI投与に際して，間質性肺炎の発症に十分留意するよう注意喚起がなされている（厚生労働省 薬生安発0124第1号 平成30年1月24日）．

▶PD-1/L1阻害薬の前治療歴がある症例では，続くEGFR-TKIにより重篤な間質性肺炎の危険性が増加する可能性があり注意が必要である．

▶間質性肺炎治療の基本は，PD-1/L1阻害薬の投与中止とステロイド治療である．各薬剤別の対処法の要旨について**表1**に示す．各薬剤でグレード1の場合の対応，ステロイド投与量および再投与の基準について若干の差が生じている．詳細は，各薬剤の適正使用ガイドを確認いただきたい．

▶ステロイド治療の反応性は一般に良好であるが，病勢をコントロールできない場合には，インフリキシマブやシクロホスファミド（CPA）などの免疫抑制薬の投与を検討することとなる．

表1　各免疫チェックポイント阻害薬における間質性肺炎への対処法一覧

重症度	対処法		
	ニボルマブ	ペムブロリズマブ	アテゾリズマブ
グレード1 症状なし 画像所見のみ	・投与中止（休薬）する ・2～3日ごとの症状評価 ・少なくとも3週間ごとの画像評価 回復した場合：投与再開を検討 悪化した場合：グレード2または3/4の対処法で治療	・休薬を検討する ・画像所見・症状・酸素需要を注意深く観察する	・投与を継続する ・入念なモニタリング・再度画像検査を行う
グレード2 軽度～中等度の症状がある：身の回り以外の日常動作の制限	・投与中止する ・毎日の症状評価，入院を検討する ・静注m-PSL 1mg/kg/dayまたは等価量の経口ステロイド剤投与[※1※2] ・気管支鏡検査を検討 ・2週間を越えて改善しないまたは悪化した場合，グレード3/4の対処法で治療	・休薬する ・PSL換算1～2mg/kg/dayのステロイド投与[※1※2] ・12週以内にグレード1に回復し，PSL換算10mg/day以下に減量できた場合には投与再開を検討する	・休薬する ・経口PSL 1～2mg/kg/日または等価量のステロイド投与[※1※2] ・12週以内にグレード1に回復したら投与を再開する ・再発したらグレード3/4の事象として対処する ・気管支鏡検査を検討
グレード3 重度の症状がある/低酸素血症： 身の回りの日常生活動作制限/酸素投与を要する グレード4 生命を脅かす： 緊急処置を要する/高用量酸素・挿管	・投与中止する/入院加療 ・m-PSLパルス療法あるいは静注m-PSL 2～4mg/kg/dayまたは等価量の経口ステロイド薬投与[※1※2] ・気管支鏡検査を検討 ・ステロイド治療開始後，48時間以内に改善しなければ，免疫抑制剤の追加を検討する	・投与中止する/入院加療 ・気管支鏡検査を実施 ・静注m-PSL 125mg/kg/day投与後，PSL 1-2mg/kg/dayまたはデキサメサゾン4mg 4時間ごと投与[※1※2] ・ステロイド治療開始後，48～72時間以内に改善しなければ，免疫抑制剤の追加を検討する	・投与中止する ・気管支鏡検査の実施を推奨 ・経口PSL 1-2mg/kg/dayまたは等価量のステロイド投与[※1※2] ・ステロイド治療開始後，48時間以内に改善しなければ，免疫抑制剤の追加を検討する

※1ステロイドは，グレード1に回復後，4週間以上（ニボルマブ グレード3以上は6週間以上）かけて慎重に漸減する．
※2ステロイド治療中は必要に応じて日和見感染の予防を行う．
(m-)PSL：(メチル) プレドニゾロン，m-PSLパルス療法：m-PSL 500~1,000mg/dayを3日間投与後，PSL 1mg/kg/dayの治療を継続．

▶ 間質性肺炎の出現は，PD-1/L1阻害薬の効果予測因子である可能性が示唆されている．日本人NSCLC例を対象とした後方視検討において，間質性肺炎が発現した症例では，奏効率（RR）（41% vs 18 %）および無再発生存期間（5.8ヵ月 vs 2.1ヵ月）が良好であった[22]．

3. 甲状腺機能障害

▶ 日本人におけるPD-1/L1阻害薬による甲状腺機能障害の発現頻度は，10%前後と報告され，比較的高頻度である[12～15]．

▶ 機能障害の基本病態は，①破壊性甲状腺炎に伴う甲状腺中毒症とそれに引き続き生じる甲状腺機能低下症，②甲状腺細胞破壊によるホルモン分泌亢進を伴わない甲状腺機能低下症，③下垂体炎に伴う甲状腺刺激ホルモン（TSH）分泌低下による下垂体性甲状腺機能低下症がある．TSHレセプター抗体陽性の甲状腺機能亢進を呈することは稀とされる．

▶ 甲状腺中毒症は比較的早期（2～6週間）で発症し，機能低下症はそれよりも遅れて発症するとされる．

▶中毒症では，動悸，発汗過多，体重減少，手指振戦，軟便・下痢，甲状腺腫大，不眠などの症状に注意が必要である．低下症では，易疲労感・倦怠感，無気力，動作緩慢，眼瞼浮腫，耐寒能低下，便秘，こむら返りなどの症状に注意が必要である．

▶対処法は，各薬剤の適正使用ガイドで若干の違いはあるものの，無症候性の甲状腺ホルモン検査値（TSH，FT_3，FT_4）の異常では，慎重な検査値の観察を前提に基本的に治療を継続するが，必要に応じて，内分泌科医への相談を検討する．症候性の場合には，休薬の上で内分泌科医へ相談し，治療介入を行う．自覚症状および検査値が安定すれば，投与再開を検討する．

▶治療に関しては，低下症の場合，甲状腺ホルモン（L-T_4）補充療法を行うが，下垂体性甲状腺機能低下症の場合には，L-T_4補充よりも副腎皮質ホルモン補充を先行させなければならない．中毒症の場合，甲状腺機能の亢進は一過性であるため，抗甲状腺薬の投与は不要である．非選択的β遮断薬が症状緩和に有効である．

▶PD-1/L1阻害薬の投与に際しては，定期的な甲状腺ホルモンのモニタリングが必須である．下垂体炎・下垂体性甲状腺機能低下症の除外のため，定期的なコルチゾール・ACTH測定も望まれる．投与前の甲状腺自己抗体と免疫関連甲状腺機能障害の関連性は明確となっていない．

4. 中枢神経障害（脳炎・脳症，髄膜炎）

▶脳炎・脳症，髄膜炎などの中枢神経障害は発症した場合，重症化率が高く，患者のQOLや日常生活動作の低下に直結しやすく，ICIsの再開も難しい病態である．

▶日本人における頻度は不明であるが，OAK試験の日本人サブグループ解析において，全グレード 7.1%，グレード3/4 5.4%と報告されている[15]．各PD-1/L1阻害薬の市販後全例調査でも報告が散見されている．

▶中枢神経障害の症状は，悪心・嘔吐，頭痛，眩暈など非特異的な症状から，意識障害，精神症状，記憶障害などや辺縁系症状など多彩であり，まず疑うことが重要である．

▶治療については，休薬と自己免疫性脳炎に準じたステロイド治療が推奨されているが，確立された治療とはいいがたい．中枢神経障害が疑われた場合には，神経内科医と連携し，精査・加療を行う．

irAE対策チーム

▶irAEは多彩であり，神経筋疾患や下垂体炎，1型糖尿病，重度の皮膚障害など稀ではあるが，呼吸器科のみでは対応が困難である重篤な有害事象を経験する可能性がある．このため，他科との連携が不可欠であり，院内に多科横断的なirAE対策チームが存在していることが望まれる．

▶irAEの早期発見には，患者のセルフマネジメントも重要である．患者教育においては，看護師・薬剤師の役割が大きく，多職種連携によるチーム医療の構築が適切なirAEマネジメントには必要である．

（峯岸裕司）

参考文献

1) Teraoka S, et al: Early Immune-Related Adverse Events and Association with Outcome in Advanced Non-Small Cell Lung Cancer Patients Treated with Nivolumab: A Prospective Cohort Study. J Thorac Oncol, 12(12): 1798-1805, 2017.
2) Haratani K, et al: Association of Immune-Related Adverse Events With Nivolumab Efficacy in Non-Small-Cell Lung Cancer. JAMA Oncol, 4(3): 374-378, 2018.
3) Osorio JC, et al: Antibody-mediated thyroid dysfunction during T-cell checkpoint blockade in patients with non-small-cell lung cancer. Ann Oncol, 28(3): 583-589, 2017.
4) Khoja L, et al: Tumour- and class-specific patterns of immune-related adverse events of immune checkpoint inhibitors: a systematic review. Ann Oncol, 28(10): 2377-2385, 2017.
5) Pillai RN, et al: Comparison of the toxicity profile of PD-1 versus PD-L1 inhibitors in non-small cell lung cancer: A systematic analysis of the literature. Cancer, 124(2): 271-277, 2018.
6) Khunger M, et al: Incidence of Pneumonitis With Use of Programmed Death 1 and Programmed Death-Ligand 1 Inhibitors in Non-Small Cell Lung Cancer: A Systematic Review and Meta-Analysis of Trials. Chest, 152(2): 271-281, 2017.
7) Passiglia F, et al: Looking for the best immune-checkpoint inhibitor in pre-treated NSCLC patients: An indirect comparison between nivolumab, pembrolizumab and atezolizumab. Int J Cancer, 142(6): 1277-1284, 2018.
8) El Osta B, et al: Not all immune-checkpoint inhibitors are created equal: Meta-analysis and systematic review of immune-related adverse events in cancer trials. Crit Rev Oncol Hematol, 119: 1-12, 2017.
9) Nishino M, et al: Incidence of Programmed Cell Death 1 Inhibitor-Related Pneumonitis in Patients With Advanced Cancer: A Systematic Review and Meta-analysis. JAMA Oncol, 2(12): 1607-1616, 2016.
10) Menzies AM, et al: Anti-PD-1 therapy in patients with advanced melanoma and preexisting autoimmune disorders or major toxicity with ipilimumab. Ann Oncol, 28(2): 368-376, 2017.
11) Leonardi GC, et al: Safety of Programmed Death-1 Pathway Inhibitors Among Patients With Non-Small-Cell Lung Cancer and Preexisting Autoimmune Disorders. J Clin Oncol, 36(19): 1905-1912, 2018.
12) Hida T, et al: Efficacy and safety of nivolumab in Japanese patients with advanced or recurrent squamous non-small cell lung cancer. Cancer Sci, 108(5): 1000-1006, 2017.
13) Nishio M, et al: Multicentre phase Ⅱ study of nivolumab in Japanese patients with advanced or recurrent non-squamous non-small cell lung cancer. ESMO Open, 1(4): e000108, 2017.
14) Kato T, et al: KEYNOTE-025: Phase 1b study of pembrolizumab in Japanese patients with previously treated PD-L1+ non-small cell lung cancer. Ann Oncol, 27(6): 1221, 2016.
15) Hida T, et al: Atezolizumab in Japanese Patients With Previously Treated Advanced Non-Small-Cell Lung Cancer: A Subgroup Analysis of the Phase 3 OAK Study. Clin Lung Cancer, 19(4): e405-e415, 2018 OAK Japanese subgroup.
16) Kato T, et al: Nivolumab-induced interstitial lung disease analysis of two phase Ⅱ studies patients with recurrent or advanced non-small-cell lung cancer. Lung Cancer, 104: 111-118, 2017.
17) Kenmotsu H, et al: Nivolumab-induced interstitial lung disease (ILD) in Japanese patients with non-small cell lung cancer: A study on risk factors using interim results of post-marketing all-case surveillance. J Clin Oncol, 35(15): 9078, 2017.
18) キイトルーダ®点滴静注使用成績調査（非小細胞肺癌）中間報告書，MSD 株式会社，2019 年 4 月．
19) Kato T, et al: Nivolumab-induced interstitial lung disease (ILD) in Japanese patients with non-small cell lung cancer: A study on risk factors for fatal outcome. J Clin Oncol, 35(15): 9077, 2017.
20) Fujimoto D, et al: A pilot trial of nivolumab treatment for advanced non-small cell lung cancer patients with mild idiopathic interstitial pneumonia. Lung Cancer, 111: 1-5, 2017.
21) Ahn M-J, et al: Osimertinib combined with durvalumab in EGFR-mutant non-small cell lung cancer: Results from the TATTON phase Ib trial: J Yhorac Oncol, 11(4): S115, 2016.
22) Fujimoto D, et al: Efficacy and safety of nivolumab in previously treated patients with non-small cell lung cancer: A multicenter retrospective cohort study. Lung Cancer, 119: 14-20, 2018.

2 TKIの副作用とその対策

▶分子標的治療薬は癌細胞以外に正常の組織に分布する細胞内シグナル伝達障害により特有の副作用が認められる．

EGFR-TKIの有害事象

▶皮膚障害，下痢，口内炎，肝障害があり，頻度は少ないが不整脈（QT延長）や肺炎があり，TKIの種類により有害事象の頻度，重症度は異なる（表1）[1～3]．

1. 皮膚障害

▶上皮成長因子受容体（EGFR）は正常皮膚の表皮基底層，外毛根鞘，エクリン腺，脂腺細胞などにも発現し，皮膚の増殖や分化に関与している．EGFR-TKIにより，皮膚の角化異常が起こり，痤瘡様皮疹，皮膚乾燥，瘙痒症，爪囲炎，脱毛などが生じる．

▶EGFR-TKIによる皮膚障害は程度の差はあるが，ほぼ全例で，治療継続中，長期にわたり出現する．このため患者のQOLに大きな影響を与え，TKIの減量，休薬，中止により，患者の予後にも影響を与えかねない．皮膚障害はアファチニブとエルロチニブ(ERL)で頻度，重症度が高く，ゲフィチニブ（GEF），オシメルチニブの順に軽度である（表1）．

表1　日本人の初回治療におけるEGFR-TKIによる有害事象の頻度（%）

EGFR-TKI	ゲフィチニブ (n=55)		エルロチニブ (n=103)		アファチニブ (n=54)		オシメルチニブ (n=65)	
試験	FLAURA		JO22903		LUX-Lung 3		FLAURA	
	All G	≦G3	All G	≦G3	All G	≦G3	All G	≦G3
全有害事象	96.4	56.4	100	61.2	100	68.5	100	47.7
下痢	50.9	3.6	79.6	1	100	22.2	64.6	0
ざ瘡様皮疹	69.1	5.5	82.5	13.6	100	20.4	46.2	0
瘙痒症	—	—	64.1	2.9	20.4	0	—	—
爪囲炎	36.4	1.8	66	1	92.6	25.9	50.8	1.5
口内炎	27.3	0	62.1	1	90.7	7.4	50.8	0
皮膚乾燥	32.7	1.8	76.7	4.9	46.3	0	43.1	0
AST増加	45.5	7.3	25.2	2.9	—	—	10.8	3.1
ALT増加	49.1	20	32	7.8	—	—	7.7	1.5
心電図QT延長	9.1	0	—	—	—	—	21.5	3.1
間質性肺疾患/肺炎	1.8	1.8	5.8	1.9	3.7	1.9	12.3	1.5

- 皮疹の程度が治療効果と相関するとの報告もあり，またTKIで効果のみられた患者は長期にわたりTKI治療が継続されるため，予防，スキンケアおよび症状出現時早期対応，増悪時対応法についての患者教育が重要である．

- 皮膚障害対策のため，皮膚科，腫瘍内科，看護師，薬剤師などのチーム医療が必要であり，2014年より皮膚科・腫瘍内科コンセンサス会議が開催され，2016年に皮膚障害の手引き[4]を発出している．

- 皮膚障害の評価において，CTCAEなどの重症度評価は重要であるが，臨床現場での患者の自覚症状や日常生活への影響を重視した重症度評価を示す（**表2**）[4]．

- 痤瘡様皮疹はTKI治療開始後，1週間目頃より顔面，前胸部，背部，四肢に発症し，皮疹のピークは治療開始後4週～6週間目で，重症度は8週目頃に軽減してくる．重症化を予防するためにも，TKI開始時からの保湿，清潔，保護といったスキンケア指導が重要で，皮疹出現時はミノサイクリンの内服，ステロイド外用が有効である．クラリスロマイシンはCYP3A4阻害作用によりERLの副作用を増強させる可能性がある（**図1**）．

- 爪囲炎はTKI開始後7～8週目に出現するが爪周囲の発赤，腫脹，疼痛があり患者のQOLに大きな影響を及ぼす．軽症であれば洗浄，テーピングが有効であるが，増悪時はミノサイクリン内服，ステロイド外用が必要であり，改善の悪い場合や感染を合併した場合はすみやかに皮膚専門医に紹介すべきである（**図2**）．

表2　皮膚障害の重症度評価

軽　症：軽い皮膚症状がみられるが，不快な自覚症状はなく，日常生活には差し支えない．
中等症：皮膚症状が明らかにみられ，不快な自覚症状を時に感じ，日常生活の作業に差し支える．
重　症：皮膚症状が強く，不快な自覚症状を常に感じ，日常生活の作業が著しく制限される．

名称	ざ瘡様皮疹	瘙痒	乾燥	爪囲炎	角化・亀裂
軽　症	顔面を中心に全体で20個前後の丘疹，膿疱を認める．疼痛，瘙痒はない．日常は気にならない．	時にむずむずするが，掻くほどではない．掻かなくとも眠れる．	わずかな乾燥と鱗屑がみられる．瘙痒はないか，軽症．	軽度の発赤，腫脹がある．疼痛はなく，日常生活に差し支えない．	指先，踵に角化と浅い亀裂を認めるが，疼痛はなく，日常生活の作業には差し支えない．
中等症	顔面，躯幹に全体で50個前後の丘疹，膿疱を認める．疼痛，瘙痒を時に感じる．症状について他人から指摘される．	時に手がゆき，人前でも掻く．痒くて目が覚めることがある．	乾燥と鱗屑が明らかにみられる．瘙痒は軽症か，中等症．	発赤，腫脹がみられ，疼痛を時に感じ，日常生活の作業，歩行に差し支えることがある．	指腹，足底に角化があり，亀裂を認め，疼痛が時に強く，日常生活の作業，歩行には差し支えることがある．
重　症	顔面，躯幹，四肢に全体で100個前後の丘疹，膿疱を認める．疼痛，瘙痒を常に感じる．他人との面会が億劫である．	かなり痒く，ほぼ常に掻いている．瘙痒で眠れないことが多い．	乾燥が著明でと鱗屑が多量にみられる．瘙痒は中等症か重症．	発赤，腫脹が著明で，疼痛が常に強く，時に血管拡張性肉芽腫を生じ，日常生活の作業が行いづらく，歩行しづらい．	足底全体に著明な角化を認め，深い亀裂が多発し，疼痛が常に強く，日常生活の作業が行いづらく，歩行しづらい．

この皮膚障害の重症度評価（分類）は，有害事象の評価であるCTCAE v4.0に準じているが，患者さんの自覚症状・日常生活への影響を重視して作成した．

（山本有紀ほか：臨床医薬，32：941-949, 2016より引用）

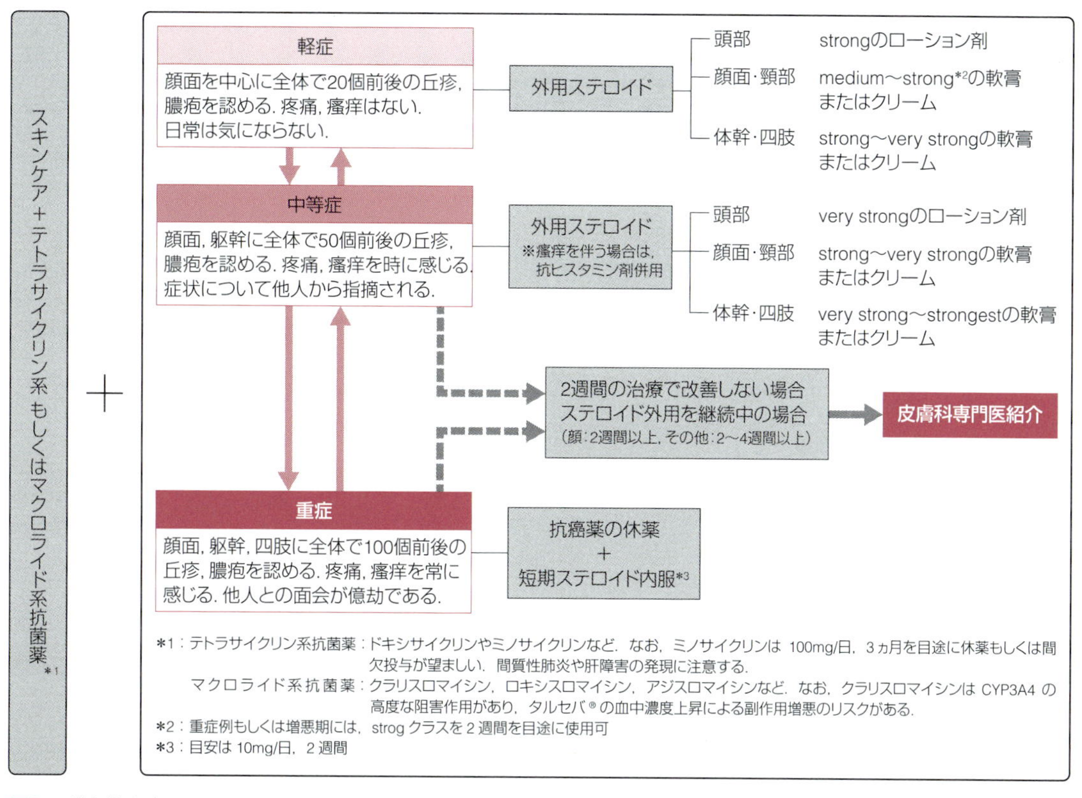

図1　ざ瘡様皮疹

（山本有紀ほか：臨床医薬，32：941-949, 2016 より引用）

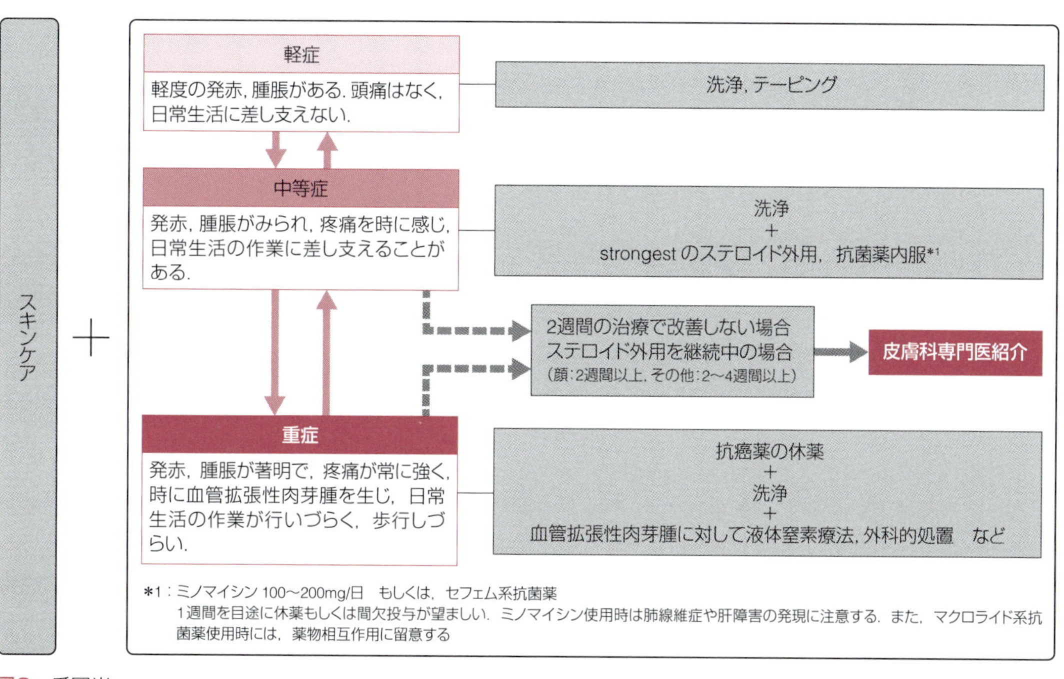

図2　爪囲炎

（山本有紀ほか：臨床医薬，32：941-949, 2016 より引用）

2. 下　痢

▶ EGFR-TKIの下痢は，アファチニブ，ERL，オシメルチニブ，GEFの順に多い．特にアファチニブの下痢に関しては，用量依存性で，患者の状態を十分に観察し，止瀉薬（ロペラミドなど）の投与，補液などの適切な処置を行うとともに，アファチニブの休薬･減量を行い，用量調節を行うことが重要である．

3. 口内炎

▶ アファチニブの口内炎が，TKIの中でも頻度が高く重症化しやすいが，治療開始時より歯科受診を行い，TKI開始時より口腔ケアと含嗽を継続し，グレード2になればすみやかにTKIの休薬・減量を行い，用量調節を行うことが重要である．

4. 肝機能障害

▶ GEFの肝障害はアジア人に多く，他のTKIよりも頻度が高く，グレード3以上の肝機能障害も多い[5]．休薬で改善することが多いが，再投与時再増悪する場合，他のTKIに変更することでTKIを継続できる可能性がある[6]．

5. 間質性肺疾患

▶ 重篤な副作用として頻度は少ないが間質性肺疾患（ILD）があげられる．EGFR-TKI関連ILDに関するメタアナリシスでは，日本人コホートでのILD発現率は日本人以外と比較して極めて高く，重篤でもある（全グレード：4.77% vs 0.55%，$P<0.001$，高グレード：2.49% vs 0.37%，$P<0.001$）[7]．

▶ 治療は，原因薬剤TKIの中止である．軽症の場合は，休薬で改善する．オシメルチニブ治療中に一過性無症候性のすりガラス陰影が出現し，治療継続中に改善したとの報告もあり，ILDかどうかの判断も慎重になされるべきである[8]．

▶ 中等症以上のILDでは副腎皮質ステロイドをプレドニン換算で0.5～1.0 mg/kg /dayを行い，酸素投与が必要な重症例ではすみやかにステロイドパルス療法を行う．

▶ 近年，免疫チェックポイント阻害薬（ICI）の登場により，ICI治療後のEGFR-TKI投与時のILD発症例およびILDによる死亡例も報告されており注意が必要である[9]．

ALK阻害薬（アレクチニブ，クリゾチニブ，セリチニブ，ロルラチニブ），ROS1阻害薬（クリゾチニブ）の有害事象

▶ クリゾチニブでは嘔気，下痢，嘔吐，視覚障害，味覚障害，便秘，ALT増加，AST増加と続く．グレード3以上の副作用としては好中球減少，ALT増加などが目立つ．一方，アレクチニブについては全グレードでは臨床検査値異常を除けば便秘，鼻咽頭炎，味覚異常，

表3　初回治療におけるALK阻害薬による有害事象の頻度（%）

	クリゾチニブ（n=104）		アレクチニブ（n=103）		セリチニブ（n=189）	
試験	J-ALEX[10]		J-ALEX[10]		ASCEND-4[11]	
AE, n（%）	All G	Grade ≧ 3	All G	Grade ≧ 3	All G	Grade ≧ 3
視覚障害	57（55）	0	1（1）	0	—	—
便秘	46（44）	1（1）	36（35）	1（1）	36（19）	0
下痢	76（73）	2（2）	9（9）	0	160（85）	10（5）
嘔気	77（74）	2（2）	11（11）	0	130（69）	5（3）
嘔吐	60（58）	2（2）	6（6）	0	125（66）	10（5）
AST上昇	32（31）	5（5）	11（11）	1（1）	114（60）	32（17）
ALT上昇	33（32）	13（13）	9（9）	1（1）	112（59.3）	58（31）
鼻咽頭炎	24（23）	0	21（20）	0	—	—
味覚障害	54（52）	0	19（18）	0	—	—
発熱	21（20）	0	10（10）	1（1）	34（18）	0
食欲不振	21（20）	1（1）	1（1）	1（1）	64（34）	2（1）
肺炎	8（8）	3（3）	8（8）	5（5）	4（2）	—

クレアチニン上昇などで，グレード3以上の副作用はクレアチニン上昇，ILD，丘状紅斑などで全般的に軽度である[10]．セリチニブに関しては下痢，嘔気，嘔吐，ALT増加，食欲不振，AST増加，倦怠感であった．グレード3以上の副作用は肝機能障害である[11]**（表3）**．

▶ロルラチニブでは主には高コレステロール血症（81%），高トリグリセリド血症（60%），浮腫（43%），末梢神経障害（30%），体重増加（18%），認知的変化（18%），気分的変化（15%），疲労（13%），下痢（11%），関節痛（10%），AST増加（10%）で，グレード3以上の副作用は高コレステロール血症（15%），高トリグリセリド血症（16%）でロルラチニブの減量や投与中断などで管理可能である[12]．

▶クリゾチニブとセリチニブは「NCCNの制吐療法ガイドラインversion3 2018」[13]では中等度から高度催吐性リスクの経口剤に分類されている．MASCC/ESMOの制吐療法ガイドライン 2016[14]でも中等度催吐性リスクの経口剤に分類されており，5-HT3受容体拮抗薬とデキサメサゾンの併用が勧められるが，現在，日本の制吐薬適正使用ガイドラインでは経口抗癌薬に対する制吐薬の投与期間や量などは明確に規定されておらず，長期にわたる場合はオランザピンなどへの切り替えも検討が必要と考える．

▶ROS1阻害薬（ROS1 proto-oncogene receptor tyrosine kinase inhibitor）わが国において2017年5月にクリゾチニブが*ROS1*融合遺伝子陽性肺癌への適応拡大承認となった．その副作用・その対策に関しては，前述を参照していただけたらと思う．

（西野和美）

参考文献

1) アストラゼネカ：承認時評価資料（非小細胞肺癌患者を対象とした国際共同第Ⅲ相試験（FLAURA 試験）.〈https://www.pmda.go.jp/drugs/2018/P20180913002/670227000_22800AMX00385_A100_1.pdf. PMDA 2018〉

2) Goto K, et al: A prospective, phase Ⅱ, open-label study (JO22903) of first-line erlotinib in Japanese patients with epidermal growth factor receptor (EGFR) mutation-positive advanced non-small-cell lung cancer (NSCLC). Lung Cancer, 82: 109-114, 2013.

3) Kato T, et al: Afatinib versus cisplatin plus pemetrexed in Japanese patients with advanced non-small cell lung cancer harboring activating EGFR mutations: Subgroup analysis of LUX-Lung 3. Cancer Sci, 106: 1202-1211, 2015.

4) 山本有紀ほか：EGFR 阻害薬に起因する皮膚障害の治療手引き－皮膚科・腫瘍内科有志コンセンサス会議からの提案－. 臨床医薬, 32: 941-949, 2016.

5) Takeda M, et al: Pooled safety analysis of EGFR-TKI treatment for EGFR mutation-positive non-small cell lung cancer. Lung Cancer, 88: 74-79, 2015.

6) Kijima T, et al: Safe and successful treatment with erlotinib after gefitinib-induced hepatotoxicity: difference in metabolism as a possible mechanism. J Clin Oncol, 29: e588-590, 2011.

7) Suh CH, et al: Pneumonitis in advanced non-small-cell lung cancer patients treated with EGFR tyrosine kinase inhibitor: Meta-analysis of 153 cohorts with 15,713 patients: Meta-analysis of incidence and risk factors of EGFR-TKI pneumonitis in NSCLC. Lung Cancer, 123: 60-69, 2018.

8) Noonan SA, et al: Transient Asymptomatic Pulmonary Opacities Occurring during Osimertinib Treatment. J Thorac Oncol, 11: 2253-2258, 2016.

9) Oshima Y, et al: EGFR-TKI-Associated Interstitial Pneumonitis in Nivolumab-Treated Patients With Non-Small Cell Lung Cancer. JAMA Oncol, 4: 1112-1115, 2018.

10) Hida T, et al: Alectinib versus crizotinib in patients with ALK-positive non-small-cell lung cancer (J-ALEX): an open-label, randomised phase 3 trial. Lancet, 390: 29-39, 2017.

11) Soria JC, et al: First-line ceritinib versus platinum-based chemotherapy in advanced ALK-rearranged non-small-cell lung cancer (ASCEND-4): a randomised, open-label, phase 3 study. Lancet, 389: 917-929, 2017.

12) Solomon B, et al: Phase 2 Study of Lorlatinib in Patients with Advanced ALK+/ROS1+ Non-Small-Cell Lung Cancer WCLC OA 05.06 2017.

13) ANTIEMESIS. NCCN ガイドライン version3.〈https://www.nccn.org/professionals/physician_gls/default.aspx#antiemesis, 2018〉

14) MASCC/ESMO ANTIEMETIC GUIDELINE 2016.〈https://www.mascc.org/assets/Guidelines-Tools/mascc_antiemetic_guidelines_english_v.1.2.1.pdf, 2016〉

第XIV章

肺癌患者の緩和医療とその技術

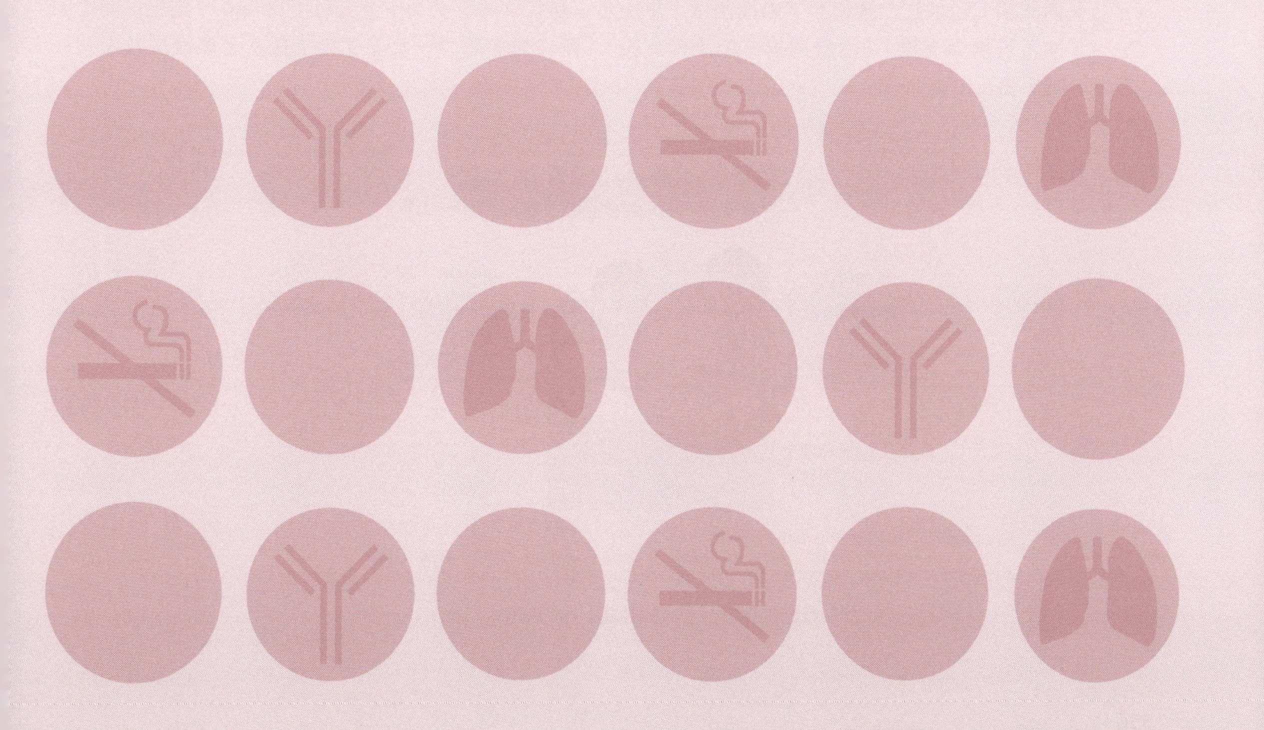

肺癌患者の緩和医療とその技術

- 緩和医療（緩和ケア）は終末期に限った医療ではなく，抗癌治療と並行して行うべきものであり，「全人的苦痛」について各専門家と連携して対処する（**図1**）.

- 疼痛，呼吸困難，その他の身体症状に対しては，抗癌治療同様にガイドラインに沿った標準治療の実践が重要である[1, 2]．終末期に向けた備え（アドバンス・ケア・プランニング：ACP）についても主治医として積極的にかかわるべきである.

緩和ケアを取り巻く状況

- 緩和ケアは，世界保健機構（WHO）により「生命を脅かす疾患による問題に直面している患者とその家族に対して，痛みやその他の身体的問題，心理社会的問題，スピリチュアルな問題を早期に発見し，的確なアセスメントと対処（治療・処置）を行うことによって，苦しみを予防し，和らげることで，クオリティ・オブ・ライフを改善するアプローチ」と定義されている（2002年）.

- Temelらの臨床試験において，進行肺癌と「診断された時点から」専門的緩和ケアを介入させた患者群では，標準治療群と比べて有意にQOLの維持と抑うつの発症抑制ができた上に，全生存期間（OS）の延長まで認められた[3].

- 同試験で示された緩和ケアの役割は，単なる「症状マネジメント」だけではなく「疾患に関する理解の支援」「治療選択・ACPの支援」「死に対するコーピングの支援」と多岐に及んでいる.

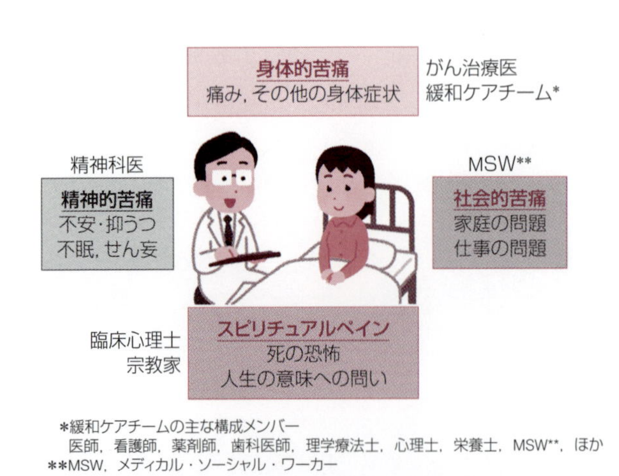

*緩和ケアチームの主な構成メンバー
医師，看護師，薬剤師，歯科医師，理学療法士，心理士，栄養士，MSW**，ほか
**MSW，メディカル・ソーシャル・ワーカー

図1　がん患者に伴う「全人的苦痛」への対応

▶わが国の「がん対策基本法」において，緩和ケアは，手術，放射線治療，化学療法（抗癌薬治療）と並ぶ「癌治療の柱」に位置づけられ，「がん対策推進基本計画」でも「診断時からの緩和ケア」が重点項目にあげられている[4]．

抗癌治療の止め時とACP

▶肺癌治療において，四次ライン以降に抗癌薬治療を行うことが患者の利益（延命もしくはQOLの維持）につながるとのエビデンスはなく，少なくとも主治医側から積極的に勧めるべきではない（注：患者側の希望を汲んでエビデンスの乏しい治療を行うことを否定はしないが，抗癌薬治療のリスク＆ベネフィットを「正しく伝える」ことが大前提である）．

▶先述の臨床試験における緩和ケア群では，死亡2週間前～2ヵ月前における抗癌薬治療の実施率が有意に低かったが，「終末期医療の質」の評価指標としても，終末期における抗癌薬治療の実施率は重視されている．

▶ACP（表1）は，苦痛症状が強くなってから紹介された緩和ケア医が行うのではなく，積極的治療の終わりがみえたあたり（「予後1年以内と予測されたとき」が目安）に，患者が信頼する主治医から切り出すのが理想であり，必要に応じて抗癌治療中から緩和ケア専門家と連携することが望ましい[5]．

▶抗癌治療の中止のような「悪い知らせ」を伝える際には，SHARE（表2）に準じた高いコミュニケーションスキルが求められ，癌治療医はその習熟も必須である[6]（予後告知は患者の意向を確認した上で段階的に行う）．

肺癌患者における主な身体症状への対処法

1. 疼痛

▶癌疼痛に対してはWHO方式に従い，痛みの性状や程度に合わせた薬剤選択を行う．徐痛ラダーにおける第一段階のNSAIDsやアセトアミノフェンを軽視せず，十分量を用いた上で効果判定を行う[1]．

▶中等度以上の疼痛には躊躇せずオピオイドを「上乗せ」する．オピオイド処方時には持続痛

表1 ACPの内容

- 意思決定能力を有する患者を対象とする
- 代理意思決定者を選択する
- 重篤な疾患や慢性疾患の病状や予後を理解する
- 患者の価値観・ケアと人生の目標を確認する
- 家族や医療者で協働してさまざまな気がかりに対処する
- 家族や医療者と今後の医療に対する目標と希望を理解し共有する
- 患者の価値観・目標・希望に沿った医療を受けられるよう支援する
- 以上のことを繰り返し話し合う自発的なプロセスである

（文献5を改変）

表2 SHAREに基づく悪い知らせの伝え方

Setting	適切な場の設定
How to deliver bad news	悪い知らせの伝え方への配慮
Additional information	患者が望む範囲の情報を与える
Reassurance and	今後に対する希望の提供
Emotion	患者の情緒に共感的に対応

（文献6を改変）

に対する徐放性製剤と，突出痛に対する速放性製剤（レスキュー）を組み合わせるのが基本であり，レスキューの1回量は経口剤であれば1日量の1/6，注射剤による持続投与の場合は1時間量（1日量の1/24）が目安とされる．

- レスキュー使用後は必ず効果を確認し，効果はあるが作用時間が短いのであれば1日量の増量を検討するが，まったく効果がない場合の増量は有害無益でありオピオイドスイッチングや他の鎮痛手段(神経ブロックなど)の検討が必要である．そのような場合には緩和ケアチームなど緩和ケアの専門家に相談する．

- オピオイド使用時には「便秘」「嘔気」「眠気」を主とした副作用について事前に説明し，前二者については十分な対処法があること，眠気については自然に軽減することが多いことを伝え患者の不安を軽減する．

- 神経障害性疼痛に対する鎮痛補助薬（プレガバリン，デュロキセチンなど）は，あくまで基本的な鎮痛薬（NSAIDsやオピオイド）で効果不十分な際に「補助薬」として追加を検討する（非癌患者における慢性疼痛と異なり，癌疼痛で鎮痛補助薬を第一選択としてはならない）．

- 放射線照射やIVR（interventional radiology），神経ブロック，拘縮痛に対するリハビリテーションなど，薬剤以外の選択肢についても理解し，適宜専門家に相談する．

2. 呼吸困難

- 呼吸不全（低酸素血症）は「病態」であるのに対し，呼吸困難は「主観的な症状」なので，疼痛と同じく患者自身の訴えがもっとも重要であり，動脈血酸素飽和度などの数値のみで判断してはならない[2]．

- 薬物療法の基本はモルヒネであり，先ずはレスキュー（経口の場合1回3～5mg程度）で効果を確認し，有効であれば必要量の持続投与を行うのがよく，すでに疼痛に対してモルヒネを用いている場合には呼吸困難分の用量を上乗せする．

- 疼痛に対するオピオイドがオキシコドンやヒドロモルフォンの場合はモルヒネの代替薬として呼吸困難にも試みてよいが，フェンタニルは呼吸困難に対する有効性のエビデンスが乏しいため，呼吸困難分のみモルヒネ（もしくは代替薬）を併用するのが妥当である．

- オピオイドがもっとも期待できる呼吸困難のタイプは，著明な低酸素血症がなく，痰が少なく，頻呼吸（呼吸回数20回/min以上）の場合であり，呼吸は十分落ち着いているのに呼吸困難を強く訴える患者では，オピオイドに加えて抗不安薬の「併用」が有効な場合も多い（低酸素血症を認めない患者の呼吸困難を安易に心因性と判断してはならない）．

- 喀痰が多い際，肺炎の合併が明らかであれば抗菌薬による治療を検討すべきだが，実際には「輸液量の調整」で改善する例が非常に多い．終末期（余命1ヵ月程度）で経口摂取量が低下した患者に高カロリー輸液や1,000mL以上の維持輸液が有用とのエビデンスは皆無であり，むしろ数百mL程度でも苦痛の原因となるため輸液は極力絞るべきである[7].

3. せん妄

- せん妄は終末期の癌患者の80%以上で生じるとされ，本人のみならず家族にとっても多大な苦痛となるため早期のアセスメントと対策が重要である.

- 幻覚や妄想が顕著な過活動型に比べ，低活動型せん妄は見過ごされることが多いが，「つじつまの合わない会話」や「場所や日時が答えられない」症状が「1日の中で変動する」場合にはほぼせん妄で間違いなく，日々の診察の中で上記をさりげなく確認することが重要である.

- せん妄の3因子（**表3**）を理解し，避けられる要因（不要な薬剤や点滴ラインの整理など）や治療可能な病態（便秘や高Ca血症，感染症など）への対処に加え，家族の付き添いなど患者が安心できる環境を整えることが薬物療法以上に重要とされる.

- 必要時には薬物療法としてハロペリドールやリスペリドン，クエチアピンなどを少量（クエチアピンの場合1回25mg）から開始し，症状の程度に合わせて適宜増量（もしくは症状増悪時に頓用）して用いる.

- 可逆性と判断される場合にはベンゾジアゼピン系の睡眠薬は極力控えるべきだが，不可逆性の場合は，患者および家族の安楽のため，抗精神病薬併用下でベンゾジアゼピン系薬剤を用いるのも妥当とされる．重症の場合はいわゆる「持続的鎮静」が必要となる場合もあるが，その際は主治医のみで判断せず，緩和ケアチームや精神科医にも相談の上慎重に対処することが望ましい.

- 変貌してしまった患者の姿に家族は少なからず精神的苦痛を感じるため，「患者自身には何の落ち度もなく」「(多くの場合）麻薬など医療行為のせいでもなく」「癌の進行による全身の衰弱が主因である」ことを丁寧に説明し，適切な治療で症状を和らげることができることを伝えて安心いただくのが主治医の大事な役目である.

その他に留意すべき重要事項

- 先述の輸液のように，過剰な検査や処置（胸水ドレナージなど）・投薬が終末期の癌患者にとって心身の負担になることが多々あるため，予後に応じた治療方針が重要である．例え

表3　せん妄の3因子

準備因子	せん妄が生じやすい患者群	高齢者，脳血管障害の既往，（癌など）重篤な身体疾患の合併，など
促進因子	せん妄の要因となる病態	身体症状（便秘，疼痛，尿閉），長期臥床，聴覚障害，不安・抑うつ，ICU入室，点滴ライン，など
直接因子	せん妄を引き起こす原因	身体症状の悪化，薬物（オピオイド，ベンゾジアゼピン系，ステロイド），高Ca血症，感染症，など

表4　Palliative Prognostic Index（PPI）

項目		得点
Palliative Performance Scale	10～20（常に臥床，全介助）	4.0
	30～50（ほとんど臥床，しばしば介助）	2.5
経口摂取	著明に低下	2.5
	中程度低下	1.0
浮腫	あり	1.0
安静時呼吸困難	あり	3.5
せん妄	あり	4.0

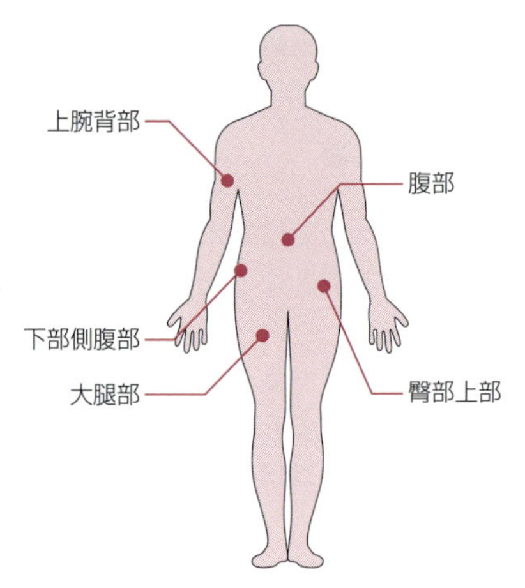

図2　皮下輸液に適した部位

ばPalliative Prognostic Index（PPI）（表4）が6.5点以上の場合，予後は21日以下（週単位）である可能性が高く，侵襲的な検査や処置，過剰な補液などは控えるのが妥当である[8]．

▶終末期では輸液をするにしても少量で十分なことから皮下投与が強く勧められる（24Gプラスチック針を「皮下脂肪の厚いところ（図2）」に留置するだけで準備完了）．終末期に必要な多くの薬剤（鎮痛薬，ステロイド，睡眠薬，抗精神病薬など）は皮下投与が可能であり，患者のみならず医療者の負担もきわめて軽く利点が大きい．

▶昨今の在宅診療の充実により，多くの地域において最後まで自宅で過ごすことが可能となっている．そのような地域では，（医学的には）「自宅へ帰れない患者はいない」はずであり，患者と家族（介護者）が帰宅を望んでいる状況において医療者が「この状態では帰れない」と説明してはならない．主治医は癌治療だけでなく，患者の生活全般を支える視点をもつべきであり，患者・家族の希望をかなえるために「何ができるか」を考える姿勢が求められる．

▶以上の緩和ケアの有用性については，実際に経験しないと実感できないことも多いため，癌治療の専門家を目指す医師は早い時期にホスピスなどの専門的緩和ケア施設で短期間でも研修することを強くお勧めする．

（井上　彰）

参考文献

1）日本緩和医療学会 編：がん疼痛の薬物療法に関するガイドライン 2014 年版，金原出版，2014.
2）日本緩和医療学会 編：がん患者の呼吸器症状の緩和に関するガイドライン 2016 年版，金原出版，2016.
3）Temel JS, et al: Early palliative care for patients with metastatic non-small-cell lung cancer. N Engl J Med, 363: 733-742, 2010.
4）がん対策推進基本計画(厚生労働省ホームページ)https://www.mhlw.go.jp/stf/seisakunitsuite/bunya/0000183313.html(2018/11/15 アクセス確認)
5）Sudore RL, et al: Redefining the "planning" in advance care planning: preparing for end-of-life decision making. Ann Intern Med, 153: 256-261, 2010.
6）Fujimori M, et al: Effect of communication skills training program for oncologists based on patient preferences for communication when receiving bad news: a randomized controlled trial. J Clin Oncol, 32: 2166-2172, 2014.
7）日本緩和医療学会 編：終末期がん患者の輸液療法に関するガイドライン 2013 年版，金原出版，2013.
8）Morita T, et al: The Palliative Prognostic Index: a scoring system for survival prediction of terminally ill cancer patients. Support Care Cancer, 7: 128-133, 1999.

第XV章

肺癌治療の個別化の現状と将来

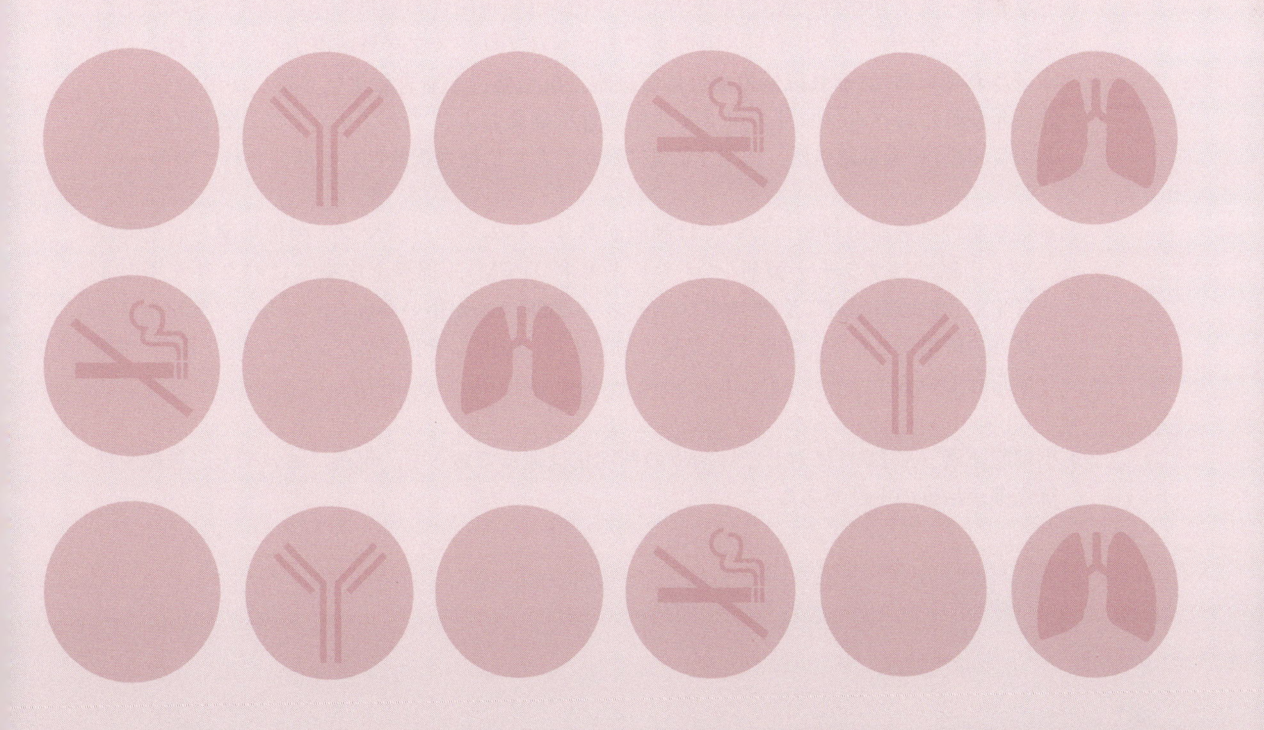

肺癌治療の個別化の現状と将来

肺癌の個別化治療の現状

▶現在，わが国で用いられている肺癌の薬物療法には，殺細胞性抗癌薬（±血管新生阻害薬），キナーゼ阻害薬，免疫チェックポイント阻害薬がある[1]．これらの治療薬の中から，患者ひとりひとりに最適な治療薬を選択することが重要であることは論を待たないが，最適な治療薬選択のためには，どのような患者にどのような検査を施行するかという臨床的判断も必要となる．

▶現在，生検にて非小細胞肺癌（NSCLC）と診断された場合に，*EGFR*変異，*ALK*転座，*ROS1*転座，および*BRAF*変異といったドライバー変異の探索と，免疫組織化学染色（immunohistochemistry：IHC）によるPD-L1発現の評価が行われる[2]．

▶一次治療としては，ドライバー変異が陽性の場合は，そのドライバー変異を抑制可能なTKIが用いられる[1]．EGFR-TKIやALK-TKIについては，さまざまな特徴を有する数多くの薬剤が臨床応用されており，薬剤の使い分けに注目が集まっている[3]．その具体例として，本項では，EGFR変異肺癌における個別化治療の現状と今度の方向性について議論する．TKI耐性獲得後の二次治療以降においても，耐性機序に基づいて治療の個別化が行われている．

▶ドライバー変異が陰性のNSCLC患者では，PD-L1発現陽性の腫瘍細胞の割合が50%以上の場合は，免疫チェックポイント阻害薬であるペムブロリズマブ単剤療法が一次治療として承認されている[4]．それ以外の場合は殺細胞性抗癌薬（±血管新生阻害薬）が用いられる．2018年12月にはペムブロリズマブと殺細胞性抗癌薬およびアテゾリズマブと殺細胞性抗癌薬の併用療法*も承認され，PD-L1発現にかかわらず治療選択肢として期待されている．

＊殺細胞性抗癌薬の種類については制限があり，ペムブロリズマブとの併用薬として非扁平上皮癌ではプラチナ製剤/ペメトレキセド（PEM），扁平上皮癌ではパクリタキセル（PTX）またはnab-PTX/カルボプラチン（CBDCA）が用いられる．一方，アテゾリズマブとの併用薬として，非扁平上皮癌に対してはCBDCA/PTX/ベバシズマブ（BEV）が用いられている．

▶小細胞肺癌（SCLC）に対しては治療の個別化は進んでおらず，現在においても，殺細胞性抗癌薬が治療の主役である．

*EGFR*変異肺癌における個別化の現状と将来

▶現在，ゲフィチニブ（GEF），エルロチニブ（ERL），アファチニブ，ダコミチニブ，オシメルチニブの5剤が，*EGFR*変異肺癌の一次治療薬として承認されている．現在は，患者の臨床背景（年齢/全身状態/併存疾患/脳転移の有無など）や*EGFR*変異の種類（エクソン19欠失変異/L858R変異/その他の比較的稀な*EGFR*変異）に基づいて，EGFR-TKIの選択が行われている．

▶*EGFR*変異肺癌の約15～20%では，活性化*EGFR*変異に加えて他の*EGFR*変異（compound mutations）が同時に存在する．Compound mutationによってEGFR-TKI感受性が異なる可能性も報告されており[5)]，将来的には，*EGFR*変異の詳細に基づいた治療の個別化が可能となるかもしれない．

▶また，*EGFR*変異肺癌において，*EGFR*以外の遺伝子異常（具体的には，*CDKN2A*や*RB1*，*TP53*変異の有無など）も予後に影響を与える可能性が報告されている[6, 7)]．これらの併存する遺伝子異常に関するデータをどのように治療成績向上に生かすかは，今後の課題である．

▶一方，EGFR-TKIへの耐性獲得はほぼ必発であり，長年の研究により，さまざまな耐性機序が明らかとなってきた[8)]．具体的には，①T790Mを初めとする*EGFR*遺伝子の二次変異によって薬剤が結合できなくなるもの，②*EGFR*以外の癌遺伝子や増殖因子が活性化するもの（bypass pathway），③上皮間葉転換やSCLC転化などの形態学的変化がかかわるもの，の3種類に大別される．

▶GEF，ERL，アファチニブ耐性出現時にT790M変異が検出された場合，オシメルチニブがプラチナ併用療法と比較して有用であることはすでに示されている[9)]．一方，オシメルチニブ一次治療後の耐性機序としてC797S変異が検出された場合，GEFやERLが有用と考えられているが[10)]，FLAURA試験におけるオシメルチニブ獲得耐性機序の解析では，C797S変異の出現頻度は7%と高くない[11)]．

▶その他のEGFR二次的変異やその他の耐性機序についても，耐性機序に応じた最適な二次治療を検討していく必要がある．また今後は，耐性の出現を抑制する（または遅らせる）ような併用療法（殺細胞性抗癌薬との併用逐次療法や免疫チェックポイント阻害薬との併用療法も含む）の開発も期待されている[12)]．具体的には，NEJ009試験ではGEFとプラチナ併用療法の同時治療で52.2ヵ月というきわめて長い全生存期間中央値が得られており，注目を集めている[13)]．今後は，個々の*EGFR*変異肺癌患者によって最適な併用療法が異なるかについても，検討していく必要がある．

▶*EGFR*変異肺癌の一部はPD-L1高発現を示すことが報告されているが，たとえPD-L1高発現症例であっても，*EGFR*変異肺癌は現在の抗PD-1/PD-L1抗体薬単剤への感受性が低いことが報告されている[14)]．しかしIMpower150試験のサブグループ解析では，*EGFR*変異肺癌においてもアテゾリズマブ＋CBDCA/PTX/BEVが有用であったことも報告されており，*EGFR*変異肺癌における最適な免疫療法については今後のデータの集積を待つ必要がある．

免疫治療の発展とそのバイオマーカー

▶肺癌の治療薬として臨床応用されている免疫治療薬は，抗PD-1/抗PD-L1抗体薬のみである．これらの免疫チェックポイント阻害薬の治療効果予測因子として，PD-L1に対するIHC検査が用いられている．PD-L1発現陽性の腫瘍細胞の割合が50%以上の場合，一次治療薬としてペムブロリズマブ単剤を選択すべきか，免疫チェックポイント阻害薬と殺細胞性抗癌薬の併用療法が優れているかについては，今後の検討が待たれる．

▶しかし，PD-L1に対するIHC検査は十分な治療効果予測因子として機能しておらず，腫瘍細胞の遺伝子変異の量（TMB）や特定の種類の免疫細胞浸潤の程度などが，新たなバイオマーカーとして提唱されている[15,16]．

▶現在，免疫チェックポイント阻害薬については各社が開発競争にしのぎを削っており，Tim-3やLAG-3，TIGITといったPD-1/PD-L1経路以外の免疫チェックポイント阻害薬の開発も進められている．また，これらの新規免疫チェックポイント阻害薬と抗PD-1/PD-L1抗体薬との併用療法も期待されている．しかし，抗PD-1/PD-L1抗体薬の治療効果予測因子の探索が難航しているように，これらの新規免疫治療薬のバイオマーカー探索も一筋縄ではいかないことが予想される．

リキッドバイオプシー（liquid biopsy）を用いた治療の個別化

▶治療の個別化を行う上で，腫瘍サンプルの採取は必須である．しかし，患者の状態や腫瘍の部位によっては生検が難しい（特に二次治療以降）こともあり，血中の腫瘍細胞（circulating tumor cells：CTCs）や腫瘍由来の核酸（circulating tumor DNA：ctDNA）を検出する試みが行われてきた．

▶*EGFR*変異検索においては，ctDNAを解析するliquid biopsyがすでに臨床応用されている[2]．また，多数の遺伝子異常をliquid biopsyを用いて検出するパネル検査の開発競争も進んでおり[17]，上述したTMBを推定できるliquid biopsyも報告されている[16]．

▶腫瘍から変異DNAが血漿中に流出していない場合にはliquid biopsyでは検出ができないという欠点もあるが，当該遺伝子異常を一部の腫瘍病変しか有さない（heterogeneityのため[18]）場合でも，liquid biopsyでは検出可能なことがあり，効果のある薬剤による治療機会の逸失を回避できる可能性もある．

小細胞肺癌治療の個別化治療に向けて

▶SCLCにおいては，現時点では治療の個別化は進んでいない．DLL-3発現のあるSCLCに対して，Rovalpituzumab Tesirine（抗DLL-3抗体に殺細胞性抗癌薬を結合させた抗体薬）の有効性が報告されたものの[19]，第Ⅲ相試験であるTAHOE試験では，Rova-T群の全生存期間（OS）はトポテカン対照群と比較して短期間であり，2018年12月に登録中止が勧告された．

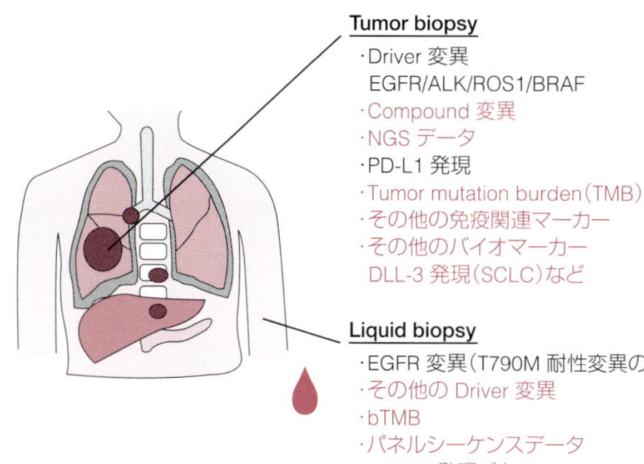

図1 バイオマーカーの現状と将来
非小細胞肺癌治療において現在用いられているバイオマーカー（黒）と，将来有望視されているバイオマーカー（赤）について，tumor biopsyおよびliquid biopsy別にまとめた．

▶ また一部のSCLCに対しては，免疫チェックポイント阻害薬の併用療法であるニボルマブ＋イピリムマブが有効である可能性が示され，注目を集めている．上述のTMBが，SCLCにおける免疫治療のバイオマーカーである可能性も報告されている[20]．一方，抗PD-L1抗体薬であるアテゾリズマブをCBDCA/エトポシド（VP-16）に上乗せすることで，無増悪生存期間（PFS）およびOSを有意に延長したことも報告され注目を集めているが，治療効果予測因子については今後の検討課題である[21]．

まとめ

▶ 今後，次世代シーケンサのさらなる普及により，癌の遺伝子異常の網羅的解析やliquid biopsyを用いたパネル解析がより身近なものになると考えられる．また，デジタルIHCなど，タンパクレベルでのバイオマーカーの探索も進むものと考えられる．さらに，バイオマーカーの腫瘍内不均一性（intra-tumor heterogeneity）についても理解が進むことが期待される**（図1）**．今後は，実臨床において，限られたリソースの中でどのような検査をどのような患者に行うかという議論も必要になろう．これらの分子異常に関する情報を最大限に有効活用して，患者ひとりひとりに最適な個別化医療を推進していく必要があるが，そのためのエビデンスの構築も課題である．

（須田健一/光冨徹哉）

参考文献

1）Hirsch FR, et al: New and emerging targeted treatments in advanced non-small-cell lung cancer. Lancet, 388(10048): 1012-1024, 2016.
2）EBM の手法による肺癌診療ガイドライン 2017 年版 ver1.1. https: //wwwhaigangrjp/modules/guideline/indexphp?content_id=3. 2017.
3）Recondo G, et al: Making the first move in EGFR-driven or ALK-driven NSCLC: first-generation or next-generation TKI? Nat Rev Clin Oncol, 15(11): 694-708, 2018.
4）Reck M, et al: Pembrolizumab versus Chemotherapy for PD-L1-Positive Non-Small-Cell Lung Cancer. N Engl J Med, 375(19): 1823-1833, 2017.

5) Kohsaka S, et al: A method of high-throughput functional evaluation of EGFR gene variants of unknown significance in cancer. Sci Transl Med, 9(416), 2017.
6) Sato S, et al: Impact of Concurrent Genomic Alterations Detected by Comprehensive Genomic Sequencing on Clinical Outcomes in East-Asian Patients with EGFR-Mutated Lung Adenocarcinoma. Scientific reports, 8(1): 1005, 2018.
7) Jiao XD, et al: The prognostic value of TP53 and its correlation with EGFR mutation in advanced non-small cell lung cancer, an analysis based on cBioPortal data base. Lung Cancer, 123: 70-75, 2018.
8) Suda K, et al: Acquired resistance mechanisms to tyrosine kinase inhibitors in lung cancer with activating epidermal growth factor receptor mutation-diversity, ductility, and destiny. Cancer Met Rev, 31(3-4): 807-814, 2012.
9) Mok TS, et al: Osimertinib or Platinum-Pemetrexed in EGFR T790M-Positive Lung Cancer. N Engl J Med, 376(7): 629-640, 2017.
10) Ercan D, et al: EGFR Mutations and Resistance to Irreversible Pyrimidine-Based EGFR Inhibitors. Clin Cancer Res, 21(17): 3913-3923, 2015.
11) Ramalingam S, et al: Mechanisms of acquired resistance to first-line osimertinib: preliminary data from the phase Ⅲ FLAURA study. 2018 ESMO Congress; Abstract LBA50. 2018.
12) Suda K, et al: Primary Double-Strike Therapy for Cancers to Overcome EGFR Kinase Inhibitor Resistance: Proposal from the Bench. J Thorac Oncol, 12(1): 27-35, 2017.
13) Nakamura A, et al: Phase Ⅲ study comparing gefitinib monotherapy (G) to combination therapy with gefitinib, carboplatin, and pemetrexed (GCP) for untreated patients (pts) with advanced non-small cell lung cancer (NSCLC) with EGFR mutations (NEJ009). J Clin Oncol, 36(suppl.9005), 2018.
14) Lisberg A, et al: A Phase Ⅱ Study of Pembrolizumab in EGFR-Mutant, PD-L1+, Tyrosine Kinase Inhibitor Naive Patients With Advanced NSCLC. J Thorac Oncol, 13(8): 1138-1145, 2018.
15) Rizvi H, et al: Molecular Determinants of Response to Anti-Programmed Cell Death (PD)-1 and Anti-Programmed Death-Ligand 1 (PD-L1) Blockade in Patients With Non-Small-Cell Lung Cancer Profiled With Targeted Next-Generation Sequencing. J Clin Oncol, 36(7): 633-641, 2018.
16) Gandara DR, et al: Blood-based tumor mutational burden as a predictor of clinical benefit in non-small-cell lung cancer patients treated with atezolizumab. Nat Med, 24(9): 1441-1448, 2018.
17) Aggarwal C, et al: Clinical Implications of Plasma-Based Genotyping With the Delivery of Personalized Therapy in Metastatic Non-Small Cell Lung Cancer. JAMA Oncol, 2018, Epub ahead of print.
18) Suda K, et al: Innate Genetic Evolution of Lung Cancers and Spatial Heterogeneity: Analysis of Treatment-Naive Lesions. J Thorac Oncol, 13(10): 1496-1507, 2018.
19) Bauer TM, et al: ORAL02.01: Safety and Efficacy of Single-Agent Rovalpituzumab Tesirine, a DLL3-Targeted ADC, in Recurrent or Refractory SCLC: Topic: Medical Oncology. J Thorac Oncol, 11(11S): S252-S253, 2016.
20) Hellmann MD, et al: Tumor Mutational Burden and Efficacy of Nivolumab Monotherapy and in Combination with Ipilimumab in Small-Cell Lung Cancer. Cancer cell. 33(5): 853-861 e4, 2018.
21) Horn L, et al: First-Line Atezolizumab plus Chemotherapy in Extensive-Stage Small-Cell Lung Cancer. N Engl J Med, 379(23): 2220-2229, 2018.

略語一覧

数字

5-FU	5-fluorouracil

A

ACCP	American College of Chest Physicians
ADL	activities of daily living
ADM	doxorubicin
AHF	accelerated hyperfractionation
ALK	anaplastic lymphoma kinase
AMR	amrubicin
AP	AMR/CDDP
ASCO	American Society of Clinical Oncology
ATP	adenosine triphosphate
AUC	area under the（drug concentration-time）curve

B

BEV	bevacizumab
BSC	best supportive care

C

CALGB	Cancer and Leukemia Group B
CBDCA	carboplatin
CCRT	concurrent chemoradiotherapy
CDDP	cisplatin
CGA	Comprehensive Geriatric Assessment
CG	CDDP/GEM
CHART	continuous hyperfractionated accerelated radiotherapy
CHHP	Centre for Health and Human Performance
CI	confidence interval
Cmab	cetuximab
CPA	cyclophosphamide
CPT-11	irinotecan hydrochroride
CP	CDDP/PEM
CR	complete responce
CTCAE	Common Terminology Criteria for Adverse Events
CYP	cytochrome P450

D

DCR	disease control rate
DC（＝DP）	DTX/CDDP
DFS	disease free survival
DHFR	dihydrofolate reductase
DIF	DPD-inhibitory fluoropyrimidine
DLT	dose limiting toxicity
DOR	duration of response
DPD	dihydropyrimidine dehydrogenase
DPO	diffuse pulmonary ossification
DP（＝DC）	DTX/CDDP
DTX	docetaxel

E

EBM	evidence-based medicine
ECOG	Eastern Cooperative Oncology Group
ED	extensive disease
EGFR	epidermal growth factor receptor
ELIVIS	The Elderly Lung Cancer Vinorelbine Italian Study Group
EML4	echinoderm microtubule-like protein 4
EORTC	The European Organisation for Research and Treatment of Cancer
EP	VP-16/CDDP
EPO	erythropoietin
ERL	erlotinib
ESMO	European Society for Medical Oncology

F

FACS	fluorescence-activated cell sorter, fluorescence activated cell sorting
FACT-L	Functional Assessment of Cancer Therapy-Lung
FDA	Food and Drug Administration
FdUMP	5-fluoro-2'-deoxyuridine-5'-monophosphate
FFS	failure free survival
FISH	fluorescence in situ hybridization
FN	febrile neutropenia
FPGS	folylpolyglutamate synthase
FT	tegafur

G

GARFT	glycinamide ribonucleotide formyltransferase
G-CSF	granulocyte colony stimulating factor
GC（=GP）	GEM/CDDP
GEF	gefitinib
GEM	gemcitabine hydrochloride
GP（=GC）	GEM/CDDP

H

HEC	high emetic risk
HR	hazard ratio

I

IADL	instrumental activities of daily living
IC	immune checkpoint inhibitor
IDSA	Infectious Diseases Society of America
IFCT	Intergroupe Francophone de Cancerologie Thoracique
IFM	ifosfamide
ILD	interstitial lung disease
IP（=PI）	CPT-11/CDDP
ITT	intention to treat

J

JCOG	Japan Clinical Oncology Group
JGOG	Japanese Gynecologic Oncology Group
JLCRG	Japan Lung Cancer Resarch Group
JSMO	Japanese Society of Medical Oncology
JSCO	Japan Society of Clinical Oncology

L

LACE	lung adjuvant cisplatin evaluation
LEC	low emetic risk
LD	limited disease
L-OHP	oxaliplatin, trans-l-diaminocyclohexane axalate Pt（Ⅱ）

M

MAP	mitogen-activated protein
MEC	moderate emetic risk
MILES	Metformin in Longevity Study
MMC	mitomycin C
MST	median survival time
MTD	maximum tolerated dose
MTX	methotrexate
MVP	MMC/VDS/CDDP

N

NCCN	National Comprehensive Cancer Network
NCCGT	North Central Cancer Treatment Group
NCI	National Cancer Institute
NCI-CTC	National Cancer Institute-Common Toxcity Criteria
NE	not evaluable
NEJ	North East Japan Study Group
NGT	nogitecan

NSCLC	non-small cell lung cancer
O	
OLCSG	Okayama Lung Cancer Study Group
ORR	objective response rate
OS	overall survival
P	
PCI	prophylactic cranial irradiation
PC	PEM/CDDP
PD	progression disease
PEM	pemetrexed
PE	CDDP/VP-16
PEI	CDDP/VP-16/CPT-11
PFS	progression free survival
PI（=IP）	CDDP/CPT-11
PR	partial responce
PS	performance status
PTX	paclitaxel
Q	
QOL	quality of life
QOL-ACD	The QOL Questionnaire for Cancer Patients Treated with Anticancer Drugs
R	
RCT	randomized controlled trial
RECIST	Response Evaluation Criteria in Solid Tumors
RFC	reduced folate carrier
RPS	reduced port surgery
RR	response rate
RTOG	Radiation Therapy Oncology Group
S	
S-1	tegafur/gimeracil/oteracil potassium
SAE	serious adverse even
SCLC	small cell lung cancer
SD	stable disease
SIADH	syndrome of inappropriate secretion of antidiuretic hormone
SICOG	Southern Italy Cooperative Oncology Group
SNP	single nucleotide polymorphism
SWOG	Southwest Oncology Group
T	
TCOG	The Tokyo Cooperative Group
TC	PTX/CBDCA
TK	thymidine kinase
TKI	tyrosine kinase inhibitor
TMB	tumor mutation burden
TRD	treatment related death
TS	tymidylate synthase
TTF	time to treatment failure
TTP	time to progression
TRT	thoracic radiotherapy
U	
UFT	tegafur/uracil
V	
VEGF	vascular endothelial growth factor
VDS	vindesine
VdsC	VDC/CDDP
VEGF	vascular endothelial growth factor
VNR	vinorelbine
VP-16	etoposide
W	
WJLCG	West Japan Lung Cancer Group
WJOG	West Japan Oncology Group
WJTOG	West Japan Thoracic Oncology Group

欧文・和文索引

数字

5-FU ……… 307

A

ACP ……… 360
ADAURA試験 ……… 61
ADC ……… 9
ADJUVANT/CTONG1104試験 ……… 61
AF-001JP試験 ……… 216, 321
AF002JG試験 ……… 220
AGAIN試験 ……… 55
AID ……… 343
ALCHEMIST試験 ……… 62
ALEX試験 ……… 212, 216
ALK-TKI耐性 ……… 214, 218, 324
*ALK*遺伝子 ……… 45, 149
ALK阻害薬 ……… 215, 319, 352
*ALK*変異 ……… 106, 211
*ALK*融合遺伝子 ……… 141, 182, 215
*ALK*融合遺伝子検査 ……… 19
Alliance試験 ……… 178
ALL-RET試験 ……… 227
ALTA試験 ……… 221, 324
ALTA-1L試験 ……… 324
AMR/CDDP ……… 252
ANITA試験 ……… 70, 74
ANVIL試験 ……… 62
APPLE試験 ……… 56
AP療法 ……… 252, 287
ARCHER-1050試験 ……… 54, 172, 187, 209
ASCEND
—— 試験 ……… 202
—— -1試験 ……… 218
—— -2試験 ……… 218
—— -4試験 ……… 213, 215
—— -5試験 ……… 213
—— -9試験 ……… 221
AURA
—— 2試験 ……… 204
—— 3試験 ……… 187, 188, 205
—— 延長試験 ……… 203
AvaALL試験 ……… 158, 328
AVAiL試験 ……… 33
AVAPERL試験 ……… 33
AVF0757g試験 ……… 35

B

BEV ……… 45
BEYOND試験 ……… 34, 328
B-FAST試験 ……… 128
BIRCH試験 ……… 127
BR19試験 ……… 61
BR21試験 ……… 157
*BRAF*遺伝子 ……… 225
—— 変異 ……… 226
—— 変異検査 ……… 21
—— 変異陽性 ……… 182
BRAF阻害薬 ……… 182
BRF113928試験 ……… 226

C

CA031試験 ……… 180, 283
CA184-156二重盲検試験 ……… 259
CA209003試験 ……… 334
cabozantinib ……… 277
CALGB
—— 30504試験 ……… 259
—— 3610/RTOG0538試験 ……… 241
—— 8083試験 ……… 238
—— 8433試験 ……… 82, 92, 94
CAPITAL試験 ……… 180
CATS試験 ……… 114, 116, 308
CAV/PE交代療法 ……… 248
CAV療法 ……… 248, 262
CA療法 ……… 257
CBDCA ……… 44, 45, 177, 270, 273, 308
CBDCA/AMR ……… 257
CBDCA/CPT-11 ……… 84, 257
CBDCA/nab-PTX/アテゾリズマブ ……… 283
CBDCA/PEM ……… 37
CBDCA/PEM/GEF ……… 54
CBDCA/PTX ……… 26, 33, 34, 111, 114, 121, 259, 279, 280, 281, 287, 295, 328
CBDCA/PTX/BEV ……… 280
CBDCA/PTX/BEV/アテゾリズマブ ……… 280
CBDCA/PTX療法 ……… 84
CBDCA/S-1 ……… 114, 308
CBDCA/VP-16 ……… 245, 256, 291
CBDCA/weekly nab-PTX ……… 283
CBDCA/weekly PTX ……… 280
CCRT ……… 79, 88, 99
CDDP ……… 44, 179, 271, 297
CDDP/AMR ……… 287, 290
CDDP/CPT-11 ……… 26, 111, 244, 256, 287
CDDP/DTX ……… 26, 28, 109, 116, 281, 282, 295
CDDP/GEM ……… 26, 28, 33, 111, 120, 287, 298
CDDP/PEM ……… 28, 33, 34, 301, 303
CDDP/PTX ……… 26, 120
CDDP/S-1 ……… 116, 310
CDDP/VBL ……… 82
CDDP/VDS/MMC ……… 295
CDDP/VNR ……… 26, 111, 294, 310
CDDP/VP-16 ……… 230, 244, 256, 287, 290
CDDP/VP-16/CPT-11 ……… 288
CE療法 ……… 245, 256
CheckMate
—— 012試験 ……… 42
—— 017試験 ……… 334, 160
—— 026試験 ……… 107, 125, 334
—— 032試験 ……… 259, 266
—— 057試験 ……… 151, 161, 334
—— 227試験 ……… 49, 50, 107, 108, 125, 141, 142, 339
—— 451試験 ……… 260
—— 568試験 ……… 141
—— 722試験 ……… 54
CI療法 ……… 257
CLEAR試験 ……… 34
CONVERT試験 ……… 240
CPA/ADM/VCR ……… 256
CPT-11 ……… 286
CPT-11/CDDP ……… 236, 248, 252
CP療法 ……… 252, 328
CROWN試験 ……… 324

D

DC療法 ……… 109
DIF ……… 307
dose dense療法 ……… 4

DP療法 117
DTX 152, 278, 282
DTX/RAM 56, 153, 283, 329

E

E1505試験 60
EA5161試験 260
EAST-LC試験 309
ECOG
—— 1505試験 68
—— 1594試験 26, 120, 275, 282
—— 4599試験 32, 121, 173, 280, 328, 329
ED-SCLC 248, 256, 265, 270
EGFR 192, 311
EGFR-TKI 36, 305
*EGFR*遺伝子 36, 39, 149, 171, 202, 208, 209
—— 変異 6, 106, 141, 186, 363
—— 変異検査 18
—— 変異陽性 182
EGFR阻害薬 202, 311
ELVIS試験 172, 176, 295
EMERALD試験 56
ensartinib 325
EP療法 244
ERL 153
EURTAC試験 186, 192, 196
EXP3B 221, 222

F

FACS試験 111, 275, 280, 287, 294, 298
FACT-L 180
FISH 20
FLAURA試験 54, 172, 187, 206, 317, 363
FN 73
FURUSE試験 82

G

GEM 297
GEOMETRY mono-1 試験 227
Goldie-Coldman仮説 3
Gompertzianモデル 3
GP療法 111

H

HOG-LUN 01-24試験 96

I

IALT試験 70, 72
IDEAL-1, 2試験 321
IFCT0501試験 28, 172, 178, 280
IHC 20, 364
IMmotion151試験 331
IMPACT試験 61
IMpower
—— 131試験 337
—— 133試験 30, 260, 265, 266, 337
—— 150試験 30, 46, 47, 55, 56, 107, 108, 129, 137, 173, 280, 331, 337, 363
Intergroup0096試験 240
IPASS試験 186, 192
IP療法 111, 244
irAE 342

J

J-ALEX試験 212, 216, 321
JBR.10試験 73, 70
JCOG
—— 0202試験 235, 236
—— 0207試験 179, 180
—— 0301試験 88
—— 0509試験 248, 252, 287, 290
—— 0605試験 246, 262, 263, 288
—— 0707試験 67
—— 0803/WJOG4307L試験 172, 180, 282
—— 0901試験 262, 263
—— 1201/TORG1528試験 257
—— 1210/WJOG7813L試験 172
—— 1404/WJOG8214L試験 38, 55
—— 803/WJOG4307L試験 28
—— 9101試験 231
—— 9104試験 235
—— 9511試験 30, 244, 248, 256, 276, 287
—— 9702試験 245, 248, 250, 256, 276
JIPANG試験 67, 306
JLCRG3試験 70
JMDB試験 121, 275, 298, 303
JMEI試験 156
JMIT試験 38
JO19907試験 33, 280, 328
JO25567試験 39, 40, 330
JOCG9409試験 250
JP28927試験 220
J-SONIC試験 58
JVCG試験 329, 330

K

KEYNOTE
—— -001試験 335
—— -010試験 150, 162, 335
—— -021試験 42, 131
—— -022試験 226
—— -024試験 106, 126, 129, 131, 173, 336
—— -028試験 259
—— -042試験 107, 127, 336
—— -101試験 150
—— -189試験 30, 45, 47, 56, 107, 129, 131, 173, 305, 336
—— -407試験 46, 47, 129, 135, 173, 336
—— -604試験 259
—— -789試験 55

L

LACE試験 295
LAMP試験 84
LD-SCLC 230, 242
LETS試験 26, 114, 308
LIBRETTO-001試験 227
liquid biopsy 364
L-OHP 270
LURET試験 227
LUX-Lung
—— 3試験 186, 197, 198
—— 6試験 186, 198

M

MAGRIT試験 62
MDSC 14
MEK阻害薬 182, 226

*MET*遺伝子 225
—— 異常 227
MILES試験 172, 177, 295
MMC/VDS/CDDP 82
MVP療法 82, 295
MYSTIC試験 49, 51, 128

N

nab-PTX 45, 278, 283
nab-PTX/ペムブロリズマブ 281
nab-パクリタキセル 45
NCCTG89-20-52試験 240
NCT
—— 02013219試験 42
—— 02088112試験 42
—— 03052608試験 217
NEJ
—— 001試験 194
—— 002試験 36, 186, 194
—— 005/TCOG0902試験 36, 37
—— 009試験 30, 37, 54, 188, 199, 322, 363
—— 026試験 39, 40, 199, 314, 330
NEPTUNE試験 49, 50
NGS 22
NGT 286
NJLCG
—— 0402試験 262, 264
—— 0901試験 257
Norton-Simon仮説 3, 4
NP療法 111
NSAIDs 302
NSCLC 36, 44, 54, 59, 66, 78, 99, 109, 125, 155, 160, 176, 186, 211, 266, 271, 272, 279, 281, 283, 291, 294, 297, 308, 311, 319

O

OAK試験 151, 164, 337, 347
OLCSG0007試験 86, 281
ONO-4538試験 56, 334
OO12-01試験 225
OPTIMAL試験 186, 192, 195

P

PACIFIC
—— 試験 57, 90, 99, 296, 338
—— -2試験 57
PARAMOUNT試験 29, 122, 303
PARP阻害薬 267
PCR法 21
PD-1 364
PD-L1 160, 363, 364
—— 阻害薬 15
—— タンパク質免疫組織化学検査 22
PD-L2 160
PEI療法 246, 263, 288
PEM 44, 152, 294, 301
Pembrolizumab 44, 45
PE療法 230, 248, 256, 257, 287
PI療法 256, 287
PointBreak試験 33, 123, 173, 328
PROCLAIM試験 305
PROFILE
—— 1001試験 225, 227, 320
—— 1005試験 320
—— 1007試験 211, 320
—— 1014試験 211, 215, 320
PS 182
PTX 44, 45, 177, 294, 308

R

RADIANT試験 61
REACTION試験 259
RELAY試験 41, 330
*RET*遺伝子 225
*RET*融合遺伝子 226
REVEL試験 158, 283, 329, 330
*ROS1*遺伝子 225
ROS1阻害薬 211, 352
*ROS1*融合遺伝子検査 20
Rovalpituzumab tesirine 267
RTOG
—— 0915試験 94
—— 73-01試験 92
—— 83-11試験 92
—— 8808/ECOG4588試験 92, 94
—— 9106試験 94
—— 9410試験 84, 94
—— /ECOG4588試験 82
RT-PCR法 20

S

S-1 307, 308
S9019試験 86
S9504試験 86
SCLC 235, 238, 244, 248, 266, 272, 290, 364
SIADH 244
SICOG試験 177
SiRNA医薬 11
Skipper モデル 3
SPE療法 250
SP療法 117
SWOG
—— S9019試験 96
—— S9504試験 96
—— 0124試験 257, 276
—— 9509試験 275

T

T790M陽性 187
TAHOE試験 364
TAILOR試験 157
TATTON試験 42, 345
TAX
—— 317試験 155, 282
—— 320試験 156, 282
—— 326試験 275
—— -JP-301試験 109, 282
TCOG0701試験 116
TC療法 111
TKI 349
TMB 17, 141, 364
TRINITY試験 267
T細胞 15

U

UFT 307

V

VdsC療法 109
VEGF 327
VISON試験 227
VP-16/CDDP 236, 248

VP-16/CPT-11 246

W

WHO 359
WJOG
—— 10371L試験 56
—— 11218L試験 56
—— 5108L試験 208
—— 5208L試験 118, 282
—— 6410L試験 68
—— 0105試験 84, 279, 295
—— 3405試験 36, 186, 192, 194
—— 9904試験 172, 177, 282, 295

あ行

アテゾリズマブ 45, 49, 107, 127, 137, 151, 189, 266, 309, 331, 337, 363
アファチニブ 171, 186, 188, 208, 311, 314, 363
アムルビシン 263, 264, 290
アレクチニブ 20, 28, 182, 212, 215, 217, 219, 221, 320, 352
アントラサイクリン 290
イピリムマブ 51, 107, 141, 259, 365
イホスファミド 26
イリノテカン 26, 263, 286
エトポシド 26, 263
エフェクター相 14
エルロチニブ 153, 157, 182, 186, 208, 311, 322, 363
オキサリプラチン 270
オシメルチニブ 18, 28, 54, 148, 172, 187, 188, 202, 206, 311, 316, 363
オテラシル 307

か行

化学放射線療法 92, 232, 238
カルボプラチン 26, 44, 45, 114, 177, 183, 270, 273, 308
肝機能障害 352
環境因子 3
癌抗原のソース 14
間質性肺疾患 344, 352
緩和医療 359
喫煙 230
ギメラシル 307
胸部放射線治療 78, 232, 279, 281
クリゾチニブ 20, 182, 211, 215, 218, 225, 227, 319, 352
血管新生阻害薬 158, 327
ゲノム創薬 9
ゲフィチニブ 36, 54, 68, 182, 192, 208, 311, 363
ゲムシタビン 26, 297
下痢 344, 352
限局型小細胞肺癌 230
抗DLL3抗体 267
抗PD-1抗体 63, 131
抗PD-L1抗体 63
抗原提示細胞 13
抗腫瘍免疫 14
甲状腺機能障害 346
抗体医薬 9
口内炎 352
抗利尿ホルモン不適合分泌症候群 244
高齢者 128, 168, 176
呼吸困難 358
骨髄由来抑制性細胞 14
個別化治療 362
コンパニオン診断 7, 22

さ行

再発SCLC 262
再発小細胞肺癌 265
殺細胞性抗癌薬 2
自己免疫疾患 343
シスプラチン 26, 44, 114, 179, 263, 270, 271, 297
次世代シークエンス解析法 22
周術期補助化学療法 4
終末期 360
術後化学療法 66
術後補助化学療法 59, 307
腫瘍細胞 364
小細胞肺癌 235, 238, 272, 364
上皮成長因子受容体 311
腎機能障害 274
進行肺癌化学療法 47
進行非小細胞肺癌 155, 160, 308
進展型小細胞肺癌 265, 270
髄膜炎 347
スキンケア 351
ステロイド外用 350
スニチニブ 259, 327
制御性T細胞 14
世界保健機構 359
セリチニブ 28, 213, 218, 222, 322, 352
せん妄 359
爪囲炎 350
増殖 3
ソラフェニブ 327

た行

耐性 3, 217
大腸炎 344
タキサン 278
ダコミチニブ 54, 172, 187, 209, 311, 315, 363
ダブラフェニブ 182, 225
中枢神経障害 347
テガフール 307
テポチニブ 225
デュルバルマブ 49, 80, 90, 92, 99, 128, 338
同時化学放射線療法 79, 99
疼痛 360
逃避相 13
ドセタキセル 26, 152, 155, 189, 278, 281
トポイソメラーゼ 286
トポイソメラーゼⅡ阻害薬 290
トポテカン 262, 264
ドライバー遺伝子 148, 150, 172, 182
ドライバー変異 362
トラメチニブ 182, 225, 226

な行

ナブパクリタキセル 278, 283
ニボルマブ 22, 49, 51, 107, 125, 141, 160, 189, 266, 333, 365
ニボルマブ/イピリムマブ 266
ニンテダニブ 327
ネシツムマブ 135

ネダプラチン 270
ネダプラチン/DTX 282
脳炎 347
ノギテカン 246, 286, 288, 291

は行

バイオマーカー 16, 18, 364
—— 検査 6
排除相 13
パクリタキセル 26, 44, 45, 177, 279, 294, 308
パゾパニブ 327
パネル検査 364
バンデタニブ 227
非小細胞肺癌 26, 44, 78, 109, 125, 271, 272, 297, 311, 319
ビノレルビン 26, 293
皮膚障害 349
非扁平上皮非小細胞肺癌 271
ビンカアルカロイド 293
ビンデシン 26
副作用 47, 301, 349
プライミング相 13
プラチナ製剤 26, 44, 270, 274, 304
ブリガチニブ 217, 222, 319, 324
分子標的薬 2
平衡相 13
併用化学療法 4
ベバシズマブ 32, 34, 45, 68, 121, 123, 137, 158, 304, 327, 328
ペムブロリズマブ 22, 44, 45, 49, 106, 107, 126, 131, 135, 150, 162, 183, 189, 305, 335, 362
ペメトレキセド 28, 44, 121, 152, 156, 294, 301
扁平上皮非小細胞肺癌 271
放射線化学療法 305
放射線療法 82

ま行

マイトマイシン 26
マクロファージ 14
マルチキナーゼ阻害薬 226
免疫関連有害事象 342
免疫チェックポイント阻害薬 7, 22, 41, 44, 49, 106, 125, 131, 150, 160, 189, 259, 266, 280, 305, 331, 333, 335, 342
免疫治療 13

や行

葉酸代謝酵素 301
予防的全脳照射 242

ら行

ラムシルマブ 158, 327, 329
リキッドバイオプシー 217, 364
レゴラフェニブ 327
レンバチニブ 227
ロルラチニブ 214, 222, 323, 352

編者紹介

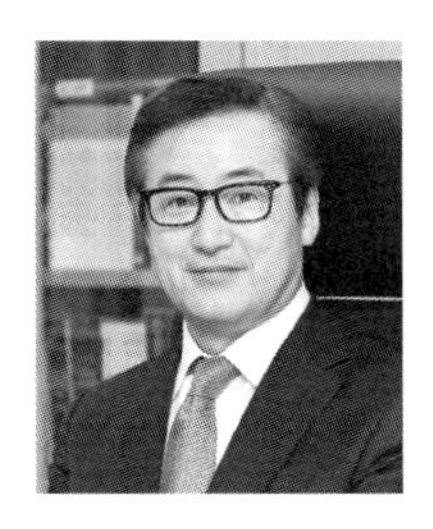

弦間昭彦　(げんまあきひこ)

1983年日本医科大学医学部卒業．同年より，日本医科大学呼吸器内科入局．慈山会医学研究所付属坪井病院，国立がんセンター研究所病理部，National Cancer Institute/National Institute of Healthを経て，2007年日本医科大学 准教授．2008年日本医科大学大学院医学研究科呼吸器内科学分野教授．2013年医学部長．2015年学長．呼吸器内科診療および，肺癌薬物治療における分子情報の応用，抗癌剤の薬剤性肺障害の研究に従事している．

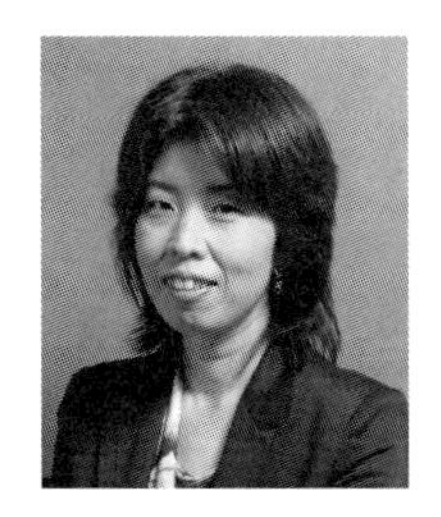

里内美弥子　(さとうちみやこ)

1989年神戸大学医学部卒業．同年より神戸大学医学部第一内科入局．三菱神戸病院，神戸大学医学部附属病院第一内科，兵庫県立成人病センター（現兵庫県立がんセンター）呼吸器科を経て，2002年神戸大学医学部附属病院呼吸器内科 助手．2005年兵庫県立がんセンター呼吸器内科医長，2009年より同部長、2016年より化学療法担当部長兼務，2018年よりゲノム医療・臨床試験センター次長兼務，2019年より副院長兼ゲノム医療・臨床試験センター長，呼吸器内科部長兼務．肺癌の専門的診断と標準治療の実践，新薬開発治験などに従事している．

オンコロジークリニカルガイド
肺癌化学療法

2014年12月1日　1版1刷
2019年 8 月1日　2版1刷　©2019

編　者
弦間昭彦(げんまあきひこ)　里内美弥子(さとうちみやこ)

発行者
株式会社 南山堂　代表者 鈴木幹太
〒113-0034　東京都文京区湯島 4-1-11
TEL 代表 03-5689-7850　www.nanzando.com

ISBN 978-4-525-42452-7　定価（本体5,500円＋税）